U0789958

儿童罕见病（第二辑）

主　编　巩纯秀

副主编　卫海燕　程昕然　马　琳

袁　越　王秀敏　苏　喆

科学出版社

北　京

内 容 简 介

本书是《儿童罕见病》系列书籍的第二辑，由全国多家儿童医院的内分泌及遗传代谢科的内分泌科专家，综合临床一线医师尤其是儿科医师的经验，将近年临床诊断的罕见病的临床资料、诊疗经验及国际前沿知识汇集编写而成。本辑文体依旧，包括概述、流行病学、发生机制、临床表现、诊断、鉴别、治疗及遗传咨询几个部分。收录内容既涵盖第一辑的部分章节如身材矮小、早期生长过度、面部异常、肥胖及糖尿病、性腺发育异常、激素分泌异常、遗传代谢病等，又增加了皮肤、免疫相关及以心律失常为主要特征的综合征，进一步扩大了罕见病的病种范围。

本书理论知识系统全面，书写条理清楚，通俗易懂，以科学、实用为主线，突出专业指导性，对疾病配以实例图片，图文并茂，可供广大儿科临床工作者阅读参考。

图书在版编目（CIP）数据

儿童罕见病．第二辑 / 巩纯秀主编．—北京：科学出版社，2022.3
ISBN 978-7-03-071645-3

Ⅰ.①儿… Ⅱ.①巩… Ⅲ.①小儿疾病—疑难病—诊疗 Ⅳ.① R72

中国版本图书馆 CIP 数据核字（2022）第 031596 号

责任编辑：王灵芳 / 责任校对：张　娟
责任印制：赵　博 / 封面设计：蓝正广告

科学出版社 出版
北京东黄城根北街 16 号
邮政编码：100717
http：// www.sciencep.com
北京虎彩文化传播有限公司 印刷
科学出版社发行　各地新华书店经销
*
2022 年 3 月第　一　版　　开本：787×1092　1/16
2023 年10月第二次印刷　　印张：15　1/4
字数：356 000
定价：108.00 元
（如有印装质量问题，我社负责调换）

编者名单

主　编　巩纯秀

副主编　卫海燕　程昕然　马　琳　袁　越　王秀敏　苏　喆

编　者　（按姓氏笔画排序）

于　文　首都医科大学附属北京儿童医院心内科
卫海燕　郑州大学附属儿童医院内分泌遗传代谢科
马　琳　首都医科大学附属北京儿童医院皮肤科
王　珊　首都医科大学附属北京儿童医院皮肤科
王　毅　首都医科大学附属北京儿童医院内分泌遗传代谢科
王召阳　首都医科大学附属北京儿童医院皮肤科
王秀敏　上海交通大学医学院附属上海儿童医学中心内分泌遗传代谢科
王诗琦　郑州大学附属儿童医院内分泌遗传代谢科
毋盛楠　郑州大学附属儿童医院内分泌遗传代谢科
石秀艳　首都医科大学附属北京儿童医院皮肤科
田芝瑜　首都医科大学附属北京儿童医院心内科
付东霞　郑州大学附属儿童医院内分泌遗传代谢科
巩纯秀　首都医科大学附属北京儿童医院内分泌遗传代谢科
刘　李　成都市妇女儿童中心医院儿童遗传与内分泌代谢科
刘　盈　首都医科大学附属北京儿童医院皮肤科
刘元香　首都医科大学附属北京儿童医院皮肤科
许　珂　成都市妇女儿童中心医院儿童遗传与内分泌代谢科
苏　喆　深圳市儿童医院内分泌科
李　丽　首都医科大学附属北京儿童医院皮肤科
李　群　上海交通大学医学院附属上海儿童医学中心内分泌遗传代谢科
李中会　成都市妇女儿童中心医院儿童遗传与内分泌代谢科
李偲圆　首都医科大学附属北京儿童医院眼科
李嘉易　首都医科大学附属北京儿童医院心内科
杨　舟　首都医科大学附属北京儿童医院皮肤科
杨　威　郑州大学附属儿童医院内分泌遗传代谢科
杨海花　郑州大学附属儿童医院内分泌遗传代谢科
肖　瑞　成都市妇女儿童中心医院儿童遗传与内分泌代谢科
吴　雪　郑州大学附属儿童医院内分泌遗传代谢科
何子君　首都医科大学附属北京儿童医院内分泌遗传代谢科
冷　洁　成都市妇女儿童中心医院儿童遗传与内分泌代谢科

沈凌花　郑州大学附属儿童医院内分泌遗传代谢科
张　红　成都市妇女儿童中心医院儿童遗传与内分泌代谢科
张　斌　首都医科大学附属北京儿童医院皮肤科
张英娴　郑州大学附属儿童医院内分泌遗传代谢科
张倩文　上海交通大学医学院附属上海儿童医学中心内分泌遗传代谢科
陈　琼　郑州大学附属儿童医院内分泌遗传代谢科
陈佳佳　首都医科大学附属北京儿童医院内分泌遗传代谢科
苟　鹏　成都市妇女儿童中心医院儿童遗传与内分泌代谢科
郑荣飞　深圳市儿童医院内分泌科
赵　岫　深圳市儿童医院内分泌科
郝会民　郑州大学附属儿童医院内分泌遗传代谢科
贺歆瑶　成都市妇女儿童中心医院儿童遗传与内分泌代谢科
袁　峥　首都医科大学附属北京儿童医院内分泌遗传代谢科
袁　越　首都医科大学附属北京儿童医院心内科
顾世立　上海交通大学医学院附属上海儿童医学中心内分泌遗传代谢科
徐子刚　首都医科大学附属北京儿童医院皮肤科
高　路　首都医科大学附属北京儿童医院心内科
高　静　郑州大学附属儿童医院内分泌遗传代谢科
郭亚楠　郑州大学附属儿童医院内分泌遗传代谢科
唐　芳　成都市妇女儿童中心医院儿童遗传与内分泌代谢科
黄　爱　郑州大学附属儿童医院内分泌遗传代谢科
梁　源　首都医科大学附属北京儿童医院皮肤科
隋圣斌　首都医科大学附属北京儿童医院内分泌遗传代谢科
褚馨远　首都医科大学附属北京儿童医院心内科
董梓妍　首都医科大学附属北京儿童医院心内科
程昕然　成都市妇女儿童中心医院儿童遗传与内分泌代谢科
鄢　力　成都市妇女儿童中心医院儿童遗传与内分泌代谢科
甄　珍　首都医科大学附属北京儿童医院心内科
窦辛钰　首都医科大学附属北京儿童医院内分泌遗传代谢科
蔺　琪　首都医科大学附属北京儿童医院眼科

编写秘书　李晓侨

序

罕见病日渐受到关注，成为我国完善卫生服务体系的一项重要议题。2022年的全国两会代表、委员们带来的与罕见病相关的议案、提案或建议较往年更多，内容更广泛，不仅涉及了罕见病筛查、诊疗、药物研发、保障，更是在罕见病中心建设、服务立法、部门设置等诸多领域提出了真知灼见，覆盖了罕见病患者的全生命周期医疗服务。因为罕见，所以医生的诊治经验不足、研究不足，甚至有专家说“罕见病医师比患者更罕见”。这就意味着需要更多的临床医师关注并掌握罕见病的早诊、早治，也需要从管理模式角度积极探索，做好顶层设计。

国家儿童医学中心、首都医科大学附属北京儿童医院内分泌遗传代谢中心在巩纯秀教授的带领下，经过几十年的积累，在2020年首次组织编撰《儿童罕见病》系列书籍，并于2020年12月出版第一辑，该书系统研究和总结了部分罕见病的诊断方法、治疗手段。本书是在第一辑基础上对儿童期发病的罕见病种类的延续和补充。不仅继续总结了内分泌科的罕见病，还联合本院皮肤科、心脏内科、眼科以及河南省儿童医院、成都市妇女儿童中心医院、深圳儿童医院及上海儿童医学中心内分泌科同仁，将临床中所遇到的罕见病进行经验总结，以飨医学同仁，扩展对罕见病的认识，提高罕见病的诊治水平。

如第一辑的风格，第二辑仍然注重疾病的特征性图片收集呈现，增加直观性、易学性和深刻性来认识疾病，同时扩展了疾病谱，丰富了对疾病的随访等内容。本书凝聚了数十位专家的共同智慧和多学科合作的成果，也得到了院内多学科和许多联盟单位的大力支持，学科合作跨上了新的台阶。

希望本书的出版对提升我国儿童罕见病诊疗水平作出积极贡献，为罕见病研究提供重要参考。

国家儿童医学中心

首都医科大学附属北京儿童医院罕见病中心主任

张国君

前言

国家卫生健康委员会主任马晓伟在2020年中国罕见病大会的讲话中提到，我国有各类罕见病患者约2000万人。做好罕见病防治工作对提高全民健康水平、建设健康中国具有重大意义。做好罕见病防治工作是推动医改向纵深发展的必然要求。而我国仍然存在对罕见病的诊断能力不足、资源分配不均、药物缺乏、部分罕用药价格偏高、药物研发创新能力低等问题。罕见病病因复杂，开展罕见病病因、药物相关研究，是推动我国医学基础与临床相结合取得科研突破的重要契机。

因此，探索罕见病的高效识别和诊断显得尤为重要。

罕见病可累及多器官、多脏器，首发症状可在不同科室就诊。本辑将罕见病诊断科室继续扩大，除北京儿童医院内分泌遗传代谢中心的病例外，还纳入了本院五官、皮科、心脏等科室，涵盖了更多领域的罕见病病种，同时联合全国多家儿童医院的内分泌及遗传代谢科的内分泌科专家，如郑州大学附属儿童医院、上海儿童医院、成都市妇女儿童中心医院、深圳儿童医院等的专家，综合目前临床一线医师尤其是儿科医师的经验，将近些年临床诊断的罕见病的临床资料、诊疗经验及国际前沿知识汇集成辑，解决医师对罕见病“因罕而识难”的困境，帮助患者避免“因罕见病识难”从而使得就医之路曲折，指导医师进行识别诊断、咨询建议的临床实践。

本书结构继续第一辑所包含的各个系统，如身材矮小、早期生长过度、面部异常、肥胖及糖尿病有关、性腺发育异常、激素分泌异常、遗传代谢病等相关罕见病，还增加了皮肤、免疫相关及心律失常为主要特征的综合征，进一步扩大了罕见病的涵盖范围。延续第一辑风格特点，即提供中国儿童的临床表型特征性图片，从而使医师可以快速学习罕见病，获取全面翔实的知识，以及基础理论与前沿信息并举的临床实践体验。

虽然本辑继续扩大罕见病的疾病谱，但罕见病种类繁多，本辑并不能覆盖所有。我们将不断扩展疾病谱，不断丰富完善并继续吸纳更多的同仁参与编撰，不负读者。

再次衷心感谢北京儿童医院领导的大力支持，北京儿童医院内分泌遗传代谢中心全体同事的辛勤付出，北京儿童医院皮肤科、心内科、眼科，以及郑州大学附属儿童医院、成都市妇女儿童中心医院、上海儿童医院内分泌科同仁们的大力配合，最后要特别感谢所有提供临床资料的家长和孩子们！

国家儿童医学中心
首都医科大学附属北京儿童医院
内分泌遗传代谢中心主任
巩纯秀

目 录

第1章 以生长异常为主要特征的综合征

第一节 Williams 综合征

【概述】

Williams 综合征（OMIM # 194050），1961 年由新西兰心脏病专家 Williams 首先发现[1]，1962 年德国 Beuren 又报道该病[2]，因此又称为 Williams-Beuren 综合征（WBS）。该病是一种先天性多系统疾病，由 7 号染色体长臂近端（7q11.23）的微缺失所致，临床特征性表现包括特殊面容、主动脉狭窄、高钙血症、结缔组织异常、生长异常、行为和智力缺陷等，为罕见的遗传和神经发育障碍综合征。

【流行病学】

WBS 发病率为 1/20 000 ～ 1/7500，男女比例相当[3]，多为散发病例，部分呈常染色体显性遗传。1993 年我国北京首次报道此病，此后，国内多地有类似病例报道，但该病在我国具体的发病率、生存率尚未统计。

【遗传学】

WBS 属于常染色体显性遗传病[4]，是由 7 号染色体长臂近端（7q11.23）缺失导致的，常见缺失区域为 1.55 ～ 1.84Mb，主要涉及包括人弹性蛋白（elastin，ELN）基因在内的 20 多个基因[5, 6]。

【发病机制】

WBS 发病机制复杂多样，部分尚未完全明确，且其临床症状不是基因型和表型之间简单的匹配关系，很可能是一种复杂的相互作用关系。目前普遍认为的发病机制是位于 WBS 关键区域（Williams-Beuren syndrome critical region，WBSCR）侧翼的高度同源性低拷贝重复序列（low copy repeat，LCR）介导的同源染色体错配，导致 1 条 7 号染色体长臂微缺失，使该区域等位基因单倍型剂量不足（表 1-1）。

【临床表现】

1. 特殊面容　小精灵面容[11]：前额宽而突出、并眉、眶周丰满、宽眼距、小眼裂、星状巩膜、鼻梁扁平、鼻孔前倾、人中长、唇宽而厚、面圆、颊丰满、耳朵突出、耳垂较大、尖耳廓、下颌小等面部特征（图 1-1A、B，图 1-2A），部分病例有内眦赘皮、先天性斜视、高腭弓等，面部特征随年龄增长而愈发明显。

2. 内分泌紊乱　WBS 患者常伴有高血钙、高血糖、甲状腺功能减退、性早熟、高血压、肥胖等多种内分泌障碍性疾病。高血钙可发生于任何时期，以婴儿期明显，重型可引起钙质沉积、肾结石、肾功能受损乃至死亡，新生儿期合并高血钙应高度考虑 WBS[12-14]。

3. 发育障碍　包括生长运动发育落后、精神发育迟缓、结缔组织异常等，WBS 患儿出生时体重常低于正常标准，出生后可表现为吸吮力弱、吞咽不协调、易呛咳、易呕吐、喂养困难、易便秘等，生长发育低于同龄儿童，存在不同程度的智力落后，可同时伴有声音嘶哑、鼻泪管阻塞、牙釉质发育不良、指甲发育不良、指（趾）畸形（图 1-1C）、尿路畸形、腹股沟疝及脊柱侧凸、肌力减退、关节松弛甚至挛缩等发育缺陷及神经功能障碍[11]。

4. 心血管畸形、心律失常　在 WBS 患者中表现差异很大，从致死性到无明显心血管受

表 1-1　WBS 相关基因及功能一览表[3, 7-10]

基因名称	OMIM#	基因功能
ABHD11		一种含有 α/β 水解酶的折叠区域蛋白，功能未知，可能与社会认知功能有关
BAZ1B	605681	布罗莫结构域蛋白，可能与染色质相关转录调节有关，导致特殊面容和神经心理缺陷
BCL7B	605846	BCL7 蛋白家族成员，功能尚不清
CLDN3	602910	肝上皮细胞紧密连接链蛋白组分，维持细胞极性
CLDN4	602909	肾小管上皮细胞紧密连接链蛋白组分，维持细胞极性
CLIP2（*CYLN2*）	603432	编码 CAP-Gly 结构域连接蛋白 2，调控微管动力，可能与 WBS 的运动协调性障碍、认知障碍有关
DNAJC30	618202	一种含有 DnaJ 结构域的蛋白质，参与蛋白质折叠，可能与认知缺陷、暂时性高钙血症和胃肠道问题有关
ELN	130160	编码弹性纤维结构蛋白，是结缔组织中弹性纤维的重要成分，在动脉形态发生中起作用
EIF4H	603431	含有 mRNA 识别基序的蛋白质，从 mRNA 水平调节蛋白质合成
FKBP6	604839	亲免蛋白，与雄性能育性及减数分裂中同源染色体配对有关
FKBP36		通过与细胞外钙敏感受体（CaR）相互作用调节细胞外的钙离子水平，其缺失可能造成高血钙及发育迟缓
FZD9	601766	Wnt 信号蛋白受体的卷曲蛋白，与组织的极性和发育有关
GTF2I（*TFII-I*）	601679	编码通用转录因子Ⅱ - Ⅰ，既是结构蛋白，又是活化剂，涉及 WBS 的智力障碍、神经发育迟滞、视觉空间构造困难、社会认知能力障碍等
GTF2IRD1	604318	编码通用转录因子Ⅲ，可在激活 / 抑制基因转录中发挥作用，对颅面部的正常发育至关重要，与智力缺陷有关，亦与空间视觉构建和认知行为缺陷相关
GTF2IRD2	608512	含 i-repeats 和 charlie8 样转座酶基因，功能尚不清
LIMK1	601329	编码 LIM 结构域激酶 1，对神经元定向运动的肌动蛋白细胞骨架重建起作用，与 WBS 的智力发育及视觉空间构造困难相关
LAT2（*WBSCR5*）	605719	B 细胞蛋白活化连接子，在正常 B 细胞发育中起作用
MLXIPL	605678	B 型 HLH-LZ 转录因子，在细胞增殖和（或）分化中起重要作用
NCF1	233700	属于吞噬细胞内 NADPH 氧化酶系统，发挥免疫作用
NSUN5	615732	NOL1/NOP2/sun 区蛋白，调节细胞周期
RFC2	600404	复制因子 C 复合物，DNA 复制过程中的 DNA 聚合酶的激活剂，与社会认知功能有关
STX1A	186590	突触融合 1A 蛋白，在胞内运输和神经递质的释放中起关键作用，可能导致孤独症

（续 表）

基因名称	OMIM#	基因功能
TBL2	605842	在细胞内信号通道或细胞骨架组织中起作用
TRIM50	612548	编码 E3 泛素连接酶，泛素介导的蛋白酶体途径可能参与 WBS 表型表达
VPS37D	610039	跨膜蛋白，参与囊泡运输和蛋白质分选
WBSCR22	615733	S- 腺苷甲硫氨酸结合基序蛋白，可能参与甲基化
WBSCR23		GTF2IRD1 中的内含子基因，可能与生长发育迟缓、心肌病或早老症状相关
WBSCR27	612546	编码属于 ubiE/Vcoq5 甲基转移酶家族的蛋白
WBSCR28	612547	转录变异体 2，编码 mRNA

累均有可能发生。80% 以上的 WBS 患者伴有各种心血管畸形[15]，其中以主动脉瓣狭窄最多见，约占 64%，其次为肺动脉狭窄（pulmonary artery stenosis，PAS），约占 40%，其他心血管畸形还有如动脉导管未闭、室间隔缺损、法洛四联症等，偶有并发局部或弥漫性胸主动脉、腹主动脉、冠状动脉、脑动脉狭窄等[12]，亦可合并多种形式的心律失常。

5. 行为和认知异常[16] 包括焦虑、注意力缺陷、睡眠障碍、对声音敏感、同情他人、过于友好、视觉空间结构损伤、言语短时记忆和沟通能力有优势等。

【实验室检查】

WBS 患儿常伴有多种血生化指标及内分泌系统的异常，如血糖升高、血钙升高、血脂升高、甲状腺激素和生长激素分泌不足等。

【影像学检查】

1. 超声心动图[11] 是明确 WBS 合并心血管畸形的首选辅助检查手段，可用于评估血流动力学。

2.X 线检查 可表现为颅骨变薄、上颌窦发育不良、骨化延迟，以及手足和脊柱畸形。

3.CT 和 MRI 对于诊断 WBS 合并心血管畸形的敏感度、特异度均较高，还可以明确

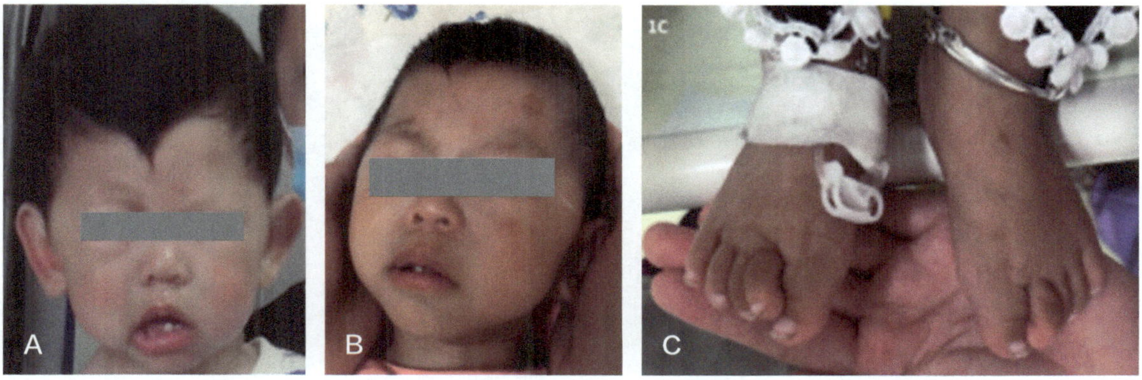

图 1-1 患者为一 1 岁 1 月龄女婴，因“生长发育迟缓 1 年余，食欲缺乏 5 个月，口角右歪 1 个月”入院，基因检测确诊为 Williams 综合征

A. 小头，耳朵突出，耳廓大，眶周饱满，鼻梁低平，人中长，小下颌；B. 粗眉毛，唇厚，小下颌；C. 足趾畸形

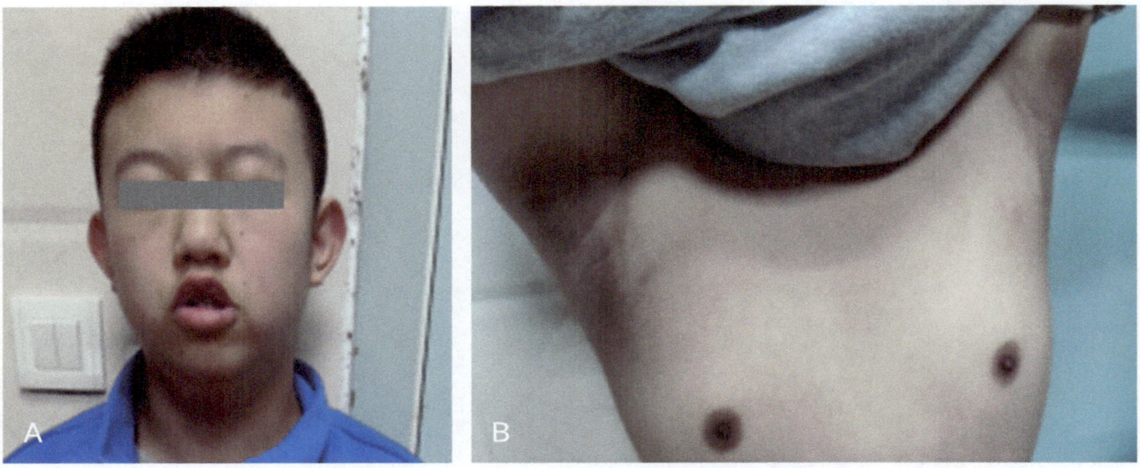

图 1-2 患者为一 13 岁男孩，因"体重增长加速 2 年"入院，基因检测确诊为 Williams 综合征

A. 眶周丰满、鼻孔前倾、人中长、唇宽而厚、面圆、颊丰满、耳朵突出、耳垂较大、尖耳廓、下颌小，牙齿错落不齐，面部多痣；B. 颈部及腋窝黑棘皮征

PAS 中叶段以下分支狭窄，但由于检查费用高、检查条件要求较高、儿童需深度镇静，且 CT 有辐射性，故可作为超声心动图的补充检查。

4. 心血管造影　可测量肺动脉压力，通过近远端压力评价狭窄程度，但在先天性心脏病心血管造影术中，WBS 的病死率高达 23.1%，故应用较少。

【遗传学检查】

目前常用的 WBS 基因检测方法有以下 5 种。

1. 染色体核型分析（G 显带）　多数正常，也可存在异常，确切发病机制尚不明确。

2. 微阵列比较基因组杂交（array comparative genomic hybridization，array-CGH）技术　可检出常规染色体核型未能发现的染色体微缺失和微重复，提高染色体结构异常的检出率。

3. 荧光原位杂交（fluorescence in situ hybridization，FISH）技术　典型 WBS 患者中，FISH 技术微缺失检出率为 95% 以上，阴性患者可进一步行遗传学评价或其他基因测定，以确定 WBS 微缺失区域附近是否存在非典型性的基因缺失。

4. 聚合酶链反应（polymerase chain reaction，PCR）　FISH 技术不能检测到更小片段的缺失，PCR 可弥补 FISH 的技术缺点，提高诊断率。

5. 多重连接探针扩增技术（multiplex ligation dependent probe amplification，MLPA）[17,18]　是目前灵敏度较高的相对定量分析技术，针对 WBS 关键区域基因设计寡核苷酸探针，经过杂交、连接、PCR 扩增及电泳分离，同时检测多个不同区域核苷酸序列的拷贝数，通过拷贝数的减少判断基因缺失。与 FISH 技术、array-CGH 技术相比，MLPA 具有操作简单、成本低、密度高 / 低、通量高、灵敏度高、特异性强的独特技术优势。

【诊断】

包括临床诊断及病因诊断，由于本病导致多器官系统受累，应对患儿进行多方面评估，如智力测评、生长发育评估、心电图及脑电图、肌电图评估等。

1. 临床诊断方案　临床评分法：目前国际上根据临床表现有 2 套 WBS 表现型评分系统，即美国儿科学诊断评分法[17]和 Lowery 评分法[18]（表 1-2）。

2. 病因诊断　WBS 由父系或母系导致的缺失发生率相同，并呈常染色体显性遗传（AD），7q11.23 基因微缺失是目前公认

表 1-2　WBS 表现型评分系统对比

表现型	Lowery 评分法	美国儿科学诊断评分法
特殊面容	3	3
智力障碍 / 发育迟缓	1	2
主动脉瓣狭窄	2	5（包括 PAS）
非主动脉瓣狭窄的心脏畸形	1	1
腹股沟疝	1	2
高钙血症	2	2（包括高尿钙）
总分	10	15
判断标准	0 ～ 3，不确定类 ≥ 3，典型类	＜ 3，可排除 ≥ 3，行基因检测明确

注：美国儿科学诊断评分法较 Lowery 法评分内容更详细，如典型面容特征包括 17 项，在 WBS 临床诊断方法中敏感度较高

的病因，通过以上多种基因检测方法均可确诊。

【鉴别诊断】

应与 WBS 部分临床表型相似的疾病进行鉴别（表 1-3）。

【治疗】

1. 对症支持治疗　高血压、高血糖、甲状腺功能异常、生长发育落后，可分别给予降压药、降血糖药物、补充甲状腺素、生长激素等治疗。对于轻度高钙血症，给予低钙饮食指导，中重度高钙血症甚至高钙危象时，可通过增加液体摄入量、避免使用维生素 D 制剂、血液透析降低血钙，可选择的药物有鲑鱼降钙素、糖皮质激素、双膦酸盐类化合物等。但对于合并心血管疾病的 WBS 患儿，补液总量和速度应当慎重，对于高钙血症造成的肾结石，可进行碎石治疗。

2. 心血管畸形　根据病变性质、程度及有无手术适应证，选择不同的手术治疗方法。

3. 喂养困难　通常需要营养咨询、加强喂养治疗如鼻饲管喂养等。

4. 精神心理及肢体发育障碍　可给予相应评估以确定是否需要药物或心理治疗、行为康复治疗、手术矫正治疗等。

【遗传咨询】

该病的遗传方式为常染色体显性遗传，女性和男性受累概率无差异。目前所报道的 WBS 患者其父母大多没有携带微缺失基因、没有相关症状，少数报道显示 WBS 患者本人有生育同样疾病患儿的可能，表明大多数患有 WBS 的先证者是因为新发突变而致病。因此，对于已生育 WBS 患儿的父母，再生育时建议进行产前基因诊断 [11]。

【预防】

若确诊该病，目前尚无有效的预防措施，对于生育过该疾病患儿的家长，建议再次生育时进行产前基因诊断，可在一定程度上避免再次生育相同疾病的患儿，从而降低出生缺陷发生率。

（吴　雪　卫海燕）

表 1-3　与 WBS 部分临床表型相似的疾病鉴别

	遗传类型	致病基因	相同点	不同点
Noonan 综合征	AD	*NRAS/PTPN11/RAF1/RIT1/SOS1*	身材矮小、先天性心脏病、生长发育迟缓、招风耳	眼睑下垂、蹼颈、发际线低、胸廓畸形、隐睾、凝血功能异常、淋巴系统发育不良、视力听力异常
Costello 综合征	AD	*HRAS*	厚唇、皮肤关节松弛、喂养困难、智力低下	大头畸形、毛发稀疏、隐睾、部分有肥厚型心肌病、恶性肿瘤发生率高
心 - 面 - 皮肤综合征	AD	*BRAF/KRAS/MAP2K1/MAP2K2*	出生后喂养困难、智力低下、生长发育迟缓、高额头、先天性心脏病	眼睑下垂、眉毛稀疏、耳垂折痕、色素细胞痣、红斑病、角化病或鱼鳞病等皮肤病
Simpson-Golabi-Behmel 综合征	XR	*GPC3*	生长发育迟缓、心血管畸形、骨骼发育异常［多指（趾）、并指（趾）］	巨大儿、巨头、巨舌、唇腭裂、内脏体积大、肾脏畸形，易患肿瘤
Beckwith-Wiedemann 综合征	15%AD，85% 无明确家族史	11p15.5 区域母源或父源性印迹基因表达缺陷		脐疝、巨人症、内脏体积大、肾脏畸形、肾上腺皮质增生、新生儿低血糖、面部红斑、眼眶皱褶、肥厚型心肌病

【参考文献】

［1］Williams JC,Barratt-Boyes BG,Lowe JB. Supravalvular aortic stenosis. Circulation，1961，24:1311-1318.

［2］Beuren AJ,Apitz J,Harmjanz D.Beuren AJ,Apitz J,Harmjanz D.Supravalvular aortic stenosis in association with mental retardation and a certain facial appearance. Circulation,1962，26：1235-1240.

［3］Pober BR.Williams-Beuren syndrome. N Engl J Med,2010,362 (3):239-252.

［4］Nikitina EA,Medvedeva AV,Zakharov GA,et al. Williams syndrome as a model for elucidation of the pathway genes-the brain-cognitive functions:genetics and epigenetics. Acta Naturae,2014,6(1):9-22.

［5］Haas BW, Barnea-Goraly N, Sheau KE,et al. Altered microstructure within social-cognitive brain networks during childhood in Williams syndrome. Cereb Cortex,2014 ,24(10):2796-2806.

［6］Karmiloff-Smith A,Broadbent H,Farran EK,et al. Social cognition in williams syndrome: genotype/phenotype insights from partial deletion patients. Front Psychol, 2012,3:168.

［7］Salgado H,Martins-Correia L. Williams syndrome and psychosis:a case report. J Med Case Rep,2014, 8:49.

［8］Bagul PK,Borgaonkar DV,Jaiswal V,et al. Myriad manifestations of Williams syndrome. Indian Heart J,2015，67(2):156-158.

［9］Collins Ⅱ RT znd,Kaplan P,Rome JJ. Stenosis of the thoracic aorta in Williams syndrome. Pediatr Cardiol,2010,31(6):829-833.

［10］Fusco C,Micale L,Augello B,et al. Smaller and larger deletions of the Williams Beuren syndrome region implicate genes involved in mild facial phenotype,epilepsy and autistic traits. Eur J Hum Genet,2014,22(1):64-70.

[11] MorrisCA, Braddock SR. Health care supervision for children with Williams syndrome. Pediatrics, 2020, 145(2):ez0193761.

[12] Federici D,Ranghetti A,Merlo M,et al. Coronary artery involvement of Williams syndrome in infants and surgical revascularization strategy. Ann Thorac Surg,2016, 101(1):359-361.

[13] Honjo RS, Dutra RL, Furusawa　EA,et al. Williams-Beuren syndrome:a clinical study of 55 Brazilian patients and the diagnostic use of MLPA. Biomed Res Int,2015,2015:903175.

[14] Palacios-Verdú MG,Segura-Puimedon M, Borralleras C,et al. Metabolic abnormalities in Williams-Beuren syndrome. J Med Genet,2015,52(4):248-255.

[15] Collins RT znd,Kaplan P,Somes GW,et al. Long-term outcomes of patients with cardiovascular abnormalities and Williams syndrome. Am J Cardiol,2010,105(6): 874-878.

[16] Fu TJ,Lincoln AJ,Bellugi U,et al. The association of intelligence,visual-motor functioning,and personality characteristics with adaptive behavior in individuals with Williams syndrome. Am J Intellect Dev Disabil,2015,120(4):273-288.

[17] Lowery MC,Morris CA,Ewart A,et al.Strong correlation of elastin deletions, detected by FISH,with Williams syndrome:evaluation of 235 patients.Am J Hum Genet,1995,57(1):49-53.

[18] Committee on Genetics.American Academy of Pediatrics:health care supervision for children with Williams Syndromes. Pediatrics,2001,107(5): 1192-1204.

第二节　Bainbridge–Ropers 综合征

【概述】

Bainbridge–Ropers 综合征（BRS；OMIM# 615485）是一种罕见的常染色体显性遗传病，2013 年由 Bainbridge 等首次发现并命名[1]。主要的临床表现包括重度精神发育迟缓、喂养困难、严重智力障碍、语言发育迟缓、生长缓慢、特殊面容（拱形眉、长人中）、尺骨偏斜等。

【发病率】

本病极为罕见，尚无发病率的报道，国内外报道共 40 余例。

【遗传学】

Bainbridge–Ropers 综合征是由 ASXL3 蛋白所致。*ASXL3* 基因定位于 18 号染色体（18q12.1），由 12 个外显子组成，其所编码的 ASXL3 蛋白是由 2248 个氨基酸组成的多肽。截至 2021 年 2 月，人类基因突变数据库（HGMD）中已报道的 *ASXL3* 基因突变包括 61 个无义 / 错义突变、3 个剪接突变、18 个小片段插入、24 个小片段缺失、1 个微缺失、1 个大片段缺失。

Bainbridge–Ropers 综合征为常染色体显性遗传模式。Kuechler 等[2]报道了一例患者，其双胞胎姐姐健康，未携带 *ASXL3* 基因突变，说明该患者的 *ASXL3* 基因突变是新发突变。另一方面，Koboldt 等描述的双胞胎姐妹[3]都被诊断为 Bainbridge-Ropers 综合征，并且都有相同的基因突变，这表明可能是父本之一的生殖系嵌合体。乔凌燕等[4]报道一例患者，其母亲已妊娠 3 次，第 1 次妊娠于第 58 天胚胎停止发育，第 2 次妊娠妊娠早期自然流产，第 3 次妊娠患者正常分娩，推测 *ASXL3* 基因的突变可能在早期流产中起了一定作用。

【发病机制】

ASXL3 属于 *ASXL* 家族，该家族共包括 *ASXL1*、*ASXL2* 和 *ASXL3* 三个成员，均为果蝇表观遗传调节基因 *Asx* 的同源基因，同时也是 Polycomb 家族和 Trithorax 家族的增强子，可通过对下游靶基因的转录调控参与胚胎发育、细胞增殖及肿瘤形成等过程[5]。*ASXL* 家族拥有共同的结构域，即 ASXN、ASXM1、ASXM2 和羧基端 PHD 指状结构域。N 端结构域 ASXN、ASXH 和 ASXM1 结构域周围区域作为 BRCA1 相关蛋白 1（BAP1）、核受体共激活因子 1（NCOA1）和组蛋白赖氨酸甲基转

移酶（EZH2）的表达遗传支架，而C端结构域ASXM2和PDH指状结构域周围区域可与核受体（NR）结构域蛋白相互作用，参与染色质组蛋白翻译后修饰，该区域在相关*ASXL*疾病中也最容易被丢失。据报道，*ASXL1*突变与Bohring-Opitz综合征有关，Bohring-Opitz综合征与Bainbridge–Ropers综合征有表型重叠[6]。*ASXL2*的截断突变被报道与一种新的可识别的临床表型有关[7]。*ASXL3*在大脑、脊髓、肾脏、肝脏和骨髓多个部位表达，但表达水平较低。*ASXL3*变异均为功能缺失型变异，且绝大多数位于第11和12外显子，在不同程度上保留了第1～10外显子，导致了截短蛋白的产生，包含ASXN、ASXH结构域的ASXL3截短蛋白，这可能与该病的发病有关。

【临床表现】

1. 胎儿期和出生情况　少数患儿有羊水过多和胎儿生长缓慢，但均不显著。多数由于臀位进行剖宫产，出生体重一般正常。文献报道部分患儿出生时可因呼吸困难或呼吸暂停入院。

2. 喂养问题　3/4的患者被报道有严重的喂养问题，通常包括胃食管反流，需要鼻胃管喂养、胃底折叠术等形式的干预。大多数患者被报道的喂养问题为体重不增、食欲缺乏。

3. 体格发育　患者存在持续性的体格发育缓慢，文献报道患儿体重和身高低于第0.4百分位，以及相对小头畸形。

4. 颅面特征　约3/4的患者有高腭弓，独特的面部畸形包括拱形眉、浓眉、前额突出、低位耳、鼻孔前倾、小下颌、薄上唇、牙齿拥挤。文献报道多数患者睑裂向下倾斜，也有少数患者睑裂向上倾斜。长管状鼻和鼻中隔突出在大多数患者人中很明显。大多数患者的鼻尖较宽，鼻小柱较低，嘴大，下唇饱满（外翻）。

5. 智力缺陷　智力缺陷的水平从中度到重度不等。所有患者均有不同程度的智力缺陷。患者可合并孤独症或孤独症谱系障碍（ASD），或者被描述为具有孤独症特征。大多数患者行走迟延，甚至完全不能行走。患者大多上特殊学校，生活不能自理。

6. 其他显著特征　几乎所有的患者均存在明显的肌张力减退，部分患者有不同程度的斜视、癫痫发作、脊柱侧凸，文献报道12例患者中有3例出现马方综合征体质如细长指并伴有蛛网膜指征、身材高大、扁平足和脊柱侧凸（图1-3）。癫痫发作不是主要特征，只有少数患者出现，且一般控制良好。MRI脑成像仅显示白质改变和蚓部发育不全的非特异性特征[8-11]。

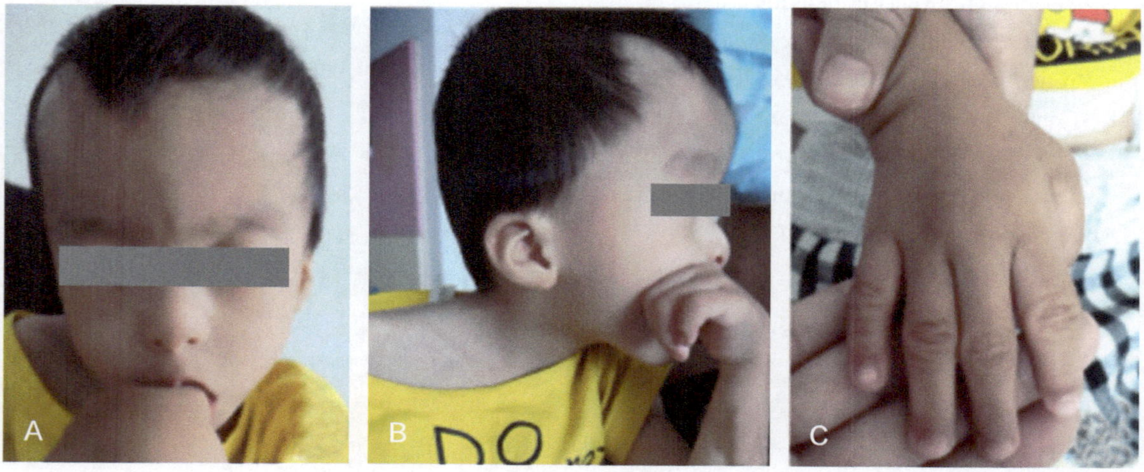

图1-3　2岁9个月，男，喂养困难、间断呕吐、生长发育迟缓，基因检测确诊为BRS

A. 正面观：面部狭长，前额突出，拱形眉，鼻孔前倾，人中长、平；B. 耳位低，爪形手；C. 指间关节粗大，手平放时向尺侧偏斜

【辅助检查】

本病导致多器官系统受累，因此应对患儿进行多方面评估，如智力测评、视力听力检测、生长发育评估、心电图及脑电图，完善肿瘤指标筛查、头颅 MRI 等检查。

遗传学检测：选择高通量测序进行全外显子检测。

【诊断和鉴别诊断】

1. 诊断　目前尚无诊断标准，临床上对于喂养困难同时合并生长发育落后、特殊面容的患儿应该考虑本病的可能，确诊有赖于遗传学检查。

2. 鉴别诊断　该病与 Bohring-Opitz 综合征（BOS）和德朗热综合征临床有相似之处，注意鉴别（表 1-4）[6, 12]。

【治疗】

本病尚无特效的治疗方案，主要采取对症治疗，如鼻饲管辅助喂养、康复治疗等。

【遗传咨询】

Bainbridge–Ropers 综合征为常染色体显性遗传模式。目前报道的 *ASXL3* 基因的致病突变通常是新发突变，不排除生殖系嵌合体的可能。有再生育需求的家庭应该进行早期的遗传咨询，以避免同样疾病的患儿出生。

表 1-4　Bainbridge - Ropers 综合征的鉴别诊断

	遗传类型	致病基因	重叠于 BRS 的表型	区别于 BRS 的表型
Bohring-Opitz 综合征	AD	*ASXL1*	喂养困难 生长障碍 全面发育迟缓 关节异常	颅面部特征（三角头、眼球突出、眉间的鲜红斑痣）
德朗热综合征 （de Lange syndrome，CdLS）	AD	*NIPBL* *SMClA* *SMC3* *RAD21* *BRA4* *HDAC8* *ANKRD11*	喂养困难 智力和语言发育落后 特征面容（拱形眉、鼻孔前倾、长人中、薄上唇）	上肢畸形、多毛 听力丧失 上睑下垂、近视 肠旋转不良 隐睾、尿道下裂 消化系统畸形 室中隔缺损

（黄　爱　卫海燕）

【参考文献】

[1] Bainbridge MN, Hu H, Muzny DM, et al. De novo truncating mutations in ASXL3 are associated with a novel clinical phenotype with similarities to Bohring-Opitz syndrome. Genome Med, 2013, 5(2): 11.

[2] Kuechler A, Czeschik JC, Graf E, et al. Bainbridge-Ropers syndrome caused by loss-of-function variants in ASXL3: a recognizable condition. Eur J Hum Genet，2017，25(2):183-191.

[3] Koboldt DC, Mihalic Mosher T, Kelly BJ, et al. A de novo nonsense mutation in ASXL3 shared by siblings with Bainbridge-Ropers syndrome. Cold Spring Harb Mol Case Stud，2018，4(3):a002410.

[4] 乔凌燕，葛娟，刘玉圣，等 . *ASXL3* 基因突变致 Bainbridge-Ropers 综合征 1 例 . 中华实用儿科临床杂志，2020,35(23):1833-1834.

[5] Lichtig H, Artamonov A, Polevoy H, et al. Modeling Bainbridge-Ropers syndrome in Xenopus laevis Embryos. Front Physiol，2020，11:75.

[6] Hastings R, Cobben JM, Gillessen-Kaesbach G, et al. Bohring-Opitz (Oberklaid-Danks) syndrome:

clinical study, review of the literature, and discussion of possible pathogenesis. Eur J Hum Genet，2011，19(5):513-519.

[7] Shashi V, Pena LD, Kim K, et al. De novo truncating variants in ASXL2 are associated with a unique and recognizable clinical phenotype. Am J Hum Genet,2016,99(4):991–999.

[8] Balasubramanian M, Willoughby J, Fry AE, et al. Delineating the phenotypic spectrum of Bainbridge-Ropers syndrome: 12 new patients with de novo, heterozygous, loss-of-function mutations in ASXL3 and review of published literature. J Med Genet, 2017, 54(8): 537-543.

[9] Yu KPT, Luk HM, Fung JLF, et al. Further expanding the clinical phenotype in Bainbridge-Ropers syndrome and dissecting genotype-phenotype correlation in the ASXL3 mutational cluster regions. Eur J Med Genet, 2021 ,64(1):104107.

[10] Balasubramanian M, Schirwani S. ASXL3-Related Disorder// Adam MP, Ardinger HH, Pagon RA, et al. GeneReviews®［Internet］. Seattle (WA): University of Washington, 1993-2021.

[11] Myers KA, White SM, Mohammed S, et al. Childhood-onset generalized epilepsy in Bainbridge-Ropers syndrome. Epilepsy Res, 2018,140:166-170.

[12] 李群，王剑，王秀敏 . 德朗热综合征的分子机制及诊治研究进展 . 医学综述 ,2019,25(8):1614-1619.

第三节　Bruck 综合征

【概述】

Bruck 综合征（Bruck syndrome）是由 Alfred Bruck 在 1897 年描述的，临床特征包括婴儿期或儿童早期骨骼脆弱易骨折、先天性关节挛缩、身材矮小、弥漫性骨质疏松、翼状胬肉、重度肢体畸形、进行性脊柱侧凸[1,2]。

【流行病学】

Bruck 综合征是一种罕见的遗传性疾病，发病率不详，多为病例报道，到目前为止，全球报道病例总数不足百例，国内外报道多为散发病例。目前对该病的发病率、生存率及累计死亡率尚未统计。

【遗传学】

Bruck 综合征属于常染色体隐性遗传病，由 *FKBP10* 或 *PLOD2* 基因突变功能丧失导致，分别命名为 Bruck 综合征 1 型（OMIM#259450）和 Bruck 综合征 2 型（OMIM#609220）[3,4]，*FKBP10* 基因位于 17q21.2 染色体上，全长 2888bp，包含 10 538 个碱基对，转录为 11 个外显子的 mRNA。*FKBP10* 基因共鉴定出 119 个变异位点，主要位于第 5、6 外显子。*PLOD2* 基因共有 25 个基因变异位点，分别分布在 4、5、8、11、12、13a、14、16、17、18、19 外显子和 4、12、18 内含子中，主要集中在 17 外显子，包括错义突变、无义突变、缺失、重复和剪接位点突变。

【发病机制】

*FKBP*10 编码 FKBP65 蛋白，由 582 个氨基酸组成，*FKBP*10 在 N 端包含 4 个顺反异构酶（PPIase FKBP-type）顺序结构域，在 C 端包含 2 个 EF-hand 结构域 (钙结合结构域)。该蛋白被称为分子伴侣，位于内质网，属于肽酰 - 丙酰顺反异构酶 (PPIase) 家族[5,6]。FKBP65 蛋白被认为在胶原末端肽赖氨酸的羟基化中发挥重要作用，这是产生胶原交联的必要过程，提供纤维拉伸强度和稳定性。此外，FKBP65 蛋白缺失与细胞外基质胶原沉积减少有关[7]。*PLOD2* 基因编码 3q23-q24 染色体上的端肽赖氨酸羟化酶 2（LH2），LH2 可以羟基化 I 型胶原蛋白氨基末端肽和羧基末端肽中的赖氨酸残基，这些残基对骨细胞外基质交联的形成至关重要，*PLOD2* 基因突变导致胶原末端肽的赖氨酸残基羧基化程度缺陷，从而增加骨的脆性，导致骨折的发生[8]。

【临床表现】

1. 骨折　多发生于婴儿或儿童早期，部分患儿于出生时因分娩创伤而发生骨折，骨折通常发生在上肢和下肢骨干，包括尺骨、股骨、胫骨、腓骨等，每年可发生 3 ～ 6 次，严重者可达 10 余次。

2. 先天性关节挛缩　几乎所有患儿在出生时均有关节挛缩，主要累及大关节（肘关节、踝关节、膝关节），偶有累及小关节（弯曲指、拇指内收）的情况。

3. 骨质疏松　几乎所有发生 *PLOD2* 突变和 *FKBP10* 突变的患者骨量都较低。

4. 身材矮小　部分患者可合并轻度至中度的身材矮小。

5. 翼状胬肉　见于肘部、膝部等部位，导致关节伸展受限。

6. 肢体畸形　上肢和下肢的畸形是由反复骨折导致的，脊柱畸形如脊柱侧凸、脊柱后凸均是在生长过程中逐渐出现，大部分脊柱后凸发生在青春期，并迅速发展（图 1-4）。

Santana 等[9]提出了生长期间疾病的模式：出生时的挛缩、生长期间的骨折和随后的畸形。*PLOD2* 和 *FKBP10* 的突变可能导致广泛的表型，从轻度到非常严重的 Bruck 综合征，关节挛缩的发病年龄、翼状胬肉的存在、低骨量的程度和骨折的发生率是可变的。据文献统计结果，多发骨折及先天性关节挛缩可能为 Bruck 综合征的特征性表型。与成骨不全表现不同的是，Bruck 综合征有先天性关节挛缩和翼状胬肉，没有听力下降、关节韧带松弛、牙本质发育不全和心脏瓣膜病变等骨骼外表现，且成骨不全多有骨折阳性家族史[10]。目前 Bruck 综

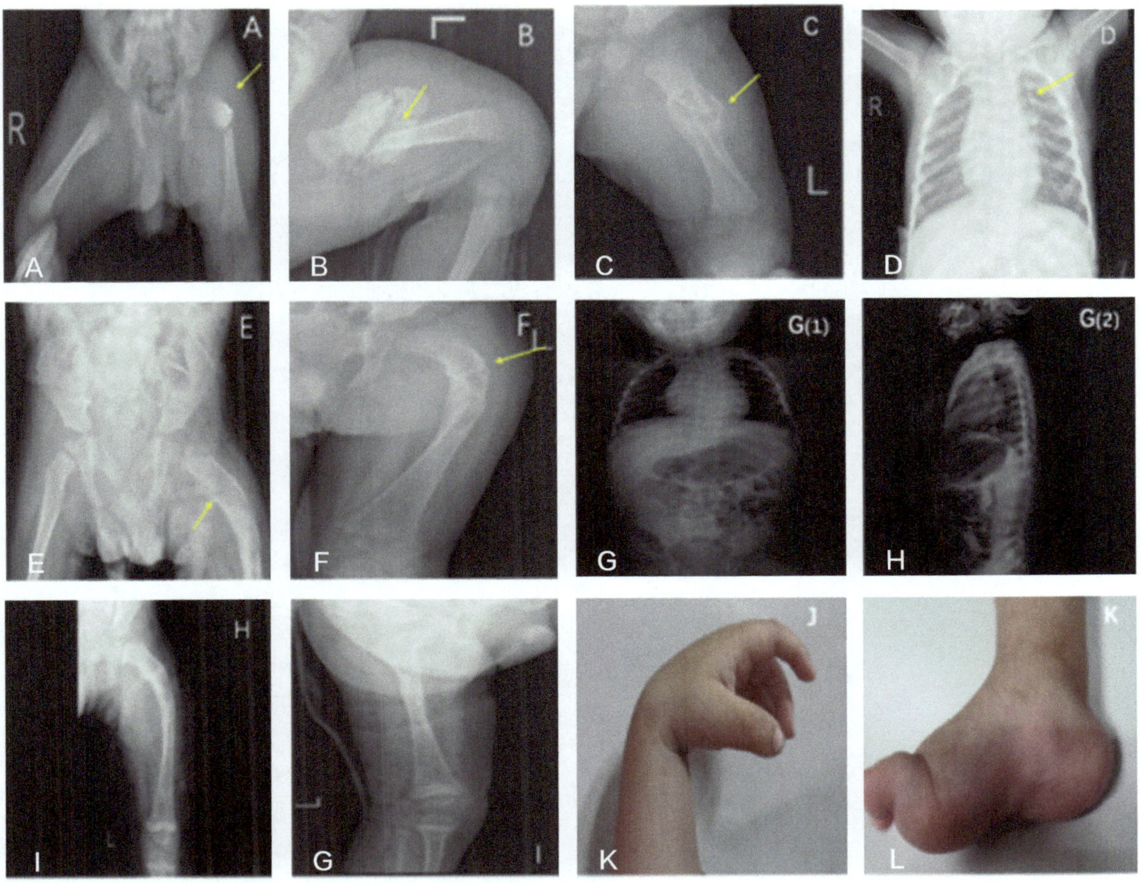

图 1-4　该图为 1 岁 8 个月男童，因“关节挛缩、反复骨折”入院，基因检测确诊为 Bruck 综合征 2 型
A. 出生后左股骨骨折；B.6 个月左股骨骨折；C.1 岁 2 个月左股骨骨折复查；D. 1 岁 4 个月肋骨骨折、左锁骨骨折；E、F.1 岁 8 个月左股骨骨折；G.1 岁 8 个月脊柱正侧位片；H.1 岁 10 个月左股骨骨折复查；I.1 岁 11 个月左股骨骨折复查；J. 手腕下垂；K. 足内翻

合征尚未报道与语言及认知发育迟缓有关[11]。

【实验室检查】

完善血清学检查，如血常规、肝肾功能、血钙磷、甲状旁腺素、25-羟维生素D、碱性磷酸酶、骨转换生化指标(包括骨吸收指标和骨形成指标等)，骨骼X线及骨密度等检查，以评估疾病的严重程度，并帮助鉴别诊断，对于出现上述临床表型且高度怀疑本病的患儿，建议进行全外显子测序以明确致病性基因，此外还应对患儿进行多方面评估，如进行智力检测、生长发育评估、听力检测、心脏检查等。

【诊断和鉴别诊断】

1. 诊断　对于出现上述临床表型的患儿，在进行分子遗传学检测后，如果明确为*FKBP10*和*PLOD2*基因的变异，即可确诊。

2. 鉴别诊断　见表1-5。

【治疗】

Bruck综合征并无特异性治疗手段，目前仅遵循个体化对症治疗方案，需要骨科、康复科、内分泌科等多学科共同协作。

1. 对症治疗　应对患者进行个体化生活方式干预，Bruck综合征患者易发生骨折，因此日常生活中应加强护理，避免跌倒。骨折活动受限患者应加强功能锻炼，提高肌肉强度，避免引起肌肉萎缩，加强户外阳光照射，饮食中多进食富含钙的食物。

2. 药物治疗　从治疗其他代谢性骨病方法中借鉴，通过应用膦酸盐抗骨吸收和促进骨合成代谢增加骨量，降低骨折风险[12-14]，一项应用唑来膦酸盐治疗Bruck综合征2年的前瞻性研究[12]表明，应用剂量为0.1mg/kg，每6个月1次，应用6个月后脊柱和髋关节骨密度

表1-5　Bruck综合征的鉴别诊断

	遗传类型	致病基因	重叠于Bruck综合征的表型	区别于Bruck综合征的表型
成骨不全	AD AR	*COL1A1* *COL1A2* *CRTAP* *P3H1* *PPIB* *SERP INH1* *BIMP 1* *SERP INF1* *SP7* *WNT1* *TTEM38B* *CREB3L1* *SEC24D*	弥漫性骨质疏松 反复骨折 身材矮小 重度肢体畸形 进行性脊柱侧凸	听力下降 关节韧带松弛 牙本质发育不全 心脏瓣膜病变
软骨发育不全	AD	*FGFR3*	语言智力发育正常 身材矮小	非匀称性身材矮小；颅面部异常（大头畸形、前额突出、面中部发育不良、鼻梁塌陷）；骨、关节、肌肉异常（肘关节伸展、旋转受限、短指、三叉手、膝内翻等）

（续　表）

	遗传类型	致病基因	重叠于 Bruck 综合征的表型	区别于 Bruck 综合征的表型
低血磷性佝偻病	XLD XLR ID AR	*PHeX FGF23* *DMP1 ENPP1* *FAM20C* *SLC3A3* *CLCN5*	身材矮小 骨骼畸形 多发骨折	①下肢畸形：主要表现为膝内翻、膝外翻、复杂畸形、手足镯征； ②胸廓畸形：主要表现为串珠肋、鸡胸、漏斗胸； ③颅骨软化、方颅、脊柱侧凸等； ④骨痛及活动受限症状； ⑤特殊步态：如步态不稳或步态摇晃
维生素 D 依赖性佝偻病	AR	*CYP27B1*	生长发育迟滞 骨骼畸形	儿童期主要表现为佝偻病、肌无力、骨骼畸形、低钙惊厥、手足搐搦
低磷酸酶血症	AR	*TNSALP* *ALP*	反复发生的骨折 疼痛 活动受限	骨骼低矿化 牙齿过早脱落 癫痫

（BMD）和 *Z* 值评分提高，骨折率显著下降，行走能力得到改善，应用 2 年后改善更为明显，且患者对该药具有良好的耐受性。此外，有研究报道几乎所有 *PLOD2* 突变患者具有骨密度降低，因此应给予口服维生素 D 和钙剂支持治疗[15]。

3. 手术治疗　髓内钉的应用可以减少骨折次数及维持长骨功能，物理治疗和矫正器的使用有助于阻止挛缩的进展，有益于患者日常活动，在药物降低骨折风险的同时配合手术矫正畸形，改善负重力线，通过脊柱融合和内固定治疗脊柱畸形[16,17]，可提高患儿生活质量。

【遗传咨询】

该病的遗传方式为常染色体隐性遗传，女性和男性同样受累，每胎均有 25% 的遗传概率。因此，对于已生育 Bruck 综合征患儿的父母，再生育时建议进行产前基因诊断，对于需行产前诊断的孕妇，应先明确先证者致病突变基因，于妊娠早期行羊水穿刺对胎儿进行基因鉴定，尽早明确基因诊断。

【预防】

若确诊该病，目前尚无有效的预防措施，对于生育过该疾病患儿的家长，建议再次生育时进行产前基因诊断。

（郝会民　卫海燕）

【参考文献】

[1] Mokete L, Robertson A, Viljoen D, et al.Bruck syndrome: congenital joint contractures with bone fragility. J Orthop Sci，2005，10(6):641-646.

[2] Moravej H, Karamifar H, Karamizadeh Z,et al.Bruck syndrome - a rare syndrome of bone fragility and joint contracture and novel homozygous FKBP10 mutation. Endokrynol Pol，2015，66(2):170-174.

[3] Mumm S, Gottesman GS, Wenkert D,et al. Bruck syndrome 2 variant lacking congenital contractures and involving a novel compound heterozygous

PLOD2 mutation. Bone，2020，130:115047.
[4] Lv F, Xu XJ, Song YW, et al. Novel mutations in PLOD2 cause rare Bruck syndrome. Calcif Tissue Int，2018，102(3):296-309.
[5] Alanay Y, Avaygan H, Camacho N,et al. Mutations in the gene encoding the RER protein FKBP65 cause autosomal-recessive osteogenesis imperfecta. Am J Hum Genet，2010，86(4):551-559.
[6] Ishikawa Y, Vranka J, Wirz J,et al. The rough endoplasmic reticulum-resident FK506-binding protein FKBP65 is a molecular chaperone that interacts with collagens. J Biol Chem，2008，283(46):31584-31590.
[7] Barnes AM, Cabral WA, Weis M,et al. Absence of FKBP10 in recessive type XI osteogenesis imperfecta leads to diminished collagen cross-linking and reduced collagen deposition in extracellular matrix. Hum Mutat，2012，33(11):1589-1598.
[8] Puig-Hervás MT, Temtamy S, Aglan M,et al. Mutations in PLOD2 cause autosomal-recessive connective tissue disorders within the Bruck syndrome--osteogenesis imperfecta phenotypic spectrum. Hum Mutat，2012 ，33(10):1444-1449.
[9] Santana A, Oleas-Santillán G, Franzone JM,et al. Orthopedic manifestations of Bruck syndrome: a case series with intermediate to long-term follow-up. Case Rep Orthop，2019，2019:8014038.
[10] 夏维波，章振林，林华，等. 成骨不全症临床诊疗指南. 中华骨质疏松和骨矿盐疾病杂志，2019,12(1):11-23.
[11] Luce L, Casale M, Waldron S. A rare case of Bruck syndrome type 2 in siblings with broad phenotypic variability. Ochsner J，2020，20(2):204-208.
[12] Otaify GA, Aglan MS, Ibrahim MM,et al. Zoledronic acid in children with osteogenesis imperfecta and Bruck syndrome: a 2-year prospective observational study. Osteoporos Int，2016，27(1):81-92.
[13] Simm PJ, Biggin A, Zacharin MR et al. Consensus guidelines on the use of bisphosphonate therapy in children and adolescents. J Paediatr Child Health，2018，54(3):223-233.
[14] Guo HF, Kurie J. Phenotypic consequences of PLOD2 mutations in Bruck syndrome inform a collagen lysyl hydroxylase crystal structure. J Bone Miner Res，2018，33(7):1376.
[15] Plante L, Veilleux LN, Glorieux FH,et al. Effect of high-dose vitamin D supplementation on bone density in youth with osteogenesis imperfecta: a randomized controlled trial. Bone，2016，86:36-42.
[16] Sato A, Ouellet J, Muneta T,et al. Scoliosis in osteogenesis imperfecta caused by COL1A1/COL1A2 mutations - genotype-phenotype correlations and effect of bisphosphonate treatment. Bone，2016 ，86:53-57.
[17] Wallace MJ, Kruse RW, Shah SA. The spine in patients with osteogenesis imperfecta. J Am Acad Orthop Surg，2017，25(2):100-109.

第四节　DNA 连接酶Ⅳ综合征

【概述】

DNA 连接酶Ⅳ缺陷病（DNA ligase Ⅳ deficiency）引起的常染色体隐性遗传疾病称为 DNA 连接酶Ⅳ综合征（LIG4 综合征），由 Altmann 在 1999 年[1]首次报道。临床以小头畸形、异常面部特征、身材矮小、对电离辐射敏感和联合免疫缺陷为特征[1, 2]。

【流行病学】

LIG4 综合征异常罕见，目前全球报道患者仅 63 例。国内外至今尚未对其流行率做出正式统计。

【遗传学】

LIG4 基因位于染色体 13q33 － q34[3]上，编码 911 个多肽氨基酸。*LIG4* 基因包含 2 个外显子和 1 个内含子，迄今发现 39 个致病突变，包括 22 个错义突变、14 个缺失突变、2 个插入突变、1 个调控区突变。近 85% 的患者携带 *LIG4* 基因的复合杂合突变，国外病例中最常见的变异位点是 R814X 和 K424f[4]；中国既往报道的 20 例中，18 例存在 *LIG4* 基因

c.833G>T 突变，提示 c.833G>T 突变可能为中国地区的热点突变[5,6]。

【发病机制】

在哺乳动物中，非同源末端连接（non homologous end joining，NHEJ）通路是真核细胞修复 DNA 双链断裂（DNA double-strand break，DSB）的主要途径，电离辐射、诱变剂及生物体代谢中产生的活性氧等都可诱导 DSB。DSB 是一种严重的 DNA 损伤，如未及时修复，将导致基因物质的丢失或重排，从而引起细胞死亡[2]。T 淋巴细胞和 B 淋巴细胞发育过程中也发生 DSB，再通过 NHEJ 途径的修复，从而形成适应性免疫系统的多样性基础。NHEJ 组成部分包括 6 种蛋白，Ku70、Ku80、DNA-PKcs、DNA ligase Ⅳ（LIG4）、XRCC4 和 Artemis，Artemis、LIG4、DNA-PKcs 和 Cernunnos 这几种 NHEJ 的因子缺陷会导致人类基因缺陷疾病[7]。

DNA 连接酶 Ⅳ 缺陷病是由 *LIG4* 基因突变导致 XRCC4/LIG4 复合体参与 DNA 断链末端的比对和缺口填补过程受阻，从而使 DNA 损伤修复障碍引起的。一项研究表明[8]，在小鼠和人类大脑发育的新生神经元中，DSB 起始和非同源末端连接修复机制的表达增加，LIG4 综合征的小鼠（LIG4R278H/R278H）出现非进行性小头畸形，主要是由皮质神经发生高峰时新生神经元的凋亡造成的，新生神经元在空间和时间上都具有特异性，这种凋亡导致出生后大脑皮质的神经元减少，对皮质下层的影响更明显，该研究揭示了 LIG4 综合征患儿出现小头畸形的发病机制。另一种小鼠模型（LIG4Y288C）中出现生长迟缓和免疫缺陷[9,10]，而 LIG4R278H 的小鼠模型主要表现为白血病、细胞放射敏感性增加和发育迟缓，但没有明显的免疫缺陷[1,11-13]，这提示不同基因型可能与临床表型存在一定关系。

【临床表现】

典型表现：以小头畸形、生长迟缓、发育迟缓、鸟样面容、骨骼畸形、反复感染为特点，部分患儿可有性发育减退或无青春期（图 1-5）。

1. 胎儿期改变　囊性发育不良肾、羊水过少或羊水过少、小头畸形和宫内生长迟缓、拇指发育不良和桡骨畸形。

2. 颅面部　儿童早期有相似的面容，常见特征有毛发稀疏、赘肉褶皱、宽鼻窦、鼻尖宽、下颌突出，也称为“鸟样面容”[14]。

3. 骨骼　肋骨发育不全、腕骨融合、椎骨异常、髋关节发育不良、并趾等各种骨骼畸形[2,12,14]。

4. 呼吸消化系统　易合并肺炎、慢性腹泻、肠炎等症状。

5. 皮肤改变　鹅口疮、皮肤真菌感染、白癜风等。

6. 肿瘤易感性　*LIG4* 基因突变患者容易合并肿瘤，如 EB 病毒阴性弥漫大 B 细胞淋巴瘤、急性 T 淋巴细胞白血病、非霍奇金淋巴瘤、颅内肿瘤[2]。

7. 免疫系统　存在不同程度的免疫缺陷，以 IgG 缺陷最为明显，IgA 缺陷 14 例，IgM 缺陷 13 例，细胞免疫有不同程度的缺陷，可有严重联合免疫缺陷。

8. 血液系统　可有全血细胞减少[14]。

【辅助检查】

由于本病导致多器官系统受累，应对患儿进行多方面评估，如进行血细胞检测、免疫系统评估、智力检测、生长发育评估；完善肿瘤指标筛查、颅脑磁共振等检查。

分子遗传学检测是诊断该病的金标准，最好的方法是进行全外显子测序以明确致病性基因。

【诊断和鉴别诊断】

1. 诊断　小头畸形 + 生长发育迟缓 + 反复感染 + 免疫系统缺陷 + 全血细胞减少 +*LIG4* 基因突变。本病要早期诊断，一旦确诊，应尽早干预，以避免发生反复感染，改善预后。

2. 鉴别诊断（表 1-6）

【治疗】

LIG4 综合征最佳治疗方法的确定应以个体为基础进行评估。在选择最合适的治疗方法时，应考虑到免疫状况、感染率和严重程度和对血液制品的依赖等因素。主要包括一般治疗、

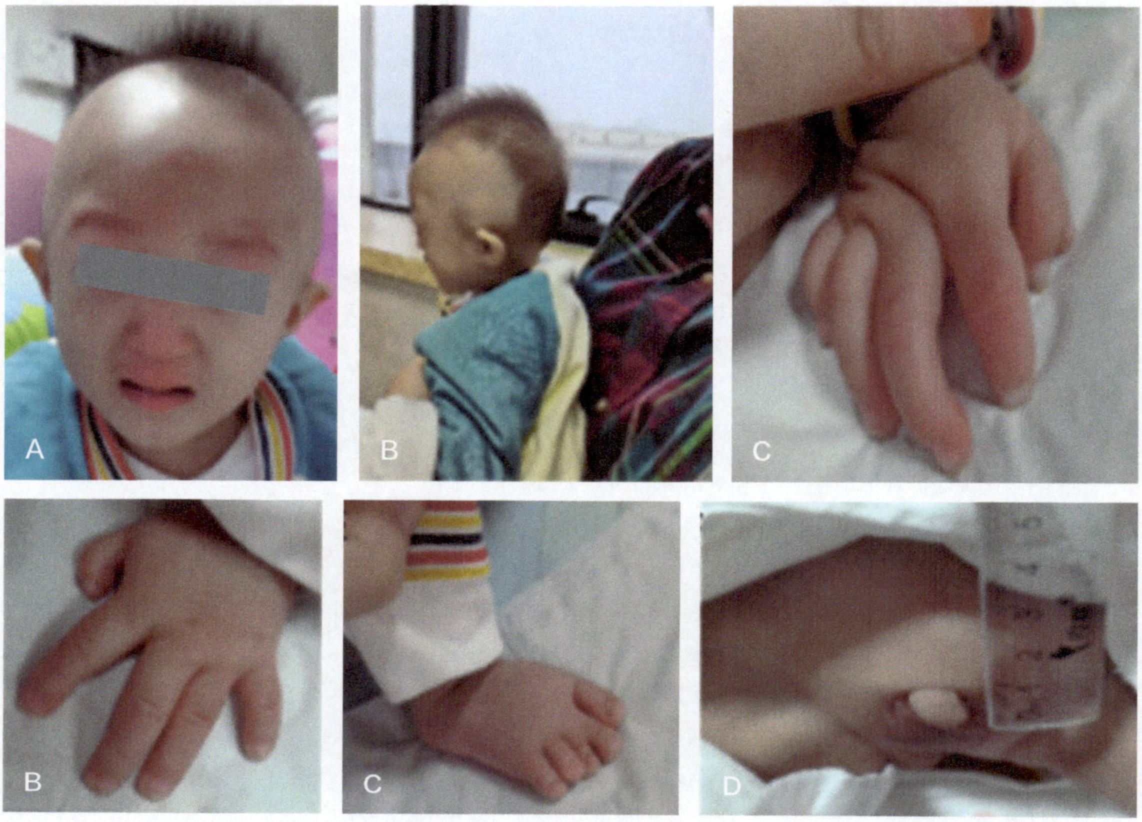

图 1-5　10 月龄男婴，以“生长发育迟缓、阴茎短小 10 月余”入院，基因检测确诊 LIG4 综合征

A. 特殊面容；B. 耳位低；C. 右手拇指并指；D. 左侧拇指弯曲；E. 双足第 2、3 足趾并趾；F. 阴茎短小

表 1-6　DNA 连接酶Ⅳ综合征的鉴别诊断

	遗传类型	致病基因	重叠于 LIG4 综合征的表型	区别于 LIG4 综合征的表型
奈梅亨断裂综合征	AR	*NBN*	鸟样面容 神经发育迟缓 小头畸形 低丙种球蛋白血症 肿瘤易感性	女性高促性腺激素性性腺功能减退症 轻度生长迟缓
Cernunnos-XLF 缺乏症	AR	*NHEJ1*	神经系统发育迟缓 免疫缺陷 反复呼吸道感染 小头畸形 骨骼畸形	无面部畸形
Costello 综合征	AD	*HRAS*	喂养困难 智力低下 肿瘤易感性 生长发育迟缓	无小头畸形 肌张力低下 心脏改变

支持治疗及造血干细胞移植。

1\. 一般治疗　包括抗生素预防及避免不必要的电离辐射暴露。

2\. 支持治疗　包括免疫球蛋白替代、输血支持。

3\. 造血干细胞移植　骨髓移植是改善免疫功能的根治方法，关于造血干细胞移植的有 10 例[15-23]，其中 4 例患者获得成功，4 例患者死亡（2 例在适应期死于多器官衰竭，1 例死于 EB 病毒感染后淋巴细胞增生，1 例死于肝静脉阻塞），但骨髓移植对神经系统、生长发育落后的改善不明显[17]，且移植后继发各种感染导致死亡[21]。

【遗传咨询】

该病的遗传方式为常染色体隐性遗传，理论上女性和男性同样受累。因此，对于已生育 LIG4 综合征患儿的父母，再生育时建议进行产前基因诊断；而对于 LIG4 综合征患者本人，目前仍没有生育的报道。

【预防】

该病目前尚无有效的预防措施，对于生育过该疾病患儿的家长，建议再次生育时进行产前基因诊断。

（付东霞　卫海燕）

【参考文献】

[1] Altmann T, Gennery AR. DNA ligase IV syndrome ; a review. Orphanet J Rare Dis，2016，11(1):137.

[2] Riballo E, Critchlow SE, Teo SH, et al.Identification of a defect in DNA ligase IV in a radiosensitive leukaemia patient. Curr Biol,1999，9(13):699–702.

[3] Fadda A, Butt F, Tomei S, et al. Two hits in one: whole genome sequencing unveils LIG4 syndrome and urofacial syndrome in a case report of a child with complex pheno- type. BMC Med Genet, 2016,17(1):84.

[4] Boone ATS, Chinn IK, Alaez-Versón C,　et al. Failing to make ends meet: the broad clinical Spectrum of DNA ligase IV deficiency. Case series and review of the literature. Front Pediatr，2019，6:426.

[5] Yue JY, Lu HM, Lan SJ,et al. Identification of the DNA repair defects in a case of Dubowitz syndrome. PLoS One，2013，8(1):e54389.

[6] Jiang J, Tang W, An Y,　et al. Molecular and immunological characterization of DNA ligase IV deficiency. Clin Immunol，2016，163:75-83.

[7] Holthausen JT, Wyman C, Kanaar R. Regulation of DNA strand exchange in homologous recombination. DNA Repair (Amst), 2010,9 (12):1264-1272.

[8] Lun MP，Shannon　ML，Keles　S，et al.Spatiotemporal gradient of cortical neuron death contributes to microcephaly in knock-in mouse model of ligase 4 Syndrome.Am J Pathol,2019,189(12) :2440-2449

[9] Gatz SA, Ju L, Gruber R, et al.Requirement for DNA ligase IV during embryonic neuronal development. J Neurosci，2011，31(27):10088–10100.

[10] Nijnik A, Woodbine L, Marchetti C, et al. DNA repair is limiting for haematopoietic stem cells during ageing. Nature，2007，447(7145):686-690.

[11] Riballo E, Critchlow SE, Teo SH, et al.Identification of a defect in DNA ligase IV in a radiosensitive leukaemia patient. Curr Biol，1999，9(13):699-702.

[12] O' Driscoll M, Cerosaletti KM, Girard PM, et al. DNA ligase IV mutations identified in patients exhibiting developmental delay and immunodeficiency. Mol Cell，2001，8(6):1175-1185.

[13] Rucci　F,Notarangelo　LD, Fazeli A, et al.Homozygous DNA ligase IV R278H mutation in mice leads to leaky SCID and represents a model for human LIG4 syndrome.Proc Natl Acad Sci U S A,2010 ,107(7) :3024-3029.

[14] Murray JE, Bicknell LS, Yigit G, et al. Extreme growth failure is a common presentation of ligase Ⅳ deficiency. Hum Mutat, 2014,35(1):76-85.

[15] Buck D, Moshous D, de Chasseval R, et al. Severe combined immunodeficiency and microcephaly in siblings with hypomorphic mutations in DNA ligase IV. Eur J Immunol，2006，36(1):224-235.

[16] Enders A, Fisch P, Schwarz K, et al. A severe form of human combined immunodeficiency due to mutations in DNA ligase IV. J Immunol，2006，176(8):5060-5068.
[17] Gruhn B, Seidel J, Zintl F, et al. Successful bone marrow transplantation in a patient with DNA ligase IV deficiency and bone marrow failure. Orphanet J Rare Dis，2007，2:5.
[18] Grunebaum E, Bates A, Roifman CM. Omenn syndrome is associated with mutations in DNA ligase IV. J Allergy Clin Immunol，2008，122(6):1219-1220.
[19] Unal S, Cerosaletti K, Uckan-Cetinkaya D, et al. A novel mutation in a family with DNA ligase IV deficiency syndrome. Pediatr Blood Cancer，2009，53(3):482-484.
[20] Yue JY, Lu HM, Lan SJ, et al. Identification of the DNA repair defects in a case of Dubowitz syndrome. PLoS One，2013，8(1):e54389.
[21] Tamura S, Higuchi K, Tamaki M, et al. Novel compound heterozygous DNA ligase IV mutations in an adolescent with a slowly-progressing radiosensitive- severe combined immunodeficiency. Clin Immunol，2015，160(2):255-260.
[22] Brunet BA, Dave N. Unique heterozygous presentation in an infant with DNA ligase IV syndrome. Ann Allergy Asthma Immunol，2017，119(4):379-380.
[23] Dard R, Herve B, Leblanc T,et al. DNA ligase IV deficiency: immunoglobulin class deficiency depends on the genotype. Pediatr Allergy Immunol，2017，28(3):298-303.

第五节 Ellis-van Creveld 综合征

【概述】

Ellis-van Creveld 综合征（Ellis-van Creveld syndrome，EvC；OMIM #225500）是一种常染色体隐性遗传病，是由 *EVC* 基因突变或非同源的 *EVC2* 基因突变所致。本病在 1940 年由 Simon van Creveld 和 Richard Ellis 首次描述，1995 年，Polymeropoulos 等首次将 EVC 定位于 4 号染色体短臂末端的关键区域(4P16.2)[1]，其具有典型特征：软骨发育不良，多指型，外胚层发育不良，先天性心脏畸形，早期死亡率高。

【流行病学】

Ellis-van Creveld 综合征罕见，文献报道其在新生儿中的发病率[2]为 1/200 000 ～ 1/6000，在澳大利亚西部的土著居民等人群中更常见。到目前为止，国内外文献报道了 150 余例[3]。

【遗传学】

Ellis-van Creveld 综合征由 *EVC* 基因突变或非同源的 *EVC2* 基因突变导致，*EVC* 基因及非同源的 *EVC2* 基因位于 4 号染色体短臂末端的关键区域（4P16.2）。*EVC* 有 21 个外显子，3 个转录本，其中最长的转录物长 7.0kb，编码 992 个氨基酸的 EVC 蛋白。*EVC2* 全长 146kb，有 22 个外显子，成熟的 *EVC2* 有三个转录物，其中最大的转录物为 4.4kb，编码含 1308 个氨基酸的 Limbin 蛋白，分子量约为 148 000。

【发病机制】

Ellis-van Creveld 综合征被归类为纤毛病，是一种由细胞纤毛功能异常引起的遗传疾病，主纤毛是重要的信号中枢，纤毛病的症状包括牙齿数目、大小、形状、位置的改变，以及牙齿细胞的分化。

EVC 基因在人类胚胎发育的 13.5 天形成，心脏房间隔、前房、室间隔中可检测到 EVC 蛋白的表达[4]，EVC 主要在骨骼的发育过程中发挥调控椎骨、软骨、肋骨及四肢发育的作用，与四肢近端肢体的表达相比，其在远端的表达量更高；*EVC* 基因在肺和上皮组织也均有少量表达。2007 年，Ruiz-Perez 等通过构建敲除 *EVC* 小鼠模型后发现 EVC 蛋白定位于初级纤毛，初级纤毛是软骨及椎骨、肋骨等骨骼的组成成分[5]，脊椎动物信号介导初级纤毛的形成，从而调控软骨等骨骼的发育形成，而 EVC 蛋白是信号转导通路中信号转导靶基因的转录激活必需的蛋白。

EVC2（OMIM#607261）与 *EVC* 基因位于同一染色体相邻位置上，中间仅仅相隔 2.6kb，但二者无论是基因序列还是蛋白序列均不存在同源性，编码 Limbin 蛋白，Limbin 蛋白在人的心脏、胰腺、肺、肝脏、肾脏、骨骼肌、胎盘等组织及培养的软骨细胞中均有广泛的表达。*EVC2* 基因突变可导致身材矮小，对小鼠的研究提示 *EVC* 与 *EVC2* 基因在小鼠胚胎的表达基本一致，均位于肢芽末端及颅面前方口腔部分，EVC 蛋白可通过 Ihh 信号通路参与骨骼发育调控，但 Limbin 蛋白是否参与同一通路尚不明确，以上这些研究结果提示 *EVC2* 基因编码的 Limbin 蛋白与骨骼发育直接相关，并且很有可能与 EVC 蛋白之间存在相互作用。于 2009 年在小鼠组织和整个胚胎中进行的原位杂交和免疫荧光研究发现了 EVC 和 EVC2 mRNA 和蛋白质的共定位，推测 EVC 和 EVC2 蛋白可能在心脏发育中起协调作用，而这种协调功能的丧失可能导致 Ellis-van Creveld 综合征的特征性表现。

【临床表现】

Ellis-van Creveld 综合征由胚胎发育中的外胚层发育不良引起，临床表现变异度较大，涉及的组织和器官较多，如心血管系统、口腔系统，还会引起多指、软骨发育不良、肋骨和四肢等骨结构缩短、胸部异常，该病的临床表现主要包括以下几个方面。

1. 典型的面部特征　颧骨发育不全、长形头、鼻子大和耳位低。几乎所有的病例都报道过多指，这一特征有时与短指、大趾与其他两趾间隙大、斜指、小指骨畸形、香肠状手指和并指畸形有关（图 1-6）。

2. 心血管系统　50% ～ 60% 的患者会发生心血管畸形，最常见的是房、室间隔缺损，包括瓣膜间隔结构的畸形。二尖瓣和三尖瓣病变、动脉导管未闭、室间隔缺损和房间隔缺损等畸形被认为是这些患者预期寿命降低的主要原因。

3. 口腔　牙釉质发育不良，牙齿畸形或缺如和牙齿异常[6]偶尔还会出现舌强直。

4. 骨骼系统　躯干比例失调，四肢短小，肋骨短，多指畸形，指甲通常发育不良、营养不良、易碎，有时也观察到头发异常。

5. 智力发育　认知和运动发育方面大部分是正常的[7]，但也有部分患者表现出智力障碍。

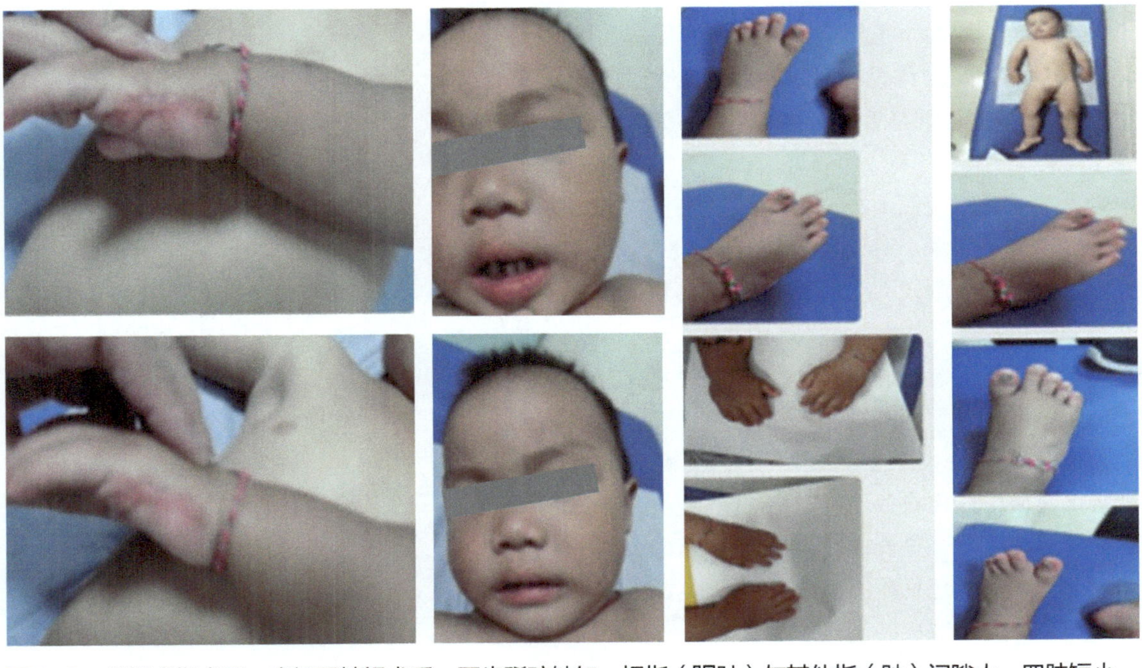

图 1-6　并指多指术后、房间隔缺损术后，牙齿稀疏缺如、拇指（踇趾）与其他指（趾）间隙大、四肢短小

6. 体格发育　身材不成比例的矮小，其特征是躯干长、体态丰满、四肢短。

7. 肾脏疾病、肝脏疾病　肾脏发育不良、输尿管扩张及肾钙质沉着等，占 20% [8]。

8. 生殖系统　隐睾，小阴茎，尿道下裂；女性有报道多囊卵巢综合征和纤维囊性乳房。

9. 眼科　极少数有视网膜病变。

【实验室检查】

因该病可导致多器官系统受累，所以对于此类患儿要进行多学科评估，如生长发育评估、口腔科评估、心脏科评估、骨科评估、智力测试评估等并进行相关的检查。

遗传学检查：对于出现上述临床表现且高度怀疑该病的患儿，建议进行全外显子测序以明确致病基因。

【诊断和鉴别诊断】

1. 诊断　对于出现上述临床表现的先证者，进行分子遗传学检测，明确在染色体 4P16.2 关键区域存在 *EVC* 基因突变或非同源的 *EVC2* 基因突变所致即可确诊此病。

2. 鉴别诊断

（1）Weyers Arcrofacial Dysostosis（WAD）：是一种以肢端骨骼、颅颌面部骨骼及牙齿发育异常为主要表现的罕见常染色体显性遗传病，而 Ellis-van Creveld 综合征为常染色体隐性遗传病，两者主要的区别是后者合并先天性心脏病，前者没有，其他都有类似的表型，几乎无法鉴别。

（2）窒息性胸廓发育不良：与 Ellis-van Creveld 综合征在手、骨盆、长骨的表现都是一致的，都存在心脏发育异常、指甲发育不良，以及上唇和牙龈的融合，主要区别在于 Ellis-van Greveld 综合征常合并肝肾疾病，以肋骨短为主。

【治疗】

Ellis-van Creveld综合征并无特异性治疗，目前仅遵循个体化对症治疗的方法并且需要多学科综合治疗。一种多学科的 Ellis-van Creveld 综合征管理团队包括牙医、营养学家、放射科医师、心脏病学家、肺病学家、骨科医师、泌尿科医师、儿科医师、眼科医师、儿科神经学家、心理学家和临床遗传学家。

对于发育不全或牙齿缺损患者，应使患者了解预防措施的重要性，如适当的家庭口腔卫生、饮食控制、每日用含氟漱口水漱口及专业护理措施。建议采用矫正术，提高咀嚼质量，解决错𬌗畸形。

身材矮小是 Ellis-van Greveld 综合征患者中最典型的症状之一。成人 Ellis-van Greveld 综合征患者身高通常为 110 ～ 155 cm，据文献报道 [9]，不管生长激素是否缺乏，生长激素治疗可以改善部分 Ellis-van Greveld 综合征患者的生长。如果指征允许，可以给予生长激素治疗。

【遗传咨询】

该病为常染色体隐性遗传病，父母再次生育此病患儿的风险为 25%，男女比例均等。因此对于已经生育 Ellis-van Creveld 综合征患儿的父母，建议再生育时进行产前遗传咨询。对于 Ellis-van Creveld 综合征的患者，建议在生育前对其配偶进行是否携带 *EVC* 基因突变的检测。

【预防】

该病目前尚无有效的预防措施，对于生育过该病患儿的父母，建议再次生育时进行产前基因诊断。

（张英娴　卫海燕）

【参考文献】

［1］Polymeropoulos MH, Ide SE, Wright M, et al. The gene for the Ellis-van Creveld syndrome is located on chromosome 4p16. Genomics，1996，35(1):1-5.

［2］Ghassemi M, Goodarzi A, Seirafianpour F,et al. Rare clinical features of the Ellis van Creveld syndrome: a case report and literature review. Dermatol Ther，2021,34(1):e14664.

［3］Choudhury D, DasGupta S, Uddin M,et al. Surgical correction of cardiac defects with Ellis van Crevald syndrome - a rare case report. Heart Surg Forum，2021，24(1):E009-E013.

［4］Sund KI, Roelker S, Ramachandran V, et al. Analysis of Ellis van Creveld syndrome gene products: implications for cardiovascular development and disease. Hum Mol Genet，2009,18(10):1813-1824.

[5] Ruiz-Perez VL, Ide SE,Strom TM,et al.Mutations in a new gene in Ellis-van Creveld syndrome and Weyers acrodental dysostosis. Nat Genet, 2000,24(3):283-286.

[6] Lauritano D, Attuati S, Besana M, et al. Oral and craniofacial manifestations of Ellis-van Creveld syndrome: a systematic review. Eur J Paediatr Dent, 2019, 20(4):306-310.

[7] Kaur M, Dass C. Anaesthetic challenges of Ellis-van Creveld syndrome. J Clin Anesth, 2018, 47:60-61.

[8] G Paul Digoy, Mark Greenberg,et.al. G Paul Digoy 1, Mark Greenberg, Anthony Magit. Int J Pediatr Otorhinolaryngo，2005，Oct,69(10):1433-1435.

[9] Versteegh FG,Buma SA,Costin G,et al. Growth charts for children with Ellis-van Creveld syndrome. Eur J Pediatr，2011 Feb,170(2):207-211.

第六节　Kenny-Caffey 综合征

【概述】

Kenny-Caffey 综合征（KCS）是一种非常罕见的钙代谢失衡致多系统发育畸形的综合征。KCS 包括 KCS1 型（KCS1；OMIM#244460）和 KCS2 型（KCS2；OMIM#127000）。这两类疾病的表现存在差异性，但均有匀称性矮身材、骨皮质增厚、管状骨髓腔狭窄、前囟闭合延迟、眼部异常及甲状旁腺功能减退等特征。KCS 由 Kenny 和 Linarelli 于 1966 年首次报道 [1]；Caffey 在 1967 年描述了 KCS 的放射学特征 [2]；Lee 在 1983 年详述了 KCS 的面部特征 [3]。

【流行病学】

KCS 是一种非常罕见的遗传性疾病，目前全球共报道40余例，其中KCS2国内外报道21例，国内文献报道 1 例。KCS1 几乎只发生在中东地区，在沙特阿拉伯，发病率为 1∶100 000 ～ 1∶40 000 [4]。

【遗传学】

KCS1 型多报道发生于阿拉伯人，呈常染色体隐性遗传。其致病基因为 *TBCE*，位于 1q42.3 号染色体上 [5]。已报道的变异类型包括基因缺失和截短突变（604934.0001-604934.0003），绝大多数患者反复出现 12 个碱基的缺失。

KCS2 为常染色体显性遗传，是由 11q12 号染色体上 *FAM111A* 基因（DMIM#615292）的杂合突变引起的。迄今报道的病例中，大部分携带 *FAM111A*（NM_001942519.1）p.R569H 突变，为常见突变，有两例分别携带 p.Y511H 和 p. S541Y 错义突变 [6-9]。在我国，有一对双胞胎由 p.S541P 新发错义突变引起 KCS2。p.S541P 影响与 p.R569H 热点通用变体相同的肽酶结构域，该结构域在核苷酸水平上是中等保守的，而在氨基酸水平上是高度保守的，丝氨酸为极性氨基酸，脯氨酸为非极性氨基酸，两者之间存在一定程度的理化差异 [10]。

【发病机制】

1.KCS1 型发病机制　*TBCE* 基因编码微管蛋白特异性伴侣 E，该分子伴侣参与 α- 微管蛋白亚基的正确折叠、α 和 β- 微管蛋白异二聚体形成，此二聚体组装成微管，参与影响细胞的多种生物学功能，如细胞分裂、细胞内转运和细胞结构的维持等 [11]。

2002 年 Parvari 等 [5] 在 KCS1 受影响个体中确定了 *TBCE* 基因的缺失和截短突变，受影响患者的成纤维细胞和淋巴母细胞的微管极性受到干扰，微管组织中心的微管密度降低，需要微管进行膜运输的亚细胞器（如高尔基体和晚期内体区室）受到干扰，微管极性的异常可能影响细胞的许多生物功能，如细胞内转运、信号转导和细胞迁移等。因此，KCS1 是由微管蛋白组装途径中的遗传缺陷引起的伴侣疾病。

TBCE 基因异常会影响具有大量微管的组织，KCS1 的多效性疾病表现可能与此有关，如大脑和睾丸。老鼠的常染色体隐性进行性运动神经疾病表型是由 *TBCE*（Trp524Gly）

中的错义突变引起的，其疑似破坏了蛋白质的稳定性并降低了稳态水平，进行性运动神经元病（pmn）最初的描述显示，pmn 小鼠出生时的脑质量和体重分别比野生型小鼠低 40% 和 60%，6 周大的小鼠精子发生有缺陷，这些发现与 *TBCE* 突变的 KCS1 患者出现的小头症、生长发育迟缓和性腺功能减退相吻合 [11-13]。

但是，与其他器官相比，甲状旁腺中的 *TBCE* 转录水平最低。然而，在 KCS1 患者中，甲状腺和其他分支囊衍生物正常发育，却出现了甲状旁腺激素的特定缺乏，以及部分患病个体中发生骨硬化，这可能与以下因素有关。

（1）甲状旁腺对由 *TBCE* 突变引起的功能受损特别敏感。

（2）甲状旁腺的发育可能需要一种对微管细胞骨架的功能特别敏感的功能，如迁移或特殊的细胞形态。

（3）*TBCE* 可能对其甲状旁腺特别敏感的微管蛋白伴侣功能具有额外的作用。

目前，甲状旁腺发育中涉及的已知因素与 TBCE 和（或）微管细胞骨架之间的相互作用仍有待进一步研究阐明。

2.KCS 2 型发病机制　FAM11A 蛋白由 611 个氨基酸组成，包含一个 C 端胰蛋白酶样丝氨酸肽酶结构域，其中包括保守的组氨酸、天冬氨酸和丝氨酸组成的催化三联体 [14]。

FAM111A 在包括骨、甲状旁腺在内的全身各处组织均有表达，它在甲状旁腺和骨骼中的表达水平与其他组织相似。外周血细胞中 KCS2 的 FAM111A mRNA 表达水平与野生型相似，该突变如何导致 KCS2，目前尚不清楚。一种假设是该突变不会引起蛋白质功能丧失，而是以突变体特异性方式调节其对特定靶肽的肽酶活性；另一种假设是 FAM111A 与某些生理伴侣一起发挥功能，并且由对该推定网络的特定调节导致疾病。

FAM111A 的分子模型表明 [9]，受基因突变影响的残基没有定位在活性位点附近，而是聚集在蛋白质的一个片段上，并位于或接近其外表面，如果基因突变减弱或阻止 FAM111A 与失活伴侣结合，则将增加 FAM111A 活性和（或）使 FAM111A 活性失控，这表明发病机制可能涉及与迄今为止未鉴定的伴侣蛋白的相互作用。

研究显示[15]FAM111A 具有蛋白水解活性，其蛋白水解活性通过将 DNA 复制和转录过程的关键效应子从染色质中移出而抑制 DNA 的复制和转录，通过半胱氨酸蛋白酶依赖性凋亡触发程序性细胞死亡，从而有力地破坏了细胞的活力。与 KCS2 患者相关的 FAM111A 点突变通过过度激活其固有蛋白酶活性而增强了这些功能。与 FAM111A 蛋白酶活性升高相似，我们发现 *TBCE* 丧失表达导致细胞存活受损，并且 FAM111A 患者突变体以蛋白酶依赖性方式干扰微管组织，因此，研究者猜想 FAM111A 与 TBCE 之间可能存在着功能联系。综上所述，人 FAM111A 中与患者相关的点突变通过过度激活其固有蛋白酶活性而对细胞和机体适应性产生不利影响。

总之，遗传数据表明，FAM111A 中的杂合突变是 KCS2 的病因，尽管 FAM111A 的功能在很大程度上未知，但不可否认 FAM111A 是正常骨骼发育、身高增加，以及甲状旁腺发育和（或）调节的关键分子。

【临床表现】

1. 精神发育迟缓　KCS 根据临床特征和遗传方式分为两类：KCS1 和 KCS2。KCS1 以认知发育延迟为特征，而 KCS2 表现为智力正常，但是近年来也有 KCS2 整体发育迟缓的报道。KCS1 精神发育迟缓的发生率约为 82%，KCS2 精神发育迟缓的发生率约为 16% [16]。

2. 生长发育迟缓　是 KCS 的常见特征，通常在产前开始 [3]，表现为不同程度的宫内发育迟缓和（或）产后发育迟缓，其中 KCS1 以宫内发育迟缓多见。

3. 特殊面容　已报道了 KCS 患者中有小头畸形、大头畸形、面部发育不全、前额突出、小颌畸形（70%）和牙齿异常 [3, 17-19]。87% 的 KCS1 患者有小头畸形，92% 的 KCS2

患者有相对大头畸形及前囟闭合延迟；牙齿异常包括牙髓、下切牙、尖牙的牙齿畸形及少牙症[8, 20]，恒牙无法萌出或过早脱落，严重龋齿和牙釉质问题。超过 60% 的患者存在牙齿问题，然而，报道的一些患者没有达到恒牙萌出的年龄，因此我们可能低估了牙齿异常的发生率。

4. 眼睛异常　包括小眼球、内斜视和屈光不正（近视、远视）[1, 17, 18, 21-23]，小眼睛 / 小睑裂和深眼窝（90%），白内障，假性视盘水肿甚至失明。仅发现两例 KCS 患者出现黄斑异常，其中一例双眼的黄斑区域为灰色，颜色很深，轮廓不清，有黄斑部拥挤的迹象[24]。另一例患者表现为椭圆形黄斑皱襞水平影响中心凹[25]。其他罕见的眼科异常包括视网膜血管扭曲、双侧角膜炎和有髓神经纤维[20, 22, 24]。

5. 神经系统异常　KCS1 多表现为智力发育迟缓；除了一些癫痫反复发作和脑皮质钙化的患者[17, 26]，KCS2 患者多表现为智力正常。一些患者存在基底神经节、齿状核、部分大脑和小脑钙化[24]。

6. 电解质紊乱　KCS 患者中描述的主要激素异常是继发于甲状旁腺功能低下的低钙血症和高磷血症，部分患者发生过低镁血症，通常发生在婴儿期，这些多为暂时性的[3, 8, 18, 27, 28]。

7. 骨骼系统异常　与 KCS 相关的骨骼改变常见的特征是皮质增厚、髓腔狭窄和前囟闭合延迟（图 1-7）。骨骼 X 线表现：86% 的 KCS1 和 87% 的 KCS2 患者出现皮质增厚和管状长骨髓质狭窄，患者之间的皮质增厚程度及髓腔狭窄的严重程度和模式有所不同，某些患者上肢存在严重的髓腔狭窄，下肢仅轻微受累；还有一些患者下肢存在髓腔狭窄，而上肢正常[27]。颅骨影像学也显示出各种形态，如颅骨的骨化不良、狭窄的脑外间隙、颅骨硬化症[2, 27]。超过 50% 的患者存在骨龄延迟[16]。一些患者表现为手足小[6]。有两例中国双胞胎 KCS2 患者[10]脊柱显像显示脊柱明显侧凸和前凸，腰椎最突出；另一个突出的影像学表现是在颈髓髓质交界处，突出的齿状突压迫并使脊髓弯曲。这种脊柱表现是原发性骨性问题还是继发于脊髓旁肌萎缩症，对于这两例患者，仍需要进一步观察以阐明。此外，还有少数多指畸形的报道[26]。

8. 内分泌系统　在 KCS2 患者中，除 1 例患者外，其他患者均出现过低钙血症和甲状旁腺功能低下，2 例患有生长激素缺乏症，1 例患有下丘脑性闭经，部分青春期或成年男性患者表现为小睾丸症或不育[22, 29]。有一病例卵泡刺激素（FSH）升高导致 LH/FSH（LH：促黄体生成素）降低，这与生精小管的缺陷相吻合，因为FSH水平升高与生精功能障碍有关[30]。观察表明，低出生体重儿成年后更容易发生不育[31]。迄今为止，尚无 FAM111A 变异的父子传播文献报道，这可能表明 KCS2 男性患者有一定程度不育的可能性。但 FAM111A 在睾丸发育中的作用尚不确定。

9. 其他　一例患儿除了表现出 KCS2 的典型临床表现外，还有指甲发育不良、贫血、持续性中性粒细胞减少、T 细胞功能异常和新生儿肝脏疾病[23]；另一例 KCS1 的患儿，其呼

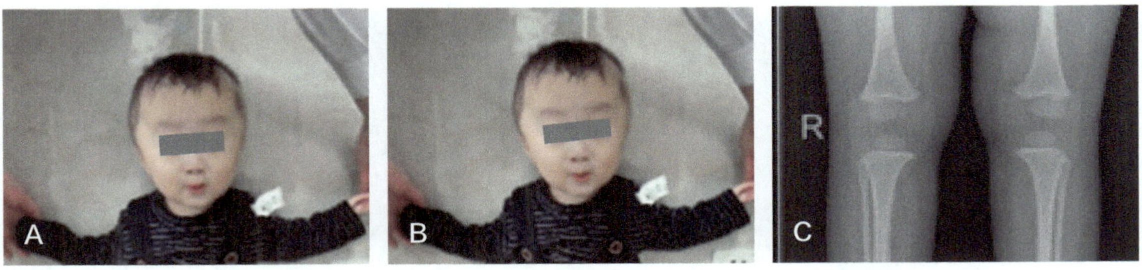

图 1-7　患儿，男，出生 13 天时因“间断抽搐 13 天”就诊，基因检测确诊为 KCS2

A、B. 患儿面部特征；C. 膝关节正位片，可见皮质增厚，骨髓腔狭窄

吸系统和胃肠道系统异常受累，表现为缺氧、高碳酸血症、进行性呼吸衰竭及呕吐、腹泻等[32]，一些患者有高音调的表现，一些患者反复细菌感染[5]，以上这些可能是KCS的其他临床表现。

【实验室检查】

由于本病导致多器官系统受累，应对患儿进行多方面评估，如进行血电解质检查、甲状旁腺功能评估、性腺功能评估、智力检测、生长发育评估、脑电图评估、性腺彩超（男性）、眼科检查、骨龄片检查、头颅CT、脊柱正侧位片或脊柱MRI等检查。

KCS患者除了需要长期监测低血钙和甲状旁腺功能低下的生化障碍外，应警惕钙代谢紊乱导致的并发症，如肾脏钙化，需定期进行肾脏彩超、尿液分析和肾功能监测。

随着年龄的增长，一些问题可能会逐渐显现，如眼部异常、牙齿问题及脊柱问题，应尽早与监护人或患者进行沟通，并及时转介至相应的专科门诊进行监测评估，KCS2男性患者存在男性不育的可能性，应该对成年KCS2男性患者进行性腺评估。基于KCS2患者有脊柱侧凸的报道，因此，KCS2患者在青春期经历快速线性生长时，更应考虑早期骨科就诊及定期脊柱检查。

遗传学检查基于先证者的基础之上，因此，对于出现上述临床表型且高度怀疑本病的患儿，建议对该病相关基因进行检测；但如果患儿表型并非典型且考虑其他综合征时，最好的方法是进行全外显子测序以明确致病性基因。

【诊断和鉴别诊断】

1. 诊断　患者具有匀称性矮身材、骨皮质增厚、管状骨髓腔狭窄、前囟闭合延迟、眼部异常及甲状旁腺功能减退等典型临床特征，结合基因检测即可诊断。

2. 鉴别诊断[33]　见表1-7。

表1-7　Kenny-Caffey综合征单独鉴别诊断

	Sanjad-Sakati综合征	KCS1	KCS2
颅面	小头畸形 深眼窝 耳后旋 长人中	小头畸形 宽脸颊 眼距宽 龋齿	大头畸形 小眼球 角膜和视网膜钙化 先天性白内障
骨骼	骨龄延迟 片状骨硬化 手足小	骨龄延迟 骨化不良 颅骨硬化症 管状骨的髓腔狭窄 手足小	骨硬化症 长骨皮质增厚 骨髓腔狭窄
精神发育	智力低下（轻度至中度）	智力低下/正常	智力正常
其他	小阴茎 隐睾		小睾丸
实验室检查	低钙血症 低甲状旁腺激素 高磷血症 正常细胞介导的免疫功能	低钙血症 低甲状旁腺激素 低镁或正常	短暂性低钙血症 低甲状旁腺激素 短暂性低血磷 T细胞功能不足
分子病理学	*TCBE*突变	*TCBE*突变	*FAM111A*突变
遗传方式	常染色体隐性遗传	常染色体隐性遗传	常染色体显性遗传

【治疗】

1. 对症治疗 KCS综合征并无特异性治疗手段，目前仅遵循个体化对症治疗方案。在大多数报道中，低钙血症的治疗是基于甲状旁腺功能减退的治疗管理，应用活性维生素D和镁（硫酸镁/氧化镁）纠正低钙血症的效果良好[16]。

2. 生长激素（GH）治疗 GH在KCS患者的治疗中似乎作用有限，但是，部分研究认为，GH、维生素D和镁联合使用也许可以有效改善KCS患者的矮身材[16]。

【遗传咨询】

KCS1为常染色体隐性遗传，男女患病率理论上无明显差异，患者父母一般为基因的携带者，患者同胞的可能患病率为25%；虽然KCS2患者多为新发突变，但仍应对患者父母进行基因检测。

【预防】

该病目前尚无有效的预防措施，对于生育过该疾病患儿的家长，建议再次生育时进行产前基因诊断。

（王诗琦 卫海燕）

【参考文献】

[1] Kenny FM, Linarelli L. Dwarfism and cortical thickening of tubular bones. Transient hypocalcemia in a mother and son. Am J Dis Child, 1966,111(2):201-207.

[2] Caffey J. Congenital stenosis of medullary spaces in tubular bones and calvaria in two proportionate dwarfs--mother and son, coupled with transitory hypocalcemic tetany. Am J Roentgenol Radium Ther Nucl Med,1967,100(1):1-11.

[3] Lee WK, Vargas A, Barnes J, et al. The Kenny-Caffey syndrome: growth retardation and hypocalcemia in a young boy. Am J Med Genet,1983,14(4):773-782.

[4] Franceschini P, Testa A, Bogetti G, et al. Kenny-Caffey syndrome in two sibs born to consanguineous parents: evidence for an autosomal recessive variant. Am J Med Genet,1992,42(1):112-116.

[5] Parvari R, Hershkovitz E, Grossman N, et al. Mutation of TBCE causes hypoparathyroidism-retardation-dysmorphism and autosomal recessive Kenny-Caffey syndrome. Nat Genet, 2002,32(3):448-452.

[6] Abraham MB, Li D, Tang D, et al. Short stature and hypoparathyroidism in a child with Kenny-Caffey syndrome type 2 due to a novel mutation in FAM111A gene. Int J Pediatr Endocrinol,2017,2017:1.

[7] Guo MH, Shen Y, Walvoord EC, et al. Whole exome sequencing to identify genetic causes of short stature. Horm Res Paediatr,2014,82(1):44-52.

[8] Nikkel SM, Ahmed A, Smith A, et al. Mother-to-daughter transmission of Kenny-Caffey syndrome associated with the recurrent, dominant FAM111A mutation p.Arg569His. Clin Genet,2014,86(4):394-395.

[9] Unger S, Górna MW, Le Béchec A, et al. FAM111A mutations result in hypoparathyroidism and impaired skeletal development. Am J Hum Genet,2013,92(6): 990-995.

[10] Cheng SSW, Chan PKJ, Luk HM,et al. Adult Chinese twins with Kenny-Caffey syndrome type 2: a potential age-dependent phenotype and review of literature. Am J Med Genet A, 2021,185(2):636-646.

[11] Martin N, Jaubert J, Gounon P, et al. A missense mutation in Tbce causes progressive motor neuronopathy in mice. Nat Genet,2002, 32(3):443-447.

[12] Schmalbruch H, Jensen HJ, Bjaerg M, et al. A new mouse mutant with progressive motor neuronopathy. J Neuropathol Exp Neurol, 1991,50(3):192-204.

[13] Bommel H, Xie G, Rossoll W, et al. Missense mutation in the tubulin-specific chaperone E (Tbce) gene in the mouse mutant progressive motor neuronopathy, a model of human motoneuron disease. J Cell Biol, 2002,159(4):563-569.

[14] Fine DA, Rozenblatt-Rosen O, Padi M, et al. Identification of FAM111A as an SV40 host range restriction and adenovirus helper factor.

PLoS Pathog，2012,8(10):e1002949.
[15] Hoffmann S, Pentakota S, Mund A, et al. FAM111 protease activity undermines cellular fitness and is amplified by gain-of-function mutations in human disease. EMBO Rep,2020,21(10):e50662.
[16] Deconte D, Kreusch TC, Salvaro BP, et al. Ophthalmologic impairment and intellectual disability in a girl presenting Kenny-Caffey syndrome type 2. J Pediatr Genet, 2020,9(4):263-269.
[17] El Jabbour T, Abourshеid T, Keifo MB, et al. Kenny-Caffey syndrome type 1. Avicenna J Med, 2014,4(3):74-76.
[18] Fanconi S, Fischer JA, Wieland P, et al. Kenny syndrome: evidence for idiopathic hypoparathyroidism in two patients and for abnormal parathyroid hormone in one. J Pediatr, 1986, 109(3):469-475.
[19] Abdel-Al YK, Auger LT, el-Gharbawy F. Kenny-Caffey syndrome. Case report and literature review. Clin Pediatr (Phila),1989,28(4):175-179.
[20] Moussaid Y, Griffiths D, Richard B, et al. Oral manifestations of patients with Kenny-Caffey syndrome. Eur J Med Genet,2012,55(8-9):441-445.
[21] Eom TH, Kim YH, Kim JM. Recurrent seizures, mental retardation and extensive brain calcinosis related to delayed diagnosis of hypoparathyroidism in an adolescent boy. J Clin Neurosci, 2015,22(5):894-896.
[22] Larsen JL, Kivlin J, Odell WD. Unusual cause of short stature. Am J Med,1985,78(6 Pt 1):1025-1032.
[23] Bergada I, Schiffrin A, Abu Srair H, et al. Kenny syndrome: description of additional abnormalities and molecular studies. Hum Genet,1988,80(1):39-42.
[24] Boynton JR, Pheasant TR, Johnson BL, et al. Ocular findings in Kenny's syndrome. Arch Ophthalmol, 1979,97(5):896-900.
[25] Timoney P, Darcy F, McCreery K, et al. Characterization of optical coherence topography findings in Kenny-Caffey syndrome. J aapos, 2007,11(3):291-293.
[26] Isojima T, Doi K, Mitsui J, et al. A recurrent de novo FAM111A mutation causes Kenny-Caffey syndrome type 2. J Bone Miner Res, 2014,29(4):992-998.
[27] Majewski F, Rosendahl W, Ranke M, et al. The Kenny syndrome, a rare type of growth deficiency with tubular stenosis, transient hypoparathyroidism and anomalies of refraction. Eur J Pediatr, 1981,136(1):21-30.
[28] Whitaker J, Johnston GS. Correlation of urethral resistance and shape in girls. Radiology, 1968,91(4):457-461.
[29] Wilson MG, Maronde RF, Mikity VG, et al. Dwarfism and congenital medullary stenosis (Kenny syndrome). Birth Defects Orig Artic Ser, 1974,10(12):128-132.
[30] Bergmann M, Behre HM, Nieschlag E. Serum FSH and testicular morphology in male infertility. Clin Endocrinol (Oxf),1994,40(1):133-136.
[31] Hoffman WH, Kovacs K, Li S,et al. Kenny-Caffey syndrome and microorchidism. Am J Med Genet, 1998,80(2):107-111.
[32] Christodoulou L, Krishnaiah A, Spyridou C, et al. Kenny Caffey syndrome with severe respiratory and gastrointestinal involvement: expanding the clinical phenotype. Quant Imaging Med Surg,2015,5(3):476-479.
[33] Naguib KK, Gouda SA, Elshafey A, et al. Sanjad-Sakati syndrome/Kenny-Caffey syndrome type 1: a study of 21 cases in Kuwait. East Mediterr Health J, 2009,15(2):345-352.

第七节 Wiedemann-Steiner 综合征

【概述】

Wiedemann-Steiner 综合征（WDSTS）（OMIM # 605130）是由 *KMT2A* 基因突变导致的常染色体显性遗传病，1989 年 Wiedemann 等首次对该病进行了描述，2012 年 Jones 等通过分子遗传的方法证实其是一类特殊的综合征，其是以身材矮小、多毛、特殊面容及精神发育迟缓为主要临床表现的先天性多发畸形综合征。

【流行病学】

WDSTS 的发生较罕见，多以案例报道为主，无确切的发病率统计。

【遗传学】

WDSTS 是由 *KMT2A* 基因突变导致的常染色体显性遗传病。*KMT2A* 基因位于 11q23.3 染色体上，由 36 个外显子组成，编码转录辅助激活赖氨酸甲基转移酶 2A，该蛋白包括 3972 种氨基酸。迄今共发现 *KMT2A* 基因 45 个致病变异，包括 24 个错义突变、1 个剪切突变、13 个小片段缺失、4 个小片段插入、2 个大片段缺失、1 个大片段插入或重复。

【发病机制】

KMT2A 基因从 3′ N 端至 5′ C 端共有 8 个保守性功能结构域，分别为结合 DNA 的 AT-hooks 结构域、富含半胱氨酸 Coiled-coil 结构域、植物同源结构域、锌指（Zinc finger）结构域、布罗莫（BROMO）结构域、FYRN 结构域、FYRC 结构域和 SET 结构域[1]。KMT2A 蛋白在早期发育和造血过程中起重要调控作用[2]，主要通过 C 端保守性的 SET 结构域催化组蛋白 H3 的第 4 位赖氨酸（H3K4）甲基化，介导染色质修饰调控表观转录激活过程。KMT2A 蛋白在全身各个组织器官表达，特别是心脏、肺、脑、T 淋巴细胞和 B 淋巴细胞。*KMT2A* 基因突变可导致 WDSTS、髓系 / 混合系白血病及原发性纵隔大 B 细胞淋巴瘤，目前报道尚未出现同时有 2 种表型的患者，可能与 WDSTS 随访时间短相关，建议对 WDSTS 患者定期复查血常规及纵隔彩超，早发现，早干预治疗。

【临床表现】

本病可以累及多个器官系统，临床特征包括身材矮小、多毛、特殊面容及精神发育迟缓。

1. 特殊面容　头发浓密，后发际低，眉毛浓，拱形眉，全身多毛，睫毛长，眼裂小，眼距宽，眼睑下垂，内眦赘皮，眼睑外 1/3 外翻，鼻梁宽，球状鼻，上唇薄，人中长，耳位低，小头畸形，局限性或全身性多毛，多在肘部、背部、面部，沿中线更为突出，尺侧多毛被认为是该综合征最突出但不是普遍的特征[3,4]。随着年龄的增长，面部特征变得更加明显[3]（图 1-8）。

2. 精神运动发育迟缓　100% 的患儿均出现发育迟缓，语言发育迟缓较运动发育迟缓更明显，大部分患儿 2 岁左右能独立行走，多合并轻度至中度智力发育落后，还存在行为异常，孤独症，注意力不集中、多动症、焦虑、攻击行为、睡眠障碍。

3. 神经系统　出生后部分患儿出现肌张力减退，康复训练效果差；大脑胼胝体较细或发育不全；抽搐、癫痫发作。

4. 心血管系统　轻度先天性心脏病，如动脉导管未闭、房间隔缺损、肥厚型心肌病。

5. 泌尿生殖系统畸形　马蹄肾，肾盏扩张，有反复尿路感染、单侧输尿管囊肿和Ⅳ级尿路反流，单侧轻微的肾积水和轻微的盆腔扩张，

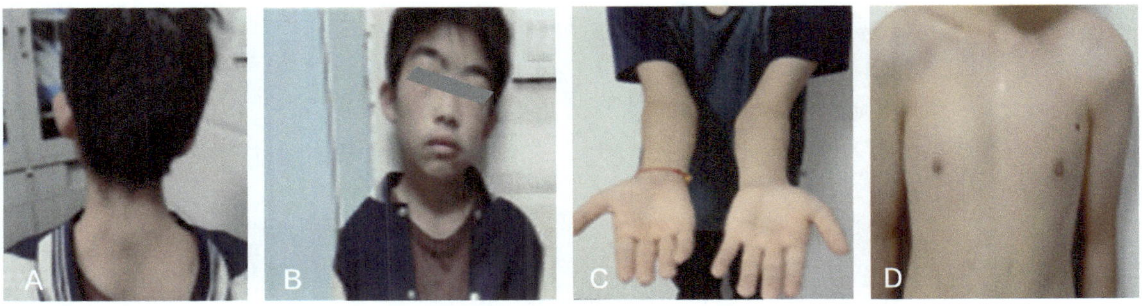

图 1-8　Wiedemann-Steiner 综合征，*KMT2A* 基因阳性

A. 后发际低；B. 浓眉，眼睑下垂；C. 肘外翻；D. 先天性心脏病术后

隐睾。

6. 内分泌系统　甲状腺功能异常，生长激素缺乏，骨龄超前或落后。

7. 四肢畸形　髋关节脱位，手掌横纹缺失，手指细长，并指畸形；小指弯曲；第1肋骨发育不全；最近报道部分患儿有颈椎骨骼发育异常[5]。

8. 口腔　牙齿畸形，少牙，牙齿错位，腭裂。

9. 眼科　上睑下垂，斜视，屈光不正，少数患儿出现泪道瘘或狭窄、动眼神经异常、视网膜异常等。

10. 免疫系统　免疫球蛋白减少，出生后体质差，易反复发生呼吸道感染。

11. 生长迟缓　身材矮小症，生长激素缺乏，身高＜2SD，营养不良，体重＜2SD；部分患儿伴随宫内发育迟缓。部分出生后有喂养困难。

【辅助检查】

1. 头颅CT或磁共振检查　提示胼胝体异常。

2. 颈部和脊柱CT或磁共振检查　有些传导阻滞可能引起脊髓神经的刺激，颈部和脊柱的MRI检查可以寻找椎动脉阻塞及椎间盘异常。

3. 彩超检测　心脏、肾脏、泌尿系统、纵隔。

4. 血常规、内分泌相关激素、免疫功能检测

5. 口腔检查　牙齿是否畸形等。

6. 眼科检查　眼底、屈光度、视力、泪道等。

7. 脑电图　是否存在异常脑电波。

8. 耳鼻喉部监测

9. 基因检查

【诊断和鉴别诊断】

1. 诊断　WDSTS临床表现有明显的异质性，具有特殊面容、智力障碍和生长迟缓，结合*KMT2A*基因突变可诊断。

2. 鉴别诊断　这种特殊面容往往和一些常见的综合征有重叠现象[6]，需要与如下综合征相鉴别。

（1）Kabuki综合征：又称为“歌舞伎脸谱综合征”，由组蛋白修饰的相关基因*KMT2D*和*KDM6A*突变致病，其特殊面容多为长眼睑，外侧眼睑外翻，弓状眉、眉外侧1/3稀疏，睫毛细长，皮纹异常较常见。

（2）Cornelia de Lange综合征：主要表现为连眉、长睫毛、长且外凸的人中、小或方形的下腭，常伴肢体缺陷。其致病基因有5个：*NIPBL*、*SMC1A*、*SMC3*、*RAD21*和*HDAC8*。

（3）Rubinstein-Taybi综合征：主要是*CREBBP*基因突变所导致的，临床特征是智力发育迟缓、生长发育迟缓和特殊面容，浓眉，眼距宽，鼻梁低平，拇指、足趾大。

（4）Floating-Harbor综合征(FHS)：主要是*SRCAP*基因突变所致。临床表现：低出生体重，智力障碍，身材矮小，骨骼异常(短指、杵状指、斜指、短拇指、突出关节、锁骨异常)；特殊面容：高额头、三角脸、后发际低、睫毛长、嘴唇薄、远视和（或）斜视、传导性听力丧失、癫痫、胃食管反流、肾脏异常［如肾盂积水、囊肿和（或）发育不全］和生殖器异常［如尿道下裂和（或）隐睾］。

【治疗】

1. 多学科诊疗　目前本病尚无特殊的治疗方法，均为对症治疗。目前提倡多学科综合治疗。对于先天性心脏病的患儿，应在心内科和心外科指导下制订治疗方案；其他复杂的临床症状，需要口腔科、眼科、耳鼻喉科及心理科等多学科共同参与治疗，制订个体化的治疗方案。

2. 生长激素治疗　关于生长激素的治疗，文献报道[1]无论生长激素缺乏或者不缺乏，均建议给予生长激素治疗，且目前报道的病例已经取得了较好的疗效，目前没有发现应用生长激素后导致肿瘤的发生，但需要定期监测血常规、纵隔彩超等。

【遗传咨询】

该病为常染色体显性遗传，如患者父母之一也是患者，理论上，再生育时每胎患病的概率为50%。如果患儿为新发突变，无患病亲代，患儿在生育时一般突变率较低。此外，如果连

续生育2名患儿同时检测到相同的致病性突变，亲代检测不携带此突变，则需要考虑亲代为生殖腺嵌合体的情况，对于已生育 WDSTS 患儿的父母，再生育时要做产前基因诊断。

【预防】

KMT2A 基因突变导致的 WDSTS 目前尚无有效的预防措施。对于生育该病患儿的父母，再生育时建议进行产前基因诊断。

（张英娴　卫海燕）

【参考文献】

[1] Baer S，Afenjar A，Smol T, et al. Wiedemann-Steiner syndrome as a major cause of syndromic intellectual disability: a study of 33 French cases. Clin Genet,2018,94(1):141-152.

[2] Fallah MS, Szarics D. Robson CM,et al. Impaired regulation of histone methylation and acetylation underlies specific neurodevelopmental disorders. Front Genet,2021,11:613098.

[3] Aggarwal A, Rodriguez-Buritica DF, Northrup H Wiedemann-Steiner syndrome: novel pathogenic variant and review of literature. Eur Med Genet,2017, 60(6) 285-288.

[4] Grangeia A , Leão M, Moura CP，et al. Wiedemann-Steiner syndrome in two patients from Portugal. Am J Med Genet,2020,182(1):25-28.

[5] Giangiobbe S, Caraffi SG, IvanovskiI，et al. Expanding the phenotype of Wiedemann-Steiner syndrome: craniovertebral junction anomalies. Am J Med Genet A,2020,182(12):2877-2886.

[6] Di Fede E, Massa V, Augello B，et al. Expanding the phenotype associated to KMT2A variants: overlapping clinical signs between Wiedemann-Steiner and Rubinstein-Taybi syndromes. Eur J Hum Genet,2021,29(1):88-98.

第八节　鳃裂 - 耳 - 肾综合征

【概述】

鳃裂 - 耳 - 肾综合征（branchio otorenal syndrome，BORS）是一种罕见的常染色体显性遗传病，典型临床表现包括听力下降、耳前瘘管、鳃裂发育异常、肾发育不良等。由 Melnick 等在 1975 年首次报道[1]。其中，不伴肾脏发育异常者称为鳃耳综合征（branchio-otoic syndrome, BOS）[2]。在 OMIM 数据库中，已经登记了 2 个 BORS（BORS1, OMIM#113650；BORS2 OMIM# 610896）和 3 个 BOS（BOS1, OMIM#602588；BOS2, OMIM#120502；BOS3, OMIM#608389）。BORS 是一种临床表现丰富多样、异质性高的综合征性耳聋疾病，即使是同一家系的不同患者，其临床表型和严重程度也可能存在很大差异。

【流行病学】

在人群中的发病率约为 1/40 000，在聋哑儿童中的发病率约为 2%[2]。然而国内对 BORS 的研究报道较少且多为个案，需要进一步扩大筛查范围，提高对该病的认识。

【遗传学】

1992 年，Kumar 等[3]用连锁分析的方法对四代家系进行研究，将致病性基因定位于 8 号染色体长臂，而自 1997 年 Abdelhak 等克隆出 BORS 致病基因 *EYA1* 以来[4]，目前 BORS 已被报道的致病基因包括 *EYA1*、*SIX1*、*SIX5*，并筛选出了可能参与 BORS 发病机制的几个候选基因，如 *SHARPIN*、*FGF3* 和 *HOXA* 等[5,6]。目前约 40% 的 BORS 患者携带 *EYA1*（8q13.3）基因突变，该基因突变被认为是 BORS 最常见病因。目前已经有 169 种不同的 *EYA1* 基因突变被报道，包括移码突变、终止突变、剪接突变和错义突变[7]，约 5% 的患者携带 *SIX5*（19q13.32）基因突变，不足 1% 的患者携带 *SIX1*（14q23.1）基因突变[8]。

【发病机制】

1. *EYA1* 基因　*EYA1* 基因是 EYA 家族中的一员，系果蝇眼睛缺陷基因的同源基因，该基因编码眼睛形态发生所需的一种转录共激活因子，位于染色体 8q13.3，由 16 个外显子组成。

EYA 家族高度保守的 271 个氨基酸组成的羧基末端代表 EYA 同源区，也被称为 EYA 结构域（ED）（图 1-9）[9,10]。EYA1 蛋白质有磷酸酶功能，它的酶活性在调节基因编码生长控制、信号传导及调节前体细胞增殖中具有重要作用。研究显示 ED 突变损害 EYA1 蛋白产物的磷酸酶活性，导致 EYA1 蛋白活性受损可能是导致 BORS 发生的机制之一。

2. *SIX1* 基因　*SIX1* 涉及许多组织和器官，如肌肉、肾、听觉系统、感觉器官、颅面结构等[11]。SIX1 蛋白是一种引发 EYA 蛋白质核异位的转录因子。SIX 蛋白不但可以导致 EYA1 核易位，还可以维持 EYA1 稳定。研究发现 *SIX1* 突变主要影响 SIX1-EYA1 复合体形成 和 SIX1-EAY1 与 DNA 结合而致病[12]。

3. *SIX5* 基因　*SIX5* 与 *SIX1* 具有高度同源性，并直接与 *EYA1* 相互作用[13]。SIX5 在 BORS 中的致病机制尚不十分清楚。

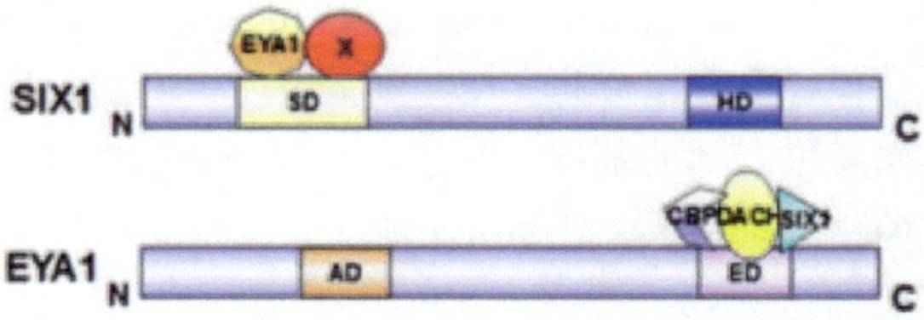

图 1-9　EYA1、SIX1 蛋白主要结构域及相互作用示意图

SD. 蛋白质相互作用 SIX 结构域；HD.DNA 结合性同源域；AD. 转录共激活区域；ED. 羧基末端 EYA 域。EYA-SIX 还与其他蛋白质（X）相互作用，这些蛋白质可能会因不同的发育和细胞环境而异，并修饰 EYA-SIX 功能的特异性

【临床表现】

1. 听力障碍　听力下降是 BORS 综合征最常见的症状，Chen[14] 等报道 90% 的 BORS 患者存在听力下降，可表现为传导性耳聋、神经性耳聋、混合性耳聋，其中混合型耳聋是最常见的。有的患者听力损害呈进行性的，有的听力损害也可为非进行性的。传导性耳聋的原因可以通过计算机断层扫描（CT）或颞骨磁共振成像进行诊断。

听力下降常常伴有耳部畸形，根据部位的不同，可以分为外耳畸形、中耳畸形及内耳畸形。外耳畸形常见有耳前凹、招风耳、杯状耳、耳前瘘管、外耳道狭窄或闭锁等；中耳畸形常见有听骨链发育畸形、听小骨发育畸形、听骨链关节错位、听骨链融合固定、中耳腔畸形等；内耳畸形有耳蜗发育不全、半规管发育畸形、前庭导水管扩大等[14]。

2. 鳃裂发育异常　鳃裂异常是鳃耳肾综合征的主要表现之一，BORS 中鳃裂畸形发生率为 49%～63%[2,14]。最常见于第二鳃裂弓发育异常，包括胸锁乳突肌前的鳃裂窦道，以及在胸锁乳突肌下可扪及的鳃裂囊肿，有时瘘管合并感染。鳃裂畸形数目越多、听力障碍发生率越高，程度也越重[2]。

3. 肾发育不良　包括轻微的、无症状的肾脏发育不良和严重肾脏发育不良，绝大多数肾脏发育不良表现轻微或无症状，临床容易被忽视而漏诊，而严重肾发育不良发生率为 5%～10%[2,15]，如肾脏缺如、肾脏发育不全和发育不良、肾盂输尿管连接部梗阻、肾盏憩室或囊肿、肾盏或肾盂扩张、肾盂积水和膀胱输尿管反流等。在同一家系中，肾脏发育异常的严重程度可能也不一致。

4. 其他发育畸形　较为少见的还可合并泪管发育不全或泪管狭窄，其他少见的畸形还有面神经麻痹、腭裂、先天性心脏病、良性颅内肿瘤、颅内出血、虹膜萎缩、肛门闭锁、髋关节发育不全、甲状腺功能正常的甲状腺肿、颞顶部线性痣、双胰腺囊肿等[14]。智力残疾和精神运动迟缓在典型的BORS患者中并不常见。

【临床检查】

听力评估、肾脏彩超检查、颞骨 CT 检查、遗传调查对于 BORS 患者来说是必要的。

【诊断和鉴别诊断】

1. 诊断　目前较为公认的诊断标准为 2004 年 Chang 等[7] 定义的主要和次要临床表现（表 1-8），认为患者需满足如下条件之一，

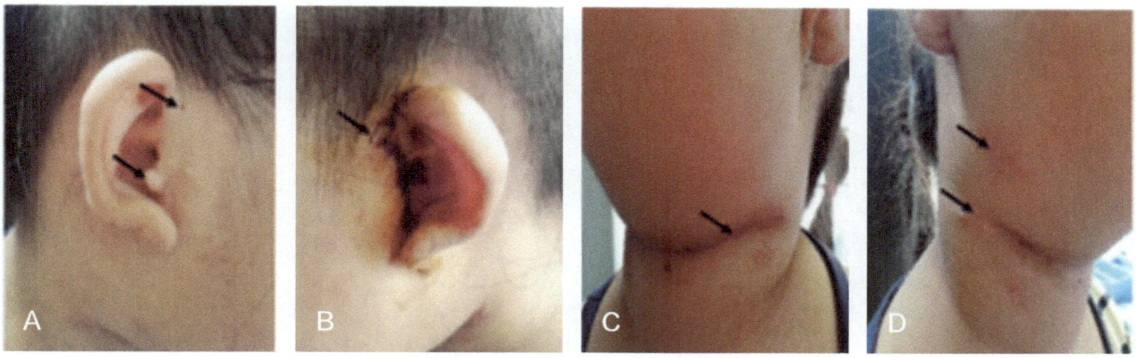

图 1-10[16] BORS 患儿：双耳呈杯状

A. 右前耳瘘及副耳；B. 术后行左耳瘘及耳附件切除，外耳道及鼓室成形术；C. 左侧颈部横切术后 10 天第二鳃裂瘘；D. 术后 10 天在右颈部两处切口发现第二鳃裂瘘管

方可诊断为 BORS：①具有至少 3 项主要表现；②具有 2 项主要表现，并同时有至少 2 项次要表现；③具备 1 项主要表现，且有至少 1 个一级亲属是 BORS 患者。

2. 鉴别诊断　见表 1-9。

【治疗】

1. 对症治疗　目前 BORS 的治疗主要为对症处理。对于未感染的耳前瘘管和鳃裂瘘可暂不处理，一旦感染，手术彻底切除是唯一的根治办法。听力下降者需要早期的医疗干预，因为它影响语言的发育。在 BORS 中听力损失的原因多种多样，因此提供适当的治疗是很重要的，如佩戴助听器，必要时需行鼓室成形术、人工耳蜗植入及鼓室通气管治疗等。BORS 的预后主要取决于肾功能不全的严重程度。包括肾盂输尿管连接部狭窄或膀胱输尿管反流在内的肾盂积水患者可能需要接受手术治疗。肾脏发育不全或发育不良导致终末期肾功能衰竭者，则需要肾替代治疗。接受适当治疗的BORS 患者可以过上正常生活。因此，早期诊断，早期治疗是很重要的。

2. 生长激素治疗　Muthusamy[17] 等首次描述了一例 BORS 合并生长激素缺乏的患儿，表现为生长不良和低血糖，垂体 MRI 显示小垂体，使用生长激素后（每周 0.21mg/kg）患儿身高及体重增长满意。研究表明，*EAY1* 对腺垂体的发育很重要，提示该患者的生长激素缺乏和垂体异常是 BORS 的一部分，研究者认为在 BORS 患者的监测中，应考虑垂体激素缺乏筛查和垂体 MRI 检查。

【遗传咨询】

BORS 是一种常染色体显性遗传病，EYA1 外显率很高，遗传复发率为 50%。父母无表型的先证者，其兄弟姐妹患 BORS 的风险略高于一般人群，因为可能存在嵌合现象。

【预防】

确诊 BORS 的父母怀孕之后，应对胎儿进行产前基因诊断，为产前诊断提供依据。需

表 1-8　BORS 的主要临床表现及次要临床表现

主要临床表现	次要临床表现
鳃裂异常：鳃裂囊肿、鳃裂瘘管	外耳异常
听力下降：感音神经性听力下降、传导性听力下降、混合性听力下降	中耳畸形
耳前瘘管	内耳异常
肾脏畸形	其他：面部畸形或副耳或上腭异常

表 1-9　BORS 的鉴别诊断

	遗传类型	致病基因	重叠于 BORS 的表型	区别于 BORS 的表型
Townes-Brocks 综合征	常染色体显性遗传	*SALL1*	外耳畸形 听力损失	肛门畸形 手部畸形 足部畸形 先天性心脏病
鳃 - 眼 - 面综合征	常染色体显性遗传	*TFAP2A*	鳃裂异常 听力损失 肾脏异常	更明显的面部特征 眼部异常 颈部或耳廓上下皮肤缺损 智力障碍
耳 - 面 - 颈综合征	常染色体显性遗传 常染色体隐性遗传	*EYA1* *PAX1*	鳃裂遗传 耳部畸形 听力损失	面部异常 骨骼异常 轻度智力障碍
CHARGE 综合征	常染色体显性遗传	*CHD7*	耳部畸形 听力障碍	眼畸形 心脏畸形 后鼻孔闭锁 生长发育迟缓 生殖器发育不全
合并感音神经性耳聋及肾脏损害的甲状旁腺功能减退综合征（HDR 综合征）	常染色体显性遗传	*GATA3*	听力障碍 肾脏异常	甲状旁腺功能减退 低钙血症

随访胎儿肾脏超声，出生后及时监测肾功能，对合并有听力障碍、肾脏发育不良或肾功能不全，或合并有鳃裂异常的患者尽早行相关基因检测，及早诊断，及时治疗，同时避免使用具有耳毒性或肾毒性的药物。

（刘　李　程昕然）

【参考文献】

[1] Melnick M , Bixler D, Silk K , et al. Autosomal dominant branchiootorenal dysplasia. Birth Defects Orig Artic Ser, 1975, 11(5):121-128.

[2] Fraser F C,Sproule J R,Halal F Frequency of the branchio-oto-renal (BOR) syndrome in children with profound hearing loss.Am J Med Genet, 1980, 7(3): 341-349.

[3] Kumar S,Kimberling W J,Kenyon J B,et al. Autosomal dominant branchio-oto-renal syndrome-localization of a disease gene to chromosome 8q by linkage in a Dutch family.Hum Mol Genet, 1992, 1(7): 491-495.

[4] Abdelhak S , Kalatzis V , Heilig R , et al. A human homologue of the Drosophila eyes absent gene underlies Branchio-Oto-Renal (BOR) syndrome and identifies a novel gene family. Nat Genet, 1997, 15(2):157-164.

[5] Brophy PD , FAlasti, Darbro BW, et al. Genome-wide copy number variation analysis of a Branchio-oto-renal syndrome cohort identifies a recombination hotspot and implicates new candidate genes. Hum Genet, 2013, 132(12):1339-1350.

[6] Morisada N,Sekine T,Ishimori S, et al. 16q12

microdeletion syndrome in two Japanese boys. Pediatr Int, 2014, 56(5): e75-e78.

[7] Chang EH, Menezes M, Meyer NC, et al. Branchio-oto-renal syndrome: the mutation spectrum in EYA1 and its phenotypic consequences. Hum Mutat, 2004, 23(6):582-589.

[8] Castiglione A, Melchionda S, Carella M, et al. EYA1-related disorders: two clinical cases and a literature review.Int J Pediatr Otorhinolaryngol, 2014, 78(8): 1201-1210.

[9] 温莹莹，孙宇，孔维佳. 重视基因诊断在鳃耳肾综合征中的应用. 临床耳鼻咽喉头颈外科杂志,2018,32(16):1226-1231.

[10] Riddiford N, Schlosser G. Six1 and Eya1 both promote and arrest neuronal differentiation by activating multiple Notch pathway genes. Dev Biol, 431(2):152-167.

[11] Wu W, Ren Z, Li P, et al. Six1: acritical transcription factor in tumorigenesis. Int J Cancer, 2015, 136(6):1245-1253.

[12] Sanggaard KM,Rendtorff ND,Kjaer KW,et al. Branchio-oto-renal syndrome: detection of EYA1 and SIX1 mutations in five out of six Danish families by combining linkage, MLPA and sequencing analyses.Eur J Hum Genet, 2007, 15(11): 1121-1131.

[13] Hoskins BE, Cramer CH , Silvius D, et al. Transcription factor SIX5 is mutated in patients with branchio-oto-renal syndrome.Am J Hum Genet, 2007, 80(4):800-804.

[14] Chen A, Francis M, Ni L, et al. Phenotypic manifestations of branchio oto renal syndrome . Am J Med Genet, 1995, 58(4) : 365-370.

[15] Cremers CWRJ, Noord FV. The ear pit deafness syndrome : clinical and genetic aspects. Int J Pediatr Otorhinolaryngol, 1980, 2(4):309-322.

[16] Li HX, Zhou P, Tong M, et al. Branchial cleft fistula to branchio-oto-renal syndrome: a case report and literature review. J Int Med Res, 2020, 48(7): 300060520926363.

[17] Muthusamy K,Hanna C,Johnson D R, et al. Growth hormone deficiency in a child with branchio-oto-renal spectrum disorder: clinical evidence of EYA1 in pituitary development and a recommendation for pituitary function surveillance.Am J Med Genet A, 2021, 185(1): 261-266.

第九节 Cowden 综合征

【概述】

Cowden 综合征（OMIM#158350）于 1963 年由 Lloyd 和 Dennis 首次报道。近 80% 的患者可以检测到源自生殖细胞的肿瘤抑制基因 *PTEN* 的突变，该病为一种多发性错构瘤综合征，最常见于皮肤和消化道，良性肿瘤如 Lhermitte-Duclos 病和侵犯乳腺、甲状腺、肾脏和子宫的恶性肿瘤也可见于 Cowden 综合征[1]。

【流行病学】

Cowden 综合征患病率为 1/250 000 ～ 1/200 000）[2]。目前我国对该病的发病率、生存率及累计死亡率尚未统计。

【遗传学】

Cowden综合征属于常染色体显性遗传病。在符合 Cowden 综合征临床诊断标准或符合基因检测标准的个体中，20% ～ 34% 的个体存在种系 *PTEN* 致病性变异[2-4]。抑癌基因 *PTEN* 位于染色体 10q23，含有 9 个外显子，编码的蛋白质为磷脂酰肌醇 -3,4,5- 三磷酸 3- 磷酸酶。

【发病机制】

PTEN 基因通过影响 PI3K/AKT/ 哺乳动物雷帕霉素靶点（mTOR）通路，对细胞凋亡和细胞周期的调控起着重要作用。PI3K/AKT/mTOR 通路是细胞内调节细胞周期必不可少的信号通路[3]。该途径始于磷脂酰肌醇 3 激酶（PI3K）的磷酸化，形成磷脂酰肌醇二磷酸（PIP2）和磷脂酰肌醇三磷酸（PIP3）。PIP3 刺激 AKT 激活 mTOR，mTOR 在蛋白质合成、细胞生长、增殖和减少凋亡中起主要作用。*PTEN* 基因通过下调 PI3K/AKT/mTOR 通路影响细胞周期，导致细胞增殖和存活减少，从而阻止肿瘤的形成。因此，*PTEN* 突变与多种癌

症和肿瘤的发生发展有关。

【临床表现】

Cowden 综合征的临床表现包括多器官或系统的错构瘤和肿瘤，含皮肤黏膜和皮肤外。

1. 皮肤黏膜　皮肤黏膜表现是 Cowden 综合征的一种独特而常见的表现，患者通常因此就诊进而得到诊断。发病年龄为 4 ～ 75 岁，以 20 岁左右最为常见。口腔乳头状瘤、毛囊瘤和肢端角化病是 Cowden 综合征最常见的表现，在患者 20 ～ 30 岁的发生率约为 99% [4]。其中，多发性毛囊瘤最能提示 *PTEN* 突变。其也可能发生非典型的良性皮肤病变，如血管瘤、真皮纤维瘤、脂肪瘤、神经纤维瘤，以及恶性皮肤病变，如黑色素瘤、基底细胞癌、鳞状细胞癌和梅克尔细胞癌。

2. 乳腺　乳腺癌长期以来一直被认为是最常见的 Cowden 综合征恶性肿瘤，发病年龄似乎较年轻（年龄 38 ～ 50 岁）。约 50% 的 Cowden 综合征女性患有良性乳房疾病，如导管增生、导管内乳头状瘤病、乳腺腺病、小叶萎缩、纤维腺瘤、纤维囊性改变和致密纤维化透明化结节。

3. 甲状腺　对于 Cowden 综合征，最常报道的皮肤外表现是甲状腺疾病，发生在超过 50% 的患者中 [5]。乳头状（包括滤泡型）甲状腺癌占 56% ～ 60%，而滤泡性病理改变占已报道癌症的 25% ～ 45% [5]。甲状腺髓样癌被认为与 *PTEN* 突变无关。良性甲状腺疾病，如多结节性甲状腺肿、淋巴细胞性（桥本）甲状腺炎和腺瘤非常常见。

4. 泌尿生殖系统　Cowden 综合征患者可能出现多种泌尿生殖系统病变，良性病变如子宫肌瘤等良性子宫异常是女性患者的常见表现。Cowden 综合征男性在超声检查中可能有多处双侧高回声睾丸病变，提示睾丸脂肪瘤 [6]。女性患者子宫内膜癌的风险升高，据报道其终生累计风险为 13% ～ 28% [7]。小于 14 岁的青少年发生子宫内膜癌的报道很少。具有 *PTEN* 致病性变异的个体肾细胞癌 (RCC) 风险也增加，主要的组织学变化是乳头状肾细胞癌。

5. 消化道　多发性消化道息肉也是 Cowden 综合征的常见并发症。据报道，66% ～ 100% 的受累个体患有胃或十二指肠息肉 [8]，而结肠息肉的患病率高达 93% [9]。息肉组织学包括错构瘤、增生性息肉、神经节神经瘤、腺瘤、平滑肌瘤、脂肪瘤和炎性息肉等。有胃癌 [10] 和十二指肠癌 [11] 的罕见病例报告，但这些在更大的患病人群中并不常见，目前还不被认为是胃肠道息肉（PHTS）表型谱的一部分。

6. 神经病学　小脑发育不良性神经节细胞瘤或成人 Lhermitte-Duclos 病是指小脑皮质错构瘤性肿瘤，患者症状常继发于颅后窝占位效应，通常包括头痛、恶心和呕吐、共济失调和视盘水肿。除了小脑发育不良性神经节细胞瘤外，约 30% 接受磁共振成像筛查的无症状患者存在颅内血管畸形，如静脉和海绵状血管瘤。

7. 大头畸形　大头畸形通常指枕额头围大于第 97 百分位数（比给定年龄、性别和妊娠的平均值高出两个标准差以上），最近的研究指出，在 181 名（94.4%）确诊 *PTEN* 致病变异的患者中，有 152 名患有巨头畸形，成年女性的平均枕额 - 额叶周长为 60cm，成年男性为 62.8cm（比一般人群高 3.5 个标准差）[12]。大脑体积增大（解剖学巨脑畸形）和临床表现与 PHTS 一致的儿童应转诊进行 *PTEN* 检测。

8. 智力障碍、发育迟缓和孤独症　据报道，12% ～ 20% 的 Cowden 综合征患者存在智力障碍或发育迟缓。也有报道称孤独症（通常伴有巨头畸形）与 Cowden 综合征有关 [13]。

【实验室检查】

癌症监测：鉴于 Cowden 综合征与恶性肿瘤的风险增加相关，因此癌症筛查是治疗的重要组成部分（表 1-10）。

【诊断和鉴别诊断】

1. 诊断

（1）主要标准：①乳腺癌；②子宫内膜癌（上皮）；③甲状腺癌（滤泡性）；④胃肠道

表1-10　癌症筛查

相关癌症	监测 / 风险降低方法	时间间隔	开始年龄（岁）
乳腺癌	MRI	每年	30～35
	乳房X线	每年	30～35
	降低风险的手术	–	–
甲状腺癌	超声检查	每年	7
肾癌	超声检查	每1～2年	40
大肠癌	肠镜检查	每5年	35
黑色素瘤	皮肤检查	每年	30
子宫内膜癌	不建议进行影像学监测	–	–

错构瘤（包括神经节神经瘤，但不包括增生性息肉；≥3）；⑤Lhermitte-Duclos病（成人）；⑥大头畸形（≥第97百分位：女性58 cm，男性60 cm）；⑦龟头黄斑色素沉着；⑧多处皮肤黏膜病变（以下任何一种），多发毛状腺瘤（≥3个，至少一次活检证实），肢端角化病［≥3个掌跖角化凹坑和（或）肢端角化过度丘疹］，皮肤黏膜神经瘤（≥3个），口腔乳头状瘤（特别是舌头和牙龈），多发性（≥3个），或活检证实或皮肤科医师确诊。

（2）次要标准：①孤独症谱系障碍；②结肠癌；③食管糖原性棘皮症（≥3），脂肪瘤（≥3）；④智力低下（即智商≤75）；⑤肾细胞癌；⑥睾丸脂肪瘤病；⑦甲状腺癌（乳头状或滤泡状变体）；⑧甲状腺结构病变（如腺瘤、多结节性甲状腺肿）；⑨血管异常（包括多发性颅内发育性静脉异常）。

2. 散发病例的诊断（以下任一项）

（1）3个或更多主要标准，但其中一个必须包括巨头畸形、Lhermitte-Duclos病或胃肠道错构瘤。

（2）两个主要标准和三个次要标准。

在一个家庭中，其中一个人符合*PTEN*错构瘤肿瘤综合征临床诊断标准或具有*PTEN*突变满足任何2个主要标准，有或没有次要标准；或者1个主要标准和2个次要标准；或者3个次要标准。

3. 鉴别诊断　见表1-11

【治疗】

Cowden综合征对多个器官系统有影响，需要多学科团队协作。Cowden综合征的良性和恶性疾病表现按照散发性发生的常规方案予以诊治。

1. 小脑神经节细胞瘤　虽然是良性实体，但通常会切除有症状或进行性发育不良的小脑神经节细胞瘤，因为局部生长可能会导致脑积水和潜在的致命性脑疝。

2. 未来的治疗选择　可能涉及靶向受*PTEN*基因功能丧失影响的遗传途径。西罗莫司（也称为雷帕霉素）常用于实体器官移植后的免疫抑制，通过靶标抑制雷帕霉素来抑制细胞增殖。在实验性Cowden综合征的小鼠模型中，西罗莫司的给药导致皮肤黏膜病变的消退，如果在病变之前给药，则减少了皮肤黏膜病变的发生[14]。现已有报道在患有*PTEN*致病性变异的严重受影响的儿科患者中使用西罗莫司[15]。但在广泛使用之前，还需要汇总该疗法潜在益处和风险的数据[16]。

【遗传咨询】

该病的遗传方式为常染色体显性遗传，理论上女性和男性同样受累，但女性略多见。目前大多数患有Cowden综合征的先证者是由新发突变而致病。但对于已生育Cowden综合征患儿的父母，再生育时仍建议进行产前基因诊断。

表 1-11　Cowden 综合征与其他疾病的鉴别诊断

	遗传类型	致病基因	重叠于 Cowden 综合征的表型	区别于 Cowden 综合征的表型
幼年性息肉病综合征（JPS）	AD	*BMPR1A/SMAD4*	胃肠道错构瘤息肉（特别是胃、小肠、结肠和直肠）	JPS 息肉通常在 20 岁时出现，一生中可多达 100 个，在组织学上是幼年性息肉。PHTS 息肉具有多种组织学特征，包括上皮过度生长、错构瘤、神经瘤、幼年、腺瘤
Birt-Hogg-Dube 综合征（BHD）	AD	*FLCN*	皮肤表现（纤维毛囊瘤、脊索瘤、血管纤维瘤、口腔丘疹、皮肤胶原瘤和表皮囊肿）、肺囊肿 / 气胸病史和各种类型的肾肿瘤	皮肤病变可能被误认为是 PHTS 的特征性毛囊瘤。与 PHTS 中主要的乳头状肾癌不同，BHD 肾癌具有混合的嫌色细胞 / 嗜酸细胞组织学
Peutz-Jeghers 综合征（PJ）	AD	*STK11*	胃肠道息肉病、皮肤黏膜色素沉着和癌症易感性	PJ 息肉具有诊断性外观，与 CS 或 JPS 错构瘤息肉完全不同。PJ 息肉通常是有症状的（肠套叠、直肠出血）；CS 息肉很少如此
1 型神经纤维瘤病（NF1）	AD	*NF1*	咖啡牛奶斑、皮肤纤维瘤性肿瘤和孤独症	由于胃肠神经节神经瘤的存在，CS/BRRS 患者被误诊为 NF1
痣样基底细胞癌综合征	AD	*PTCH1*	多个颌骨角化囊肿和（或）基底细胞癌；骨骼异常；异位钙化；在约 60% 的人中，具有可识别的外观，包括大头畸形、粗糙的面部特征和面部粟粒疹	CS 和 NBCCS 患者的皮肤病学发现和发育特征完全不同

（许　珂　程昕然）

【参考文献】

[1] Dragoo DD, Taher A , Wong VK , et al. PTEN hamartoma tumor syndrome/cowden syndrome: genomics, oncogenesis, and imaging review for associated lesions and malignancy. Cancers,2021, 13(13):3120.

[2] Nelen MR, Kremer H, Konings IB, et al. Novel PTEN mutations in patients with Cowden disease: absence of clear genotype-phenotype correlations. Eur J Hum Genet，1999，7(3):267-273.

[3] Gammon A，Jasperson K，Champine M. Genetic basis of Cowden syndrome and its implications for clinical practice and riskmanagement.Appl Clin Genet,2016,9:83-92.

[4] Masmoudi A，Chermi ZM，Marrekchi S，et al. Cowden syndrome.J.Dermatol. Case Rep, 2011, 5,: 8–13.

［5］Hobert JA, Eng C,et al. PTEN hamartoma tumor syndrome: an overview. Gene Med，2009,11(10):687-694.
［6］Alnajjar HM, Sahai A, Keane A,et al. Testicular pain as a presentation of Cowden syndrome. Ann R Coll Surg Engl，2011，93(5):e51-e52.
［7］Heald B, Mester J, Rybicki L, et al. Frequent gastrointestinal polyps and colorectal adenocarcinomas in a prospective series of PTEN mutation carriers. Gastroenterology，2010，139(6): 1927-1933.
［8］Levi Z, Baris HN, Kedar I, et al. Upper and lower gastrointestinal findings in PTEN mutation-positive cowden syndrome patients participating in an active surveillance program. Clin Transl Gastroenterol，2011, 2(11):e5.
［9］Stanich PP, Owens VL, Sweetser S, et al. Colonic polyposis and neoplasia in Cowden syndrome. Mayo Clin Proc，2011，86(6):489-492.
［10］Al-Thihli K, Palma L, Marcus V, et al. A case of Cowden’s syndrome presenting with gastric carcinomas and gastrointestinal polyposis. Nat Clin Pract Gastroenterol Hepatol，2009，6(3):184-189.
［11］de Leon MP, Di Gregorio C, Giunti L, et al. Duodenal carcinoma in a 37-year-old man with Cowden/Bannayan syndrome. Dig Liver Dis，2013，45(1):75-78.
［12］Mester JL, Tilot AK, Rybicki LA, et al. Analysis of prevalence and degree of macrocephaly in patients with germline PTEN mutations and of brain weight in Pten knock-in murine model. Eur J Hum Genet，2011，19(7):763-768.
［13］Conti S, Condò M, Posar A, et al. Phosphatase and tensin homolog (PTEN) gene mutations and autism: literature review and a case report of a patient with Cowden syndrome, autistic disorder, and epilepsy. J Child Neurol，2012，27(3):392-397.
［14］Squarize CH, Castilho RM, Gutkind JS. Chemoprevention and treatment of experimental Cowden’s disease by mTOR inhibition with rapamycin. Cancer Res，2008，68(17):7066-7072.
［15］Pimpalwar S, Yoo R, Chau A, et al. Temporal evolution and management of fast flow vascular anomalies in PTEN hamartoma tumor syndrome. Int J Angiol，2018，27(3):158-164.
［16］Komiya T, Blumenthal GM, DeChowdhury R, et al. A pilot study of Sirolimus in subjects with Cowden syndrome or other syndromes characterized by germline mutations in PTEN. Oncologist，2019，24(12):1510-e1265.

第十节　Kleefstra 综合征

【概述】

Kleefstra 综合征（KS）（OMIM#610253），以前被命名为 9 号染色体长臂亚端粒缺失综合征（9qSTDS），由染色体 9q34.3 区域的微缺失或常染色质组蛋白甲基转移酶 1（*EHMT1*）基因突变导致，在 1994 年由 Schimmenti 医师首次报道该病[1]，Kleefstra 于 2005 年证实了位于 9 号染色体长臂亚端粒的 *EHMT1* 基因与该病的关系，随后该病被命名为 Kleefstra 综合征[2]。常见的特征有智力障碍、类似孤独症表现、儿童肌张力减退，以及明显的面部特征，如短（小）头畸形、宽前额、连眉、下唇外翻和夸张的丘比特唇弓或帐篷状上唇、巨舌和下颌前突等。

【流行病学】

Kleefstra 综合征是一种罕见的遗传性疾病，确切的发病率尚不清楚。根据涉及智力障碍的其他罕见疾病的数据，估计其患病率为 1∶200 000，考虑到一些受累个体尚未诊断，真实患病率可能更高。该综合征已经在全世界的所有种族中被确认[3]。

【遗传学】

Kleefstra 综合征属于常染色体显性遗传病，由 *EHMT1* 基因点突变（少见）或包含该基因的常染色体区域微缺失 9q34.3（>85%）导致[4]。*EHMT1* 序列变异包括无义突变、剪接突变、错义突变，以及小的缺失和重复。目前的数据表明，基因内的 *EHMT1* 致病性突变（如错义、移码或无义突变）和 9q34.3 微缺失

（<1Mb）的个体具有相似的临床发现。然而，缺失较大（≥ 1Mb）的个体通常有更严重的智力障碍和更多的医疗问题，如肺部感染和呼吸困难[5]。

【发病机制】

EHMT1 基因编码一种修饰组蛋白功能的酶，可促使常染色体甲基转移酶形成。组蛋白指的是与特定 DNA 相连的结构蛋白质，组蛋白甲基化能调控染色质的折叠过程，从而改变介导转录的蛋白与 DNA 的靠近。*EHMT1* 在小鼠大脑中的限制性表达（主要表达于嗅球、上 / 腹侧脑室壁、海马和嗅皮质）支持其在大脑正常发育表观遗传学的组蛋白修饰中发挥作用。*EHMT1* 基因的缺失或一个等位基因的失活引起单倍剂量不足，导致 Kleefstra 综合征[2]。*EHMT1* 基因主要的致病性变异会扰乱可读框，推测会导致无义介导的降解。致病性错义突变可能影响 EHMT1 蛋白 pre-SET 的局部构象，从而导致一个等位基因失活。染色质结构调控的丧失可导致基因转录和蛋白质表达的异常，从而导致包括智力低下在内的复杂性遗传病[6]。

【临床表现】

1. 特殊面容　面部特征为小头和（或）短头、连眉、眉毛形态不正常（拱形或直线）、眼距宽、眼睑裂轻度上斜、面中部后缩、耳轮增厚、鼻短、鼻孔前倾、巨舌、下唇外翻、下颌前凸等。随着年龄的增长，患者的面部变得更加粗糙，面中部后缩和凸颌保持不变。牙齿异常越来越明显，尤其是可以看到初生的牙齿及乳牙存留（图 1-11）[7-9]。

2. 认知水平　Kleefstra 综合征患者表现出一系列不同程度的认知和适应性问题，大部分患儿存在中度或重度的智力落后。少数患儿仅仅有轻微的智力落后。有极少的文献报道，此类智力正常的患儿被诊断为孤独症障碍。除此之外，大部分患者合并严重的语言表达发育迟缓甚至是无语言表达，因此，对于许多患者来说，手语或者象形文字的使用是很有意义的[9]。

3. 行为问题　除了社会行为问题，行为问题还包括睡眠障碍、刻板印象、轻度自残行为和儿童早期发现的孤独症谱系障碍。其中睡眠障碍是指经常夜间和清晨醒来，以及白天过度清醒，受影响的青少年和年轻人的睡眠障碍可能是严重退化的前兆，由于精神病后期会持续发展，建议对其进行治疗。一些关于青少年和成年人的报道显示了极端的、渐进的冷漠和紧张症（类似）行为[10]。

4. 运动发育　由于儿童期肌张力低下，患儿的运动发育是受到损害的。几乎所有的患者在 2 ～ 3 岁后才能独立行走。

5. 听力和视力　一部分患者在年轻时就有远视。听力损害（包括传导性和感觉神经性）也可能从幼龄开始出现。

6. 先天性心脏病　在相当多的 Kleefstra 综合征患者中可以观察到心脏相关疾病，约占 50%。目前已报道的异常包括房间隔缺损 / 室间隔缺损、法洛四联症、主动脉缩窄、主动脉瓣狭窄和肺动脉狭窄[11]。心房扑动在许多个体中已被报道过。

7. 泌尿生殖器官　10% ～ 30% 的受累个体中可见肾脏缺陷，包括膀胱输尿管反流、肾积水、肾囊肿和慢性肾功能不全。据报道，30% 的男性患有尿道下裂、隐睾和小阴茎等生殖器缺陷，有文献报道可同时合并促性腺功能减退症[12]。

8. 神经系统　30% 的患者有癫痫发作，包括强直 - 阵挛发作、失神发作和复杂的部分性癫痫。

9. 其他　有些患者可合并马蹄内翻足、腹壁疝、气管 / 支气管软化合并呼吸困难，以及胃食管反流、矮小症等。值得注意的是，心脏缺陷、反复吸入性肺部感染等并发症可能是导致婴儿或儿童时期死亡的原因。

【实验室检查】

对于出现上述临床表型且高度怀疑本病的患儿，建议采用多基因组测定，约 5% 的

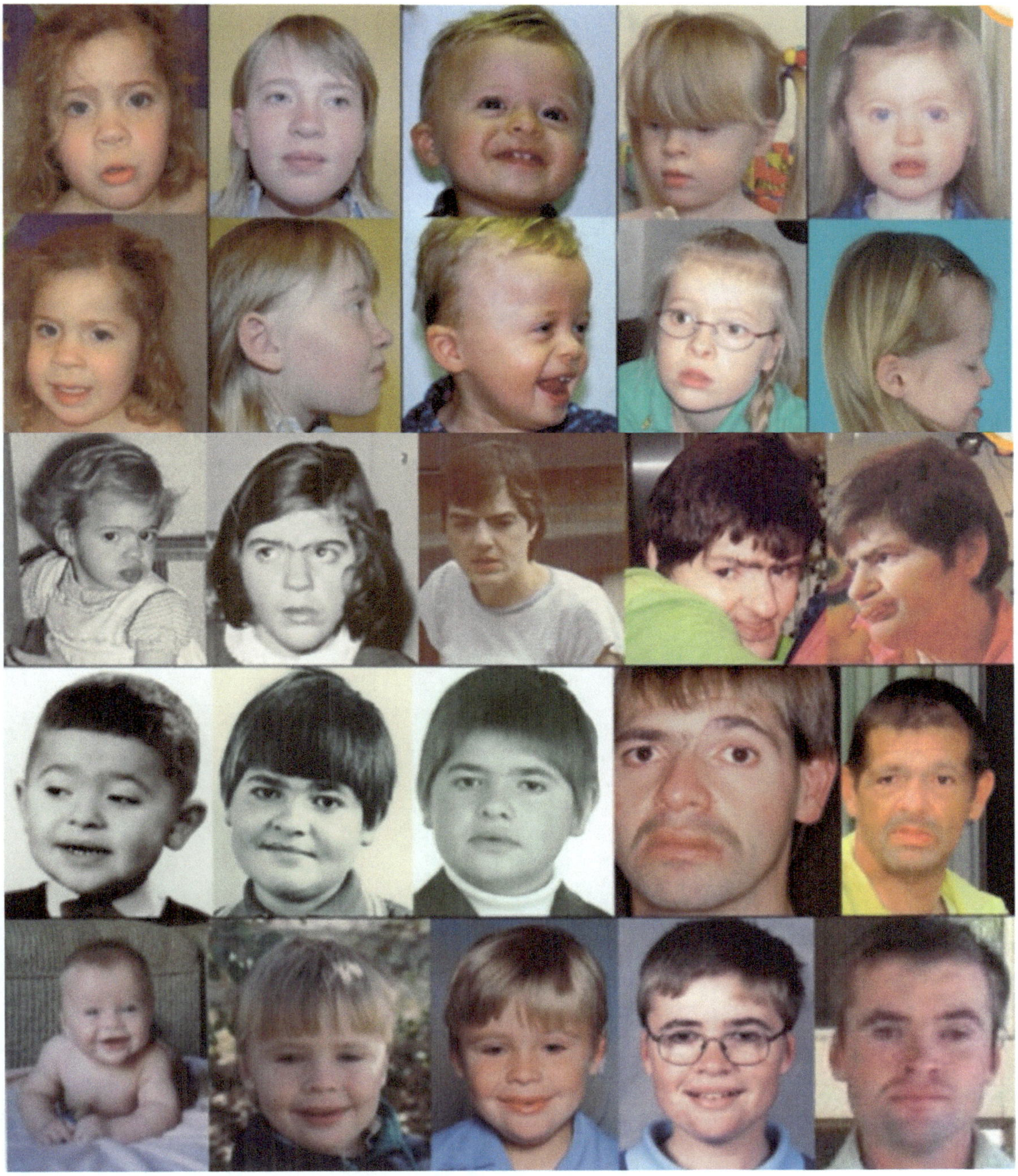

图 1-11　特殊面部特征 [10]

Kleefstra 综合征患者由 *EHMT1* 基因缺失导致，用于检测单个外显子缺失或重复的方法［如多重连接依赖性探针扩增（MLPA）、PCR］可以检测这部分患者。这些方法可以用于一些由于太小而无法被基因芯片检测到的非基因内缺失（如包含 *C90RF37* 基因末端和 *EHMT1* 第一号外显子的缺失）的检测。

由于本病导致多器官系统受累，应对患儿进行多方面评估，如进行智力检测，运动、语言评估，生长发育评估，胃食管反流征象评估，睡眠监测评估，听力、视力及口腔筛查，完善心电图、超声心动图，泌尿系超声等检查。

【诊断和鉴别诊断】

1. 诊断　对于出现上述临床表型的先证个体，基因检查检测到包含 *EHMT1* 基因的 9q34.3 微缺失或 *EHMT1* 基因检测到致病性变异，即可诊断为 Kleefstra 综合征。

2. 鉴别诊断　见表 1-12。

【治疗】

（1）无特异性治疗手段，目前仅遵循个体化对症治疗方案。

（2）智力语言发育障碍，根据患者的年龄，分别进行儿童期早期干预、特殊教育和（或）职业培训。

（3）对于大运动障碍，推荐物理治疗，以最大限度地活动和减少骨科并发症(如挛缩、脊柱侧弯、髋关节脱位)的风险。如进食、梳洗、穿衣和写作等精细运动、生活技能等问题，建议采取长期康复治疗。孤独症谱系障碍者可采取行为管理或药物治疗。对于视力、听力、心脏、泌尿系统等并发症予以标准化对症治疗。定期监测超声心动图及泌尿系超声[13]。

【遗传咨询】

Kleefstra 综合征由 9q34.3 缺失或 *EHMT1* 基因内致病变异引起，为常染色体显性遗传；

表 1-12　Kleefstra 综合征与相关疾病的鉴别诊断

	遗传类型	致病病因	重叠于 Kleefstra 综合征的表型	区别于 Kleefstra 综合征的表型
唐氏综合征	几乎均为新发突变	21 三体	短头、眼距宽 巨舌、常伸出口外 面中部后缩 肌张力减退 认知障碍或智力障碍 先天性心脏病	眼裂小，眼外侧上斜 内眦赘皮 外耳小、四肢短 手指粗短、小指向内弯曲 通贯掌纹，草鞋足 白血病易感
Smisth-Magenis 综合征	几乎均为新发突变	17p11.2 染色体上 *RAI1* 缺失或突变	嗜睡 睡眠障碍 面中部后缩	周围神经病变 轻微的骨骼异常，包括短指
Pitt-Hopkins 综合征	大部分为新发突变	*TCF4* 的杂合子致病变异或 *TCF4* 所在染色体区域的缺失（18q21.2）	言语障碍 癫痫发作 睡眠障碍	清醒时的发作性过度通气和（或）憋气 便秘 对音乐的热爱 经常微笑
Angelman 综合征	新发突变 常染色体显性遗传	母系印记基因 *UBE3A* 缺陷	语言障碍 睡眠障碍 小头 癫痫	步态共济失调和（或）四肢震颤 快乐行为
MBD5 单倍不足	常染色体显性遗传 新发突变	*MBD5* 单倍缺陷	智力障碍 语言障碍 癫痫 睡眠障碍	骨骼异常，包括手足小，第五指斜指，手足第五指短

迄今报道的几乎所有病例都是新发病例。有极少报道称，当父母发生9q34.3区域平衡易位或9q34.3间质缺失体细胞嵌合时，有再发风险[14]。除9q34.3微缺失嵌合体外，尚未见Kleefstra综合征患者能够生育后代。因为生殖系嵌合、包括生殖细胞在内的体细胞嵌合或染色体平衡易位都会增加Kleefstra综合征的复发风险，所以对于已经生育过一个9q34.3微缺失或携带*EHMT1*致病性变异患者的正常父母来说，可以进行产前检测。

【预防】

确诊该病目前尚无有效的预防措施，对于生育过该疾病患儿的家长，可进行产前检查和植入前基因诊断。

（张　红　程昕然）

【参考文献】

［1］Schimmenti LA, Berry SA, Tuchman M,et al. Infant with multiple congenital anomalies and deletion (9) (q34.3). Am J Med Genet, 1994, 51(2): 140-142.

［2］Kleefstra T,Smidt M,Banning MJG,et al. Disruption of the gene Euchromatin Histone Methyl Transferase1 (Eu-HMTase1) is associated with the 9q34 subtelomeric deletion syndrome. J Med Genet, 2005, 42(4):299-306.

［3］Okayasu T , Quesnel A M , Reinshagen K L , et al. Otopathology in Kleefstra syndrome: a case report. Laryngoscope, 2020, 130(8):2028-2033.

［4］Okur V Nees S, Chung W K , et al. Pulmonary hypertension in patients with 9q34.3 microdeletion-associated Kleefstra syndrome. Am J Med Genet A, 2018, 176(8):1773-1777.

［5］Kleefstra T, Nillesen WM, Yntema HG. Kleefstra syndromell Adam MP, Ardinger HH, Pagon RA, et al. GeneReviews ®［Internet］.Seattle:University of Washington, 2015.

［6］Kleefstra T ,Van Zelst-Stams WA , Nillesen WM , et al. Further clinical and molecular delineation of the 9q subtelomeric deletion syndrome supports a major contribution of EHMT1 haploinsufficiency to the core phenotype. J Med Genet,2009,46(9):598-606.

［7］Yatsenko SA,Cheung SW, Scott DA, et al. Deletion 9q34.3 syndrome: genotype-phenotype correlations and an extended deletion in a patient with features of Opitz C trigonocephaly. J Med Genet, 2005, 42(4):328-335.

［8］Stewart DR , Kleefstra T . The chromosome 9q subtelomere deletion syndrome. Am J Med Genet C Semin Med Genet, 2010, 145C(4):383-392.

［9］Vermeulen K, de Boer A, Janzing JGE,et al. Adaptive and maladaptive functioning in Kleefstra syndrome compared to other rare genetic disorders with intellectual disabilities. Am J Med Genet A, 2017a,173(7):1821-1830.

［10］Vermeulen K, Staal WG, Janzing JG,et al. Sleep disturbance as a precursor of severe regression in Kleefstra syndrome suggests a need for firm and rapid pharmacological treatment. Clin Neuropharmacol,2017b,40(4):185-818.

［11］Hadzsiev K , Komlosi K , Czako M , et al. Kleefstra syndrome in Hungarian patients: additional symptoms besides the classic phenotype. Mol Cytogenet, 2016, 9:22.

［12］Torga AP, Hodax J, Mori M, et al. Hypogonadotropic hypogonadism and Kleefstra syndrome due to a pathogenic variant in the EHMT1 gene: an underrecognized association. Case Rep Endocrinol, 2018, 2018:4283267.

［13］李玉堂，李欣，王珂，等 Kleefstra综合征一例．中华儿科杂志 ,2014,52(9):710-711.

［14］Willemsen MH,Beunders G,Callaghan M,et al. Familial Kleefstra syndrome due to maternal somatic mosaicism for interstitial 9q34.3 microdeletions.Clin Genet, 2011, 80(1):31-38.

第十一节　马方综合征

【概述】

1896年Antoine-Bernard Marfan首次对马方综合征（Marfan syndrome，MFS）（OMIM# 616914）的骨骼表型进行报道。1902年，Ackard提出使用“蜘蛛脚符号”作为该综合征特征。后来Borge等强调晶状体脱位是该疾病的特征。1912 年，Salle 注意到心血管疾病与心血管损伤之间的联系。随着分子生物学的发展，发现典型 MFS 多为编码原纤蛋白 -1（*FBN1*）基因突变所致，可累及全身多个组织，主要为骨骼、眼睛及心血管。临床表现为身体纤细、手指修长、高度近视、脊柱畸形、心血管畸形等。临床表型复杂多样。

【流行病学】

MFS 的发病率为 2/10000 ～ 3/10000[1]，这种常染色体显性遗传疾病并不罕见，据报道中国高于西方国家。MFS 的心血管疾病越严重，死亡率越高，死于心力衰竭或主动脉瘤破裂的人数较多，据统计，MFS 患者自然寿命为正常人的一半。

【遗传学】

1986 年，一种耐胶原酶的非硫酸盐糖蛋白被首次发现，即原纤蛋白，它是构成直径 8~10nm 微原纤维的重要组成部分[2]。1991 年，位于 15q21.1 的 *FBN1* 基因被发现为 MFS 的致病基因，其长度约为 200kb，cDNA 长度约为 10kb。MFS 编码的原纤蛋白由表皮生长因子（EGF）、转化生长因子（TGF）样区域和杂合区重复组成，所有 MFS 患者均有原纤蛋白 1 异常。

FBN1 的 66 个外显子编码 9.6 kb mRNA，据 HGMD 报道，有超过 1800 种 *FBN1* 基因变异，且大多数突变不会反复出现，没有明确的基因型 - 表型关联[3]。目前报告 *FBN1* 基因的无义、错义、缺失突变中，错义突变占 2/3，部分可因外显子跳读而导致转录异常。基因突变导致纤维蛋白的氨基酸发生变化，降低纤维蛋白合成的质量和数量，影响其生物学功能。

而由于上述突变所导致的原纤蛋白改变具体表现为蛋白水平的降低及结构（如二硫键桥、钙结合位点）的异常，可改变氨基酸的极性和电荷，影响正常的剪接和翻译过程。临床表型的严重程度与突变位点密切相关[4]。

【发病机制】

目前，MFS 的发病机制假说可以归纳为两个方面：基因缺陷和纤维蛋白 -1 结构功能异常。

1. 基因缺陷　由不同突变（多为错义突变）所产生的异常原纤蛋白可阻碍微原纤维的正常组装，影响组织结构的完整性，使得对蛋白水解酶的稳定性下降，易于水解，造成结缔组织过度伸展。而异常的 FBN1 结构可过度激活 TGF-β 信号转导，从而导致一系列的次级效应。临床表型严重程度与突变蛋白水平呈正相关[5]。

2. 纤维蛋白 -1 结构功能异常　Lynn 等[2] 1986 年首次从人类成纤维细胞外基质中分离出一种分子量约为 35 000Da 的糖蛋白，即 FBN1。作为微原纤维的重要组成成分，其存在于与弹性蛋白相关的微原纤维及无定形元素的微原纤维束中。免疫定位显示，其广泛分布于人体的各个组织，如皮肤、血管、肺泡、肌腱、角膜、软骨、肾脏和睫状体小带的结缔组织基质中，沿着单个微原纤维周期性排列。FBN1 包含 3 个最基本成分，即 EGF、TGF-β 结构域和杂合结构域，是重要的钙结合微原纤维结构分子和 TGF-β 信号转导调节剂[6]。

同一家系中相同基因型可导致不同表型的现象，提示可能存在其他基因修饰物的作用，如启动子或调控区的改变、环境因素等。Chung 等[7] 通过构建 MFS 小鼠模型进行研究，发现 MFS 的内皮功能障碍是由 eNOS/Akt 信号通路诱导的 NO 产生的下调所致，且其所产生效应在 MFS 胸主动脉段呈现年龄依赖性。近年来的研究表明，一些含有 GxxPG 基序的细胞外基质蛋白，如弹性蛋白、层粘连蛋白和 FBN1 等，可向细胞发出“外到内”信号，这或许是 MFS 患者体内微纤维碎片及基质金属蛋白酶（MMPs）活性增加的原因[8]。另有研究表明，突变的 FBN1 与 TGF-β 结合蛋白的结合较差，使得 TGF-β 活性增加，卫星细胞向成肌细胞的成熟受抑、纤维基质分解，从而导致 MFS 的肌病表型[9]。

MFS 的病理改变局限于结缔组织，患者结缔组织中存在两种异常成分，即纤维蛋白（包括胶原蛋白和弹性蛋白）和蛋白多糖异常。病理改变为弹性纤维变性、平滑肌不规则增生。眼部受累主要表现为晶状体异位，随着年龄的增长而发生白内障。心血管疾病的病理特征表现为中膜囊性坏死、弹性组织减少、血管完整性破坏、平滑肌收缩减少及胶原纤维增生[3]。

【临床表现】

MFS 是一种多器官疾病，影响骨骼、心血管系统、眼睛、肺、皮肤和神经系统。近年来，脂肪组织的异常表现也可能影响中枢神经系统[10,11]。

1. 胎儿期　孕期见肱骨、股骨长，胎儿心脏监测见心动过速，心脏超声未见异常。

2. 幼儿期　晶状体脱位可为第一表现，心音听诊主动脉瓣区可见瘦高、收缩期杂音，心脏超声可显示畸形。

3. 学龄至青春期的主要症状：

（1）骨骼系统：平均身高高于同种族、同性别、同年龄第 97 百分位及以上。该疾病的特点是颅骨和肢体延长。通常臂展大于身高，臂展与身高之比大于 1.03，具有诊断价值。患儿面部骨骼长而窄，前额凸出，下颚后缩或前突，颧骨发育不全。齿列拥挤。胸骨凹陷或隆起，脊柱可侧凸或后凸。关节囊、韧带、肌腱和筋膜过度无力可引起复发性关节脱位。蜘蛛状手指体征、拇指体征和手腕体征也是重要的临床特征（图 1-12）。

（2）眼睛体征：近视。

（3）心血管系统：据统计，40%~60% 的 MFS 患者患有心血管疾病[12]。左下界增大或明显增大，二尖瓣和肺动脉瓣区可听到Ⅱ～Ⅲ及收缩期或舒张期杂音，主动脉瓣区可听到舒张期杂音。超声心动图显示主动脉环不同程度扩张、主动脉瓣闭锁不全、二尖瓣关闭不全、二尖瓣脱垂[3]。儿童更容易出现多发性瓣膜异常。二尖瓣疾病是该病患者最早的心血管疾病表现。

（4）其他受累系统：关节过伸、呼吸系统自发性气胸、泌尿系统多囊肾、弹性纤维断裂导致腹股沟复发疝、全身皮肤纹状萎缩（图 1-13）。

【诊断和鉴别诊断】

1. 诊断　近年来，MF 的诊断随着研究的深入在不断演进。目前，2010 年修订的 GHENT 诊断系统被广泛应用[13,14]（表 1-13）。遗传诊断被纳入强制性的诊断条件。MFS 症状的出现与年龄密切相关，如骨骼症状、体型、眼部症状等，且随年龄增长表现得更加明显。在遗传诊断基础上，*FBN1* 基因变异是 MFS 的诊断标准。

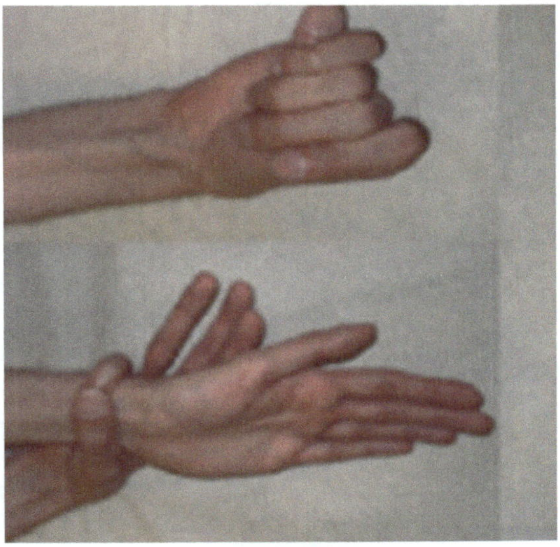

图 1-12　手指呈现蜘蛛样指

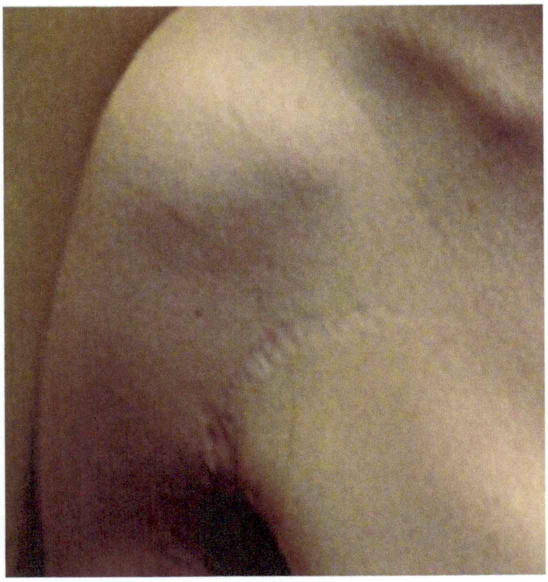

图 1-13　皮肤条纹

表 1-13　Ghent 诊断系统评分（2010 年修订版）

临床特征		分数
面部特征（3 种及以上）：	长形头颅、颧骨发育不全、眼球内陷、睑裂下斜、颌后缩	1
腕征和指征	同为阳性	3
	仅 1 个阳性	1
后足畸形	足外翻合并扁平足	2
	扁平足	1
肘关节外展减小		1
鸡胸		2
漏斗胸或胸部不对称		1
上半身 / 下半身比例减少或上肢跨长 / 身高　> 1.05		1
脊柱侧凸或胸腰部后凸		1
髋臼前凸		2
硬脊膜膨出		2
二尖瓣脱垂		1
中度近视及以上		1
皮纹萎缩（牵拉痕）		1
气胸		2

是否有 MFS 家族史、主动脉直径（Z 值）、FBN1 突变、晶状体异位、Ghent 系统评分≥ 7 均为 MFS 的诊断点。

年龄< 20 岁，Ghent 系统评分< 7 分，主动脉根部 Z 值< 3，无家族史，未发现 *FBN1* 突变可诊断为“非特异性结缔组织障碍”，随访至成人；如果存在 *FBN1* 突变但主动脉 Z 值为< 3，做出潜在 MFS 的诊断。如果家族史为阳性，但 Ghent 系统评分< 7 分，随访和定期评估要求至少到 20 岁（图 1-14）。

2. 鉴别诊断　升主动脉扩张、主动脉窦肿瘤形成并不是 MFS 的特异性临床表现，在其他疾病中也可检测到 *FBN1* 基因突变。埃勒 - 丹洛斯综合征常导致中等大小的动脉瘤和严重的瓣膜功能不全。Loeys-Dietz 综合征的表型为升主动脉瘤或动脉夹层，是由 *shiTGFBR1*、*TGFBR2* 基因突变引起的。Sphrintzen-golderg 综合征的表型为罕见的动脉瘤，也可检测到 *FBN1* 突变。

3. 辅助检查　超声心动图具有无创、快捷的特点，是筛查 MFS 心血管疾病的首选影像学检查，可以发现大多数心血管异常。2010 年美国心脏协会指南建议 MFS 患者在以下时间使用超声心动图评估主动脉根部和升主动脉：最初诊断 MFS 时和诊断后 6 个月，然后每年至少一次。视力、骨骼和心血管系统可以通过裂隙灯、X 线、CT 血管造影和磁共振成像来评估。

【治疗】

1. 药物治疗　可长期使用 β 受体阻滞剂、血管紧张素 Ⅱ 受体阻滞剂和血管紧张素转换酶抑制剂（ACEI），以减缓主动脉根部扩张的速度。因为它可以降低心脏的收缩力和收缩速度，减少心肌耗氧量，降低心输出量，可显著减少二尖瓣和主动脉瓣反流，减少主动脉破裂机会，能减缓疾病的进展。

2. 手术治疗　预防性手术的指征是主动脉根部扩张至 5cm 或以上，手术首选 Bentall 手术，同时可考虑置换主动脉根部和主动脉瓣。

3. 心理治疗　儿童视力异常、心血管和骨骼系统发育畸形，使儿童和父母在生活中焦虑、自卑、自信受到伤害，需要及时的心理咨询和人文关怀。

4. 基因治疗　MFS 主要涉及骨、眼、心血管疾病，且 MFS 患者涉及心血管疾病，影响自然寿命。若主动脉受累明显，症状出现后 2 ～ 3 年病程发展迅速。未来的药物干预将依赖于找到有效的分子靶点。基因检测有助于 LDS（Loydiz syndrome）的 MFS 诊断和分化，对家庭成员的产前诊断肯定有帮助。

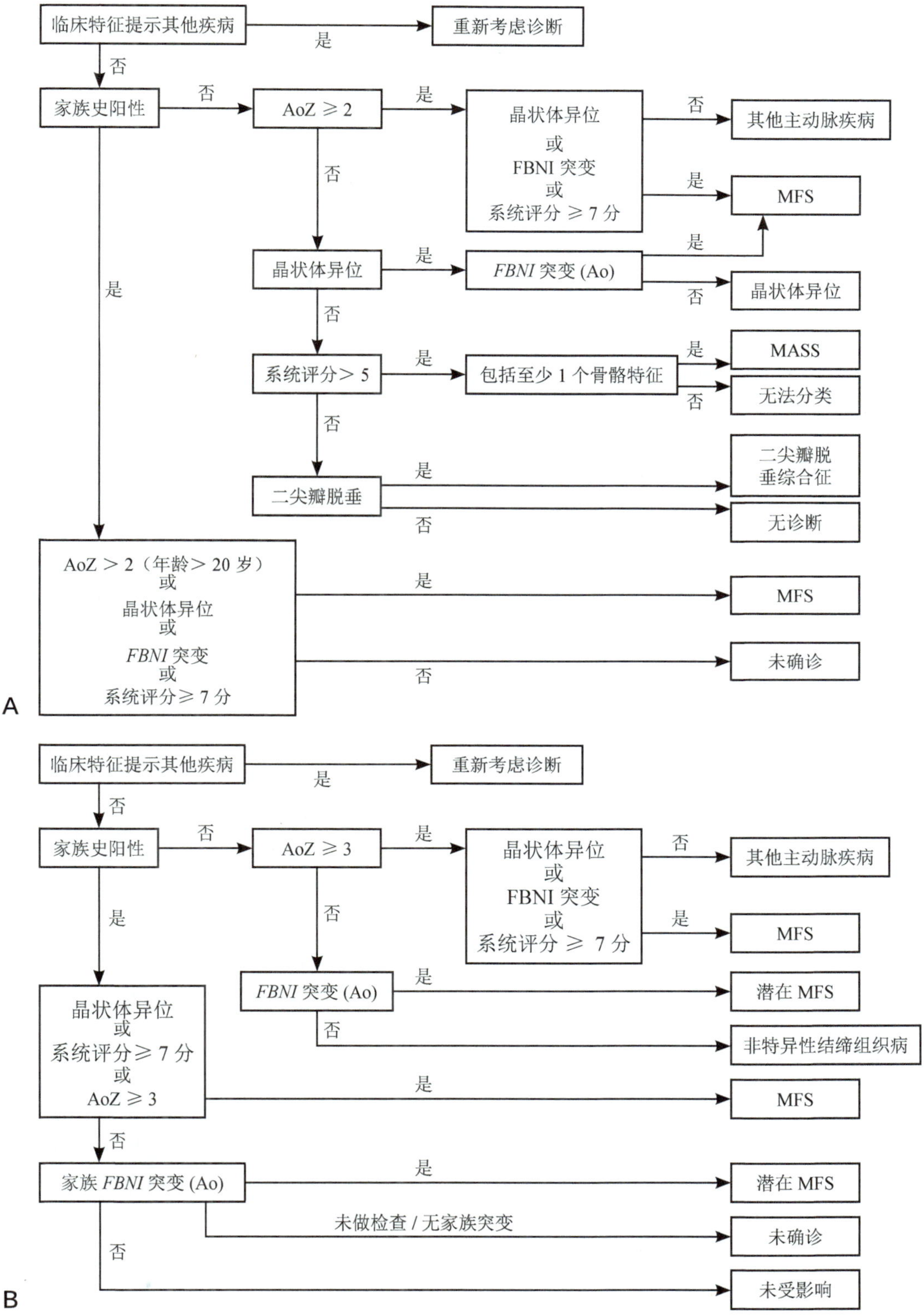

图 1-14　诊断流程图

A. ＞ 20 岁患者诊断流程；B. ＜ 20 岁患者诊断流程。AoZ：表示主动脉直径 Z 值，≥ 2 或存在主动脉窦瘤或夹层；*FBN1* 突变：是指与主动脉扩张相关的 *FBN1* 突变

基因治疗展望：SiRNA 可以阻断突变型 *FBN1* 基因的表达，抑制主动脉扩张。如何确定未来基因治疗的靶点是一个热点和难点，但同时，基因治疗的伦理学也有待提高。

（苟　鹏　程昕然）

【参考文献】

［1］冯宇，计晓娟．马方综合征的诊断与治疗研究进展．局解手术学杂志，2020, 29(2):158-161.

［2］Sakai L Y, Keene D R, Engvall E,et al.A new 350-kD glycoprotein, is a component of extracellular microfibrils.J Cell Biol, 1986, 103: 2499-2509.

［3］覃勇民，伍广伟．马凡综合征的临床研究进展．疑难病杂志，2010,9(10):797-801.

［4］初歌今，张清炯，郭向明．马凡综合征的临床诊断与分子生物学研究进展．中国实用眼科杂志，2002(04):245-249.

［5］贺晶，高凌根．马凡综合征的分子遗传学研究进展．中华保健医学杂志，2015,17(05):421-424.

［6］Wang Yueli,Li Xiaoyan,Li Rongjuan, et al. Identification of novel causal FBN1 mutations in pedigrees of marfan syndrome.Int J Genomics, 2018, 2018: 1246516.

［7］Chung A , Yeung K A , Cortes S F , et al. Endothelial dysfunction and compromised eNOS/Akt signaling in the thoracic aorta during the progression of Marfan syndrome. British Journal of Pharmacology, 2007, 150(8):1075-1083.

［8］Booms P , Ney A , Barthel F ,et al. A fibrillin-1-fragment containing the elastin-binding-protein GxxPG consensus sequence upregulates matrix metalloproteinase-1: biochemical and computational analysis. Journal of Molecular & Cellular Cardiology, 2006, 40(2):234-246.

［9］Li-Wan-Po Alain,Loeys Bart,Farndon Peter, et al. Preventing the aortic complications of Marfan syndrome: a case-example of translational genomic medicine.Br J Clin Pharmacol, 2011, 72: 6-17.

［10］Pyeritz R E . Marfan syndrome and related disorders. Annals of Thoracic Surgery, 2008, 86(1):0-336.

［11］王洪利，侯淼，王波，严文华.FBN1 基因新发突变致马凡综合征 1 例报告并文献复习 [J]. 临床儿科杂志，2019,37(07):541-544.

［12］陈香卫．临床影像诊断学．长春：吉林科学技术出版社，2012.

［13］Loeys Bart L,Dietz Harry C,Braverman Alan C, et al. The revised Ghent nosology for the Marfan syndrome.J Med Genet, 2010, 47: 476-485.

［14］von Kodolitsch Yskert,De Backer Julie,Schüler Helke, et al. Perspectives on the revised Ghent criteria for the diagnosis of Marfan syndrome. Appl Clin Genet, 2015, 8: 137-155.

第十二节　Xia-Gibbs 综合征

【概述】

Xia-Gibbs 综合征（OMIM # 615829）由是 *AHDC1* 基因（OMIM*615790）基因突变所致的常染色体显性遗传病，在 2014 年由中国医师夏凡和 Richard A. Gibbs 首次报道[1]。临床特征性表现包括全面发育迟缓、肌张力减退、阻塞性睡眠呼吸暂停、语言发育迟缓、矮身材和特殊面容（鼻梁低平、眼距过宽、睑裂下斜或上斜、牙列不齐、薄上唇和小下颌）[1-6]。

【流行病学】

Xia-Gibbs 综合征是一种罕见的遗传性疾病，有 250 多名患者在全球范围内确诊[7]。据估计，一般人群中 Xia-Gibbs 综合征的发病率不到 1/1 000 000（活产婴儿中）[8]。由于 Xia-Gibbs 综合征的临床表现多变，且表型仍在扩大[3,5]，目前我国对该病的发病率、生存率及累计死亡率尚未统计。

【遗传学】

Xia-Gibbs 综合征是由 *AHDCl* 基因新发突变引起的常染色体显性遗传病。*AHDCl* 基因位于染色体 1p36.11，含有 7 个外显子，该基因编码用于结合脱氧核糖核酸（DNA）的转录因子，*AHDC1* 在小鼠大脑的早期胚胎生命中表达，表明它在大脑发育中起着举足轻重的作用[9]。AHDCl 蛋白是由 1603 个氨基酸组成的，其具有两个保守结构域[10]：①保守结构域 1 含有两个含 AT- 钩 DNA 结合序列，分别位于氨基酸 396 ～ 408 位和 544 ～ 556 位，而 AT- 钩 DNA 结合序列能够辅助蛋白与 DNA 的结合并帮助 DNA 发生结构改变，从而产生生物学功能；②保守结构域 2 位于 C 端，包含 C 端 PDZ 结合区，该区可与含 PDZ 区的蛋白相互作用，而含 PDZ 区的蛋白可以通过识别 C 端 PDZ 结合区调节多种生物学作用，如参与 DNA 结构修饰、离子信号传输、液体和电解质传输等[11]。*AHDC* 基因发生突变时会导致智力障碍并影响 DNA 修复[12]。

【发病机制】

Xia-Gibbs 综合征具体发病机制尚不清楚[13]。目前已报道的 Xia-Gibbs 综合征大部分为截短突变，从而导致蛋白质变短[3]。也有 1 例报道为 *CNV* 变异所致[14]。*AHDC1* 的表达水平和模式可能与已知的 *REV3L* 基因相似，后者是一种参与 DNA 修复和基因组稳定性的蛋白质[15]。*AHDC1* 在大脑中表达，*AHDC1* 与许多其他核蛋白相互作用，影响发育过程中的转录和表观遗传调控[16]。*AHDC1* 编码的发育蛋白的数量和功能不足会对发育中的大脑产生不利影响[9]，有报道称靠近 C 端区域的变异导致严重的临床表型，而靠近 N 端区域的变异表现出较轻的临床表型[5]。

【临床表现】

1. 胎儿期改变　妊娠期产检一般无特异性改变。

2. 生后异常表现　患儿出生后可表现为喂养困难、营养不良、肌张力低下，逐渐出现智力运动发育迟缓、语言发育落后、共济失调、孤独症、癫痫、睡眠呼吸暂停、身材矮小、眼球震颤、斜视、弱视、散光、听力损害、头颅磁共振成像异常、脑电图异常等。

3. 颅面部　面部畸形特征包括前额宽、鼻梁低平、眼距过宽、睑裂下斜或上斜、牙列不齐、高腭弓、人中长、鼻翼发育不全、薄上唇和小下颌等（图 1-15A、B 和图 1-16A、B）。

4. 肌肉骨骼　患儿可表现为四肢肌张力低下、脊柱侧凸、短指、小头畸形、颅缝早闭。

5. 皮肤　少数患儿可有皮肤松软、通贯掌（图 1-15C、图 1-16C）。

6. 呼吸　部分患儿可出现睡眠呼吸暂停。

7. 神经　所有患儿都存在不同程度的发育迟缓或智力障碍，可有共济失调、震颤和语言运动发育迟缓，行为异常（如自残行为、脾气暴躁、攻击行为），孤独症，头颅磁共振成像异常（如胼胝体发育不全、髓鞘化延迟形成或髓鞘化不足、脑白质软化、脑沟增宽和囊性病变），脑电图异常（如癫痫等）（图 1-15D、E、F 和图 1-16D、E）。

8. 眼　可有弱视、散光、眼距过宽、睑裂下斜或上斜、眼球震颤、屈光不正、斜视、皮质视觉障碍等。

9. 内分泌　身材矮小，生长激素缺乏症。

10. 肿瘤易感性　尽管 *AHDC1* 在人类中的确切作用仍然存在争议，但建议诊断为 Xia-Gibbs 综合征的患者应转介给专家进行癌症筛查，同时保持高度怀疑[1-6, 16]。

【实验室检查】

实验室检查基于先证者的基础之上，因此对于出现上述临床表型且高度怀疑本病的患儿，建议采用多基因组测定，因为其可以对不能解释潜在表型的致病性突变进行分析；但如果患儿表型并非典型且考虑其他综合征时，最好的方法是进行全外显子测序以明确致病性基因。

由于本病导致多器官系统受累，应对患儿进行多方面评估，如进行智力检测、生长发育评估、视力检测、听力检测、脑电图评估，睡眠监测评估，脊柱 X 线、颅脑磁共振等检查。对于矮身材儿童行生长激素激发试验检查，了解有无生长激素缺乏症。

【诊断和鉴别诊断】

1. 诊断　由于目前尚未发现其他基因突变导致的 Xia-Gibbs 综合征[17]，故对于出现上述临床表型的先证个体，在进行分子遗传学检测后如果明确为 *AHDC1* 基因的杂合性致病变异或拷贝数变异即可确诊。

2. 鉴别诊断[18]　见表 1-14。

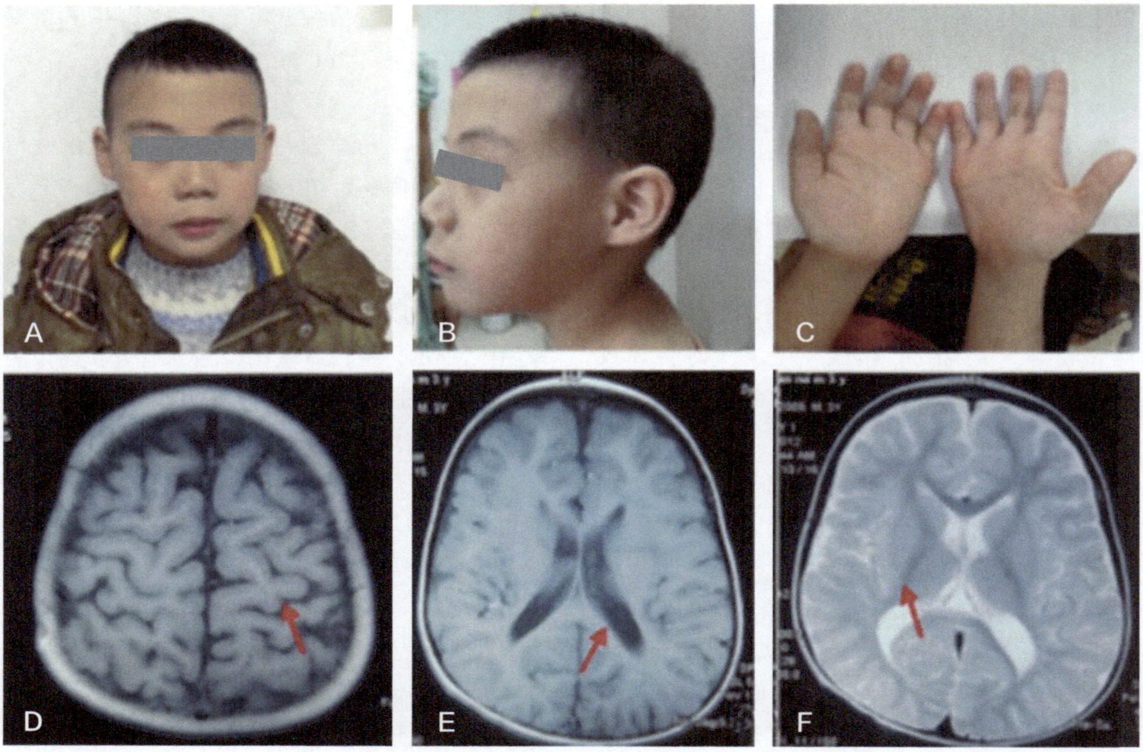

图 1-15　Xia-Gibbs 综合征患者临床表现

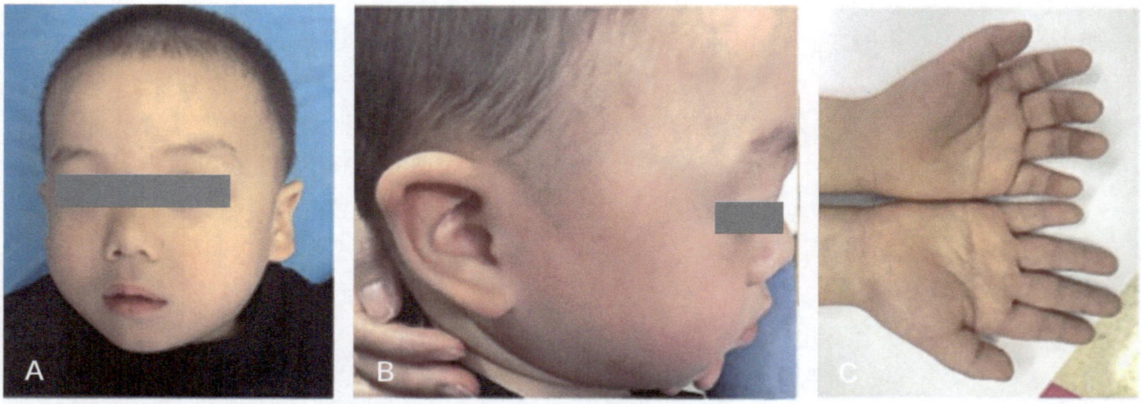

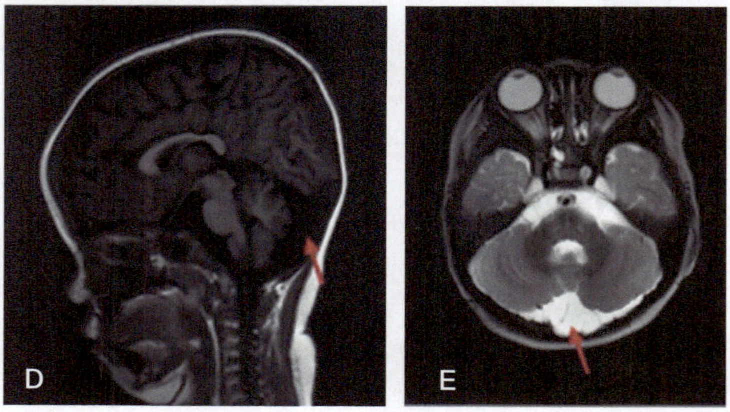

图 1-16　该图为一 4 岁男性患儿，因身高低于同龄儿童及智力运动发育落后就诊，基因检测确诊为 Xia-Gibbs 综合征

A、B. 前额宽，眼距过宽，睑裂上斜，鼻翼发育不全，鼻梁平，人中长，耳垂上翘，高腭弓，小下颌；C. 他的两只手掌都有短指和通贯掌；D、E. 脑磁共振成像显示小脑髓池增大及蛛网膜囊肿

表 1-14　Xia-Gibbs 综合征鉴别诊断

	遗传类型	致病基因	重叠于 Xia-Gibbs 综合征的表型	区别于 Xia-Gibbs 综合征的表型
Aicardi 综合征	常染色体隐性遗传	*TREX1* *ADAR1* *RNASEH2B* *RNASEH2C*	出生后喂养困难 全面发育迟缓 肌张力低下 脑电图异常 脑白质病变	冻疮样皮损 颅内多发钙化灶 脑脊液慢性淋巴细胞增多症

【治疗】

1. 对症治疗　Xia-Gibbs 综合征并无特异性治疗手段，目前遵循个体化对症治疗方案。康复理疗在治疗各种病因引起的运动迟缓方面是非常重要的。对于发生睡眠呼吸暂停的患儿，应考虑腺样体或扁桃体切除术；对于出现骨骼异常的患儿，首先考虑物理或康复治疗[19]。

2. 生长激素治疗　对于合并身材矮小的患儿，建议生长激素激发试验检查，上述两例患儿确诊为合并生长激素部分缺乏症，给予生长激素治疗后第一年生长速率均以每年约 10cm 的速度生长，生长激素治疗疗效可。在生长激素替代性治疗的第一年，应每 3 ～ 6 个月对患者进行一次监测[2]。

【遗传咨询】

该病的遗传方式为常染色体显性遗传，理论上女性和男性同样受累，该病完全外显。目前所报道的患者中父母均没有症状，表明大多数患有 Xia-Gibbs 综合征的先证者是因为新发突变而致病。但是，不排除由父母生殖细胞嵌合而导致再次生育相同疾病的患儿。因此，对于已生育 Xia-Gibbs 综合征患儿的父母，再生育时仍建议进行产前基因诊断，而对于 Xia-Gibbs 综合征患者本人，目前仍没有生育的报道，但理论上其再生育患儿的风险为 50%。

【预防】

该病目前尚无有效的预防措施，对于生育过该疾病患儿的家长，建议再次生育时进行产前基因诊断。

（唐　芳　程昕然）

【参考文献】

[1] Xia F, Bainbridge MN, Tan TY , et al. *De novo* truncating mutations in AHDC1 in individuals with syndromic expressive language delay, hypotonia, and sleep apnea. Am J Hum Genet, 2014, 94(5) : 784-789.
[2] Cheng XK, Tang F, Hu XY,et al. Two Chinese Xia-Gibbs syndrome patients with partial growth hormone deficiency.Mol Genet Genomic Med，2019，7(4):e00596.
[3] Díaz-Ordoñez L，Ramirez-Montano D，candelo E，et al．syndromjc intellectual disability caused by a novei truncating variant in AHDCl：a case report. Iran J Med sci，2019，44(3)：257-261.
[4] Wang QM, Huang XL, Liu YH, et al. Microdeletion and microduplication of 1p36.11p35.3 involving AHDC1 contribute to neurodevelopmental disorder. Eur J Med Genet，2020，63(1):03611.
[5] Jiang Y, Wangler MF, McGuire AL, et al.The phenotypic spectrum of Xia-Gibbs syndrome. Am J Med Genet A，2018，176(6):1315-1326.
[6] García-Acero M, Acosta J. Whole-exome sequencing identifies a de novo AHDC1 mutation in a Colombian patient with Xia-Gibbs syndrome. Mol Syndromol，2017，8(6):308-312.
[7] Khayat MM, Li H, Chander V, et al. Phenotypic and protein localization heterogeneity associated

with AHDC1 pathogenic protein-truncating alleles in Xia-Gibbs syndrome. Hum Mutat，2021,42(5):577-591.

[8] Orphanet Consortium. AHDC1 Related Intellectual Disability Obstructive Sleep Apnea Mild Dysmorphism Syndrome.https://www.orpha.net/consor/cgi-bin/OC_Exp.php?lng=EN&Expert=412069 .

[9] Quintero-Rivera F, Xi QJ, Keppler-Noreuil KM, et al. MATR3 disruption in human and mouse associated with bicuspid aortic valve, aortic coarctation and patent ductus arteriosus. Hum Mol Genet，2015，24(8):2375-2389.

[10] Yang H, Douglas G, Monaghan KG, et al. De novo truncating variants in the AHDC1 gene encoding the AT-hook DNA-binding motif-containing protein 1 are associated with intellectual disability and developmental delay. Cold Spring Hard Mol Case Stud，2015，1(1):a000562.

[11] Park HY，Kim M，Jang W，et al. Phenotype of a patient with a 1p36．1l-p35．3 interstitial deletion encompassing the AHDCl．Ann Lab Med，2017，37(6)：563-565.

[12] Gan GN, Wittschieben JP, Wittschieben BØ,et al. DNA polymerase zeta in higher eukaryotes. Cell Res, 2008, 18(1):174-183.

[13] Faergeman SL,Bojesen AB,Rasmussen M,et al. Phenotypic heterogeneity and mosaicism in Xia-Gibbs syndrome: five Danish patients with novel variants in AHDC1.Eur J Med Genet, 2021，64(9):104280.

[14] Ritter AL, McDougall C, Skraban C, et al. Variable clinical manifestations of Xia-Gibbs syndrome: findings of consecutively identified cases at a single children’s hospital. Am J Med Genet, 2018, 176(9): 1890-1896.

[15] He P, Yang Y, Zhen L,et al.Recurrent hypoplasia of corpus callosum as a prenatal phenotype of Xia-Gibbs syndrome caused by maternal germline mosaicism of an AHDC1 variant. Eur J Obstet Gynecol Reprod Biol，2020，244:208-210.

[16] Murdock DR,Jiang YY, Wangler M, et al.Xia-Gibbs syndrome in adulthood: a case report with insight into the natural history of the condition. Cold Spring Harb Mol Case Stud，2019，5(3):aoo3608.

[17] Vandamme J，VölkeL P，Rosnoblet C,et al.Interaction proteomics analysis of polycomb proteins defines distinct PRCl complexes in mammalian cells．Mol cell Proteomics，2011，10(4)：M110．002642.

[18] Goyal C, Naqvi WM, Sahu A, et al.Xia-Gibbs syndrome: a Review of literature. Cureus, 2020, 12(12):e12352.

[19] Law JC, Breazzano MP, Eliott D. Aicardi syndrome. J Pediatr Ophthalmol Strabismus, 2018, 55(5):344.

第十三节　2 型肢端发育不全症

【概述】

肢端发育不全症是一种罕见的发育性骨骼发育不良疾病，其典型特征包括严重短指、面部发育不良、鼻发育不全、身材矮小及不同程度的认知障碍和多种 G 蛋白偶联受体信号通路的激素抵抗（包括甲状旁腺和甲状腺等）。1968 年，Maroteaux 和 Malamut 首次报道该病[1]。该病分为 2 个亚型：1 型肢端发育不全症（ACRDYS1, OMIM# 101800）是由环磷酸腺苷（cyclic adenosine monophosphate, cAMP）依赖性蛋白激酶 1 型调节亚基（type 1 regulatory subunit of cAMP-dependent protein kinase A，PRKAR1A）基因（OMIM# 188830）变异所致；2 型肢端发育不全症 (ACRDYS2, OMIM# 614613) 是由 cAMP 特异性磷酸二酯酶 4D（cAMP-specific phosphodiesterase 4D, PDE4D）基因（OMIM # 600129）变异所致。

【流行病学】

到目前为止，由于已报道的 2 型肢端发育不全症病例数量少，尚无发病率、生存率及累计死亡率等流行病学数据。

【遗传学】

2 型肢端发育不全症属于常染色体显性遗传疾病。在 2012 年，通过外显子测序发现 *PDE4D*

基因突变可导致 2 型肢端发育不全症[2, 3]。到目前为止，已经有 40 余个 *PDE4D* 基因错义突变被描述（HGMD; http://www.hgmd.cf.ac.uk）。ACRDYS2 绝大多数为散发病例，男女比例无明显差异，仅有少数 *PDE4D* 基因杂合错义突变的家系报道[4]。即使在同一个家系中，相同位点的基因突变所致表型仍有较大差别[5, 6]。

【发病机制】

PDE4D 基因位于 5q11.2—q12.1，属于 cAMP 水解磷酸二酯酶家族，编码的 PDE4D 是一种水解 cAMP 的Ⅳ类 cAMP 特异性 PDE，其作用是通过调节细胞内 cAMP 的浓度，影响 G 蛋白偶联信号通路下游效应[7]。有研究发现导致 ACRDYS2 的 *PDE4D* 基因突变损害 *PDE4D* 的活性，然而患者的细胞显示出低水平 cAMP，研究者们认为其他 PDE4 亚型的过度代偿性表达增加可以解释 PDE4D 活性降低的变异患者细胞中 cAMP 水平的反常下降[8]。ACRDYS2 报道的病例均与 *PDE4D* 基因错义突变相关，PDE4D 失活变异（如无义突变、缺失或变异破坏催化位点）在 ACRDYS2 中未被描述。因此，目前证据都支持 *PDE4D* 基因突变导致 PDE4D 活性不适当增加，可能会损害 GPCR-Gsa-PKA 途径的一些反应进而致病[9, 10]。另外，导致 PDE4D 单倍体不足的染色体 5q12.1 缺失综合征（OMIM# 615668），其特征与 ACRDYS2 的异常特征是镜像的，包括突出的鼻梁和小下颌、低体重指数、四肢和手指长等。因此，研究者们认为与染色体 5q12.1- 单倍剂量不足综合征相比，导致 ACRDYS2 的 *PDE4D* 基因突变是一种显性负效应突变[11]。

【临床表现】

1. 骨骼畸形　是 ACRDYS2 的主要特征。

（1）主要以面部骨发育不良（包括宽脸、宽眼距、上颌骨发育不全）伴鼻发育不良（包括鼻梁凹陷、鼻孔小而上翘）为特征（图 1-17A、B、E、F、J、K），典型患儿会有红头发、蓝眼睛，还可能会出现内眦赘皮、耳位低等表现。

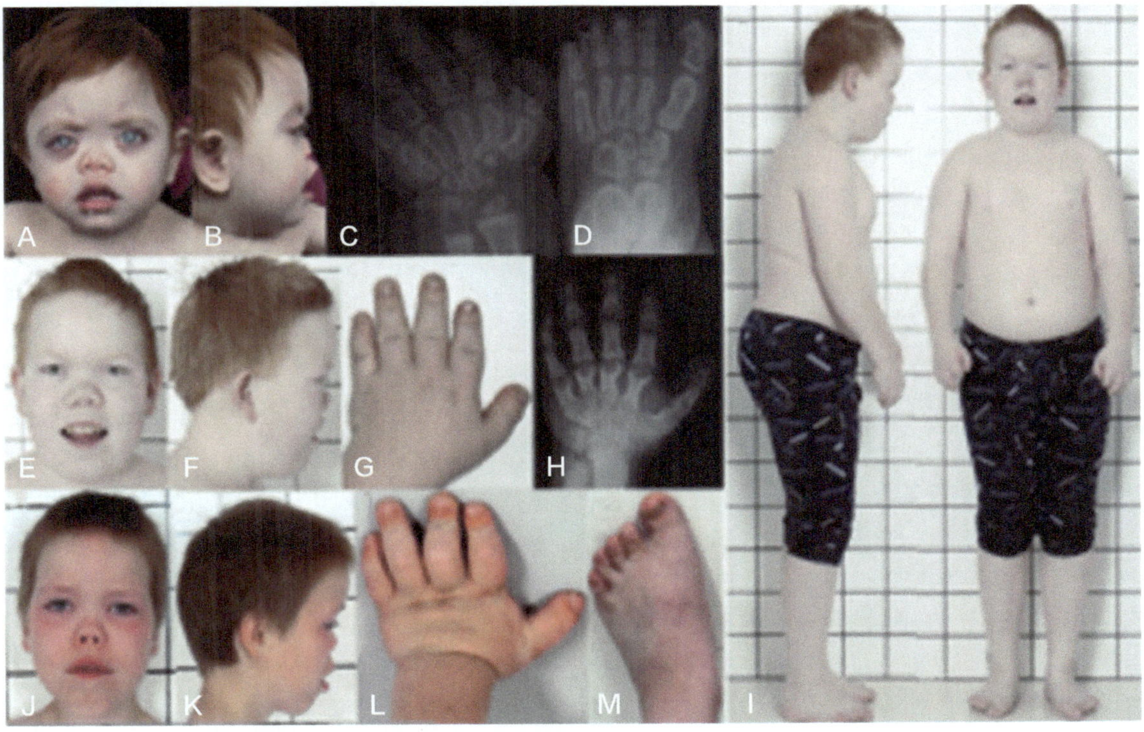

图 1-17　ACRDYS2 典型特征包括红头发、蓝眼睛、鼻和上颌发育不全（A、B、E、F、J、K）、手指和足趾短（C、D、G、H、L、M）、手臂短（I）。病例 1（A、B、C、D），病例 2（E、F、G、H、I），病例 3（J、K、L、M）[11]

（2）外周骨发育不良：包括重度短指（趾）畸形，表现为短指症E型（brachydactyly type E，BDE），手足小而粗短，拇趾相对较大，伴短而宽的跖骨、掌骨、指骨，对称性受累（图1-17G、L、M），可能还会出现锥形骨骺、骨龄提前、椎管狭窄等表现。

2. 内分泌异常　ACRDYS2患者发生激素抵抗的可能性较小[12]。但是仍有患者被描述存在甲状旁腺激素、促甲状腺素激素抵抗，另外患者可能存在性腺功能减退，表现为隐睾、月经不调、青春期发育迟缓等[13]。此外，有1型糖尿病、高血压、进行性肥胖的患者被报道[4,11]。少数患者出现宫内生长迟缓、出生后身材矮小[4]。

3. 神经系统　可能受累，存在智力障碍，可能伴有言语和精神运动发育迟缓。

4. 其他表现　有患者被发现因窦血栓形成而出现颅内高压、颈静脉血栓性静脉炎、深静脉血栓形成[4]。听力损失、复发性中耳炎、颅内高压、膝和肩部畸形、特应性鼻炎/湿疹、延迟的牙齿萌出/少牙症在*PDE4D*基因突变患者中也被观察到[13,14]。

【实验室检查】

1. 生化检查　主要评估是否存在甲状旁腺激素抵抗和促甲状腺激素抵抗，以及血清钙、血清磷酸盐、维生素D等钙磷代谢检查，有条件可进一步完善cAMP水平，并根据患儿是否存在矮小、青春期发育延迟等进一步完善生长激素、肾上腺素、黄体生成素/卵泡刺激素等激素检查。

2. 影像学检查　主要通过X线片评估颅骨、四肢管状骨、脊柱等。通常X线片显示患者有颅骨严重发育不全和颅骨增厚。手部所有管状骨：严重的短指影响所有掌骨和指骨，具有早期骨骺融合的锥形骨骺（图1-17C、D、H）。除了拇趾的跖骨和趾骨增生外，其他管状骨与手相似。大多数在儿童期或青春期接受评估的患者骨龄提前。

【诊断和鉴别诊断】

1. 诊断　ACRDYS2是由*PDE4D*基因突变所致，因此对于出现上述临床特征的先证个体，在进行分子遗传学检测后，如果明确为*PDE4D*基因的致病变异即可确诊。

2. 鉴别诊断

（1）要与ACRDYS1进行鉴别：两种基因型与表型之间有一定的相关性。*PDE4D*基因突变患者主要表现为面部骨发育异常、智力障碍，轻微或无激素抵抗，而*PRKAR1A*基因突变患者的面部骨发育不良多不典型、智力多正常且通常对多种激素抵抗（如甲状旁腺激素和促甲状腺激素）[3,14]。Elli等研究发现身材矮小、圆锥状骨骺多见于ACRDYS1，而面部骨发育障碍、智力或行为缺陷、隐睾和（或）缺少青春期发育等特征多见于ACRDYS2[13]。但是，*PDE4D*基因突变也可能导致小部分患者出现内分泌异常，如甲状旁腺激素（PTH）或促甲状腺激素（TSH）抵抗等[5, 11]。因此最终诊断需要通过基因检测明确。

（2）需要与其他由PTH1R/Gsa/cAMP/PKA通路中的基因缺陷引起的肢端骨发育不良和其他疾病进行鉴别。*PTHLH*基因（OMIM# 168470）杂合功能缺失变异导致与身材矮小相关常染色体显性遗传的短指症E2型（OMIM# 1113300）。PTH1R基因（OMIM# 168468）复合杂合或纯合失活变异导致Blomstrand型软骨发育不良（OMIM # 215045），其是一种常染色体隐性遗传疾病，其特征包括四肢短、羊水过多、胎儿肾/脑积水、面部异常、骨密度增加和骨骼过早成熟等。*GNAS*基因（OMIM # 139320）异常导致假性甲状旁腺功能减退症（pseudohypoparathyroidism，PHP）。*GNAS*杂合失活变异导致PHP1a（OMIM # 103580），其特征为存在Albright遗传性骨营养不良（Albright hereditary osteodystrophy，AHO）和甲状旁腺激素等激素抵抗。*GNAS*基因座中的表观遗传缺陷导致PHP1b（OMIM # 603233），通常表现为甲状旁腺激素抵抗但无AHO特征。上述存在BDE表型或激素抵抗特征的疾病需要进一步通过完善相关基因检查加以鉴别。

【治疗】

对于ACRDYS2，目前尚无特效的治疗方法，临床仅限于对症处理。对患者需要定期进行随访，主要包括：①常规体格检查（主要包括血压、体重指数、骨骼畸形等检查）；②内分泌检查（常规完善血钙、血磷、甲状旁腺激素、25-羟基维生素D、FGF23，甲状腺功能、胰岛素样生长因子检查，必要时完善生长激素激发试验和促性腺激素轴试验，青春发育期评估性腺发育情况；③相关并发症的评估：常规进行耳鼻喉相关检查（评估听力及有无复发性中耳炎等）、口腔科评估牙齿及评估血栓栓塞危险因素，必要时根据临床症状进行心脏超声、X线、脑磁共振等检查[4]。

（李　群　王秀敏）

【参考文献】

[1] Maroteaux P, Malamut G. Acrodysostosis. Presse Med, 1968, 76(46): 2189-2192.
[2] Lee H, Graham JM, Rimoin DL, et al. Exome sequencing identifies PDE4D mutations in acrodysostosis. Am J Hum Genet, 2012, 90(4): 746-751.
[3] Michot C, Le Goff C, Goldenberg A, et al. Exome sequencing identifies PDE4D mutations as another cause of acrodysostosis. Am J Hum Genet, 2012, 90(4): 740-745.
[4] Michot C, Le Goff C, Blair E, et al. Expanding the phenotypic spectrum of variants in PDE4D/PRKAR1A: from acrodysostosis to acroscyphodysplasia. Eur J Hum Genet, 2018, 26(11):1611-1622.
[5] Hoppmann J, Gesing J, Silve C, et al. Phenotypic variability in a family with acrodysostosis type 2 caused by a novel PDE4D mutation affecting the serine target of protein kinase-a phosphorylation. J Clin Res Pediatr Endocrinol, 2017, 9(4): 360-365.
[6] Lynch DC, Dyment DA, Huang LJ, et al. Identification of novel mutations confirms PDE4D as a major gene causing acrodysostosis. Hum Mutat, 2013, 34(1): 97-102.
[7] Conti M, Beavo J. Biochemistry and physiology of cyclic nucleotide phosphodiesterases: essential components in cyclic nucleotide signaling. Annu Rev Biochem, 2007, 76:481-511.
[8] Kaname T, Ki CS, Niikawa N, et al. Heterozygous mutations in cyclic AMP phosphodiesterase-4D (PDE4D) and protein kinase A (PKA) provide new insights into the molecular pathology of acrodysostosis. Cell Signal，2014, 26(11): 2446-2459.
[9] Briet C, Pereda A, Le Stunff C, et al. Mutations causing acrodysostosis-2 facilitate activation of phosphodiesterase 4D3. Hum Mol Genet, 2017, 26(20): 3883-3894.
[10] Motte E, Le Stunff C, Briet C, et al. Modulation of signaling through GPCR-cAMP-PKA pathways by PDE4 depends on stimulus intensity: Possible implications for the pathogenesis of acrodysostosis without hormone resistance. Mol Cell Endocrinol, 2017, 442: 1-11.
[11] Lindstrand A, Grigelioniene G, Nilsson D, et al. Different mutations in PDE4D associated with developmental disorders with mirror phenotypes. J Med Genet, 2014, 51(1): 45-54.
[12] Silve C, Le-Stunff C, Motte E, et al. Acrodysostosis syndromes. Bonekey Rep, 2012, 1: 225.
[13] Elli FM, Bordogna P, de Sanctis L, et al. Screening of PRKAR1A and PDE4D in a large Italian series of patients clinically diagnosed with Albright hereditary osteodystrophy and/or pseudohypoparathyroidism. J Bone Miner Res, 2016, 31(6): 1215-1224.
[14] Linglart A, Fryssira H, Hiort O, et al. PRKAR1A and PDE4D mutations cause acrodysostosis but two distinct syndromes with or without GPCR-signaling hormone resistance. J Clin Endocrinol Metab, 2012, 97(12): E2328-E2338.

第十四节　MIRAGE综合征

【概述】

MIRAGE综合征（OMIM#617053）由6个

英文单词的首字母缩写组成，是一种由 *SAMD9* 基因的功能变异导致的机体多系统受累疾病，在 2016 年由日本学者 Narumi [1] 首次报道。其 6 个核心临床特征为骨髓发育异常（myelodysplasia）、反复感染、生长受限（restriction of growth）、肾上腺发育不全（adrenal hypoplasia）、外生殖器畸形（genital phenotypes）和胃肠道异常（enteropathy），男女比例为 3.44：1 [2]。

【流行病学】

MIRAGE 综合征是一种罕见的遗传性疾病，目前全球患者总数仅 40 余名。该病目前并没有世界范围内的流行病学资料。据报道，MIRAGE 综合征的发病率＜1/1000 000 [3]。该病的平均死亡年龄为 2 岁，病死率高达 62.5%，近 60% 的死亡是由反复感染所致。目前已报道的存活最年长的患者为 20 岁 [4]。

【遗传学】

MIRAGE 综合征属于常染色体显性遗传疾病。*SAMD9* 基因是目前报道的唯一致病基因，其位于 7 号染色体长臂（q21.2）上，由 3 个外显子组成，编码一个分子质量为 184.3kDa 的由 1589 个氨基酸构成的细胞质蛋白 SAMD9（sterile a motif domain-containing protein 9）[5]。迄今共发现 *SAMD9* 基因有 25 种致病性变异，均为错义突变。对国内外报道的 40 例患者进行遗传学分析后显示，氨基酸改变由精氨酸变异为其他氨基酸占 57.5%，且死亡率更高。有学者 [6] 认为，较大的带正电荷氨基酸残基被较小的中性氨基酸残基替代可能会显著影响分子内或分子间的相互作用，但这一机制还需要进一步的功能研究来验证。

【发病机制】

MIRAGE 综合征为单基因遗传病。由 *SAMD9* 基因编码的 SAMD9 蛋白在组织内的表达广泛，在胎儿肾上腺表达最高；其次为结肠、骨髓、胎儿肝脏、胸腺、脾脏、肺、肝脏、胎儿睾丸、睾丸、子宫、肾上腺等组织。SAMD9 蛋白具有轻微抗增殖能力，当 *SAMD9* 基因发生功能变异（gain of function，GOF）时，SAMD9 蛋白的抗增殖能力显著增强，导致多脏器发育不良而出现相应临床表型。部分患儿可能发生非整倍体适应机制进行表型修饰，如体细胞自发丢失携带变异的整条 7 号染色体（7 染色单体）、体细胞自发丢失携带变异的 7 号染色体长臂（7q-）、体细胞发生其他失功能变异等。当这 3 种补偿机制发生在造血组织时，有细胞过度增殖的风险，从而发生骨髓增生异常综合征、白血病等 [5]。

【临床表现】

1. 骨髓发育异常　最常见的是血小板减少症，其次为贫血、中性粒细胞减少、淋巴细胞减少和全血细胞减少，部分患儿可进展为骨髓增生异常综合征和白血病。血液学异常可随年龄进展发生变化。患儿表现为皮肤易擦伤、黏膜出血、口腔溃疡、面色苍白等 [7]。

2. 反复感染　大多数患儿在 2 岁前易发生反复且严重的感染，包括肺炎、尿路感染、肠胃炎、脑膜炎、中耳炎、尿布皮炎（图 1-18）、皮下脓肿和败血症等，感染的微生物多为肠道

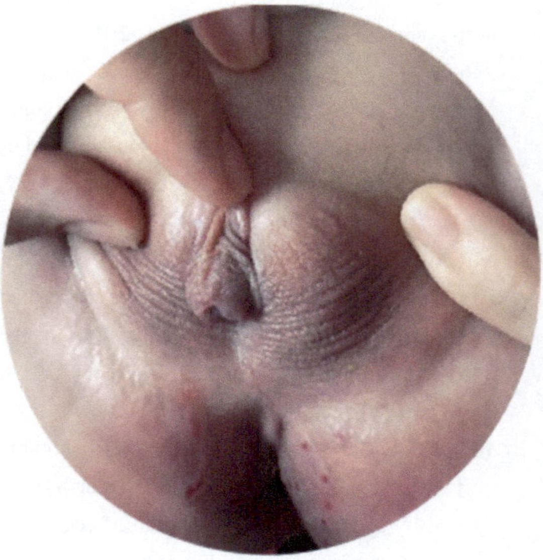

图 1-18　患者，14 月龄男婴，因“阴茎短小、尿道下裂伴反复感染 1 年”收入院，基因检测确诊为 MIRAGE 综合征（尿布皮炎；外生殖器表现：男性化不全，小阴茎、尿道开口于会阴处，无阴道开口，阴囊后部融合、前部分裂）

病原体，如肺炎克雷伯菌、金黄色葡萄球菌、沙门菌、肠球菌，也可见于巨细胞病毒和真菌（念珠菌）感染等[7]。

3. 生长受限　受累的患儿多为早产儿，平均出生胎龄为 30 周（26 ～ 37 周）[2]，大多数患儿出生时存在胎儿窒息史。表现为宫内发育迟缓、出生体重小于胎龄儿、持续生长追赶失败（身材矮小、消瘦）[8]。

4. 肾上腺发育不全　80% 的患儿存在原发性肾上腺皮质功能低下，出生时即表现为弥漫性皮肤色素沉着，合并严重脱水和低血压。低皮质醇和促肾上腺皮质激素（ACTH）水平明显升高，尸检或腹部超声提示肾上腺发育不全。

5. 外生殖器畸形　染色体核型为 46,XY 的患儿存在不同程度的男性化不全（图 1-18），包括尿道下裂、小阴茎、隐睾、阴囊分裂，甚至完全女性表型。46,XX 患儿外生殖器异常表现不典型，仅尸检发现卵巢发育不良[2,9,10]。

6. 胃肠道异常　80% 的患儿发生慢性腹泻，可并发严重的尿布疹。1/3 的患儿存在食管问题，常并发反复吸入性肺炎。临床表现包括吞咽困难、胃食管反流、呕吐、食管下蠕动、食管狭窄、贲门失弛症。

7. 神经系统　大多数患儿存在中度至重度的全面发育迟缓，可存在小头畸形、脑积水、脑白质异常、脑血管周围钙化、小脑发育不良、脊髓空洞症等结构异常[10]，少数患儿可有癫痫发作。

少数患儿可有自主神经功能紊乱，表现为干燥性角膜溃疡合并泪腺功能减退、少汗或无汗症、多汗症、体温不稳定等[9]。

8. 泌尿道　可有肾盂肾盏扩张、肾小管酸中毒、肾炎、膀胱输尿管反流、慢性肾病等，临床表现为蛋白尿、血尿。

9. 颜面部　表现为非特异性的前额凸出、眼距宽、内眦赘皮、低耳位、小下颌。

10. 心血管　心脏畸形常在婴儿期或儿童早期被发现，见于动脉导管未闭、肺静脉异位引流、室间隔缺损。

11. 肌肉骨骼　患儿可表现为手指和（或）足趾弯曲挛缩、指（趾）甲发育不良、脊柱侧凸。

12. 呼吸　支气管肺发育不良、支气管狭窄、支气管扩张均有报道。

13. 其他　部分患儿可出现甲状腺功能减退、听力受损、1 型糖尿病等。

【实验室检查】

实验室检查基于先证者的基础之上，因此对于出现上述临床表型且高度怀疑本病的患儿，建议采用多基因组测定，因为这可以对不能解释潜在表型的致病性突变进行分析；但如果患儿表型并非典型且考虑其他综合征时，最好的方法是进行全外显子测序以明确致病性基因，标本应包括血液标本和非血液标本，如口腔黏膜、皮肤成纤维细胞、头发根等。

由于本病可导致多器官系统受累，应对患儿进行多方面评估，如进行生长发育及外生殖器表型评估，完善血常规、免疫、肾功能、电解质、血糖、皮质醇、促肾上腺皮质激素、染色体检测，智力检测，吞咽功能评估，脑电图评估，完善肾上腺超声、超声心动图、颅脑磁共振；对于外周血细胞减少个体，需进行骨髓检查，包括外周血和（或）骨髓 7 染色单体和（或）7q- 等检查。

【诊断和鉴别诊断】

1. 诊断[7]　迄今，MIRAGE 综合征尚无一致的临床诊断标准。

（1）46,XY 个体需同时存在≥ 4 个核心临床特征。

（2）46,XX 个体需同时存在≥ 3 个核心临床特征。

对于出现上述临床表型的先证者，在进行分子遗传学检测后，如果明确为 *SAMD9* 基因的杂合性功能致病变异即可确诊。

2. 鉴别诊断　见表 1-15[7]。

【治疗】

1. 对症治疗　MIRAGE 综合征并无特异性治疗手段，目前仅遵循个体化对症治疗方案。对于严重贫血或血小板减少患儿，给予输血支

表 1-15　MIRAGE 综合征的鉴别诊断

	遗传类型	致病基因	重叠于 MIRAGE 综合征的表型	区别于 MIRAGE 综合征的表型
3A 综合征	常染色体隐性遗传	*AAAS*	原发性肾上腺功能减退 无泪 贲门失弛症	血液学异常 反复感染 生长受限 生殖器畸形 慢性腹泻
IMAGe 综合征（OMIM#231550）	常染色体隐性遗传	*CDKN1C*	宫内发育迟缓 肾上腺发育不全 外生殖器畸形	血液学异常 反复感染 慢性腹泻
IMAGe- Ⅰ（OMIM#618336）	常染色体隐性遗传	*POLE*	宫内发育迟缓 肾上腺发育不全 外生殖器畸形 免疫缺陷	血液学异常 慢性腹泻
共济失调 - 全血细胞减少症	常染色体隐性遗传	*SAMD9L*	血细胞减少 骨髓增生异常综合征 免疫缺陷 感染	肾上腺发育不全 生长受限 慢性腹泻 外生殖器畸形
GATA2 缺乏症[11]	常染色体隐性遗传	*GATA2*	血细胞减少 骨髓增生异常综合征 免疫缺陷 感染 外生殖器畸形	肾上腺发育不全 生长受限 慢性腹泻

持治疗，若贫血和（或）血小板减少持续存在，需评估外周血和（或）骨髓 7 染色单体和（或）7q- 情况；若发生骨髓增生异常综合征或骨髓造血功能衰竭，可行造血干细胞移植[11,12]。对于发生反复感染的患儿，可给予抗生素、抗病毒、抗真菌药物治疗，免疫球蛋白水平低下者可给予丙种球蛋白支持治疗。对于存在肾上腺皮质功能低下的患儿，应补充生理替代剂量的氢化可的松或氟氢可的松，出现应激时注意药物剂量翻倍。对于外生殖器畸形患儿，可行外科手术干预，若明确性腺发育不全，必要时可考虑手术切除。对于慢性腹泻患儿，可给予肠内要素饮食、补充益生菌；患吞咽功能障碍的患儿常合并反复吸入性肺炎，可考虑予长期鼻饲管或空肠管喂养[13]、胃造瘘，也可行吞咽功能训练。对于全面发育迟缓患儿，应由康复科或儿保科医师进行运动、语言等康复治疗。对于无泪患儿，可使用人工泪液治疗，对于体温不稳定患儿，可进行环境温度管理[7]。

2. 生长激素治疗[14]　由于本病发生骨髓增生异常综合征或白血病的风险高，对身材矮小患儿禁用生长激素治疗。

【遗传咨询】

该病的遗传方式为常染色体显性遗传，理论上女性和男性同样受累，本病外显率不全。目前所报道的患儿中父母均没有症状，表明大多数患有 MIRAGE 综合征的先证者是因为新发突变而致病。但是，仍有文献报道由父母生殖细胞嵌合而导致再次生育相同疾病患儿[8]。此外，患儿父母一方可能为杂合携带，但由于发生非整倍体适应使表型得到修饰，临床可无症状。因此，对于已生育 MIRAGE 综合征患儿的父母，再生育时仍建议进行产前基因诊断。且对先证者的同胞也应进行遗传学检测，以排除其父母可能发生了非整倍体适应机制。目前，对于 MIRAGE 综合征患者本人，仍没有生育的报道，但理论上其再生育患儿的风险为 50%。

【预防】

该病目前尚无有效的预防措施，对于生育过该疾病患儿家长，建议再次生育时进行产前基因诊断。

（郑荣飞　苏　喆）

【参考文献】

[1] Narumi S, Amano N, Ishii T, et al. SAMD9 mutations cause a novel multisystem disorder, MIRAGE syndrome, and are associated with loss of chromosome 7. Nat Genet，2016，48(1):792-797.

[2] 郑荣飞，苏喆，王立，等 . *SAMD9* 基因变异所致 MIRAGE 综合征一例 . 中华儿科杂志，2021，59(5):417-419.

[3] Eda M, Aynur KY, S.Ahmet U. A rare etiology of 46,XY disorder of sex development and adrenal insufficiency: a case of MIRAGE syndrome caused by mutations in the SAMD9 gene. J Clin Res Pediatr Endocrinol，2020，12(2):206-211.

[4] Bluteau O, Sebert M, Leblanc T, et al. A landscape of germ line mutations in a cohort of inherited bone marrow failure patients. Blood，2018，131(7):717-732.

[5] Federica B, Peter K, Jenifer PS, et al. Somatic mutations and progressive monosomy modify SAMD9-related phenotypes in humans. J Clin Invest，2017，127(5):1700-1713.

[6] Perisa MP, Rose MJ,Varga E, et al. A novel SAMD9 variant identified in patient with MIRAGE syndrome: Further defining syndromic phenotype and review of previous cases. Pediatr Blood Cancer，2019，66(7)：e27726.

[7] Kanako TN, Timothy SO, Satoshi N. MIRAGE syndrome//Adam MP, Ardinger HH, Pagon RA, et al. GeneReviews®［Internet］.Seattle:University of Washington,2020.

[8] Roucher-Boulez F, Mallet D, Chatron N, et al. Reversion SAMD9 mutations modifying phenotypic expression of MIRAGE syndrome and allowing inheritance in a usually de novo disorder. Front Endocrinol (Lausanne)，2019，10:625.

[9] Sarthy J, Zha J, Babushok D, et al. Poor outcome with hematopoietic stem cell transplantation for bone marrow failure and MDS with severe MIRAGE syndrome phenotype. Blood Adv，2018，2(2):120-125.

[10] Viaene AN, Harding BN. The neuropathology of MIRAGE syndrome. J Neuropathol Exp Neurol，2020，79(4):458-462.

[11] Wlodarski MW, Hirabayashi S, Pastor V,　et al. Prevalence, clinical characteristics, and prognosis of GATA2-related myelodysplastic syndromes in children and adolescents. Blood，2016，127(11):1387-1397.

[12] Ahmed IA, Farooqi MS, Vander Lugt MT, et al. Outcomes of hematopoietic cell transplantation in patients with germline SAMD9/SAMD9L mutations. Biol Blood Marrow Transplant，2019，25(11):2186-2196.

[13] Yoshizaki K, Hachiya R, Tomobe Y, et al. MIRAGE syndrome with recurrent pneumonia probably associated with gastroesophageal reflux and achalasia: a case report. Clin Pediatr Endocrinol，2019，28(4):147-153.

[14] Stochholm K,Kiess W. Long-term safety of growth hormone-A combined registry analysis. Clin Endocrinal，2018，88(4):515-528.

第十五节　Helsmoortel-Van der Aa 综合征

【概述】

Helsmoortel-Van der Aa 综合征 (Helsmoortel-Van der Aa syndrome，HVDAS) 是一种常染色体显性遗传性疾病，其是一种主要由功能活性依赖神经保护蛋白（activity dependent neuroprotective protein，ADNP）基因突变导致的综合性智力障碍。该病首次在 2014 年由 Helsmoortel 在 *Nature Genetics* 上报道[1]。临床主要表现为智力障碍、孤独症谱系障碍和特殊体貌。

【流行病学】

Helsmoortel-Van der Aa 综合征是一种罕见的遗传性疾病，目前全球患者总数不足百例。在孤独症谱系障碍疾病患者中的发病率为 0.17%。目前对该病的生存率及累计死亡率尚未统计。

【遗传学】

Helsmoortel-Van der Aa 综合征属于常染色体显性遗传疾病。*ADNP* 基因是目前报道的唯一致病基因[2]。编码 *ADNP* 的基因定位于染色体 20q12—q13.2(chr. 20：49，506，883-49，547，527)，包含 5 个外显子和 4 个内含子[3]。以往病例报道的基因突变集中在第 4 个和第 5 个外显子上。变异类型包括点变异、插入或者缺失变异，其中热点变异分别是 c.2157C>G（p.Tyr719*）、c.2491_2494delTTAA（p.Leu831Ilefs82）/c.2496_2499delTAAA（p.Asn832Lysfs81）和 c.2188C>T（p.Arg730*）[4]。

【发病机制】

ADNP 是一种功能活性依赖神经保护蛋白，也是血管活性肠肽（vasoactive intestinal peptide，VIP）调节依赖蛋白，由神经胶质细胞分泌，可调节 VIP 的活性，具体较强的神经保护作用[5]。*ADNP* 在海马、小脑和大脑皮质中有较高表达，能增加大脑皮质星型胶质细胞舒血管肠肽的活性。*ADNP* 对哺乳动物大脑的形成至关重要，对正常认知功能起重要作用[6]。敲除 *ADNP* 基因的小鼠在胚胎神经管闭合时期即死亡，而人类 *ADNP* 基因完全缺失时往往在胎儿期因发现脑室发育异常而终止妊娠[7, 8]。同时该基因也和认知缺陷和神经退行性病变相关[9, 10]。同时 *ADNP* 在骨骼、心脏、肾脏、胎盘等组织高表达，其变异会影响 VIP 的活性，进而影响 VIP 对正常和异常细胞生长增殖的作用[3]，导致 Helsmoortel-Van der Aa 综合征患儿的其他脏器功能异常。

【临床表现】

1. 胎儿期改变　妊娠期产检时往往可出现侧脑室发育异常（如脑室扩大），可作为早期识别的标志。

2. 特殊体貌　Helsmoortel-Van der Aa 综合征患儿中 80% 会出现乳牙早萌出，大多数孩子 1 周岁时乳牙几乎长齐[11, 12]，这一特征可以作为本病独特的标志，有助于早期诊断。其他较常见的体貌特点包括突出的前额、高发际线、眼部异常（常表现为睑裂狭小和下斜、睫毛长、眼睑外翻、眼睑下垂、眼球运动异常）、耳部异常（常表现为小耳、杯状耳、耳位低）、宽且低的鼻梁、短鼻、鼻尖饱满上翘、长而光滑的人中、上唇薄、齿间距大、小下颌、手或者足畸形［常表现为先天性指（趾）侧弯、多指（趾）、突出的指尖关节、小而细的手指、指甲异常、胎儿指垫、扁平足］。其他症状包括颅骨异常、脊柱侧凸、胸廓异常。

3. 心血管　38% 的患儿可出现先天性心脏异常（依次为房间隔缺损、动脉导管未闭、永存卵圆孔、二尖瓣脱垂、室间隔缺损等），可在婴儿期或儿童早期被发现。

4. 消化系统　83% 的患儿会出现喂养问题、咀嚼障碍、便秘、反复呕吐、胃食管反流等胃肠道问题。

5. 肌肉骨骼　50% 的患儿出现肌肉、骨骼异常，其中较多表现为弥漫性肌张力低下和关节松弛。

6. 神经系统　100% 的患儿都存在不同程度的智力障碍和孤独症谱系障碍。往往在 2 周岁前已表现出与人交往能力障碍和重复刻板的行为等典型孤独症谱系异常表现。此外，患儿还可有注意力缺陷、多动障碍、攻击行为、情绪障碍、睡眠障碍等行为问题，以及癫痫发作和尿便控制障碍。

7. 内分泌　约 20% 的患儿会出现身材矮小，少数出现肥胖、隐睾、性早熟，可能会出现生长激素和甲状腺激素分泌不足。

8. 眼和耳　超过 50% 的患儿会出现眼部异常，可出现皮质视觉障碍、远视或者近视。30% 左右的患儿出现听力障碍，少数也可出现外耳道狭窄。

9. 其他　患儿容易出现反复感染（50% 左右，多为呼吸道感染和泌尿系感染）、腹股沟疝、痛觉不敏感和肾脏先天发育异常（如尿道狭窄、膀胱输尿管反流）[4,11]。

【实验室检查】

实验室检查基于先证者的基础之上，因此对于出现上述临床表型且高度怀疑本病的患儿，建议采用全外显子测序，以明确致病性基因。

由于本病导致多器官系统受累，应对患儿进行多方面评估，如进行智力、心理行为、生长发育、神经系统、视觉系统、心血管系统、消化系统、泌尿系统等方面的评估和相应检查[13]。其中，颅脑磁共振可能会发现患儿存在脑部异常，包括不典型白质病变、髓鞘发育迟缓、皮质发育不良或萎缩、围生期缺氧缺血性脑病、脑积水和海马可塑性减退等。

【诊断和鉴别诊断】

1. 诊断　由于目前尚未发现其他基因突变导致该病，故对于出现上述临床表型的先证个体，在进行分子遗传学检测后如果明确为 *ADNP* 基因的杂合性致病变异，即可确诊。

2. 鉴别诊断　见表 1-16。

【治疗】

1. 对症治疗　Helsmoortel-Van der Aa 综合征并无特异性治疗手段，目前仅遵循个体化对症治疗方案。

2. 药物治疗　研究发现 NAP 作为 *ADNP* 的活性片段，经过预处理可减少 *ADNP* 基因杂合变异的小鼠 Tau 蛋白过度磷酸化，起到了神经保护作用[9,14]。NAP 药物 Davunetide 可用于治疗多种选择性神经疾病，目前已进入Ⅱ期甚至Ⅲ期临床试验[15-19]。未来若该药上市，则可作为 Helsmoortel-Van der Aa 综合征治疗的特效药物。

【遗传咨询】

该病的遗传方式为常染色体显性遗传，理论上女性和男性同样受累，该病完全外显。目前所报道的患者中，父母均没有症状，表明大多数患有 Helsmoortel-Van der Aa 综合征的先证者是因为新发突变而致病。因此，对于已生育 Helsmoortel-Van der Aa 综合征患儿的父母，再生育时仍建议进行产前基因诊断，而对于 Helsmoortel-Van der Aa 综合征患者，理论上其生育患儿的风险为 50%。

【预防】

该病目前尚无有效的预防措施，对于生育过该疾病患儿的家长，建议再次生育时进行产前基因诊断。

表 1-16　鉴别诊断

	遗传类型	致病基因	重叠于 HVDAS 的表型	区别于 HVDAS 的表型
Prader-Will 综合征	15q11.2—q13.3 印迹染色体结构域异常	15q11.2—q13.3 父源性缺失或者母源性单亲二倍体，少数是母源性印记基因突变和 *SNORD116* 的微缺失	喂养困难 肌张力低下 智力低下 行为异常 生长发育落后 手小 肥胖	婴儿表现为肌张力减低和喂养困难，在学龄期则表现为极度食欲亢进和严重肥胖 典型特殊体貌为杏仁眼、鱼唇、口角下斜、皮肤白皙；存在性腺发育不全；无乳牙早萌出

（赵　岫　苏　喆）

【参考文献】

［1］Helsmoortel C, Vulto-Van Silfhout AT, Coe B P, et al. A SWI/SNF-related autism syndrome caused by de novo mutations in ADNP. Nat Genet,2014,46(4):380-384.

［2］Pescosolido MF, Schwede M, Harrison AJ, et al. Expansion of the clinical phenotype associated with mutations in activity-dependent neuroprotective protein. J Med Genet,2014,51(9):587-589.

［3］Zamostiano R, Pinhasov A, Gelber E, et al. Cloning and characterization of the human activity-dependent neuroprotective protein. J Biol Chem,2001,276(1):708-714.

［4］Van Dijck A, Vulto-Van Silfhact AT, Cappuyns E, et al. Clinical presentation of a complex neurodevelopmental disorder caused by mutations in ADNP. Biol Psychiatry,2019,85(4):287-297.

［5］Gozes I, Bassan M, Zamostiano R, et al. A novel signaling molecule for neuropeptide action: activity-dependent neuroprotective protein. Ann N Y Acad Sci,1999,897:125-135.

［6］Pinhasov A, Mandel S, Torchinsky A, et al. Activity-dependent neuroprotective protein: a novel gene essential for brain formation. Brain Res Dev Brain Res,2003,144(1):83-90.

［7］Takenouchi T, Miwa T, Sakamoto Y, et al. Further evidence that a blepharophimosis syndrome phenotype is associated with a specific class of mutation in the ADNP gene. Am J Med Genet A,2017,173(6):1631-1634.

［8］Stipoljev F, Miric-Tesanic D, Hafner T, et al. Prenatal diagnosis of complex phenotype in a 13-week-old fetus with an interstitial multigene deletion 20q13.13.-q13.2 by chromosomal microarray. Eur J Med Genet,2017,60(11):589-594.

［9］Vulih-Shultzman I, Pinhasov A, Mandel S, et al. Activity-dependent neuroprotective protein snippet NAP reduces tau hyperphosphorylation and enhances learning in a novel transgenic mouse model. J Pharmacol Exp Ther,2007,323(2):438-449.

［10］Yang MH, Yang YH, Lu CY, et al. Activity-dependent neuroprotector homeobox protein: a candidate protein identified in serum as diagnostic biomarker for Alzheimer's disease. J Proteomics,2012,75(12):3617-3629.

［11］Breen MS, Garg P, Tang L, et al. Episignatures stratifying Helsmoortel-Vander Aa syndrome show modest correlation with phenotype. Am J Hum Genet,2020,107(3):555-563.

［12］Gozes I, Van Dijck A, Hacohen-Kleiman G, et al. Premature primary tooth eruption in cognitive/motor-delayed ADNP-mutated children. Transl Psychiatry,2017,7(2):e1043.

［13］Van Dijck A, Vandeweyer G, Kooy F. ADNP-Related Disorder//Adam MP, Ardinger HH, Pagon RA, et al. GeneReviews®［Internet］. Seattle (WA): University of Washington, 2016.

［14］Ivashko-Pachima Y, Maor-Nof M, Gozes I. NAP (davunetide) preferential interaction with dynamic 3-repeat Tau explains differential protection in selected tauopathies. PLoS One,2019,14(3):e213666.

［15］Gozes I. Microtubules, schizophrenia and cognitive behavior: preclinical development of davunetide (NAP) as a peptide-drug candidate. Peptides,2011,32(2):428-431.

［16］Magen I, Gozes I. Davunetide: peptide therapeutic in neurological disorders. Curr Med Chem,2014,21(23):2591-2598.

［17］Magen I, Ostritsky R, Richter F, et al. Intranasal NAP (davunetide) decreases tau hyperphosphorylation and moderately improves behavioral deficits in mice overexpressing alpha-synuclein. Pharmacol Res Perspect, 2014, 2(5): e00065.

［18］Magen I, Gozes I. Microtubule-stabilizing peptides and small molecules protecting axonal transport and brain function: focus on davunetide (NAP). Neuropeptides,2013, 47(6): 489-495.

［19］Gozes I. The ADNP Syndrome and CP201 (NAP) Potential and Hope. Front Neurol, 2020, 11:608444.

第十六节　Schwartz-Jampel 综合征

【概述】

Schwartz-Jampel 综合征（OMIM#255800）是以软骨发育不良和肌强直为主要特点的常染色体隐性遗传性疾病，常由 *HSPG2* 基因失活突变引起基底膜聚糖分泌进入细胞外基质部分受损引起[1]。基底膜蛋白聚糖（约 600 kDa）广泛存在于哺乳动物基底膜、软骨、生长板及神经组织，在生长板软骨细胞增殖、长骨生长及调节肌肉活动性方面发挥至关重要的作用[2]。根据致病基因不同分为两型，*HSPG2* 基因突变致病为 1 型，LIFR 基因突变致病为 2 型，1 型又根据起病时间不同分为 1A 型和 1B 型，婴儿期及以后起病归为 1A 型，出生时即起病归为 1B 型。

【流行病学】

Schwartz-Jampel 综合征作为一种罕见的遗传病，目前国内报道散发病例 9 例，国外报道 100 余例，尚无确切发病率统计，虽然在这部分患者中，仅少部分为成人，但该病似乎进展缓慢，不影响寿命。

【遗传学】

Schwartz-Jampel 综合征是常染色体隐性遗传病，致病基因 *HSPG2* 由 97 个外显子组成，位于 1p35-p36.1，编码由 4391 个氨基酸组成的基底膜蛋白聚糖，该蛋白分为 5 个功能区域，Ⅰ区是 GAG 链附着位点，Ⅱ区与低密度脂蛋白受体配体结合区具有同源性，Ⅲ区与内部片段层粘连蛋白 A 具有同源性，Ⅳ区与免疫球蛋白超家族同源，Ⅴ区与层粘连蛋白链的 C- 羧基端具有同源性，是神经元与 S- 层粘连蛋白在突触基底膜层粘连蛋白的主要结合位点。截至目前，该病患者共报道 34 个 *HSPG2* 基因突变：7 个错义突变、4 个无义突变、12 个剪切位点突变及 11 个 indel 突变。

【发病机制】

HSPG2 基因错义或剪切位点突变使基底膜蛋白聚糖表达减低或缺失，引起软骨发育不良即神经、肌肉兴奋性增高。基底膜蛋白聚糖缺乏小鼠可表现为胚胎期软骨内骨化障碍，生长板软骨细胞增殖和基质沉积减少，导致严重的胎儿侏儒。

【临床表现】

多数患儿 3 岁前临床特征表现明显，3 岁至青春期病程进展缓慢，青春期后病程趋于稳定，不再进展。常见的临床表现包括：面具脸（眼睑狭窄、眼睑痉挛和噘嘴）、侏儒症、脊柱后凸畸形、长骨弯曲；骨骺、干骺端和髋关节发育不良，永久性肌肉强直，具体如下[3]。

1. 特殊面容　由于颌面部肌肉和眼轮匝肌持续性收缩而表现出奇特面容，如睑裂狭小、睑痉挛伴额部代偿性过度收缩、额纹加深、面部表情缺乏，口唇前噘、小口征，短颈、高眉弓和低位耳（图 1-19）。

2. 骨骼畸形　骨关节畸形生后即可出现，髋、膝、肩、肘等一个或多个关节痉挛或脱位，并可出现髋内翻和髋外翻、马蹄内翻足和马蹄外翻足、胸廓变形、脊柱侧凸、锥体短平变形

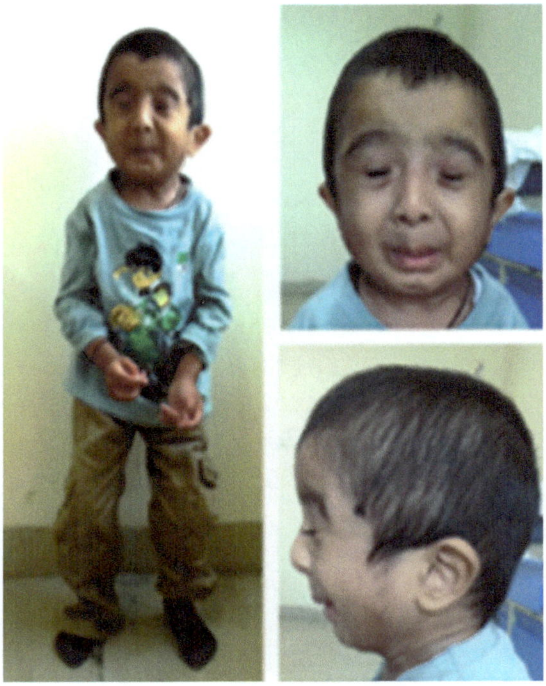

图 1-19　Schwartz-Jampel 综合征患儿特殊面容

及骨骺发育不良等，还可有颅骨发育不良及多发病理性骨折。

3. 肌强直　指随意活动导致的肌肉持续性收缩，不能及时而迅速放松，常持续数秒至1分钟，可通过机械性叩击肌肉及直接、间接电刺激而诱发，重复肌收缩或重复电刺激后方可松弛，寒冷、情绪影响可导致肌强直加重，可有多发性关节挛缩和运动障碍。

4. 智力发育落后　约25%的患儿可存在智力发育落后，以语言发育落后及注意力缺陷较为多见。

【实验室检查】

血生化检查提示患儿肌酸激酶、肌酸激酶同工酶及乳酸脱氢酶等可见升高，肌电图检查可见肌强直，骨骼影像学检查可见脊柱侧凸、骨骺及干骺端发育不良等多发骨骼畸形。完善智力测试可见部分患儿存在智力低下。肌肉活检病理改变为非特异性改变，光镜下可见Ⅰ、Ⅱ型肌纤维大小不规则，比例失调，部分肌纤维肥大、发育不良，间质结缔组织增生，无明显炎细胞浸润，电镜下可见肌纤维空泡改变。遗传学检测发现 *HSPG2* 基因的复合杂合或纯合致病突变可协助诊断。

【诊断和鉴别诊断】

1. 诊断　患儿生后即出现肌强直、眼睑挛缩及面具脸，肌电图提示肌强直，身材矮小，X线提示骨软骨发育不良，基因检测发现 *HSPG2* 基因的复合杂合或纯合致病突变即可诊断。

2. 鉴别诊断

（1）Dys-segmental dysplasia、Silverman-Handmaker 类型：多由 *HSPG2* 基因截断突变引起基底膜蛋白聚糖完全不能分泌进入细胞外基质，引起的表型较该病更为严重，目前已报道且经基因证实的患儿有8例，患儿可表现为扁平脸、胸廓狭窄、耳朵畸形、颈短、严重身矮、四肢短而弯曲、关节活动度降低、泌尿生殖系统畸形和先天性心脏病，患儿常在子宫内或生后数天死亡，可与该病进行鉴别。

（2）强直性肌营养不良：多于青春期起病，可有肌强直、全身肌无力和肌萎缩，有肌病面容和鹅颈，多无骨骼畸形。

（3）先天性肌强直：多数患儿在婴儿期起病，表现为肌强直、运动发育迟缓、下肢肌肉肥大，呈“大力士”外观，肌酸激酶正常，无心脏、骨骼及其他系统受累。

（4）黏多糖贮积症Ⅳ型：表现为生长迟缓及骨骼畸形，但无关节强直及特殊面容，可予以鉴别。

【治疗】

该病尚无特效治疗方法，目前通常认为可由包括神经内科、骨科、眼科、康复科和心理科多学科医师组成的团队共同参与该病管理，对症综合治疗旨在减轻症状、预防或控制并发症，提高患者的生存质量。关于药物治疗，多篇文献表明卡马西平可有效改善睑肌强直、肌痉挛及姿势异常，该药副作用小，适于长期应用[4]。开始给予小剂量5～10mg/（kg·d），2周后复查血常规白细胞及血小板未见异常，无皮疹等副作用，可加量至15～20mg/(kg·d)，最大可用至20～30mg/（kg·d），用药期间监测血药浓度及皮疹情况。自婴儿期开始应用，可显著缓解肌强直、睑裂狭小和关节僵直症状，部分患者的肌强直症状有可能在儿童晚期自发缓解。也可给予维生素B及维生素E口服，疗效尚不确切。当发生关节挛缩、骨骼畸形及步态异常时，需要进行骨科矫形手术治疗和康复治疗，严重的眼睑痉挛可通过手术治疗或局部注射肉毒素改善面部外观。

【遗传咨询】

该病的遗传方式为常染色体隐性遗传，因此，要结合患者家族史、发现的致病基因综合判断。对于已明确诊断且发现明确致病基因突变患者的父母，再生育时需进行产前诊断（妊娠10～13周进行绒毛穿刺或妊娠16周以后进行羊水穿刺胎儿细胞基因检测），或者胚胎植入前用遗传学诊断的方式阻断患儿的出生。

（王　毅　巩纯秀）

【参考文献】

［1］Stum M, Davoine CS, Vicart S, et al. Spectrum of HSPG2 (Perlecan) mutations in patients with Schwartz-Jampel syndrome. Hum Mutat, 2006,27(11):1082-1091.

［2］Smith SML, West LA, Hassell JR. The core protein of growth plate perlecan binds FGF-18 and alters its mitogenic effect on chondrocytes. Arch Biochem Biophys,2007, 468(2):244-251.

［3］Bhowmik AD, Dalal A, Matta D, et al. Identification of a novel splice site HSPG2 mutation and prenatal diagnosis in Schwartz Jampel syndrome type 1 using whole exome sequencing. Neuromuscular Disorders, 2016, 26(11):809-814.

［4］张坤，吴沪生，吕俊兰．Schwartz-Jampel 综合征四例分析．中华儿科杂志，2012，50（3）：231-234.

第十七节　Meier-Gorlin 综合征

【概述】

迈尔 - 格林综合征（Meier-Gorlin syndrome，MGS）是一种罕见的常染色体隐性遗传病，临床主要表现为身材矮小、小耳畸形及髌骨发育不良或缺如的三联征，又称耳 - 髌骨 - 身材矮小综合征，是引起原发性侏儒的疾病之一。该病于 1959 年由 Meier 和 Rothschild 首次描述，1975 年 Gorlin 进一步描述具有相似表型的另一名患者。除常见的三联征外，该综合征还可表现为喂养困难、肺气肿、多种骨骼畸形、泌尿生殖器畸形等，面容随年龄增长可发生变化，婴儿期典型面容表现为小嘴、厚嘴唇、小下颌，成年期额头突出、宽鼻梁、鼻腔狭窄更为明显[1-3]。

【流行病学】

目前对该病的认识可能存在不足，据估计，其发病率低于 1/1 000 000 ～ 9/1 000 000，目前文献已报道超过 80 例 MGS 患者，年龄在 0.3 ～ 55 岁。

【遗传学】

目前已报道 MGS 包括 8 种不同亚型，已发现多个基因突变可导致 MGS，包括 *ORC1/ORC4/ORC6*、*CDT1*、*CDC6*、*MCM5*、编码 CDT1 抑制剂的 *GMNN* 及最近发现的 *CDC45*，其中，上述前 5 种基因突变占已诊断 MGS 的约 70% 病例[4]。

【发病机制】

MGS 分别由 DNA 复制过程中所涉及不同基因的突变引起，DNA 复制需要蛋白复合物逐步组装到染色质上的 DNA 复制起始位点。首先，6 个亚单位组成的原位识别复合物（origin recognition complex，ORC）结合到基因组复制起始位点形成复制前复合物，然后 ORC 进一步招募调节蛋白 CDT1 和 CDC6，并进一步结合到复制起始位点的两个六聚体组成的解螺旋酶复合物（MCM）2 和 MCM7。在 G1 期向 S 期转变的过程中，复制起始前复合物蛋白以 DDK 和 CDK 依赖的方式与 MCM 螺旋相互作用，结合细胞分裂周期蛋白 45（CDC45）和 GINS1-4 蛋白，产生活化的 CMG 螺旋，促进 DNA 双链打开。CDC45 可结合单链 DNA，促进复制叉部位 DNA 链复制。因此，CDC45 在细胞周期的 S 期装配到染色质，在 DNA 复制起始活化和复制叉进展过程中均发挥重要作用。

【临床表现】

MGS 患儿可表现为多种临床症状，典型三联征身材矮小、小耳畸形及髌骨发育不良或缺如仅在 82% 的患儿中同时存在。

1. 心血管系统　先天性心脏病在 MGS 患儿中很罕见，偶可见动脉导管未闭、室间隔缺损等。

2. 呼吸系统　如喉气管软化、气管食管瘘和肺气肿。

3. 消化系统　患儿可出现出生后喂养困难，部分出现胃食管反流、食欲缺乏。

4. 中枢神经系统　大部分患儿智力正常，语言及运动发育正常，少部分患儿可能存在学习困难，脑结构异常罕见。

5. 肌肉骨骼系统　除常见的髌骨畸形外，还可出现骨龄延迟、钩状锁骨、膝反转、关节挛缩或关节半脱位、肌力降低及颅缝早闭，在

*CDC45*突变所致MGS患儿中，颅缝早闭较常见。

6. 泌尿生殖系统　男性可表现为小睾丸、隐睾、小阴茎、尿道下裂，女性可表现为阴唇发育不良、阴蒂肥大。少数患儿存在肾脏结构异常：单侧肾脏发育不良、肾结石。

7. 颜面部畸形　患儿表现为特征性的面部畸形，如小头、小嘴、厚嘴唇、小下颌、高鼻梁、鼻腔窄，少见的表现如斜视、腭垂分叉、腭裂（图1-20）。

8. 听力　患儿多表现为小耳畸形，部分伴传导性耳聋。

9. 生长发育　患儿多表现为宫内生长发育迟缓，出生后身材矮小。

【实验室检查】

完善IGF-1、IGFBP-3了解生长激素情况，完善骨龄片、双侧髌骨超声或X线片（除髌骨畸形外，MGS还伴随骨龄落后、长骨细长、关节半脱位等骨骼异常，建议婴幼儿期采用髌骨超声，6岁之后用X线检测评估髌骨大小），完善心脏超声、泌尿系超声及消化系统超声等评估脏器受累情况。完善染色体及全外显子测序揭示可能的基因突变。

【诊断和鉴别诊断】

根据患儿典型的三联征，结合基因检测结果可诊断该病。约82%的患者同时存在小耳畸形、髌骨发育不良或不发育、身材矮小，诊断MGS需至少具备典型临床三联征中的两种。MGS患者多有面部畸形（98%）（如嘴唇丰满、小下颌、凸鼻、小头畸形等）及泌尿生殖道畸形，临床怀疑MGS时，要进行全面查体及辅助检查，以评估其他系统受累情况。

MGS是原始侏儒症谱系疾病之一，因此，需与其他的原始侏儒症如墨克尔综合征（Seckel syndrome）和小头-骨发育不全-原基性侏儒症

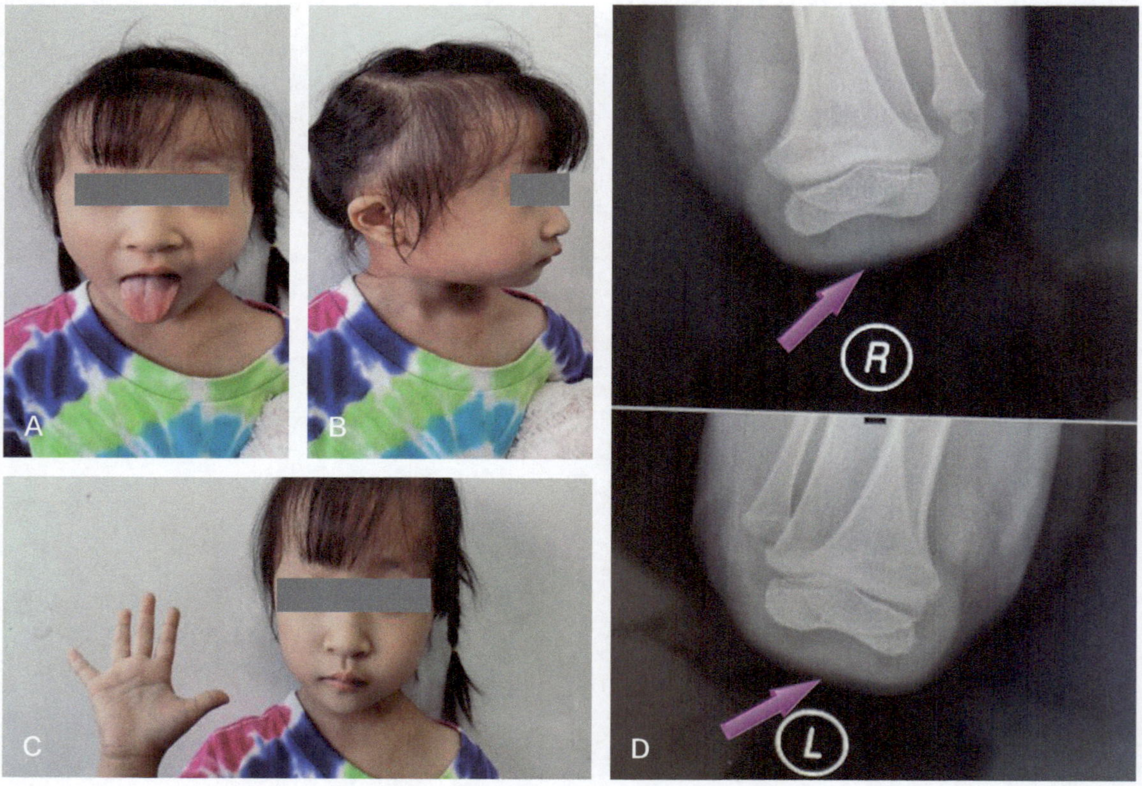

图1-20　笔者团队前期报道的1例*CDC45*突变所致MGS患儿

A～C患儿表现为小头、鼻头大、小耳、外耳轮过于卷曲、小下颌、右手通贯掌；D. 双膝关节轴位片可见患儿双侧髌骨缺如

（osteodysplastic primordial dwarfism，MOPD）1 型和 2 型相鉴别。塞克尔综合征的特征为侏儒样体型和头面部畸形酷似鸟头、成比例的身材矮小，但身高和头围下降（平均为－7.1SD 和－8.7SD），较 MGS 降低更为显著。MOPD 1 型和 2 型患者通常具有不成比例的身材矮小和骨骼发育不良，MGS 患者身材比例较匀称，两者不同[5]。

【治疗】

目前针对 MGS 无特殊治疗方法，主要是针对身材矮小的对症处理，MGS 患者的生长激素水平通常正常甚至升高，提示身材矮小不是生长激素缺乏所致，因此，生长激素治疗效果不明确。在既往文献报道 8 例存在基因突变并进行生长激素治疗的患者当中，1 例 *ORC4* 突变患者及 1 例 *CDC6* 突变患者对生长激素治疗有反应。其中，*ORC4* 突变患者从 3 岁开始治疗至 9 岁，起初生长速度增加，后续治疗反应差而中止治疗。*CDC6* 突变患儿从 2.5 岁开始治疗至 7 岁，并从 7.5 岁治疗至 15.5 岁，在前 4 年的治疗中，身高从－5SD 升高至－3SD，但之后无进一步改善。笔者团队前期报道 1 例 *CDC45* 突变 MGS 患儿，其 IGF-1、IGFBP-3 均正常，目前在生长激素治疗中，初步治疗 3 个月，患儿身高增加 3cm，但是因为时间短，对身高的改善情况需进一步观察。

【遗传咨询】

MGS 为常染色体隐性遗传病，因此，要结合患者家族史、发现的致病基因综合判断。对于已明确诊断及发现明确致病基因突变患者的父母，再生育时需进行产前诊断（妊娠 10～13 周进行绒毛穿刺或妊娠 16 周以后进行羊水穿刺行胎儿细胞基因检测）或者在胚胎植入前采用遗传学诊断的方式阻断患儿的出生。

（王　毅　巩纯秀）

【参考文献】

[1] De Munnik SA, Hoefsloot EH, Roukema J, et al. Meier-Gorlin syndrome. Orphanet J Rare Dis, 2015, 10:114.

[2] Meier Z, Poschiavo, Rothschild M. [Case of arthrogryposis multiplex congenita with mandibulofacial dysostosis (Franceschetti syndrome)]. Helv Paediatr Acta, 1959, 14 (2): 213-216.

[3] Gorlin RJ, Cervenka J, Moller K, et al. Malformation syndromes. A selected miscellany. Birth Defects Orig Artic Ser, 1975, 11 (2): 39-50.

[4] Ting CY, Bhatia NS, Lim JY, et al. Further delineation of CDC45-related Meier-Gorlin syndrome with craniosynostosis and review of literature. Eur J Med Genet, 2020, 63 (2): 103652.

[5] 李娟，丁宇，常国营，等. 携带 16 号染色体单亲二倍体合并 ORC6 基因新突变的 Meier-Gorlin 综合征一例. 中华医学遗传学杂志，2017，34（1）:68-72.

第十八节　Simpson-Golabi-Behmel 综合征Ⅰ型

【概述】

Simpson-Golabi-Behmel 综合征Ⅰ型（SGBS），（OMIM#312870）是由 *GPC3*（*glypican 3*）基因突变导致的一种 X 染色体连锁的隐性遗传的罕见病。其主要的临床表现包括产前和产后的过度生长，大头畸形，手脚宽大，四肢异常，特殊面容（粗糙面容、低平且宽的鼻梁、大口伴下唇外翻和下唇增厚、舌大、下颌前凸、耳部折痕），多余乳头，不同程度的智力障碍，语迟，膈疝和（或）脐疝，漏斗胸，先天性心脏缺陷，胃肠道异常（以 Meckel 憩室最常见），骨骼异常，肾脏发育不良，泌尿生殖系统异常（最常见的为尿道下裂和小阴茎）。另外还有肿瘤易感性，尤其是肾母细胞瘤和肝母细胞瘤。

【流行病学】

SGBS 是一种罕见的遗传性疾病，目前尚无流行病学调查结果，但据文献报道，迄今为止约有 250 例[1]，但由于很多没有基因水平的分子验证，考虑部分可能为误诊，明确的文献报道有来自 120 个不同家系的 152 名男性患者

（都为 *GPC3* 变异所致）[2] 和少数有临床表现的女性患者。目前报道的文献发现许多患儿为早生儿并在围生期就死亡。

【遗传学】

SGBS 属于 X 染色体连锁隐性遗传疾病，是一种 X 染色体连锁隐性遗传的罕见遗传疾病，分为Ⅰ型和Ⅱ型，分别和 *GPC3* 变异及 *OFD1* 突变相关，其中绝大多数由 *GPC3* 突变导致。*GPC4* 也被考虑为可能的 SGBS 相关基因，但 *GPC4* 的小鼠实验未能验证其相关性。*GPC3* 基因由 8 个外显子编码一种硫酸乙酰肝素蛋白多糖（heparan sulfate proteo-glycan，HSPG）。研究表明 SGBS 相关的 *GPC3* 的突变位点均匀地分散在外显子 1 ～ 8 上，目前 ClinVar 数据库收录的 *GPC3* 基因突变型有很多，但并没有发现突变热点[3]，也未发现基因型和表型的关系[4]，且 *GPC3* 突变或缺失的程度似乎和个体表型并没有关系。在 *GPC3* 基因中看到的许多突变是大规模的缺失，且大多数为独一无二的突变情况。因为 SGBS 为 X 连锁隐性遗传，大多数女性为携带者而无临床表现，但由于可能存在 X 染色体失活等机制导致少数女性患者有 SGBS 表型[5, 6]。

【发病机制】

GPC3 突变是导致 SGBS 的主要病因，GPC3 编码一种 HSPG，是 glypican 家族的一员，其中硫酸乙酰肝素蛋白多糖主要由一个核心蛋白和多个硫酸乙酰肝素 (heparan sulfate,HS) 侧链组成，附着于细胞表面中的 HSPG 通过 HS 侧链与许多蛋白、生长因子、细胞因子等相互作用，进而影响细胞黏附、分化和增生，目前发现存在于脊椎动物中的 glypican 共有 6 种（GPC1 ～ 6）[7]。glypian3 通过 C 端的糖基磷脂酰肌醇 (glycosylphosphatidylinositol, GPI，一种极其保守的锚定蛋白，也是一种保守于真核生物中的蛋白质翻译后修饰方式) 连接于细胞膜上，并通过一个保守的硫酸乙酰肝素蛋白聚糖链调控 WNT、Hedgehog、FGF 和 BMP 通路的信号转导[8, 9]。目前关于 *GPC3* 的研究主要集中在肿瘤上，并指出 *GPC3* 可能作为肿瘤治疗的新靶点[10]。

【临床表现】

1. 主要 / 首要表现　产前和产后的过度生长；出生身长≥第 97 百分位；出生体重≥第 97 百分位；出生头围≥第 97 百分位；出生后的身高的增长一般维持在第 97 百分位以上，但终身高通常在正常范围内。妊娠期母亲常有羊水过多的表现。

2. 特殊面容（斗牛犬样面容）　粗糙面容，大头畸形，耳部折痕，眼部下斜，眼距过宽，内眦赘皮，鼻梁低平，短鼻，鼻孔上翻，大口且常伴下唇外翻和(或)下唇增厚，腭裂 / 唇腭裂，腭异常（高窄腭），巨舌，舌中央沟，牙列不齐等表现。其中，患儿在婴儿期的特征性表现可能并不明显，但会随着年龄增长而显现出来。

3. 胸部体征　最常见的表现是多余乳头，还可以有漏斗胸、13 对肋骨、膈疝。

4. 其他系统异常表现

（1）脊柱骨骼异常：骨龄超前 / 进展快，脊椎节段缺损，骶骨和尾骨缺损，脊柱侧凸，四肢末端异常（宽而短的手足，第 2、3 趾并趾），手部畸形（短手、宽手，多指，第 2、3 指并指，远端指骨发育不良等），其中四肢末端骨的异常较常见，而报道的脊柱骨的异常较少见。

（2）心血管系统异常：以先天性心脏病多见（如卵圆孔未闭、室间隔缺损、动脉导管未闭为较常见的几种类型；也有极少数特殊心脏异常，如 4 % 的 SGBS 患者可有肥厚型心肌病），此外还有心脏传导异常、原发性心肌病等。

（3）腹壁异常：以脐疝最为常见，该表型也为鉴别 BWS 的一种较特异的表型，BWS 中以脐部突出多见而脐疝并不常见；内脏肿大（肝脏、脾脏），胰岛增生，多脾，肠扭转不良，Meckel 憩室等。

（4）泌尿生殖系统异常：以轻微的隐睾和腹股沟疝多见，然而严重的尿道下裂则很少见，且大多数存在生殖器异常的患儿都在婴儿期因其他系统的严重畸形而在婴儿期就死亡；

SGBS 中描述的生殖器异常包括尿道下裂、隐睾、阴囊裂、鞘膜积液、阴茎下弯、阴茎阴囊转位，偶尔有生殖器模糊表现。不同程度的肾脏畸形也不算少见(巨肾、囊性肾、肾盂畸形等)。

（5）神经系统异常：不同程度的智力异常最为常见，其中多是轻微的智力缺陷；发育正常或迟缓（以语迟最为典型），脑积水，张力减退，小脑蚓部或胼胝体发育不全等。

5. 肿瘤倾向　SGBS 患儿有患胚胎肿瘤的倾向，其中以肾母细胞瘤和肝母细胞瘤为主[11]。

【实验室检查】

对于出现上述典型临床表型的患者，都应高度怀疑本病，建议采用 Sangar 一代测序检查 *GPC3* 基因是否有突变；但如果患儿表型并非典型，如仅有过度生长表现时或者需要排除其他综合征时，则需要进行全外显子测序以明确致病性基因。

由于本病导致多器官系统受累，应对患儿进行多方面评估，如进行智力评估、生长发育评估、肿瘤筛查（尤其是肾母细胞瘤和肝母细胞瘤的筛查）、超声心动图、腹部超声、肾脏超声、脊柱及四肢骨的 X 线影像检查等；如果有严重的生殖器异常［如性发育障碍（DSD）、隐睾］，则需要检查性激素、AMH、抑制素 B，甚至需要通过人绒毛膜促性腺素（HCG）激发试验来评估睾丸功能。

【诊断和鉴别诊断】

1. 诊断　目前没有 SGBS 明确的诊断标准，临床上诊断 SGBS 主要是通过特异的临床表现（特殊面容、产前和产后的过度生长、多余乳头、语迟、不同程度的智力障碍）和 X 染色体连锁隐性遗传相符的遗传模式，以及基因检测发现 SGBS 相关的 *GPC3* 突变[1]。

2. 鉴别诊断　见表 1-17。

表 1-17　鉴别疾病及特点

疾病	遗传方式	致病基因	与 SGBS 重叠的表型	与 SGBS 的鉴别要点
McCune-Albright 综合征（MAS）	体细胞嵌合遗传	*GNAS*	过度生长	颅面骨肥大、面部不对称 耳聋、视力障碍 / 失明 胃肠道息肉 病理性骨折 皮肤有大而不规则边缘的咖啡牛奶斑 甲状腺功能亢进 甲状旁腺功能亢进 库欣综合征样内分泌特征 性早熟 高泌乳素血症 垂体腺瘤
Beckwith-Wiedemann 综合征（BWS）	15% 常染色体显性遗传 85% 无明确家族史		巨大儿 / 过度生长 粗糙面容、巨舌、耳褶异常 内脏肿大、腹直肌分离 新生儿低血糖 胚胎肿瘤风险 泌尿生殖系统畸形	SGBS 多为脐疝，BWS 多表现为脐膨出 尿道下裂少见 偏身肥大 神经系统异常少见

（续　表）

疾病	遗传方式	致病基因	与 SGBS 重叠的表型	与 SGBS 的鉴别要点
Perlman 综合征（PRLMNS）	常染色体显性遗传	*DIS3L2*	出生体型大，巨大儿 面部丰满、小下颌、鼻梁低而宽 内脏肥大 隐睾 肾母细胞瘤 发育迟缓	低耳位、上唇大、倒“V”形上唇 腹部肌肉发育不良 肠扭转、远端回肠闭锁 双肾错构瘤 高胰岛素血症 羊水过多
Sotos综合征(SOTOS1)	常染色体显性遗传	*NSD1*（90%）	出生身长大平均值为55.2cm，青春期身高＞第97百分位 大头畸形、眼睑裂下斜 室间隔缺损，动脉导管未闭 骨龄超前 大手，大脚 低血糖 发育迟缓（以语迟为典型特征） 新生儿张力减退 肾母细胞瘤	典型的面部特征(头长、远视、高腭弓，前额凸出、尖下巴) 中耳炎 脊柱侧凸（50%） 传导性听力障碍 眼球震颤 出牙过早 关节松弛、指骨和腕骨发育不协调 薄而易碎的指甲 癫痫常见 刻板行为，攻击行为倾向 巨脑室 反射亢进
Weaver综合征(WVS)	常染色体显性遗传	*EZH2*	产前 / 产后的过度生长 大头畸形、小下颌，大拇指大、大手、眼距宽、眼睑裂下斜、鼻梁低平 脐疝 张力减退 腹股沟疝、隐睾 骨龄超前 语迟、发育迟缓	远视、大耳朵 下颌后缩 乳头内翻 脊柱侧凸（少数） 肘关节和膝关节伸展障碍 指尖垫 / 足趾垫突出 皮肤松弛、色素痣 张力亢进、痉挛、癫痫发作、强直

【治疗】

对症治疗方案[1, 12]

（1）巨舌和小下颌：颅面科专业团队评估以保证气道通畅，即时防止阻塞性睡眠呼吸暂停（OSA），如果出现则需要学习睡眠方式，甚至还需要持续正压通气（CPAP）或者偏侧舌切除术。

（2）腭裂：由颅面科专业团队管理。

（3）喂养困难问题：有关喂养困难治疗的文章很少，中度的喂养困难可以采用特殊奶头 / 鼻饲喂养（专业团队指导下）；重度的喂养困难可能需要考虑胃造口术，但目前没有关于这种治疗方案在中国 SGBS 患者中应用的评估。

（4）视力听力障碍、心脏畸形、神经问题

（癫痫、肌力问题）等：都需专业医师随诊处理。

（5）发育迟缓：需要康复训练（语言康复、认知治疗、职业治疗等），甚至还可能需要接受特殊教育。

（6）如果有肿瘤发生，需外科医师诊断治疗。

【遗传咨询】

该病的遗传方式为 X 染色体隐性遗传，理论上多为男性发病，而女性一般不发病。基于该病的遗传模式，一对没有表型的夫妇生育一个 SGBS 男性患儿的概率为 50%，而女性胎儿则不会发病，但有 50% 的可能性作为携带者传给她的下一代。虽然女性胎儿作为携带者理论上不会有表型，但有文章也指出有极少数的女性携带者会有一些相对轻微的 SGBS 表现[13]。综上，对于已生育 SGBS 患儿的父母，再生育时建议优先选择女性胎儿，或者进行产前基因诊断及密切的影像学观察。

【预防】

该病为遗传性疾病，故没有有效的预防方法，但对于已经育有 SGBS 患儿的家庭，产前筛查是最重要的预防手段，即产前通过 Sangar 测序对 *GPC3* 基因进行筛查及妊娠期的超声监测都是重要的预防方式。但理论上再育时女孩的风险会低很多。

（隋圣斌　巩纯秀）

【参考文献】

[1] Tenorio J, Arias P, Martínez-Glez V, et al. Simpson-Golabi-Behmel syndrome types I and II. Orphanet J Rare Dis, 2014,9:138.

[2] Vuillaume ML, Moizard MP, Rossignol S, et al. Mutation update for the GPC3 gene involved in Simpson-Golabi-Behmel syndrome and review of the literature. Hum Mutat, 2018,39(6):790-805.

[3] Vuillaume ML, Moizard MP, Baumer A, et al. CUGC for Simpson-Golabi-Behmel syndrome (SGBS). Eur J Hum Genet, 2019,27(4):663-668.

[4] Mariani S, Iughetti L, Bertorelli R, et al. Genotype/phenotype correlations of males affected by Simpson-Golabi-Behmel syndrome with GPC3 gene mutations: patient report and review of the literature. J Pediatr Endocrinol Metab, 2003,16(2):225-232.

[5] Schirwani S, Novelli A, Digilio M C, et al. Duplications of GPC3 and GPC4 genes in symptomatic female carriers of Simpson-Golabi-Behmel syndrome type 1. Eur J Med Genet, 2019,62(4):243-247.

[6] Yano S, Baskin B, Bagheri A, et al. Familial Simpson-Golabi-Behmel syndrome: studies of X-chromosome inactivation and clinical phenotypes in two female individuals with GPC3 mutations. Clin Genet, 2011,80(5):466-471.

[7] Szpirer C, Szpirer J, Rivière M, et al. Mapping of the rat glypican genes. Cytogenet Cell Genet, 2001,93(1-2):83-86.

[8] Filmus J, Capurro M, Rast J. Glypicans. Genome Biol, 2008,9(5):224.

[9] Filmus J, Capurro M. The role of glypicans in Hedgehog signaling. Matrix Biol, 2014,35:248-252.

[10] Li N, Spetz M R, Ho M. The role of glypicans in cancer progression and therapy. J Histochem Cytochem, 2020,68(12):841-862.

[11] Cottereau E, Mortemousque I, Moizard M P, et al. Phenotypic spectrum of Simpson-Golabi-Behmel syndrome in a series of 42 cases with a mutation in GPC3 and review of the literature. Am J Med Genet C Semin Med Genet, 2013,163C(2):92-105.

[12] Sajorda BJ, Gonzalez-Gandolfi CX, Hathaway ER, et al. Simpson-Golabi-Behmel syndrome type 1//Adam MP,Ardinger HH,Pagon RA, et al,GeneReviews®〔Internet〕Seattle (WA): University of Washington,1993.

[13] Vaisfeld A, Pomponi MG, Pietrobono R, et al. Simpson-Golabi-Behmel syndrome in a female: a case report and an unsolved issue. Am J Med Genet A, 2017,173(1):285-288.

第2章 面部异常为主要特征的综合征

第一节 矮妖精貌综合征

【概述】

矮妖精貌综合征（OMIM # 246200）1948年由Donohue首先报道[1]，又称为Donohue综合征，是由胰岛素受体（insulin receptor，*INSR*）基因突变导致的严重胰岛素抵抗综合征。其特点为宫内发育迟缓，生长迟缓，空腹低血糖，餐后高血糖，胰岛素水平高，特殊面容及体征（多毛、黑棘皮、双眼突出、厚嘴唇、耳位低等），多于2岁内死亡。

【流行病学】

Donohue综合征是一种罕见的遗传性疾病，推测发病率约在1/4 000 000[2]，目前我国尚无对该病发病率、生存率及累计死亡率的统计。

【遗传学】

Donohue综合征是由19p13上*INSR*基因突变所导致的常染色体隐性遗传疾病。*INSR*基因突变会引起胰岛素受体功能缺陷，影响胰岛素与胰岛素受体结合，最终导致胰岛素抵抗。

*INSR*由22个外显子和11个内含子组成，全长超过180kb，目前已报道超过90个胰岛素抵抗相关的致病突变，包含错义、无义、剪切、小片段插入、缺失、缺失插入[3]，也有报道单个或多个外显子缺失甚至整个基因缺失致病[4]。目前国内报道较少，无相关热点突变报道。Falik Zaccai TC[5]发现以色列德鲁兹人群致病变异c.167T>C的杂合携带者频率较高。目前未发现表型及基因型相关性报道。

【发病机制】

*INSR*编码的胰岛素受体属于跨膜受体酪氨酸激酶超家族，是由两个α亚基和两个β亚基组成的四聚体。α和β亚基分别由*INSR*基因1～11外显子及12～22外显子编码。α亚基通过二硫键与β亚基相连，β亚基包括一个由194个氨基酸组成的胞外结构域、一个由23个氨基酸组成的跨膜段和一个由403个氨基酸组成的具有酪氨酸激酶活性的胞质段。正常情况下，当胰岛素与α亚基结合时，β亚基发生自磷酸化，激活胰岛素信号通路，调节葡萄糖的摄取和释放，以及碳水化合物、脂类和蛋白质的合成和储存。

*INSR*基因突变后可通过以下几种方式影响胰岛素受体致病[6]：受体合成减少，受体到细胞膜的转运减少，影响胰岛素与其受体的解离，受体亲和力降低，胞内区域酪氨酸激酶活性降低及受体降解加速[7]等。细胞内胰岛素信号减少，会导致血糖升高。低血糖可能是由胰岛素样生长因子（IGF-1）的延迟反应所致[8]。过高的胰岛素通过胰岛素样生长因子受体或是胰岛素受体残留的功能作用于相应细胞（角化细胞、真皮成纤维细胞和其他间叶细胞来源的细胞）会导致黑棘皮等特异表现。另外，胰岛素抵抗可能导致编码生长因子的基因表达改变和细胞凋亡，从而引发多系统改变[9]。

【临床表现】

1. *生长发育*　宫内发育迟缓，出生后发育迟缓及喂养困难。

2. *颅面部*　小精灵面容，小脸，大耳，耳位低（图 2-1A），双眼凸出，鼻孔宽大，大嘴，厚嘴唇，牙龈增生。

3. 心脏　30% 的患儿出现肥厚型心肌病，为患儿的主要死亡原因之一[10]。

4. 胸腹部　乳房增生，乳头突出，腹部膨隆（图 2-1B），胆汁淤积，肝脾大，肝脏纤维化，胰腺朗格汉斯细胞增生。

5. 泌尿生殖系统　肾肿大，肾钙质沉积，男性阴茎增大，睾丸间质（Leydig）细胞增生；女性阴蒂增大（图 2-1B），卵巢增大，多囊卵巢；可见直肠脱垂及肥大（图 2-1B）。

6. 骨骼　骨龄落后，手足大。

7. 皮肤、头发　皮肤干燥粗糙，角化过度，黑棘皮，多毛（图 2-1A）。

8. 肌肉、软组织　脂肪组织明显减少，肌肉萎缩，肌张力低。

9. 内分泌特征　血糖波动，表现为空腹低血糖及餐后高血糖，胰岛素水平及 C 肽水平明显升高；高雄激素血症[11]；部分患儿可见中枢性甲状腺功能减退[6]。

10. 免疫　反复感染是患儿死亡的主要原因之一。淋巴组织减少（扁桃体、甲状腺、肠系膜淋巴结，集合淋巴小结）。

11. 肿瘤易感性　卵巢幼年型颗粒细胞瘤。

【实验室检查】

对于出现上述临床表型且高度怀疑本病的患儿，需进行相关实验室检查。实验室检查可见空腹低血糖、餐后高血糖、胰岛素及 C 肽水平升高，高雄激素血症。目前未见糖尿病酮症酸中毒的报道。肝功能、肾功能一般正常。有报道患儿可伴发中枢性甲状腺功能减退[6]、肾素 - 醛固酮系统活化、低钾[12]、高尿钙[13]。

在分子遗传学检测方面，典型的患儿可选择单基因测序，针对可能的鉴别诊断疾病及患儿临床表型非典型时，全外显子测序为最佳选择，也可选择全基因组测序。

【影像学检查】

心脏彩超部分患儿可见心肌肥厚，腹部彩超可见肝脾肾肿大，肾钙质沉积，女性患儿卵巢彩超见卵巢增大、多囊卵巢。

【诊断和鉴别诊断】

1. 诊断　对于出现上述临床表型的先证者，在进行分子遗传学检测后如果明确为 *INSR* 基因的复合杂合或纯合突变，即可确诊。

2. 鉴别诊断　见表 2-1。

【治疗】

针对 Donohue 综合征尚缺乏有效的治疗，因患儿有空腹低血糖，建议频繁喂养，避免空腹以减少低血糖发生，同时避免应用可能导致低血糖的药物。

胰岛素及二甲双胍治疗对餐后高血糖无

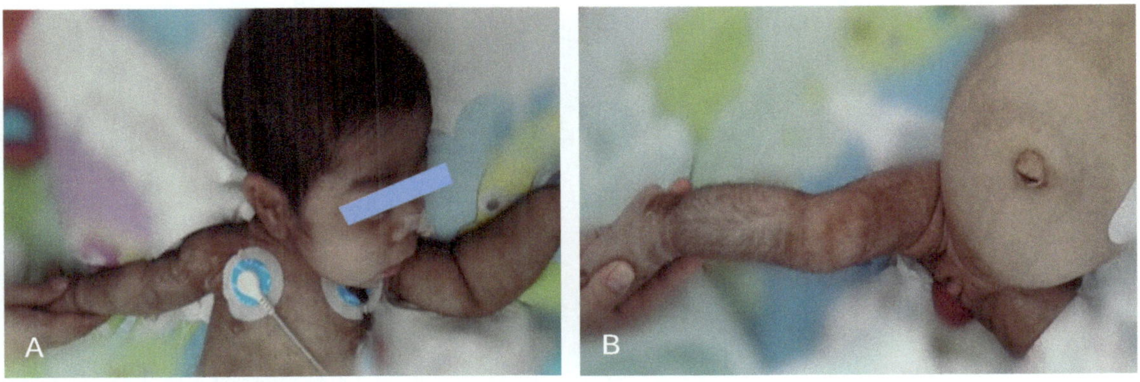

图 2-1　该患儿为一 6 月龄女婴，因“生后皮肤色素沉着，体重不增”收入院，结合临床表现及基因确诊为 Donohue 综合征

A. 多毛，乳头突出，大耳；B. 腹部膨隆，阴蒂增大，直肠脱垂

表 2-1 鉴别诊断

	遗传类型	致病基因	重叠于 Donohue 综合征的表型	区别于 Donohue 综合征的表型
Rabson-Mendenhall 综合征	AR	*INSR*	与 Donohue 综合征相似的特殊面容、体征及生长发育迟缓，高血糖，胰岛素抵抗等表现	临床表现较 Donohue 综合征轻，可发生酮症酸中毒，可存活至 30 岁
A 型胰岛素抵抗	AR，AD	*INSR*	表现为黑棘皮、多毛，胰岛素抵抗，多囊卵巢，高雄激素血症等	无明显特殊面容，多于青春期起病，无神经发育异常
先天性全身脂肪营养不良	AR	*AGPAT2* *BSCL2* *PTRF*	胰岛素抵抗，肝大，心肌肥厚，黑棘皮	先天性全身脂肪营养不良以皮下脂肪缺如为特征性体征，存在高脂血症、脂肪肝
IGF-1 抵抗	AR，AD	*IGF1R*	宫内及出生后生长发育迟缓，轻度糖耐量异常，精神发育迟缓	无高胰岛素血症，IGF-1 水平升高，仅轻度的面容异常（宽鼻梁、鼻头宽圆、长人中、下唇厚且外翻）
Silver-Russell 综合征	11p15 区 ICR1 低甲基化，7 号染色体母源性单亲二倍体，其他有：CDKN1C 突变，6.16.20 染色体母源性单亲二倍体等		宫内发育迟缓，出生后生长发育迟缓，低血糖风险增加	面容特征与 Donohue 综合征不同（存在肢体、四肢面部不对称等），仅空腹有低血糖，无胰岛素抵抗

注：AD. 常染色体显性遗传；AR. 常染色体隐性遗传。

效。有部分报道应用重组人胰岛素样生长因子 1 可改善血糖、生长发育相关指标、心肌病，延长生存期[14]，但部分研究认为无效[15]。目前重组人胰岛素样生长因子 1 在 Donohue 综合征中的应用方法及剂量尚无标准，有报道提示持续皮下输注的效果可能优于多次皮下注射[16]。

针对其他系统疾病行对症治疗，如心肌肥厚可选用 β 受体阻滞剂；直肠脱垂肥大，必要时手术治疗，卵巢幼年型颗粒细胞瘤需手术治疗[17]。

【遗传咨询】

Donohue 综合征预后差，患儿常于 2 年内死亡，故基因及产前诊断至关重要，应积极行基因诊断明确突变位点行产前诊断。该病的遗传方式为常染色体隐性遗传。对于已生育 Donohue 综合征患儿的父母，再生育时建议进行产前基因诊断，理论上其再生育患儿的风险为 25%。

【预防】

该病目前尚无有效的预防措施，对于生育过该疾病患儿的家长，建议再次生育时进行产前基因诊断。

（陈　琼　卫海燕）

【参考文献】

[1] Donohue WL, Uchida I. Leprechaunism: a euphemism for a rare familial disorder. J Pediatr,

1954, 45(5):505-519.

[2] Mohamed S. An infant with leprechaunism, ambiguous genitalia and poor glycemic control: a management chalenge.Acta Endocrinol, 2014, 10(1):134-139.

[3] Seino S, Seino M, Nishi S, et al. Structure of the human insulin receptor gene and characterization of its promoter. Proc Natl Acad Sci USA, 1989, 86(1):114-118.

[4] Wertheimer E, Lu SP, Backeljauw PF, et al. Homozygous deletion of the human insulin receptor gene results in leprechaunism. Nat Genet, 1993, 5(1):71-73.

[5] Falik Zaccai TC, Kalfon L, Klar A, et al.Two novel mutations identified in familial cases with Donohue syndrome. Mol Genet Genomic Med, 2014, 2(1):64-72.

[6] Taylor SI, Accili D, Cama A, et al. Mutations in the insulin receptor gene in patients with genetic syndromes of insulin resistance. Adv Exp Med Biol, 1991, 293:197-213.

[7] Porter JR, Barrett TG. Monogenic syndromes of abnormal glucose homeostasis: clinical review and relevance to the understanding of the pathology of insulin resistance and beta cell failure. J Med Genet, 2005, 42(12):893-902.

[8] Melis R, Pruett PB, Wang YH, et al. Gene expression in human cells with mutant insulin receptors. Biochem Biophys Res Commun, 2003, 307(4):1013-1020.

[9] Iovino S, Burkart AM, Kriauciunas K, et al. Genetic insulin resistance is a potent regulator of gene expression and proliferation in human iPS cells. Diabetes, 2014, 63(12):4130-4142.

[10] Hovnik T, Bratanič N, Podkrajšek KT, et al. Severe progressive obstructive cardiomyopathy and renal tubular dysfunction in Donohue syndrome with decreased insulin receptor autophosphorylation due to a novel INSR mutation. Eur J Pediatr, 2013, 172(8):1125-1129.

[11] Kirel B, Bozdağ Ö, Köşger P, et al. A case of Donohue syndrome "Leprechaunism" with a novel mutation in the insulin receptor gene. Turk Pediatri Ars, 2017, 52(4):226-230.

[12] Grasso V, Colombo C, Favalli V, et al. Six cases with severe insulin resistance (SIR) associated with mutations of insulin receptor: is a Bartter-like syndrome a feature of congenital SIR?. Acta Diabetol, 2013, 50(6):951-957.

[13] Simpkin A, Cochran E, Cameron F,et al Insulin receptor and the kidney: nephrocalcinosis in patients with recessive INSR mutations. Nephron Physiol, 2014, 128(3-4):55-61.

[14] De Kerdanet M, Caron-Debarle M, Nivot S,et al.Ten-year improvement of insulin resistance and growth with recombinant human insulin-like growth factor 1 in a patient with insulin receptor mutations resulting in leprechaunism. Diabetes Metab, 2015, 41(4):331-337.

[15] Musso C, Cochran E, Moran SA, et al. Clinical course of genetic diseases of the insulin receptor (type A and Rabson-Mendenhall syndromes): a 30-year prospective. Medicine (Baltimore), 2004, 83(4):209-222.

[16] Backeljauw PF, Alves C, Eidson M, et al. Effect of intravenous insulin-like growth factor I in two patients with leprechaunism. Pediatr Res, 1994, 36(6):749-754.

[17] Weber DR, Stanescu DE, Semple R, et al. Continuous subcutaneous IGF-1 therapy via insulin pump in a patient with Donohue syndrome. J Pediatr Endocrinol Metab, 2014, 27(11-12):1237-1241.

第二节 上颌正中孤立中切牙

【概述】

上颌正中孤立中切牙（solitary median maxillary central incisor, SMMCI，OMIM# 147250）是一种罕见的牙齿畸形，由 Scott 于 1958 年首次报道，其名称由 Hall[1] 首先提出并进行了详细的解释：在乳牙列或恒牙列的上颌牙弓中仅发育并萌出 1 颗中切牙，且该中切牙位于牙弓正中，形态左右对称，大小与正常切牙相似。因其常伴有身体其他中线结构缺陷，如身材矮小、鼻腔阻塞等，因此又称为 SMMCI 综合征。

SMMCI 可单独发生，也可伴发其他先天性中线结构畸形，或与一些系统性疾病同时发生。其中，与前脑无裂畸形 (holoprosencephaly,HPE) 关系最为密切。

【流行病学】

存活新生儿 SMMCI 的发病率是 1 ∶ 50 000，女性发病率高[2]。前脑无裂畸形患者的 SMMCI 发病率是 100%，自然流产胚胎中前脑无裂畸形的患病率是 1 ∶ 250。

【遗传学】

SMMCI 属于常染色体显性遗传病。它主要是由 7q36 号染色体上的索尼克刺猬基因（Sonic Hedgehog，*SHH*）的杂合突变引起的。*SHH* 编码的蛋白质在早期胚胎的模式化中起着重要作用。Hedgehog（Hh）信号通路在所有动物的发育过程中都至关重要。在胚胎期，*SHH* 调节各种组织和器官的形态发生，是腹侧神经管、前后肢体轴和腹侧体膜的关键诱导信号。在胎儿期后，它控制干细胞增殖。SHH 蛋白或其信号通路的缺陷不仅与 HPE 和 SMMCI 有关，还与 VACTERL 综合征有关[3]。

【发病机制】

SMMCI 的病因仍然不明。上颌骨的基本结构包括牙槽、唇沟和上腭。在妊娠 35 ～ 38 天时，上颌骨已经发育完成。上颌牙板在妊娠 38 ～ 40 天于中线融合。由于目前未知的原因，上颌骨和眼眶的正常横向生长及该区域的其他中线结构似乎减慢或停止，导致左右牙板过早在中线融合，从而阻止了左右中切牙及其中间骨的两个牙胚及软组织（包括唇系带）的正常形成。

遗传因素是 SMMCI 重要的致病因素[4]。目前有多个基因缺陷与先天缺牙这一表型有关，牙齿先天缺如成为这些基因缺陷导致的综合征的表型之一。与 SMMCI 综合征相关的染色体异常包括 18p、7q 和 22q 的部分缺失及 47XXX，其中 18p 和 7q 缺失最常见；SMMCI 相关的基因突变涉及 7 个基因的 36 种变异，其中 *SHH* 基因融合最常见，占 77.7%，其次是 *SIX3*（8.3%）、*TGIF1*（2.7%）、*GLI2*（2.7%）、*PTCH1*（2.7%）、*FGF8*（2.7%）和 *SALL4*（2%）[3]。

【临床表现】

与该综合征的其他特征一样，SMMCI 可能作为一种孤立的性状发生。在皇家儿童医院 1966 ～ 1997 年 21 个 SMMCI 的患儿病史回顾中发现[3]，90% 以上的婴儿存在 3 种形式的先天性鼻塞，分别是后鼻孔闭锁、中鼻腔狭窄和先天性梨状孔狭窄。

表型谱有广泛的变异性，但以下特征是表型的典型特征[1, 3-7]。

1. 早产和低出生体重　占 37%，其中 14% 的母亲有妊娠期糖尿病。

2. 唇裂和（或）腭裂　出生时，由于发育中的原生 SMMCI 上的上颌牙槽极为突出，导致中线抬高，加上没有唇瓣，再加上鼻部狭窄，所以上唇呈假缺口或拱形外观。腭呈“V”形，腭高呈屋脊状，从乳头延伸至硬腭后缘（25% 的病例出现唇裂或腭裂）。

3. 先天性鼻道阻塞　90% 以上的病例存在后鼻孔闭锁、中鼻腔狭窄或先天性鼻翼孔状狭窄 (CNPAS)。中鼻腔狭窄可包括鼻中隔偏曲。梗阻的类型和严重程度各不相同。

4. 身材矮小　占 50%。潜在生长激素缺乏的身材矮小者仅占 33%（低于－ 2SD）。

5. 小头畸形　占 33%。

6. 眼距过窄　通常程度较轻，但可变（平均瞳孔间隔距离小于－ 2SD，或小于 3%）。

7. 前脑无裂畸形（HPE）　是与 SMMCI 关联最多的一种。临床表现多样，从先天性 HPE 和独眼畸形到 HPE 的微小型。独眼畸形的中线结构的畸形发生在眼球前方。

8. 智力障碍　智力残疾程度不同（50%）：从学习障碍（25%）到智力迟钝（25%），可能与癫痫有关。注意缺陷多动障碍（ADHD）在 HPE 病例中比例很高。

9. 蝶鞍和垂体形态异常　占 10% ～ 50%。在磁共振成像中发现的垂体形态学异常占中枢序列的 15%。

【实验室检查】

常规产前超声检查（从妊娠 16 ～ 22 周开始），对头、脸、鼻子、眼睛和前腭的检查可以预测 SMMCI，[8]。如果怀疑 HPE，可以从绒毛膜绒毛样本（CVS）中检测特定的 HPE 相关基因突变，从而做出诊断。使用鼻内镜和计算机断层扫描（CT）可以评估鼻阻塞的原因。面部及口腔检查可发现典型的上颌中线牙槽突。没有唇系带和腭的特征性结构。

早期诊断，特别是当头围小并且存在近视时，应进行神经学和磁共振检查[9]，以发现可能的 HPE。并且进行内分泌学检查和调查，检测生长激素分泌是否不足。头颅侧位 X 线片常可以发现蝶鞍部异常。

对现有的家庭成员进行系谱检查，并可进一步研究染色体和分子，这对疾病的起源有帮助。

【诊断和鉴别诊断】

1. 诊断　SMMCI 可以作为一个单独的特征出现。对病例回顾后发现，90% 以上的婴儿存在 3 种形式之一的先天性鼻塞。在妊娠 18 ～ 22 周时用超声诊断，也可能在家族病例中通过基因检测诊断，但很少在产前诊断[5]。

2. 鉴别诊断　SMMCI 在任何情况下都必须存在，并且可以在其萌出之前通过放射检查发现。以下情况下，只有一个中切牙存在，但不是 SMMCI[5]。

（1）任何情况下，两个上颌中切牙开始正常发育，但一个不能正常发育，剩下的正常牙齿发展到中线的一侧或接近中线。

（2）中切牙外伤性脱落。

（3）主切牙和（或）永久中切牙与多余牙的融合。

（4）中间牙是一种圆锥形的多余牙齿，在中线萌发，但只发展到永久牙列中线的一侧或另一侧。

【治疗】

SMMCI 综合征患儿的治疗需要多科室联合进行。口腔治疗应根据牙齿和咬合情况等确定方案，如乳牙疾病治疗、上颌牙弓的扩展、义齿修复等，通常需要儿童口腔科、口腔正畸科、口腔修复科、口腔内科、口腔外科等多科室联合治疗。全身症状需要耳鼻喉科、儿童保健科、康复科等多学科跟踪和观察治疗，尽量早发现、早诊断和早治疗[6]。

【遗传咨询】

SMMCI 长期以来被认为是下一代 HPE 的危险因素，并被认为是 HPE 畸形谱系中最不严重的畸形（或微缩畸形）之一。目前尚不清楚 SMMCI 个体后代 HPE 的实际风险，但 SMMCI 必须被认为是 HPE 的一个可能预测因子。

【预防】

妊娠 18 周时常规的产前超声检查可以发现小头、眼眶和鼻子的位置。前张口视图（当婴儿吞咽或打哈欠时）可以显示上颌牙槽骨、腭和鼻的解剖结构，借此发现中线异常，特别是突出的牙槽骨前部和升高的上唇中线。当发现或怀疑异常时，必须提供专家的医学和遗传超声后咨询。三维超声扫描的发展大大简化了对头部异常的检测[5]。

（何子君　巩纯秀）

【参考文献】

[1] Hall RK, Bankier A, Aldred MJ, et al. Solitary median maxillary central incisor, short stature, choanal atresia/midnasal stenosis (SMMCI) syndrome. Oral Surg Oral Med Oral Pathol Oral Radiol Endod, 1997, 84(6): 651-662.

[2] Yassin OM, El-Tal YM. Solitary maxillary central incisor in the midline associated with systemic disorders. Oral Surg Oral Med Oral Pathol Oral Radiol Endod，1998, 85(5): 548-551.

[3] Rodriguez RG, Cruz LG, Medina YN, et al. The solitary median maxillary central incisor (SMMCI) syndrome: associations, prenatal diagnosis, and outcomes. Prenat Diagn, 2019, 39(6): 415-419.

[4] Poelmans S, Kawamoto T, Cristofoli F, et al. Genotypic and phenotypic variation in six patients

with solitary median maxillary central incisor syndrome. Am J Med Genet A，2015，167A(10): 2451-2458.

[5] Hall RK. Solitary median maxillary central incisor (SMMCI) syndrome. Orphanet J Rare Dis, 2006, 1: 12.

[6] 姜松磊，王春燕，刘聪，等. 上颌正中孤立中切牙的研究进展. 齐鲁医学杂志，2017，32(4): 499-501.

[7] Nanni L, Ming JE, Du Y, et al. SHH mutation is associated with solitary median maxillary central incisor: a study of 13 patients and review of the literature. Am J Med Genet，2001，102(1): 1-10.

[8] Fuchs F, Chadelle M, Captier G, et al. Solitary median maxillary central incisor due to nasal pyriform aperture stenosis in fetus: the first prenatal ultrasound case report. Int J Clin Pediatr Dent, 2020, 13(3): 295-298.

[9] Johnson N, Windrim R, Chong K, et al. Prenatal diagnosis of solitary median maxillary central incisor syndrome by magnetic resonance imaging. Ultrasound Obstet Gynecol，2008，32(1): 120-122.

第三节　Malan 综合征

【概述】

Malan综合征又称为SOTOS综合征2（OMIM# 614753），是由位于19p13.2号染色体上的*NFIX*基因杂合突变/缺失引起的。2010年由Malan等[1]首次报道，是一种过度生长疾病。主要表现为出生后生长过度、颅面部畸形、发育迟缓、智力障碍、中枢神经系统异常。有或无孤独症特征，同时伴随眼、胃肠道、肌肉骨骼和手（足）异常也较常见[2,3]。

【流行病学】

Malan 综合征病例的数量有限，自 2010 年第 1 次描述以来，目前全球患者总数仅 40 余例[4]，关于基因型 - 表型相关性还没有明确的结论，目前对于该病的发病率、生存率及累计死亡率尚未统计。

【遗传学】

Malan 综合征为常染色体显性遗传病，*NFIX* 是目前报道导致该病的唯一基因。*NFIX* 属于 CCAAT 结合转录因子家族，可启动脊椎动物和病毒基因的转录。*NFIX* 基因包含 11 个外显子，大多数导致 Malan 综合征的点突变聚集在第 2 外显子[5]。2018 年一项国际合作研究收集了 45 名 Malan 综合征患者的数据，分析发现 18 个错义和 7 个无义变体，14 个小的缺失和插入/复制导致移码及提前终止密码子，2 个框内插入/缺失，以及包括 3 个核苷酸改变的外显子 2 剪接受体区域的复杂新发突变，（c.28-1G>a、c.28-12T>a 和 c.28-13T>a）。大多数变异位于外显子 2，只有 7 个表现为典型 Malan 综合征患者的突变位于外显子 5～8，其中 1 个是错义突变，2 个是无义突变，4 个是移码变异[4]。

【发病机制】

NFIX（nuclear factor Ⅰ，X-type，NFIX）是核因子Ⅰ（NFⅠ）家族蛋白的一个成员，该家族属于进化保守的转录因子家族，在哺乳动物的发育和成年期广泛表达，与参与病毒 DNA 复制和基因表达调控的位点特异性 DNA 结合蛋白有关，是正常脑和骨骼发育的必要基因[6,7]。核因子Ⅰx（NFIX）在大脑的许多区域，包括新皮质、海马和小脑的发育过程中发挥着关键作用。从机制上来说，NFIX 通过激活星形胶质细胞特异基因和抑制祖细胞自我更新的核心基因而促进神经干细胞分化。NFIX 是室管膜细胞生物学的核心，动物实验显示在缺乏 NFIX 的情况下，背侧端脑侧脑室室管膜细胞层将出现剥脱，可能导致脑积水发生[7,8]。

NFIX 的单等位基因新发变异引起两种不同的综合征。影响其 DNA 结合/二聚结构域的缺失、无义和错义突变，导致 *NFIX* 单倍体不足，从而导致 Sotos 综合征样临床表型，即 Malan 综合征。NFIX 基因 6～8 外显子内的移码和剪接位点导致突变的 RNA 逃避无义介导的衰变，发生显性负效应（dominant negative effect）则导致 Marshall-Smith 综合征（OMIM#602535）[3, 9]。如 *NFIX* 缺失包括邻近的 *CACNA1A* 基因，则可引起发作性共济失调 2 型或家族性偏瘫偏头痛[9]。

【临床表现】

主要表现为与同等身体部位或与年龄相关的同龄人群体相比的整体或局部过度增长。身高等于或大于平均值以上的两个标准差（SD），体重和头围也可能增加，该生长模式通常从出生开始就存在（图 2-2）[4, 10]。

1. 过度生长　出生体重＞ 2SD，出生身长＞ 2SD。

2. 发育　智力障碍或全面发育迟缓，可能出现自闭症特征或焦虑表现。

3. 神经系统　肌张力降低或肌张力增高；癫痫发作或脑电图异常；大脑发育异常（脑室增宽、脑室周围结节性异位、胼胝体不发育、脑萎缩、Chiari 畸形、视神经发育不全）。

4. 颅面形态　巨头畸形、扁头畸形、斜头畸形、长形或三角形面孔、面部不对称、前额凸出、眼球突出（少见）、短鼻子、鼻孔前倾、嘴唇外翻、小下巴、下巴突出、高腭弓、头发稀疏。

5. 眼睛　视力受损、蓝色巩膜、白内障、外围视觉差。

6. 呼吸系统　气道阻塞（少见）。

7. 肌肉骨骼异常　骨发育异常、骨盆骨形态异常、身材修长、脊柱侧凸、漏斗胸或鸡胸、指屈曲畸形、青年出现手部挛缩。

8. 心血管系统　二尖瓣脱垂、房间隔缺损、肺动脉瓣狭窄、肺动脉扩张。

9. 其他　脚底皮肤松软、牙龈增生、牙列拥挤、偏瘫性偏头痛、钙缺乏（少见）、骨肉瘤（罕见）。

【实验室检查】

先证者 Malan 综合征诊断是基于临床表型高度怀疑本病的患儿，通过鉴定 *NFIX* 中的杂合致病性突变或分子遗传学检测中包含 *NFIX* 的缺失确诊。分子遗传学检测方法可包括基因靶向检测（单基因检测和多基因组测定），可以基于临床表型选择综合基因组检测（染色体微阵列分析、外显子组测序、外显子组阵列、基因组测序）。外显子组测序是最常用的基因组检测方法。

由于本病导致多器官系统受累，初步诊断后应对患儿进行多方面评估，如进行智力检测、孤独症测试、生长发育评估，头颅磁共振及脑电图评估，心脏彩超、心电图检测，脊柱侧凸检查，肾脏超声检测，视力及听力检测等。

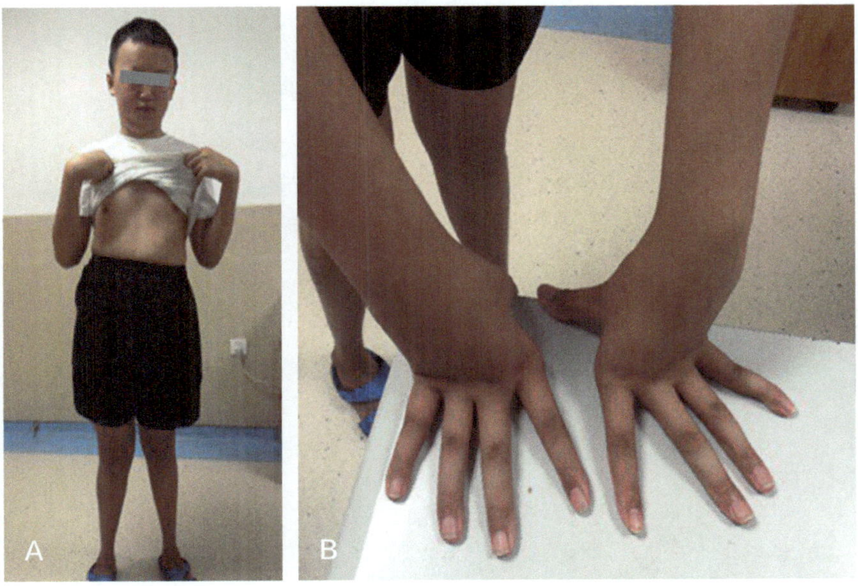

图 2-2　13 岁 7 个月男孩因“过度生长、发育迟缓和面部畸形”就诊。基因确诊为 Malan 综合征

A. 扁头畸形和轻微的面部不对称、长脸、额头隆起、眼睑裂下斜、短鼻子、小下颌、身材修长、长手、胸椎侧凸、漏斗胸；B 手指细长、过伸

【诊断和鉴别诊断】

1. 诊断 由于目前尚未发现其他位点突变导致 Malan 综合征，故对于出现上述临床表型的先证个体，在进行分子遗传学检测后，如果明确为*NFIX*基因的杂合性致病变异即可确诊。

2. 鉴别诊断 见表 2-2。

表 2-2 Malan 综合征的鉴别诊断

疾病	遗传类型	致病基因	重叠于 Malan 综合征的表型	区别于 Malan 综合征的表型
EZH2 相关 Weaver 综合征 1	常染色体显性遗传	*EZH2* 2	典型的面部特征，尤其是儿童早期 身材高大、巨头畸形、脊柱侧凸、韧带松弛； 出生时低肌张力（可能表现为混合性中枢性肌张力降低 / 周围性肌张力增高）	圆脸，伴有眼距增宽 下颌前凸不是 Weaver 综合征的特征 通常在下巴和下唇之间出现水平折痕 关节问题（如指屈曲畸形、挛缩畸形） 婴儿常有嘶哑、低沉的哭声
Sotos 综合征	常染色体显性遗传	*NSD1*	过度生长、巨头畸形、脑室扩大、发育迟缓、脑发育畸形（包括胼胝体部分至完全发育不全）	独特的面部外观（凸出的前额，长头型，额颞部毛发稀疏，眼睑裂隙下斜，颧部潮红，面部狭长，下巴长）
Beckwith-Wiedemann 综合征	15% 常染色体显性遗传 85% 无明确家族史 11p15 号染色体的表观遗传学和基因组改变		出生时体重和（或）身高≥ 2 SD	巨舌 前耳垂折痕 / 螺旋纹 脐膨出 内脏肿大 患胚胎肿瘤的风险较高，尤其是肾母细胞瘤
Simpson-Golabi-Behmel 综合征	X 连锁	*GPC3* *GPC4*	出生前和（或）出生后过度生长 可变的智力障碍	主要影响男性 多指（趾）畸形 多乳头 腹直肌分离 漏斗胸 不同的面部特征
Bannayan-Riley-Ruvalcaba 综合征	常染色体显性遗传	*PTEN*	巨头畸形 面部特征有点相似 可能与孤独症谱系障碍有关	血管畸形 回肠、结肠远端错构瘤性息肉 阴茎体色素斑 脂肪瘤 患甲状腺癌和乳腺癌的风险增高
脆性 X 综合征	X 连锁	*FMR1*	巨头畸形 智力障碍 面部外观 Malan 综合征重叠：头颈部形状，突出的下巴和前额	主要影响男性，通常有大耳朵、青春期巨睾丸症

【治疗】

对症治疗：Malan 综合征并无特异性治疗手段，临床采用个体化对症治疗方案对症治疗。当发现临床问题（如心脏异常、肾脏异常、脊柱侧凸或癫痫）时，建议转诊至适当的专科治疗。如果已经进行了脑部 MRI 检查并证实脑室扩张，怀疑颅内压升高，应咨询神经学和神经外科医师进行检查和治疗。针对发育迟缓、智力障碍及孤独症谱系障碍进行相应的职业、物理、言语、喂养、社交训练，并针对运动功能障碍进行康复治疗。

【遗传咨询】

该病的遗传方式为常染色体显性遗传。对家庭成员进行风险评估发现，大多数患者为新发基因突变。有个别报道认为个体从受影响的父母那里遗传了 *NFIX* 相关的疾病改变。对患有 NFIX 相关疾病个体的父母进行相关突变位点验证评估。先证者兄弟姐妹的患病风险取决于先证者父母的遗传状况：如果先证者的父母有先证者中确定的基因改变，则其同胞的患病风险为 50%。但是已知突变可能具有不同的外显率，因此遗传相同基因突变的同胞可能与先证者有不同的临床表型。如果先证者的父母有染色体易位，同胞的复发风险取决于特定的结构变异。先证者的后代，每个孩子都有 50% 的机会遗传基因改变。染色体易位个体后代的风险取决于特定的结构变异。其他家庭成员面临的风险取决于先证者父母的基因：如果父母中有先证者的基因改变，其家庭成员可能面临风险。

【预防】

该病目前尚无有效的预防措施，对于生育过该疾病患儿的家长，建议再次生育时进行产前基因诊断。

（冷　洁　程昕然）

【参考文献】

[1] Malan V, Rajan D, Thomas S, et al. Distinct effects of allelic NFIX mutations on nonsense-mediated mRNA decay engender either a Sotos-like or a Marshall-Smith syndrome. Am J Hum Genet,2010，87(2): 189-198.

[2] Bellucco FT, de Mello CB, Meloni VA, et al. Malan syndrome in a patient with 19p13.2p13.12 deletion encompassing NFIX and CACNA1A genes: Case report and review of the literature. Mol Genet Genomic Med,2019，7(12): e997.

[3] Jezela-Stanek A, Kucharczyk M, Falana K, et al. Malan syndrome (Sotos syndrome 2) in two patients with 19p13.2 deletion encompassing NFIX gene and novel NFIX sequence variant. Biomed Pap Med Fac Univ Palacky Olomouc Czech Repub,2016，160(1): 161-167.

[4] Priolo M, Schanze D, Tatton-Brown K, et al. Further delineation of Malan syndrome. Hum Mutat,2018，39(9): 1226-1237.

[5] Martinez F, Marín-Reina P, Sanchis-Calvo A, et al. Novel mutations of NFIX gene causing Marshall-Smith syndrome or Sotos-like syndrome: one gene, two phenotypes. Pediatr Res,2015，78(5): 533-539.

[6] Natiq A, Elalaoui SC, Miesch S, et al. A new case of de novo 19p13.2p13.12 deletion in a girl with overgrowth and severe developmental delay. Mol Cytogenet,2014, 7: 40.

[7] Pekarik V, Izpisua Belmonte JC. NFIX--one gene, two knockouts, multiple effects. J Biol,2008，7(8): 29.

[8] Vidovic D, Harris L, Harvey TJ, et al. Expansion of the lateral ventricles and ependymal deficits underlie the hydrocephalus evident in mice lacking the transcription factor NFIX. Brain Res,2015，1616: 71-87.

[9] Klaassens M, Morrogh D, Rosser EM, et al. Malan syndrome: Sotos-like overgrowth with de novo NFIX sequence variants and deletions in six new patients and a review of the literature. Eur J Hum Genet,2015，23(5): 610-615.

[10] Tatton-Brown K, Weksberg R. Molecular mechanisms of childhood overgrowth. Am J Med Genet C Semin Med Genet,2013，163C(2): 71-75.

第四节　Miller-Dieker综合征

【概述】

Miller-Dieker 综合征（MDS，OMIM# 247200）是一种染色体部分片段缺失引起的疾病，目前认定的特异性缺失片段位于17p13.3的 *PAFAH1B1* 基因至 *YWHAE* 基因段。主要表现为无脑回畸形、巨脑回畸形，从而引起发育迟缓、智力障碍和癫痫发作。此外，由于MDS患者17p13.3微缺失片段往往较大，常导致其他症状，如肌张力减低、先天性疾病（如先心病、多囊肾、多指/趾畸形、隐睾）、颅面畸形等。Earl Walker于1942年首次描述了无脑回畸形病例[1]。Miller和Dieker分别于1963年和1969年对MDS的鉴定做出了贡献，从而产生了该疾病的命名法[2,3]。

【流行病学】

MDS是一种罕见的神经系统疾病，其发病率尚不清楚。荷兰对无脑回畸形的一项研究估计新生儿的患病率约为1.2/100 000[4,5]。其诊断和患病率将随着成像技术的改进而增加。

【遗传学】

MDS是由染色体17p13.3微缺失引起的，呈常染色体显性遗传。普遍认为MDS是一种连续基因缺失综合征，意味着它是由染色体上彼此靠近的多个基因缺失所致。但一项涉及5名MDS患者使用聚合酶链反应(PCR)和原位荧光的研究对上述观点提出了质疑：仅在3名患者中发现了缺失而5名患者的临床症状几乎相同，结果表明MDS不是一种连续的基因缺失综合征[6]。这些数据与广泛接受的观点，即MDS是一种连续的基因缺失综合征——相矛盾。据估计，90%的MDS患者存在可见或亚显微的染色体17p13.3缺失，但其他10%的病例病因尚不清楚[7]（见图2-3，表2-3）。

【发病机制】

17p13.3是一个基因组不稳定区域，与不同的罕见神经发育遗传疾病有关，取决于该区

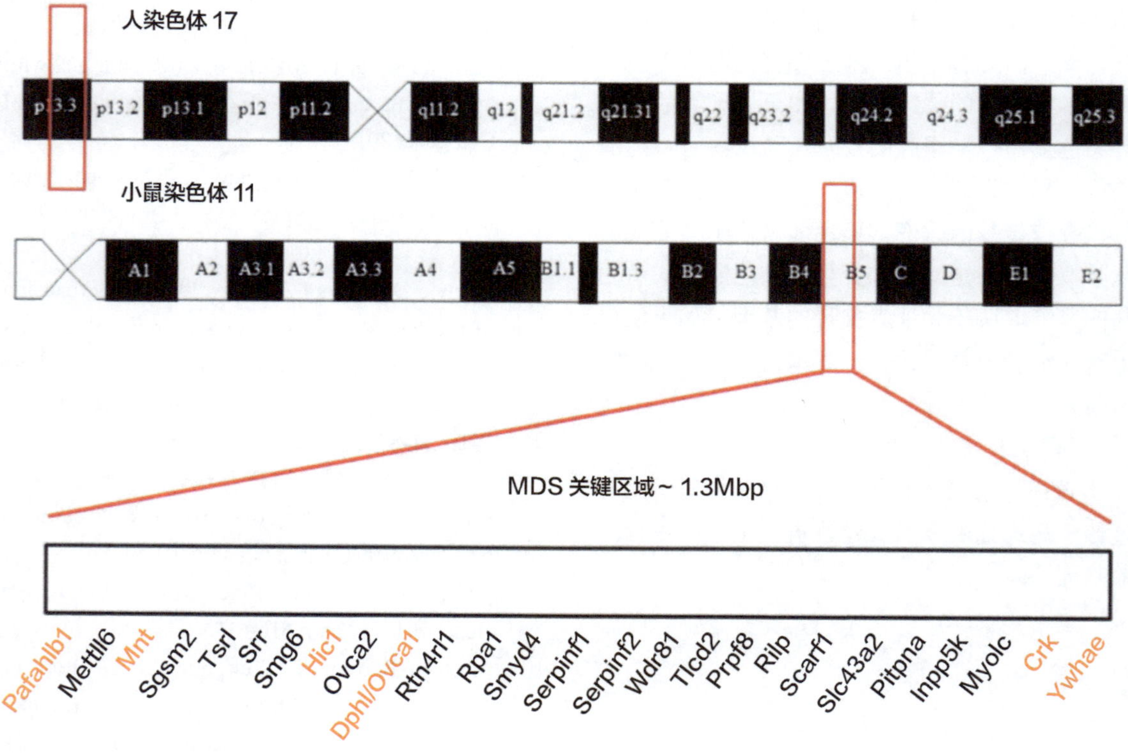

图2-3　人类和小鼠MDS关键区域位置的轮廓

表 2-3　参与人类染色体 17p13.3 微缺失的基因总结[8]

基因	相关功能
*BHLHA9**	编码一种来自基本螺旋 - 环 - 螺旋家族的蛋白质；参与肢体发育
YWHAE	编码蛋白 14-3-3ε，它是一种磷酸丝氨酸 / 苏氨酸结合蛋白，是神经发生和神经元分化的关键调节剂
CRK	编码 Reelin 信号通路下游的信号蛋白；在细胞增殖、分化、迁移、轴突生长中起作用
MYO1C	编码非常规肌球蛋白家族；是一种具有 ATPase 活性基于肌动蛋白的分子
INPP5K	编码肌动蛋白细胞骨架的潜在负调节因子
PITPNA	编码脂质结合蛋白家族的成员，在膜表面之间转移磷脂酰肌醇 / 胆碱分子
SLC43A2	编码 SLC43 转运蛋白家族的成员
SCARF1	编码在内皮细胞中表达的清道夫受体蛋白；调节低密度脂蛋白的摄取
RILP	编码溶酶体蛋白；可能是 Rab7 的下游调节剂；溶酶体的潜在调节剂
PRPF8	编码属于 U2 和 U12 依赖性剪接蛋白质；对 mRNA 剪接的第二步至关重要
TLCD2	编码含有两种蛋白质的 TLC 结构域；功能未知
WDR81	编码多域跨膜蛋白；主要在大脑中表达；在内溶酶体的运输中起作用
SERPINF2	编码丝氨酸蛋白酶抑制剂 Serpin 家族的成员；是纤溶酶的主要抑制剂，可降解纤维蛋白等
SERPINF1	编码 Serpin 家族的成员；抑制血管生成，神经营养因子
SMYD4	编码具有 SET 结构域的蛋白，该结构域通常具有赖氨酸甲基转移酶活性以进行组蛋白修饰；为潜在的抑癌基因
RPA1	编码异源三聚体复制蛋白 A（RPA）复合体的最大亚基
RTN4RL1	编码具有 GPI 锚定域和 LRR 基序的蛋白质；也称为 Nogo 受体 3（NgR3），是 NgR1 的旁系同源物
DPH1/ OVCA1	编码一种参与二苯甲胺生物合成的酶；与颅面畸形相关
OVCA2	编码与多种 α/β 水解酶相关的蛋白质，包括酯酶、脂肪酶和其他酶；高度保守的基因
HIC1	肿瘤抑制基因，细胞周期调节剂
SMG6	编码端粒酶核糖核蛋白复合物的一个成分
SRR	编码丝氨酸消旋酶，产生与 AD、ALS、缺血性脑损伤和精神分裂症有关的 NMDA 共激动剂——D- 丝氨酸
TSR1	编码富含丝氨酸、精氨酸的蛋白质；剪接因子，影响 mRNA 的稳定性和 rRNA 的加工
SGSM2	编码 GTPase 激活剂；调节酶的运输
MNT	在 Myc/Max/Mad 网络中编码具有基本螺旋 - 环 - 螺旋 - 链结构域的蛋白质；抑制转录
METTL16	编码甲基转移酶；为 MAT2A 剪接所需
PAFAH1B1	编码血小板激活因子的亚基，催化去除血小板激活因子上的乙酰基；缺失可导致经典无脑回畸形

* 位于染色体 17p13.3 内，紧邻 MDS 临界区。

域是否发生缺失或重复。

17 号染色体具有较高的重复密度及基因密度。而 17 号染色体的短臂中超过 23% 由低拷贝重复序列（即基因组出现的片段缺失或重复并不一定都会导致严重影响）组成，为非等位基因同源重组的发生创造了机会。非等位基因同源重组导致不同染色体上的序列重组、同源染色体的不同位置或同一染色体上的两个序列之间的重组，从而引起基因片段删除和重复[9,10]。

在染色体17p13.3中，高密度的低拷贝重复序列使其成为重组热点。低拷贝重复序列是由相同或非常相似的重复序列组成的（≥95%的序列相同）。在低拷贝重复序列中已经确定了许多删除断点。以上因素导致了染色体17p13.3与杂合缺失或重复引起的罕见遗传疾病相关[11]。

【临床表现】

1. 经典无脑回畸形（isolated lissencephaly sequence,LIS） 往往由*PAFAH1B1*突变所致，主要由妊娠10～14周发生的神经元迁移停滞或缺陷引起，导致皮质分层异常和大脑无脑回畸形，意味着LIS患者的脑回和脑沟缺失或减少（图2-4）。LIS通常与全面发育迟缓、顽固性癫痫、肌张力异常和寿命缩短有关[12]。

2. 癫痫 两名*YWHAE*和*CRK*缺失而非*PAFAH1B1*缺失的患者具有大头畸形、癫痫和白质非特异性变化等，*YWHAE*和（或）*CRK*的缺失应仔细监测患者的癫痫发作情况[13]，Shimojima等进行的关于3名患者的研究发现其中一名患者有类似缺失，也支持这一观点。此外，该研究中的另一名患者具有*PAFAH1B1*的部分缺失，同样引起癫痫[14]。因此，*YWHAE*、*CRK*和*PAFAH1B1*在癫痫中具有关键作用。

3. 特殊面容 前额凸出、双颞凹陷、耳位低、后旋耳、短而上翘的鼻子或宽鼻子、上唇增厚和小下巴；研究表明*CRK*、*MYO1C*、*HIC1*和*OVCA1*基因缺失在颅面畸形中起作用（图2-5）[15-17]。

4. 发育迟缓 宫内发育迟缓及出生后无身高追赶，其中以出生后生长发育迟缓为主要表现。

5. 其他 包括产前羊水增多、胎儿活动减

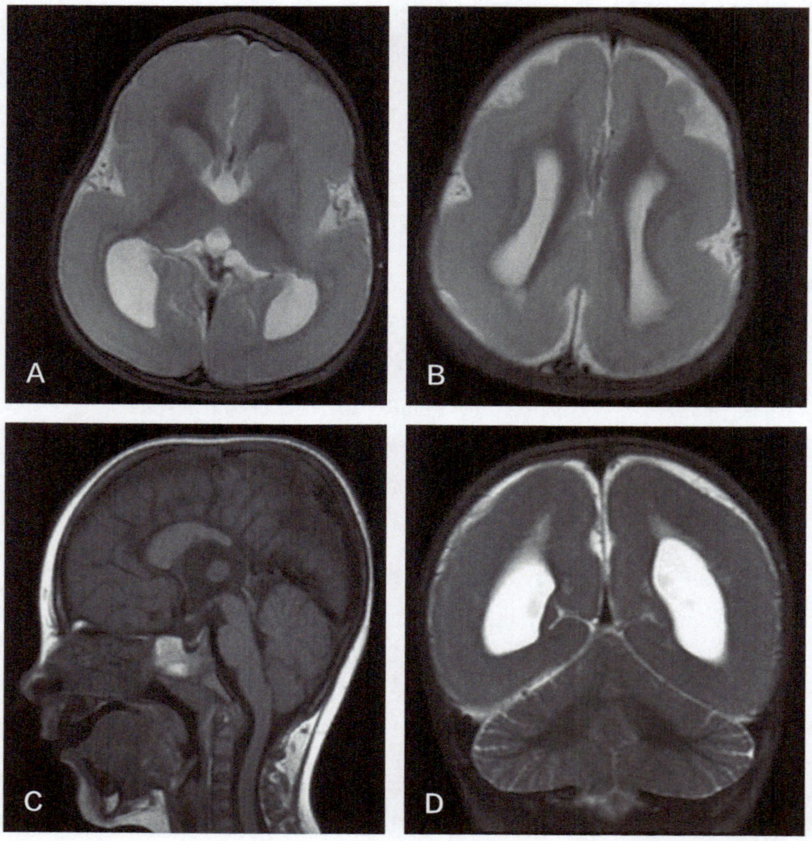

图2-4 LIS患者磁共振成像[8]

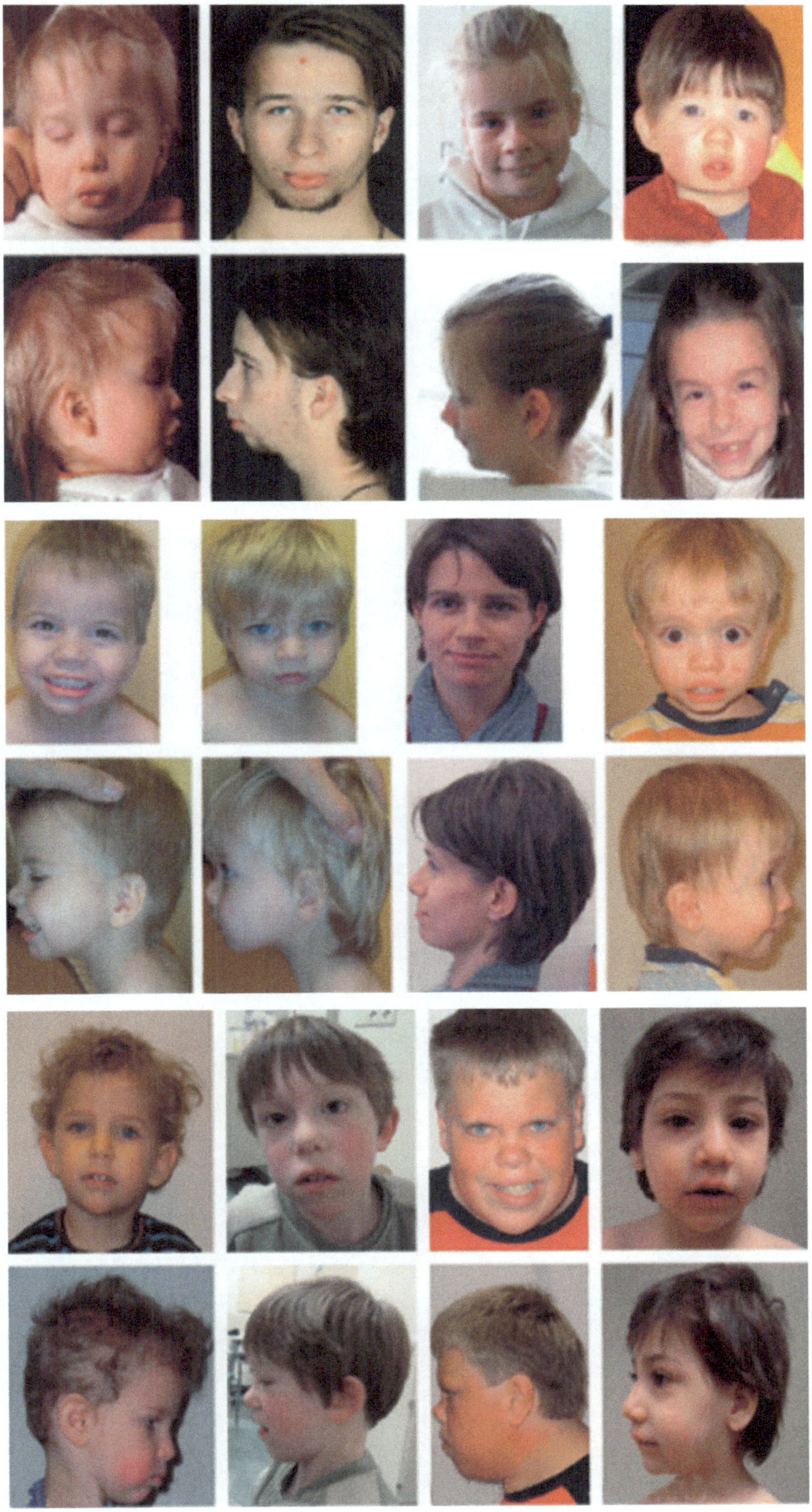

图 2-5　Miller-Dieker 综合征患者特殊面容[17]

少；围生期可能需要新生儿复苏，新生儿黄疸消退延迟、喂养困难；合并多脏器异常，如先天性心脏病、多指、肾脏畸形、男性外生殖器畸形等[19]。

【实验室检查】

具有相应临床表型的患者需进一步完善头颅 MRI，对于高度疑似病例，可采用拷贝数变异分析（CNV）技术检测分析致病基因。

本病常导致神经系统受累致发育迟缓、癫痫发作等，同时易合并先天性畸形，因此应对患儿进行多方面评估，如智力评估、生长发育评估、脑电图、超声心动图等。

对于胎儿期超声筛查异常的病例，需进行 CNV 技术检测分析胎儿羊水细胞 DNA。

【诊断和鉴别诊断】

1. 诊断　根据患儿典型临床表型、头颅影像学检查及基因检查确诊。

2. 鉴别诊断　与其他合并无脑回畸形的综合征相鉴别（表 2-4）。

【治疗】

1. 对症治疗　无特异性治疗方法，针对癫痫发作的病例，完善脑电图检查后，给予药物抗癫痫治疗，但目前报道的多为难治性癫痫[18,19]。其他各系统疾病予对症处理。

2. 生长激素治疗　有文献报道 MDS 患儿予以 GH 替代治疗后出现生长追赶[16,18]。

【遗传咨询】

MDS 综合征的遗传方式为常染色体显性遗传，理论上女性和男性同样受累。目前所报道的病例中，多数为自发突变[18]，而 MDS 患者其再生育患儿的风险为 50%。

【预防】

暂无有效的预防措施，先证者父母再次生育时，建议行产前基因诊断。

表 2-4　与其他合并无脑回畸形的综合征的鉴别诊断

	遗传方式	致病基因	临床表型	鉴别要点
Walker-Warburg 综合征	常染色体隐性遗传	POMT1 POMT2 FKRP	全身性张力减退、发育迟缓、智力低下、面部畸形、可能合并癫痫发作；眼异常包括白内障、晶状体缺损等；头颅 MRI 提示无脑回畸形	MDS 患儿多数未合并眼异常；两者头颅 MRI 表现有所差异
Fukuyama 综合征	常染色体隐性遗传	*FKTN*	张力减退、对称性全身肌肉无力、全面发育迟缓、智力障碍、癫痫发作、眼科异常；头颅 MRI 提示无脑回畸形	该病患者肌力减退更为显著，同时头颅 MRI 表现有所差异
Norman-Roberts 综合征	常染色体隐性遗传	*RELN*	全面发育迟缓、智力障碍、癫痫发作、特殊面容（眼距宽、耳位低、小头畸形）；头颅 MRI 提示无脑回畸形	该病患者与 MDS 患儿特殊面容有差异；基因检查可以鉴别

（贺歆瑶　程昕然）

【参考文献】

[1] Walker AE . Lissencephaly.Arch Neurol Psychol，1942，48：13–29.

[2] Miller JQ. Lissencephaly in 2 siblings. Neurology，1963，13:841-850.

[3] Pilz DT, Quarrell OW. Syndromes with lissencephaly. J Med Genet，1996，33(4):319-323.

[4] Leventer R. Lissencephaly type I. Handb Clin Neurol，2008，87:205-218.

[5] de Rijk-van Andel JF, Arts WF, Hofman A, et al.Epidemiology of lissencephaly type I. Neuroepidemiology，1991，10(4):200-204.

[6] Köhler A, Hain J, Müller U. Clinical and molecular genetic findings in five patients with Miller-Dieker syndrome. Clin Genet，1995，47(3):161-164.

[7] Ledbetter SA, Kuwano A, Dobyns WB, et al.Microdeletions of chromosome 17p13 as a cause of isolated lissencephaly. Am J Hum Genet, 1992, 50(1):182-189.

[8] Blazejewski SM, Bennison SA, Smith TH, et al.Neurodevelopmental Genetic diseases associated with microdeletions and microduplications of chromosome 17p13.3. Front Genet，2018，9:80.

[9] Shimojima K, Sugiura C, Takahashi H, et al.Genomic copy number variations at 17p13.3 and epileptogenesis. Epilepsy Res，2010,89(2-3):303-309.

[10] Komoike Y, Shimojima K, Liang JS, et al. A functional analysis of GABARAP on 17p13.1 by knockdown zebrafish. J Hum Genet, 2010, 55(3):155-162.

[11] Stankiewicz P, Shaw CJ, Dapper JD, et al. Genome architecture catalyzes nonrecurrent chromosomal rearrangements. Am J Hum Genet,2003,72(5):1101–1116.

[12] Dobyns WB, Reiner O, Carrozzo R, et al.A human brain malformation associated with deletion of the LIS1 gene located at chromosome 17p13. JAMA，1993，270(23):2838-2842.

[13] Tenney JR, Hopkin RJ, Schapiro MB. Deletion of 14-3-3{varepsilon} and CRK: a clinical syndrome with macrocephaly, developmental delay, and generalized epilepsy. J Child Neurol，2011，26(2):223-227.

[14] Barros Fontes MI, Dos Santos AP, Rossi Torres F, et al. 17p13.3 Microdeletion: insights on genotype-phenotype correlation. Mol Syndromol，2017，8(1):36-41.

[15] Østergaard JR, Graakjær J, Brandt C,et al.Further delineation of 17p13.3 microdeletion involving CRK. The effect of growth hormone treatment. Eur J Med Genet，2012，55(1):22-26.

[16] Yu YR, You LR, Yan YT,et al. Role of OVCA1/DPH1 in craniofacial abnormalities of Miller-Dieker syndrome. Hum Mol Genet，2014，23(21):5579-5596.

[17] Bruno DL, Anderlid BM, Lindstrand A, et al. Further molecular and clinical delineation of co-locating 17p13.3 microdeletions and microduplications that show distinctive phenotypes. J Med Genet，2010，47(5):299-311.

[18] Dobyns, WB, vanTuinen P, Ledbetter DH. Clinical diagnostic criteria for Miller-Dieker syndrome. (Abstract) Am. J. Hum. Genet. 43: A46, 1988.

[19] Pavone L, Corsello G, Pavone P, et al. Lissencephalic syndromes: brain and beyond. Front Biosci (Schol Ed)，2010，2:85-95.

第3章 以肥胖或糖尿病为主要特征的综合征

第一节 Wolfram 综合征

【概述】

Wolfram 综合征（OMIM#222300/604928）于 1938 年由 Wolfram 和 Wagener 首先报道，8 位兄弟姐妹中有 4 位同时出现青少年起病的糖尿病和视神经萎缩，4 例中的 3 例出现感音神经性耳聋，2 例出现神经源性膀胱[1]。临床表现特征包括糖尿病、尿崩症、视神经萎缩、耳聋等。

【流行病学】

Wolfram 综合征是一种少见的常染色体隐性遗传病，占少年型糖尿病患者的 1/175 ～ 1/148，至今已报道有 100 多例患者，中国报道尚不足 10 例，美国国际糖尿病中心提供的资料显示该病发病率约为 1/10 万[2]。

【遗传学】

Wolfram 综合征目前认为是内质网疾病。Wolfram 综合征致病基因 (WFS1) 定位于 4p16.1 染色体上，*WFS1* 基因含有 8 个外显子，编码 890 个氨基酸组成的蛋白质 Wolframin，在维持内质网内环境稳态的过程中发挥重要作用。*WFS1* 基因突变有两种不同的表型，常染色体隐性突变的 Wolfram 综合征和常染色体隐性突变的低频感音性耳聋[3]。到目前为止，已经报道了来自不同种族的 Wolfram 综合征患者的 200 多种基因突变。大多数患者的 *WFS1* 基因有隐性突变，但一些显性基因突变，包括 *H313Y*，已在患者人群中发现[3]。

【发病机制】

Wolfram 综合征发病机制尚不明确，研究显示与 90% 的 *WF* 和 *WFS1* 基因突变有关，*WFS1* 基因编码一种跨膜蛋白 Wolframin，该蛋白表达广泛，在心、脑及胰腺有较高的表达，它的功能作用尚不明确，被认为是一个跨膜蛋白，主要存在于内质网，与膜运输、蛋白加工和胰岛 B 细胞的抑制凋亡机制有关。*WFS1* 基因突变，扰乱内质网 Ca^{2+} 稳态，导致内质网应激反应而触发凋亡通路，引起进行性胰岛 B 细胞破坏，影响胰岛素分泌，导致糖尿病[4-6]；选择性破坏神经元，导致神经变性疾病[7,8]。很少一部分病例存在 *WFS2* 基因突变。*WFS2* 基因也编码在内质网上的跨膜蛋白[9,10]。在 *WFS2* 基因突变的病例中，糖尿病和听力障碍都有过报道，这些病例的临床表型与携带 *WFS1* 基因突变病例不同的是没有尿崩症，而表现为上消化道溃疡和血小板聚集缺陷[10]。*WFS1* 基因和 *WFS2* 基因不同，但功能有重叠。表明内质网功能障碍是 Wolfram 综合征的主要致病原因[4]。国内外文献报道，*WFS1* 基因突变会表现出明显的临床异质性，不同的国家存在 *WFS1* 基因型差异[11-13]。因此，病例中的 *WFS1* 基因纯合突变 529C ＞ T（p.Arg177Cys）是否存在临床异质性，值得进一步研究。另外，Wolfram 综合征也不完全由 *WFS1* 突变引起，可能存在其他的基因突变和遗传方式。Ⅱ型 Wolfram 综合征就是由铁硫簇结合结构域 2（CDGSH iron sulfur domain2，CISD2）蛋白突变导致的 Wolfram 综合征[14]。国内外研究表明，线粒体 DNA 多发缺失，线粒体 tRNALeu(*UUR*) 基因 3243A → G 突变也可导致 Wolfram 综合征[15,16]。

【临床表现】

1. 常见的临床表现　Wolfram 综合征的常见临床症状[17]包括糖尿病、视神经萎缩、中枢性尿崩症、感音神经性耳聋、尿路病变和不断进展的神经功能障碍。糖尿病是首先出现的典型表现，常在 6 岁左右被诊断。视神经萎缩多在 11 岁左右出现，表现为色觉缺失和视野缺损。中枢性尿崩症是另一个主要症状，见于 70% 的患者。约 65% 的患者发展为感音神经性耳聋，从青春期开始出现轻度听力损失，随着时间的推移而恶化。还有一个主要临床特征是尿路病变，60% ～ 90% 的患者被累及，包括肾和输尿管扩张、积水，大容量的失张力性膀胱，排尿中断，膀胱括约肌协同失调和难以控制尿流等[17]。60% 的 Wolfram 综合征患者逐渐出现神经系统功能障碍，主要表现为成年早期出现共济失调；脑干萎缩也是一个突出的特点，常出现继发中枢性呼吸暂停而导致死亡[17-19]。情绪问题和自主神经功能失调也很常见[20]。

2. 特殊的临床表现

（1）泌尿系统：泌尿道的结构和功能异常常见，且严重影响生活质量。表现为上尿路扩张和神经源性膀胱，可见肾盂和输尿管积水、扩张，大的失张力性膀胱，小容量、高压性膀胱，导致尿频、尿失禁[17,21]。另外，反复发生的泌尿系统感染，如慢性肾盂肾炎、慢性膀胱炎，也与失张力性膀胱的功能障碍有关[22]，尿动力学检查有助于诊断。部分泌尿系统症状可能与糖尿病和尿崩症所致的继发性改变有关。

（2）眼科表现：除了视神经萎缩外，还表现为色觉减退和视敏度下降、视野缺损等导致失明，但无视网膜色素沉着[17]。Al-Till 等[23]曾对 15 例 Wolfram 综合征患者的眼科症状进行研究，结果如下：93.3% 有视神经萎缩，92.9% 有色觉减退，66.6% 有白内障，30% 有色素性视网膜病变，20% 有糖尿病视网膜病变；色素性黄斑异常、瞳孔光反射异常、青光眼、眼球震颤也有报道。糖尿病视网膜病变被认为是很少见的表现[24]。近年来，视网膜变薄也被认为是疾病进展的标志之一[25]。因此，强烈推荐每年 1 次的眼科检查，包括视力、色觉测试、眼底检查、视野和光学相干断层成像扫描[26]。

（3）听力表现：Wolfram 综合征患者的耳聋表现为高频、对称的感音神经性听力减退，进展缓慢，有患者没有听力困难，但通过纯音试验可诊断听力减退，诊断年龄可能比发病年龄推迟数月或数年；Wolfram 综合征患者有低频和高频感音神经性耳聋，更可能有前庭功能障碍[17,21,27]。

（4）神经系统表现：常见的表现为躯干共济失调，导致步态不稳和跌倒；痉挛、水平性眼震、肢体腱反射降低、小脑性构音障碍、吞咽困难、味觉及嗅觉减退，自主神经病和偏瘫[21]，以及周围神经病、嗜睡、头痛、癫痫等[22]。此外，还有一些精神症状，如抑郁、焦虑、精神错乱、自杀等，器质性脑病也有报道[20,28]。认知功能通常正常。神经系统功能异常甚至可以出现在疾病的早期阶段[18, 29, 30]。以下症状与神经变性密切相关。

1）共济失调和构音障碍：共济失调是最常见的症状，主要表现为小脑性共济失调，以躯干共济失调为主，步态不稳、跌倒多见。步态和平衡功能异常，伴随着脑干和小脑的异常，可以在儿童早期出现[29]。小脑性构音障碍、吞咽困难也常见，与脑干和小脑萎缩有关。

2）脑干萎缩：脑干萎缩是仅次于中枢性呼吸暂停导致死亡的主要表现[21]。

3）自主神经病：症状和体征包括无汗、少汗、多汗、便秘、胃轻瘫、低温、高热等。

4）头痛：头痛可能与自主神经功能障碍或神经病有关。有些患者有类似三叉神经痛的尖锐和刺痛的单侧疼痛[26]。

5）精神异常：焦虑、严重的抑郁常见，精神错乱、双相情感障碍、躁狂、自杀等也常有报道[31,32]。

（5）与内分泌系统功能障碍有关的疾病

1）低钠血症、很多 Wolfram 综合征患者有糖尿病和尿崩症合并的膀胱功能障碍，治疗尿崩症时，多服用升压素治疗，升压素的剂量不断增加，易导致低钠血症[26]。

2）性腺功能不全[33]：男性的勃起功能障碍和生育障碍，女性的月经减少和闭经都是导致不孕的原因。

【实验室检查】

实验室检查基于先证者的基础之上，因此对于出现上述临床表型且高度怀疑本病的患儿，建议采用多基因组测定，因为这可以对不能解释潜在表型的致病性突变进行分析；但如果患儿表型并非典型且考虑其他综合征时，最好的方法是进行全外显子测序以明确致病性基因。

【诊断和鉴别诊断】

1. 诊断　Wolfram 综合征的临床诊断主要依靠病史和临床表现。16 岁以下诊断糖尿病的患儿若出现视神经萎缩，应高度怀疑 Wolfram 综合征，尿崩症、感音神经性耳聋、神经系统症状（如共济失调、自主神经病、癫痫，以及与糖尿病相结合的神经源性膀胱或视神经萎缩）均是主要特征。

明确诊断需要基因检测协助。有研究已证实大多数患者存在 *WFS1* 基因突变[34]，*WFS1* 基因检测有助于明确诊断。大多数患者存在 *WFS1* 基因的隐性突变，*H313Y* 基因的显性突变也被发现[4]。*WFS1* 基因显性突变是低频感音神经性耳聋的常见原因[35,36]。少数患者携带隐性突变的 *Cisd2*（*WFS2*）基因[28]。

2. 鉴别诊断　包括先天性风疹综合征、线粒体疾病、*WFS1* 基因突变所致的耳聋、常染色体显性遗传性视神经萎缩、Friedreich 共济失调、Bardet-Biedl 综合征、Alström 综合征等[21,26]。

【治疗】

Wolfram 综合征多认为是内质网疾病。目前，探索针对内质网功能障碍的药物治疗、开发新型的靶向药物治疗及基因治疗正在研究中。当前有 2 种被美国食品药品监督管理局（FDA）批准的药物：苯基丁酸和牛磺熊去氧胆酸，可能改善胰岛 B 细胞功能，阻止内质网应激反应介导的细胞死亡，以及 Wolfram 综合征患者的神经功能退化[37]。靶向药物以内质网应激反应中内质网钙平衡障碍作为靶点，可以通过药物恢复钙平衡[38]。丹曲林在动物实验和细胞模型中可以阻止 B 细胞死亡和神经元变性[39]，没有用于临床。糖尿病及尿崩症的治疗包括给予相应的胰岛素、升压素，需防止低钠血症的发生。神经源性膀胱的治疗可采用抗副交感神经药物及导尿、理疗等，对部分患者有效[26]。有研究报道，艾地苯醌可能对延迟视神经萎缩进程有效，但其有效性未取得大规模研究证据[39,40]。神经系统病变，如吞咽困难可行外科治疗；构音障碍可通过语音训练；自主神经病和头痛等可予调节饮食、增加纤维素摄入及服用镇痛药物等治疗。焦虑、抑郁等症状可按照标准给予抗焦虑、抑郁药物治疗。

【遗传咨询】

Wolfram 综合征的发病机制尚未明确，目前认为可能是多基因突变所致。建议和推荐高风险家庭在妊娠或妊娠中期进行产前基因诊断。

【预防】

该病目前尚无有效的预防措施，对于生育过该疾病患儿的家长，建议再次生育时进行产前基因诊断。

（郗　力　程昕然）

【参考文献】

[1] Wolfram DJ. Diabetes mellitus and simple optic atrophy among siblings:report of four cases. Mayo Clin Proc,1938,13:715-718.

[2] Rando TA，Horton JC，Layxer RB. Wolfram syndrome:evidence of a diffuse neurodegenerative disease by magnetic resonance imaging. Neurology,1992,42(6) : 1220-1224.

[3] Hansen L, Eiberg H, Barrett T, et al. Mutation analysis of the WFS1 gene in seven Danish Wolfram syndrome families; four new mutations identified. Eur J Hum Genet, 2005,13(12):1275-1284.

[4] Fonseca SG, Ishigaki S, Oslowski CM, et al. Wolfram syndrome 1 gene negatively regulates ER stress signaling in rodent and human cells. J Clin Invest,2010,120(3):744-755.
[5] Ishihara H, Takeda S, Tamura A, et al. Disruption of the WFS1 gene in mice causes progressive beta-cell loss and impaired stimulus-secretion coupling in insulin secretion. Hum Mol Genet, 2004,13(11):1159-1170.
[6] Yamada T, Ishihara H, Tamura A, et al. WFS1-deficiency increases endoplasmic reticulum stress, impairs cell cycle progression and triggers the apoptotic pathway specifically in pancreatic beta-cells. Hum Mol Genet,2006,15(10):1600-1609.
[7] Rigoli L, Di Bella C. Wolfram syndrome 1 and Wolfram syndrome 2. Curr Opin Pediatr, 2012, 24(4):512-517.
[8] Yamamoto H, Hofmann S, Hamasaki DI, et al. Wolfram syndrome 1 (WFS1) protein expression in retinal ganglion cells and optic nerve glia of the cynomolgus monkey. Exp Eye Res, 2006, 83(5):1303-1306.
[9] Amr S, Heisey C, Zhang M, et al. A homozygous mutation in a novel zinc-finger protein, ERIS, is responsible for Wolfram syndrome 2. Am J Hum Genet, 2007,81(4):673-683.
[10] Mozzillo E, Delvecchio M, Carella M, et al. A novel CISD2 intragenic deletion, optic neuropathy and platelet aggregation defect in Wolfram syndrome type 2. BMC Med Genet,2014,15:88.
[11] d’Annunzio G，Minuto N，D’Amato E，et al. Wolfram syndrome（diabetes insipidus，diabetes，optic atrophy，and deafness）：clinical and genetic study. Diabetes Care，2008，31（9）：1743-1745.
[12] Zmyslowska A，Borowiec M，Antosik K，et al. Wolfram syndrome in the Polish population：novel mutations and genotype - phenotype correlation.Clin Endocrinol（Oxf），2011，75（5）：636-641.
[13] Cryns K，Sivakumaran TA，Van den Ouweland JMW，et al. Mutational spectrum of the WFS1 gene in Wolfram syndrome，nonsyndromic hearing impairment，diabetes mellitus，and psychiatric disease. Hum Mutat，2003，22（4）：275-287.
[14] Duan L，Li Q，Tong AL，et al. Clinical characteristics of Wolfram syndrome in Chinese population and a novel frameshift mutation in WFS1. Front Endocrinol（Lausanne）, 2018, 9：18.
[15] Van den Ouweland JM，Lemkes HH，Ruitenbeek W，et al. Mutation in mitochondrial tRNA（Leu）（UUR）gene in a large pedigree with maternally transmitted type II diabetes mellitus and deafness. Nat Genet，1992，1（5）：368-371.
[16] 郭振奎，王秀荣，张亚中，等．一家系五例线粒体基因突变糖尿病患者报告．中华内分泌代谢杂志，2000，(2)：69-70.
[17] Barrett TG, Bundey SE, Macleod AF. Neurodegeneration and diabetes:UK nationwide study of Wolfram (DIDMOAD) syndrome. Lancet, 1995,346(8988):1458-1463.
[18] Hershey T, Lugar HM, Shimony JS, et al. Early brain vulnerability in wolfram syndrome. PLoS One, 2012,7(7):e40604.
[19] Zmyslowska A, Malkowski B, Fendler W, et al. Central nervous system PET-CT imaging reveals regional impairments in pediatric patients with Wolfram syndrome. PLoS One, 2014, 9(12): e115605.
[20] Swift RG, Sadler DB, Swift M. Psychiatric findings in Wolfram syndrome homozygotes. Lancet,1990,336(8716):667-669.
[21] Barrett TG, Bundey SE. Wolfram (DIDMOAD) syndrome. J Med Genet,1997,34(10):838-841.
[22] Kinsley BT, Swift M, Dumont RH, et al. Morbidity and Mortality in the Wolfram Syndrome. Diabetes Care,1995,18(12):1566-1570.
[23] Al-Till M, Jarrah NS, Ajlouni KM. Ophthalmologic findings in fifteen patients with Wolfram syndrome. Eur J Ophthalmol,2002, 12(2):84-88.
[24] Ari S, Keklíkçí U, Caça I, et al. Wolfram syndrome:case report and review of the literature. Compr Ther,2007,33(1):18-20.
[25] Zmyslowska A, Fendler W, Niwald A, et al. Retinal thinning as a markerof disease progression in patients with Wolfram syndrome. Diabetes Care,2015,38(3):e36-e37.

[26] Urano F. Wolfram syndrome: diagnosis, management, and treatment.Curr Diab Rep,2016,16(1):6.
[27] Karzon RK, Hullar TE. Audiologic and vestibular findings in Wolfram syndrome. Ear Hear, 2013, 34(6):809-812.
[28] Swift M, Swift RG. Wolframin mutations and hospitalization for psychiatric illness. Mol Psychiatry,2005,10(8):799-803.
[29] Pickett KA, Duncan RP, Hoekel J, et al. Early presentation of gait impairment in Wolfram syndrome. Orphanet J Rare Dis,2012,7:92.
[30] Pickett KA, Duncan RP, Paciorkowski AR, et al. Balance impairment in individuals with Wolfram syndrome. Gait Posture,2012,36(3):619-624.
[31] Chatterjee SS, Mitra S, Pal SK. Mania in Wolfram’s disease:from bedside to bench. Clin Psychopharmacol Neurosci,2017,15(1):70-72.
[32] Xavier J, Bourvis N, Tanet A, et al. Bipolar disorder type 1 in a 17-Year Old Girl with Wolfram Syndrome. J Child Adolesc Psychopharmacol, 2016,26:750-755
[33] Medlej R, Wasson J, Baz P, et al. Diabetes mellitus and optic atrophy:a study of Wolfram syndrome in the Lebanese population. J Clin Endocrinol Metab,2004,89（4）:1656-1661.
[34] Inoue H, Tanizawa Y, Wasson J, et al. A gene encoding a transmembrane protein is mutated in patients with diabetes mellitus and optic atrophy (Wolfram syndrome). Nat Genet, 1998,20(2):143-148.
[35] Bespalova IN, Van Camp G, Bom SJ, et al. Mutations in the Wolfram syndrome 1 gene (WFS1) are a common cause of low frequency sensorineural hearing loss. Hum Mol Genet, 2001, 10(22): 2501-2508.
[36] Lesperance MM, Hall JW 3rd, San Agustin TB, et al. Mutations in the Wolfram syndrome type 1 gene (WFS1) define a clinical entity of dominant low-frequency sensorineural hearing loss. Arch Otolaryngol Head Neck Surg,2003,129(4):411-420.
[37] Shang LS, Hua HQ, Foo K, et al. β-cell dysfunction due to increased ER stressin a stem cell model of wolfram syndrome. Diabetes, 2014, 63(3): 923-933.
[38] Hara T, Mahadevan J, Kanekura K, et al. Calcium efflux from the endoplasmic reticulum leads to beta-cell death. Endocrinology, 2014,155(3):758-768.
[39] Lu SM, Kanekura K, Hara T, et al. A calcium-dependent protease as a potential therapeutic target for Wolfram syndrome. Proc Natl Acad Sci USA, 2014,111(49):E5292-E5301.
[40] Bababeygy SR, Wang MY, Khaderi KR, et al. Visual improvement with the use of idebenone in the treatment of Wolfram syndrome. J euroophthalmol,2012,32(4):386-389.

第二节 Alström 综合征

【概述】

Alström 综合征（Alström Syndrome, ALMS；OMIM#203800）是一种临床上罕见的常染色体隐性遗传病，由 Alström 在 1959 年首次报道[1]，该病临床表现十分复杂，诊断和治疗都十分困难。ALMS 主要的临床表现有眼球震颤、听力损失、肥胖、胰岛素抵抗、2 型糖尿病、扩张型心肌病等。

【流行病学】

ALMS 是一种罕见的遗传性疾病，目前全球患者仅有 900 余例[2]，估计发病率为 1/1 000 000。目前我国仅为个例报道，对该病的发病率、生存率及累计死亡率尚未统计。

【遗传学】

ALMS 是一种涉及多系统的隐性遗传病，由 *ALMS1* 基因突变导致，*ALMS1* 基因位于 2p13，至今已报道 268 种致病性变异，96% 为无义突变或移码突变，造成翻译的提前终止。*ALMS1* 的变异主要集中在外显子 8、10 和 16，占所有变异的 85% ～ 97%[3]。

【发病机制】

ALMS1 蛋白位于初级纤毛的基部。目前认为，ALMS 的多系统累及主要与 ALMS1 蛋白和初级纤毛功能有关，而初级纤毛普遍表达于成熟的哺乳动物细胞中，包括视网膜、耳、心脏、胰腺、肝、肾等[4]。初级纤毛是发育期间的关键细胞器，在组织稳态中起重要作用[5]。中心粒对于纤毛的组装至关重要，纤毛病源自初级纤毛相关蛋白的基因突变[6]，但其具体致病机制仍在研究中。同为纤毛病的 Bardet-Biedl 综合征（BBS）与 ALMS 临床特征十分相似，BBS 蛋白质形成 BBSome 复合物，参与分子向纤毛和纤毛轴的转运[7]，基因突变导致转运异常，从而引起相应的临床症状，ALMS 可能也是通过相似的机制致病[6]。

【临床表现】

1. 视力障碍　视网膜营养不良是 ALMS 一个主要的临床表现，通常作为首发症状，多在出生后几周到 6 月龄之间发生，发生率为 100%，患儿通常会在 20 岁前失明[8,9]。

2. 听力障碍　听力障碍在 ALMS 中也十分常见，仅次于视力障碍，通常表现为逐渐进展的双侧感音神经性耳聋。患儿新生儿期筛查大多为正常，但所有患者都有发生听力障碍的风险，70% 的患儿在 10 岁前出现听力损害，听力下降可出现于 1 岁的婴幼儿。目前认为，感音神经性听力下降是由于耳蜗外毛细胞的改变，而传导性听力下降多由中耳炎症引起[10]。

3. 心血管疾病　约 2/3 的 ALMS 患者会在婴儿期、青少年期或者成人期发生充血性心力衰竭。约 40% 的 ALMS 婴幼儿在出生后 3 周～4 月龄间会发生暂时性的、严重的心肌病。对于从婴幼儿心肌病中恢复的患者，仍存在复发的风险。而对于那些未发生过婴幼儿心肌病的患者，日后心肌病的发生风险约为 20%。

4. 空蝶鞍、甲状腺功能减退、矮小　ALMS 患者中可出现部分或完全性的空蝶鞍，提示 ALMS 患者可能出现垂体内分泌功能异常。甲状腺功能减退和矮小也是较常见的症状。大多数患者在青春期前的身高大于第 50 百分位，但最终成年身高一般在第 5 百分位以下。

5. 性腺功能异常　ALMS 男性患者多发生性腺功能低下，可出现隐睾、小睾丸、尿道下裂、男性乳房发育；而女性患者通常表现为高雄激素血症，可出现多毛、脱发、月经稀少或闭经、多囊卵巢、性早熟和子宫内膜异位症。

6. 儿童肥胖　多数 ALMS 患者会出现儿童期肥胖。即使是体重处于正常范围的患者，仍可观察到生后 2～36 个月体重迅速增加，但在成年后，体质指数（BMI）有下降趋势。

7. 胰岛素抵抗、2 型糖尿病、血脂异常　几乎所有 ALMS 患者均有胰岛素抵抗，胰岛素抵抗并发症的严重程度随年龄的增长而增加，但与 BMI 不完全匹配。ALMS 患者发生代谢综合征的风险是正常人的 10 倍，大多数患者会发生 2 型糖尿病和中重度血脂异常。

8. 呼吸系统疾病　ALMS 患者高发呼吸道感染，特别是儿童。由于患者还存在听觉视觉障碍等，一般的肺功能检测可能很难进行。呼吸道感染常伴有中耳炎，导致听力下降加重，疾病后期可有肺纤维化导致的限制性肺病。ALMS 患者在麻醉和手术中容易发生缺氧，应予以注意。

9. 肝肾功能异常及泌尿系统疾病　ALMS 患者高发非酒精性脂肪肝，容易发生非酒精性脂肪肝炎、肝纤维化，且发病与年龄、BMI、2 型糖尿病患病时间都不成比例。肝酶通常在儿童早期升高，部分患者的肝病会在 20～30 岁进展为肝硬化或肝衰竭。慢性肾病也是常见的症状，通常会在大龄儿童到成人期间起病，呈缓慢进展，但临床上具有高度的异质性。终末期肾病最早可在青少年中后期发生。50% 的 ALMS 患者存在排尿困难或排尿时间延长，主要是由于逼尿肌 - 尿道协同失调。女性患者在青春后期的症状相对比较严重，也可能会出现下腹部及会阴部疼痛。

10. 发育及神经系统异常　ALMS 患儿的运动发育里程碑通常会延迟。学习障碍和语言障碍也有报道，但一般不存在认知障碍（IQ ＜ 70）。约 20% 的 ALMS 患者会出现神经系统的症状，如癫痫、反射减退。神经系统的检查可发现微小的大脑体积和密度的变化。

【实验室检查】

由于 ALMS 为多系统累及的罕见疾病，凭一个医师或单个科室很难系统管理。指南建议的多学科诊疗管理模式将使患者得到全方位的评估和管理，有很大裨益。主要的科室、评估内容及随访频率总结见表 3-1。

【诊断和鉴别诊断】

1. 诊断　一旦根据临床症状怀疑 ALMS，需要进行基因检测，基因检测发现 2 个 *ALMS1* 的致病性突变是诊断的金标准。

2. 鉴别诊断　若患儿在出生后几年内出现视力障碍和（或）心肌病、心力衰竭，应考虑 ALMS 的可能性。需要鉴别的疾病为 Leber 先天性黑矇、色盲、Bardet-Biedl 综合征和早发性视网膜锥杆细胞营养不良。最终需要依靠基因检测鉴别诊断。

【治疗】

（1）对症治疗：ALMS 患者需要定期测量身高、体重、头围（儿童）和腰围。ALMS 患者在诊断后即需要进行全面的眼科检查、耳科检查和听力检查，并规律随访。患者随年龄增长，最终会出现失明，因此需要在视力还未丧失前进行盲文、打字的学习及其他生活技能的培养。听觉障碍应遵循早诊断、早干预的原则，患者听力损失有进行性加重趋势，因此助听器使用后也需要定期随访并根据患者听力变化进行助听器增益调整。对于双侧重度 - 极重度感音神经性耳聋患者，助听器已经无法有效补偿患者听力损失，考虑进行人工耳蜗植入[11, 12]。

表 3-1 ALMS 患者的多学科评估

科室	评估内容	随访频率
遗传科	确认诊断	/
眼科	1 岁前，屈光度、视力、裂隙灯检查、视网膜成像及功能检查	1 次 / 年
耳鼻喉科	双侧听力学评估［纯音测听（能配合的儿童及成人）、耳声发射、声阻抗、听觉脑干反应及稳态听觉诱发电位］	1 次 / 年
呼吸科	肺功能测试	1 次 / 年
内分泌科	身高、体重、腰围 甲状腺功能、血脂 ＞ 4 岁，糖尿病前期评估（HbA1c，餐后 C 肽和血糖，口服糖耐量测试） ＞ 10 岁，评估性腺功能	1 次 /（6 ～ 12）个月
心内科	心电图、超声心动图、钠尿肽 心脏 MRI［大年龄儿童、成人，1 次 /（3 ～ 5）年］	1 次 / 年 1 次 /6 个月（婴儿期心肌病病史）
消化内科	肝功能、肝脏 B 超、肝纤维化指标（ELF）	1 次 / 年
骨科	X 线评估脊柱弯曲情况	1 次 / 年
肾内科	肾功能、微量白蛋白、肾脏 B 超	1 次 / 年
其他：营养科、神经科、心理科、康复科、泌尿外科、儿童保健科		按需就诊

（2）若出现心力衰竭，治疗主要为应用 ACEI 和 β 受体阻滞剂，也可联用醛固酮受体拮抗剂。对于症状持续且射血分数＜ 35% 的成人，可用缬沙坦代替 ACEI。对于心率＞ 72 次 / 分的患者，可用伊伐布雷定治疗，若 QRS 间期＞ 130ms 且有持续症状，可考虑心脏再同步化治疗（cardiac resynchronization therapy，CRT）。另外，建议使用利尿剂控制慢性心力衰竭。对药物治疗无效的急性心力衰竭，可采用机械循环支持，为心脏移植争取时间。心脏移植是 ALMS 患者终末期心力衰竭的一个治疗选择。

（3）ALMS 患者需要定期监测 2 型糖尿病相关指标、血脂、血压等，并注意保持健康的生活方式，如低碳水饮食和规律运动等。ALMS 患儿到青春期后，需要评估性腺轴功能。男性性腺功能减退十分常见，需用性激素替代治疗。

（4）ALMS 患者需要定期监测肾功能，若进展性肾病难以控制，则可考虑肾脏移植。另外，若有泌尿系统的症状，如尿频、尿急、尿痛、夜尿多等，需要及时就诊。

【遗传咨询】

ALMS 为常染色体隐性遗传病，故两个携带者的后代有 25% 的概率为 ALMS 患儿。基因检测发现 2 个 *ALMS1* 基因的致病性变异是诊断的金标准，但还需要完善家系验证。携带一个 *ALMS1* 基因的变异通常不会致病。若家族中已有 ALMS 患者确诊，并明确了致病性的 *ALMS1* 位点，则可进行产前诊断及干预。

（张倩文　王秀敏）

【参考文献】

[1] Alström CH, Hallgren B,Nilsson LB,et al. Retinal degeneration combined with obesity, diabetes mellitus and neurogenous deafness: a specific syndrome (not hitherto described) distinct from the Laurence-Moon-Bardet-Biedl syndrome: a clinical, endocrinological and genetic examination based on a large pedigree. Acta Psychiatr Neurol Scand Suppl, 1959, 129: 1-35.

[2] Alstrom Syndrome. 2014; Available from: https://www.orpha.net.

[3] Ozantürk A,Marshall JD,Collin GB,et al. The phenotypic and molecular genetic spectrum of Alström syndrome in 44 Turkish kindreds and a literature review of Alström syndrome in Turkey. J Hum Genet, 2015, 60(1): 1-9.

[4] Hearn T,Renforth GL,Spalluto C,et al. Mutation of ALMS1, a large gene with a tandem repeat encoding 47 amino acids, causes Alström syndrome. Nat Genet, 2002, 31(1): 79-83.

[5] Jagger D,Collin G,Kelly J,et al. Alstrom syndrome protein ALMS1 localizes to basal bodies of cochlear hair cells and regulates cilium-dependent planar cell polarity. Hum Mol Genet, 2011, 20(3): 466-481.

[6] Hostelley TL, Lodh S, Zaghloul NA,Whole organism transcriptome analysis of zebrafish models of Bardet-Biedl Syndrome and Alström Syndrome provides mechanistic insight into shared and divergent phenotypes. BMC Genomics, 2016,17: 318.

[7] Priya S,Nampoothiri S,Sen P,et al. Bardet-Biedl syndrome: Genetics, molecular pathophysiology, and disease management. Indian J Ophthalmol, 2016,64(9): 620-627.

[8] Tahani N, Maffei P,Dollfus H,et al. Consensus clinical management guidelines for Alstrom syndrome. Orphanet J Rare Dis, 2020, 15(1): 253.

[9] 张倩文，丁宇，常国营，等. 2020 年欧洲 Alström 综合征临床管理指南介绍及解读. 中华实用儿科临床杂志，2021, 36(13): 961-965.

[10] Lindsey S,Brewer C,Stakhovskaya O,et al. Auditory and otologic profile of Alström syndrome: comprehensive single center data on 38 patients. Am J Med Genet A, 2017,173(8): 2210-2218.

[11] Gheller F,Gallo S.Trevisi P,et al. Cochlear Implants in Alström syndrome. Ann Otol Rhinol Laryngol, 2020, 129(8): 833-837.

[12] Hill RG,Dwyer K,Tirino J,et al. Cochlear implantation and mastoid obliteration in a

patient with Alström syndrome. Int J Pediatr Otorhinolaryngol, 2020, 132: 109894.

第三节　黑皮素受体 4 缺陷

【概述】

黑皮素受体 4（MC4R, OMIM # 155541）是一种位于细胞膜上的 G 蛋白偶联受体，于大脑多处部位表达，包括下丘脑室旁核（PVN）。其主要功能是瘦素 - 皮质素原（POMC）神经元的下游信号传递，共同参与机体能量代谢。MC4R 异常会引起早发肥胖、严重肥胖、多食、高胰岛素血症等临床表现，并与体内糖脂代谢、血压调节、性欲功能等相关。*MC4R* 基因突变是单基因肥胖中最多见的病因。

【流行病学】

MC4R 基因的功能丧失变异在不同人群中的患病率不同，目前报道其患病率为 0.5% ～ 5.8%，在严重肥胖儿童中为 2% ～ 5%，在严重肥胖成人中为 1%，在普通人群中为 1/500，早发肥胖的病例约有 6% 是由 *MC4R* 突变导致的。这些数据基于欧洲人群，我国人群的发病率、患病率有待研究。

【遗传学】

MC4R 由 333 个氨基酸构成，由一个外显子编码。*MC4R* 基因位于 18q22。多数 *MC4R* 突变的患者为杂合子，说明 *MC4R* 基因可以通过常染色体显性方式遗传。纯合型 *MC4R* 往往会导致更加严重的肥胖。目前发现的 *MC4R* 突变有 200 多个。

早期发现 *MC4R* 基因突变是在杂合子中发现的，提示这个疾病是显性遗传。之后的研究发现这些基因突变具有一些不完全外显性和一定程度的共显性。纯合家庭中早发严重肥胖的患病率为 100%，与之对比，杂合患者中早发肥胖的患病率为 68%，而且纯合患者的平均 BMI 也比杂合患者显著升高。这些特征说明 *MC4R* 基因是共显性遗传。

MC4R 突变中约 25% 为杂合移码突变或无义突变造成的 MC4R 功能完全丧失，其他的 75% 为错义突变，这些错义突变多数会降低 *MC4R* 在细胞膜表面的表达，或者降低 *MC4R* 下游 cAMP 的产生，影响 MC4R 信号转导[1]。

【发病机制】

黑皮素系统包含多种肽类，在体内有多种生理功能。这些肽类都属于垂体前叶促肾上腺皮质激素分泌细胞分泌的 POMC 的产物。POMC 也可以在垂体以外的部位产生，如下丘脑弓状核和脑干孤束核，产生之后，POMC 会被激素原转化酶（prohormone convertase，PC）水解为几种功能不同的多肽激素。经过 PC1 和 PC2 的水解，POMC 会转化为 α-、β-、γ- 促黑素细胞激素（MSH）、β- 内啡肽和中间叶促皮质样肽（CLIP）。这几种 MSH 就是作用于黑皮素受体（MCR）的配体。

体内共有 5 种 MCR：MC1R 调节皮肤色素，MC2R（即 ACTH 受体）是 HPA 轴的重要组成，MC3R 和 MC4R 对体内能量稳态有重要作用，MC5R 可能与外分泌功能相关，其他的功能还在探索中。MC1R、MC3R、MC4R、MC5R 可以与所有黑皮素多肽结合，而 MC2R 只和促肾上腺皮质激素（ACTH）结合[2]。

外周信号，如瘦素（由脂肪组织分泌后激活位于弓状核的瘦素受体）、饥饿素（ghrelin）、YY 肽和胰高血糖素样肽 -1（GLP-1），影响下丘脑弓状核中表达 POMC 的细胞，进而分泌 MSH。MSH 通过诱导室旁核细胞表达 MC4R 进而影响饱腹感、能量消耗、血压和生长。与之对应，瘦素抑制弓状核中表达刺鼠相关蛋白 AgRP 的神经元，AgRP 是 MC4R 的拮抗剂，从而抑制 MC4R 下游信号转导[3]。瘦素 - 黑皮素信号转导通路如图 3-1 所示。

α-MSH 和 MC4R 结合之后通过 Gs 激活腺苷酸环化酶 AC，生成 cAMP，继而激活蛋白激酶 A（protein kinase A, PKA）、EPAC、ERK1/2、CREB，增加 c-Fos 的转录，降低 AMPK 活性。MC4R 激发 Gs 的信号是在下丘脑背内侧核发生的，影响能量消耗。AgRP 可

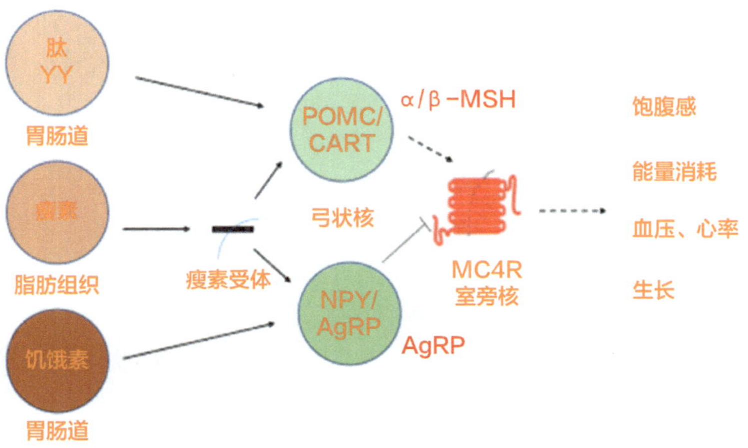

图 3-1 瘦素-黑皮素信号转导通路

以通过激活 Gi，或者直接拮抗 MC4R 这个受体降低 MC4R 的作用。另外，MC4R 和 α-MSH 这个复合物可以偶联 Gq，激活磷酸激酶 C，增加细胞内的钙浓度，进而增加活化 T 细胞核因子（NFAT）浓度。这个通路应该是发生在下丘脑室旁核，控制摄食。MC4R 和 α-MSH 组成的复合物还可以通过 Kir7.1 钾离子通道导致 MC4R 神经元除极，这是一条独立于 G 蛋白的通路。AgRP 也作用于这条 Kir7.1 的通道，依然是和 MC4R 的作用发生拮抗，导致 MC4R 神经元超极化[3]。

注意，之前认为至少有 25% 的 *MC4R* 突变不具备致病性，因为这些突变不影响主要信号通路，也就是 Gsa 介导的 cAMP 产生，人们将这些突变称为野生型。但在近期的研究中，通过更加综合的分析发现，这些野生型突变会通过其他方式，如细胞内一系列受体运输和内化、β- 抑制蛋白的富集和（或）MC4R 的二聚化等，影响 MC4R 的功能[4]。虽然目前研究 MC4R 信号转导主要通过 Gs-cAMP 这条通路，但体外研究发现细胞转染之后，检测 cAMP 水平，只有 1.5%～1.7% 的突变会有 Gs 通路下降，这说明 MC4R 在 Gs 之外的通路可能也有很大的贡献，MC4R 对细胞的影响多且复杂。除了上述讲到的 Gi、Gq- 钙离子、Kir7.1 钾离子通道等通路，MC4R 通过影响 β- 抑制蛋白进而影响细胞内吞作用[5]。

【临床表现】

MC4R 基因变异会引起早发严重肥胖、多食、高胰岛素血症等临床表现，并与体内糖代谢、血压、快感等相关。内分泌功能一般是正常的，甲状腺激素、糖皮质激素和瘦素水平都正常。小鼠研究中观察到 *MC4R* 和生殖有关，关于人类的研究认为生殖功能是正常的[6]。

MC4R 基因变异表现型的特点和规律可以总结为以下几点：①从很小的时候体重就快速增长（最主要的特点）；②在很小的年龄就会发展成为严重肥胖（BMI ＞第 97 百分位），通常小于 3 岁；③持续觅食行为，通常从 6 月龄开始；④父母或兄弟姐妹有类似的生长特点；⑤身高较高 / 生长速度较快。*MC4R* 缺陷的患者的身高、肌肉组织、骨密度、骨矿物质含量较高，这些都是 *MC4R* 缺陷区别于其他肥胖的特点。下文对 *MC4R* 参与体内多系统的作用展开描述。

1. 体重调节作用　作为瘦素 - 黑皮质激素通路中的组成成分，*MC4R* 和其他相关基因的突变，如 *LEP*、*LEPR*、*POMC*、*β-MSH*、*PCSK* 基因等，均会导致早发肥胖，其中由 *MC4R* 基因突变所导致的 MC4R 功能丧失是单基因肥胖中最常见的。

MC4R 基因缺陷的患者从幼儿时期就会比同龄人体重增长快，这不仅与他们体脂增加有关，而且他们体内的蛋白含量和身长增长也比

较快，这种快速的增长可能与这些人群儿童时期体内胰岛素相对较高有关。由于瘦素 - 黑皮质激素通路有缺陷，*MC4R* 缺陷的患儿饭后饱腹感减弱，这些患儿食欲旺盛，食量较大。积累到 18 岁时，*MC4R* 功能丧失携带者比非携带者体重平均高 17.76 kg，BMI 高 4.84 kg/m^2，体脂多 14.78 kg [7]。*MC4R* 功能缺失与患者多食的严重程度是相关的，即 *MC4R* 所介导的细胞内信号转导功能下降的程度越高，患者多食的程度越高。但这种特点随年龄增长逐渐减轻，同种突变的儿童和成人患者对比，成人的饥饿感和高胰岛素血症相较儿童均有减轻。

几个 *MC4R* 的基因多态性（SNP）有降低肥胖风险的作用。*V103I* 和 *I251L* 这两种变异体的肥胖风险降低，其中 *V103I* 等位基因携带者的肥胖风险降低 21%，*I251L* 等位基因携带者的肥胖风险降低 50%。近期 *MC4R* 机制方面的研究 [4] 发现 *MC4R* 功能增强的变异体，如果此变异是 β- 抑制蛋白通路介导的，大部分都有降低肥胖、心血管疾病、2 型糖尿病的作用，但如果功能增强的变异体是由 cAMP 介导的，就没有这种保护作用，反倒会增加收缩压。

2. 代谢综合征　一项 MC4R 和代谢综合征相关性的研究发现 MC4R rs 17782313 变异体和代谢综合征强相关，MC4R rs12970134 变异体和代谢综合征相关性弱一些，*MC4R* 缺陷患者中代谢综合征风险增高可能与腹型肥胖相关 [8]。另一项研究发现在白种人和非裔美国年轻人中，rs17782313 和腹围相关 [9]。

3. 糖耐量异常和高胰岛素血症　瘦素 - 黑皮素系统有独立于胰岛素、自主神经系统和垂体 - 甲状腺 - 肾上腺（PTA）轴对血糖的调节，在没有胰岛素的作用下，瘦素 - 黑皮素系统可将血糖降到正常。*MC4R* 基因突变的小鼠有高胰岛素血症。人 *MC4R* 基因突变也会有高胰岛素血症，并且 MC4R 激动剂有减轻胰岛素抵抗的作用，即使是在体重没有改变的情况下 [10]。*MC4R* 缺陷患者虽然血糖正常，但与无 *MC4R* 缺陷的、同年龄性别、同 BMI 标准差的对照组相比，*MC4R* 缺陷患者血浆中胰岛素水平显著升高，而且这种高胰岛素血症在儿童中比在成人中更明显。

4. 多囊卵巢综合征　PCOS 与 *MC4R* 相关性的研究较少，且质量不高，目前尚无证据表明 *MC4R* 某些变异与 PCOS 直接相关，但有家系研究和病例对照研究发现 *MC4R* 的一些 SNP（MC4R rs17782313 和 rs12970134）与 PCOS 患者中的肥胖相关，而无 PCOS 的对照组并没有显示出这种相关性。这说明 *MC4R* 某些 SNP 通过某种方式对 PCOS 患者 BMI 有一定贡献，这与我们目前对 PCOS 寡基因或多基因致病的机制的认知也是相符的 [11]。另有家系研究发现编码 POMC（即 MC4R 配体）基因的一些 SNP 与 PCOS 有直接相关关系，这提示 *MC4R* 与 POMC 相互作用后的下游通路异常可能对 PCOS 有促发作用 [12]。

5. 血压　*MC4R* 通过引起脑干中交感神经兴奋而影响血压。有研究观察到与同样 BMI 条件下人群或正常 BMI 人群相比，*MC4R* 缺陷的肥胖患者高血压的患病率反而降低。鉴于很多 MC4R 受体激动剂的药物均有升高血压的副作用，开发 MC4R 的激动剂治疗肥胖受阻。新近的 Setmelanotide 尚未发现对血压和心率的影响，比较有前景。

【实验室检查】

对于临床表现有早发严重肥胖、多食的患儿，应怀疑本病，注意询问患儿家族肥胖病史，尤其是家族中肥胖患者的体重变化特点。对于符合本病临床表现且家族史阳性的患儿，应进行全外显子测序以明确致病性基因。对本病患儿还应筛查肥胖并发症，如高血压、糖代谢异常、脂肪代谢异常、多囊卵巢综合征等。

【诊断和鉴别诊断】

临床表现有早发严重肥胖、多食且家族史阳性的患儿，基因检测提示 *MC4R* 变异即可确诊。本病应与单纯肥胖进行鉴别，其主要区别点在于 *MC4R* 缺陷患者从很小的年龄，尤其是婴幼儿期，即出现持续觅食行为，伴有体重快速增长，从而发展成为严重肥胖。

【治疗】

生活方式调整或者胃减容手术等针对肥胖的治疗，对 *MC4R* 缺陷患者的效果均不如单纯肥胖患者，这可能是由于 *MC4R* 缺陷患者中，异常的食欲中枢影响热量摄入。*MC4R* 缺陷患者中，减重、维持体重的药物治疗是近年的研究热点。

1.MC4R 激动剂　目前的临床研究中包含至少 5 种不同的 MC4R 激动剂，但由于 MC4R 功能增强与心率和血压升高相关，部分 MC4R 激动剂会出现心率增快、血压升高的副作用，目前只有 Setmelanotide 没有出现这种副作用。Setmelanotide 不仅可以降低 *MC4R* 缺陷所致肥胖患者的体重，还观察到 POMC、瘦素、瘦素受体等基因缺陷患者在使用 Setmelanotide 之后体重也可以显著降低[13,14]。

2. GLP-1 受体激动剂　一项研究比较了 GLP-1 受体激动剂利拉鲁肽对杂合型 *MC4R* 缺陷所致肥胖和单纯肥胖的减重效果，16 周的利拉鲁肽治疗可以显著降低两组患者的体重，体重降低约 6%。在纯合型 *MC4R* 缺陷患者中使用利拉鲁肽治疗，利拉鲁肽同样显著降低了纯合型 *MC4R* 缺陷患者的体重[15]。

【遗传咨询】

该病的遗传方式为常染色体显性遗传。研究发现 *MC4R* 的纯合患者比杂合患者的症状严重很多，若突变本身可保留部分信号传递功能，患者的临床表现相对较轻，提示本病为共显性致病。

【预防】

本病尚无有效的预防措施，患儿家长再次生育时，建议进行产前基因诊断。

（窦辛钰　巩纯秀）

【参考文献】

[1] Stutzmann F, Tan K, Vatin V, et al. Prevalence of melanocortin-4 receptor deficiency in Europeans and their age-dependent penetrance in multigenerational pedigrees. Diabetes, 2008, 57(9):2511-2518.

[2] Baldini G, Phelan KD. The melanocortin pathway and control of appetite-progress and therapeutic implications. J Endocrinol,2019,241(1):R1-R33.

[3] Novoselova TV, Chan LF, Clark AJL. Pathophysiology of melanocortin receptors and their accessory proteins. Best Pract Res Clin Endocrinol Metab,2018,32(2):93-106.

[4] Brouwers B, de Oliveira EM, Marti-Solano M, et al. Human MC4R variants affect endocytosis, trafficking and dimerization revealing multiple cellular mechanisms involved in weight regulation. Cell Rep,2021,34(12):108862.

[5] Kühnen P, Krude H, Biebermann H. Melanocortin-4 receptor signalling: importance for weight regulation and obesity treatment. Trends Mol Med,2019, 25(2):136-148.

[6] Xu PW, Zhu LR, Saito K, et al. Melanocortin 4 receptor is not required for estrogenic regulations on energy homeostasis and reproduction. Metabolism,2017,70:152-159.

[7] Wade KH, Lam BYH, Melvin A, et al. Loss-of-function mutations in the melanocortin 4 receptor in a UK birth cohort. Nat Med,2021,27(6):1088-1096.

[8] Dušátková L, Zamrazilová H, Sedlčková B, et al.Association of obesity susceptibility gene variants with metabolic syndrome and related traits in 1,443 Czech adolescents. Folia Biol (Praha),2013,59(3):123-133.

[9] Liu GF, Zhu HD, Lagou V,et al. Common variants near melanocortin 4 receptor are associated with general and visceral adiposity in European- and African-American youth. J Pediatr,2010,156(4):598-605.e1.

[10] da Silva AA, do Carmo JM, Hall JE. CNS regulation of glucose homeostasis: role of the leptin-melanocortin system. Curr Diab Rep, 2020, 20(7):29.

[11] Ewens KG, Jones MR, Ankener W, et al. FTO and MC4R gene variants are associated with obesity in polycystic ovary syndrome. PLoS One,2011,6(1):e16390.

[12] Ewens KG, Stewart DR, Ankener W, et al.

Family-based analysis of candidate genes for polycystic ovary syndrome. J Clin Endocrinol Metab,2010,95(5):2306-2315.
[13] Sharma S, Garfield AS, Shah B, et al. Current mechanistic and pharmacodynamic understanding of melanocortin-4 receptor activation. Molecules,2019,24(10):1892.
[14] Markham A. Setmelanotide: first approval. Drugs,2021,81(3):397-403.
[15] Iepsen EW, Have CT, Veedfald S, et al. GLP-1 receptor agonist treatment in morbid obesity and type 2 diabetes due to pathogenic homozygous melanocortin-4 receptor mutation: a case report. Cell Rep Med,2020,1(1):100006.

第4章 激素分泌异常相关综合征

第一节 假性甲状旁腺功能减退症

【概述】

假性甲状旁腺功能减退症（pseudohypoparathyroidism，PHP）主要是由于依赖刺激性G蛋白偶联受体α亚基（Gsα）发挥作用的信号转导通路异常，导致激素信号传递受阻，以靶组织对甲状旁腺激素（parathyroid hormone，PTH）无反应为特征。该病于1942年由Albright等首次报道[1]。该病是临床上以低钙血症、高磷血症和血液循环中PTH增加为主要临床表现的罕见遗传性疾病。部分患者具有多种先天性生长和骨骼发育缺陷，如身材矮小、圆脸、肥胖、短颈、指（趾）粗短、异位钙化灶，甚至智力发育障碍等；还可伴有其他也通过Gsα发挥作用的激素抵抗。根据肾近曲小管对PTH的反应，PHP分为Ⅰ型和Ⅱ型，即注射PTH后尿环磷酸腺苷（cAMP）和尿磷排出量均不增加者，为PHP Ⅰ型；尿cAMP升高，尿磷不增加者为PHP Ⅱ型。临床PHP Ⅱ型少见，其发病机制尚不明确。

【流行病学】

PHP是一种罕见的遗传性疾病，PHP确切的发病率不详，日本学者于2000年发表的一项研究报道本国PHP患病率为3.4/1 000 000[2]；而另一项在丹麦进行，发表于2016年的研究报道PHP患病率为11/1 000 000[3]。目前我国尚未统计该病的发病率、生存率及累计死亡率。

【遗传学】

根据临床表现、激活性Gsα活性及*GNAS*基因缺陷类型等，PHP Ⅰ型可进一步分为Ⅰa、Ⅰb、Ⅰc3个亚型。

（1）PHP Ⅰa型多呈常染色体显性遗传，其发病与*GNAS*的母源等位基因突变有关。*GNAS*基因定位于20q13，由13个外显子和12个内含子组成，其cDNA长度约为1.2kb[4]，*GNAS*基因突变包括错义突变、截断突变、剪接位点突变及小/大片段缺失或重复[5]。片段插入/缺失和错义突变占主要地位[6]。在外显子7上发现的一个热点突变，是4bp的碱基缺失，与DNA聚合酶α捕获相关[7]。

（2）PHP Ⅰb是由*GNAS*位点上长片段印记控制元件的异常导致的，即差异性甲基化区域（differentially methylated regions，DMR）的印记缺失[8]。DMR区包含了不同转录物的启动子，其中XLas(extra-large G protein α-subunit)、A/B(Exon A/B，又名Exon 1A)和GNAS-AS(GNAS antisense）的启动子在母系等位基因上是甲基化的，因此保持沉默，其转录物是父本单一表达的。而NESP55 (Neuroendocrine secretory protein 55)的启动子在父系等位基因上是甲基化的，因此它是母本单一表达的[9]。*GNAS*印记缺陷包括A/B、GNAS-AS和XLas DMR区的甲基化缺失，以及NESP55 DMR区的过度甲基化，最常见的改变发生在包含A/B启动子和外显子的DMR区[10]。

（3）PHP Ⅰc体外实验中Gsα活性是正常的，PHP Ⅰc的发病机制目前尚无定论，推测病因可能是G蛋白信号通路中的其他成分受损。

【发病机制】

*GNAS*基因上游不同的启动子和共同的

2～13号外显子通过选择性剪接、反义转录、翻译可产生多种基因产物，其主要产物是Gsα，Gsα为cAMP/蛋白激酶A信号转导通路的重要成分，PTH主要通过PTH受体与Gsα偶联形成复合物后激活腺苷酸环化酶，促进cAMP的生成而发挥作用。Gsα活性下降或受体后缺陷，最终导致终末靶器官（肾脏、骨骼等）抵抗PTH，临床出现钙磷代谢紊乱为特征的甲状旁腺功能减退症状，辅助检查提示低血钙、高血磷及高PTH血症。部分患者出现典型Albright遗传性骨营养不良（Albright hereditary osteodystrothy，AHO）畸形，即身材矮小、向心性肥胖、圆脸、短颈、指（趾）粗短、异位钙化，可合并智力障碍。母系遗传来源的内分泌腺体（如甲状腺、垂体及性腺）均与Gsα蛋白的转录有关，故*GNAS*母源等位基因突变患者可出现多种激素抵抗，包括促甲状腺激素（TSH)、生长激素释放激素（GHRH)、促性腺激素。部分患者胰岛B细胞功能下降，胰岛素分泌减少，并存在胰岛素抵抗，易并发糖尿病。此外，由于下丘脑黑皮素4受体通路障碍、大麻素1受体上调及交感神经兴奋性下降，静息能量消耗减少，患者可出现早发型肥胖，进一步加重胰岛素抵抗[11, 12]。研究证实大多数PHP患者存在G蛋白异常，仅有部分患者Gsα活性正常。

【临床表现】

PHP患者的临床表现和疾病严重程度在不同个体之间差异性很大，即便携带了相同的基因，患者表型也可有很大差异[13]。

1. 肌肉、神经和精神表现　多数患者低钙血症较轻，可有Chvostek征和Trousseau征阳性，少数患者低钙血症明显，低钙血症可导致神经肌肉的激惹性增高，轻度表现有手指、足趾及口周的感觉异常。较严重的病例可出现肌肉痉挛、手足痉挛、喉哮鸣，甚至惊厥。症状的轻重不仅与低钙血症的程度有关，而且与血钙下降的速度有关。

2. 体态异常　粗短体型、圆脸、短指（趾）、掌指畸形、斜视（图4-1）。

3. 发育障碍　常有智力迟钝、出牙较迟、牙发育不全或牙釉质损害。

4. 软组织钙化　如颅内钙化、白内障、皮肤钙化等，较其他甲状旁腺功能减退多见。皮肤钙化可形成蓝色坚硬的结节，称为皮肤骨瘤(osteoma cutis)。

5. AHO畸形　典型表现有身材矮胖、脸圆、颈短、盾状胸。单侧或双侧短指、趾畸形，多见于第4、5掌骨或跖骨。拇指末节短而宽，称为Murder拇指。四肢短，桡骨弯曲，膝关节内翻或外翻，骨骺提前闭合（图4-1)。

6. 其他　少数有低代谢率、糖耐量降低，可存在多种内分泌激素不反应综合征，除假性甲状旁腺功能减退外还可发生甲状腺功能减退、肾上腺皮质功能减退、性腺功能减退和尿崩症等。

【实验室检查】

1. 尿液检查　尿钙及尿磷低。

2. 血生化　血钙低、血磷高；血碱性磷酸酶正常或升高。

3. 血PTH增高　常合并TSH升高。

4. PTH试验　静脉注射PTH（婴儿用量8U/kg，最大量200U/次）可用于分型诊断，注射后尿cAMP及尿磷不增加，考虑为PHP Ⅰ型；尿cAMP增加，尿磷不增加考虑为PHP Ⅱ型[11, 13]。

5. 影像学检查　手足X线片可出现掌骨、指骨、跖骨和趾骨对称性不成比例缩短，尤以第4、5掌骨变短为特征性改变。头颅影像学检查可发现颅内多发钙化，特征性表现为基底核区“倒八字”征和大脑皮质下区对称性“星火样”钙化灶（图4-2)。

6. 遗传学检测　确诊的最重要手段为*GNAS*基因测序及DMR区域的甲基化分析。

【诊断和鉴别诊断[14]】

1. 诊断　PHP Ⅰa的临床诊断主要基于PTH抵抗，如低钙血症、高磷血症和血清PTH水平升高，表现为手足抽搐、感觉异常、癫痫

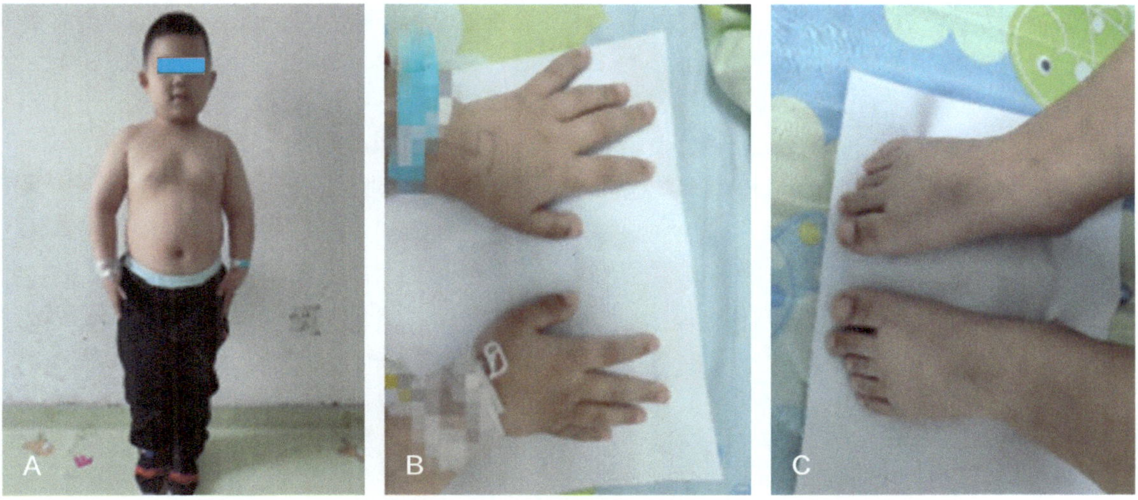

图 4-1　该图为一 7 岁男孩，因“间断抽搐 4 年”收入院，基因确诊为 PHP Ⅰa 型

A. 粗短体型、圆脸；B. 短指、掌指畸形；C. 短趾畸形

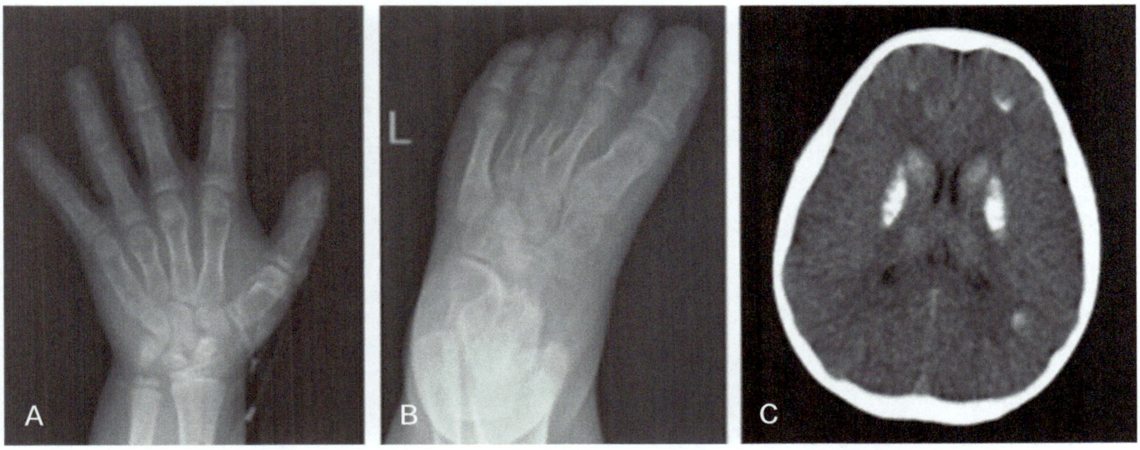

图 4-2　该图为一 7 岁男孩，因“间断抽搐 4 年”收入院，基因确诊为 PHP Ⅰa 型

A. 第 4、5 掌骨变短，骨龄超前；B. 第 3、4、5 跖骨变短；C. 双侧基底核区和大脑皮质下区钙化灶

样发作，同时伴有 AHO 特征。尿 cAMP 和尿磷对外源性 PTH 的反应迟钝也可支持诊断。可能伴有其他激素的抵抗，如促甲状腺素、卵泡刺激素、黄体生成素和促生长激素释放激素。经典的 PHP Ⅰb 仅有 PTH 抵抗，多数无 AHO 表型及其他激素抵抗。基因检测阳性可确诊[14]。

2. 鉴别诊断

（1）甲状旁腺功能减退症：包括原发性甲状旁腺功能减退症和继发性甲状旁腺功能减退症，其血 PTH 降低，给予外源性 PTH 后尿磷和 cAMP 均明显增加，前者可有家族史，后者常有颈部放射史、手术史。

（2）原发性癫痫：脑电图异常，血钙、磷及脑 CT 正常。

（3）侏儒症：身材矮小，体格发育迟缓，但智力正常，生长激素水平降低，血 PTH 水平正常，血钙、血磷水平正常。

（4）维生素 D 缺乏症：血磷降低，常有手足抽搐、牙齿及骨骼发育不良，常有 O 形腿、X 形腿等典型的佝偻病表现，X 线检查有骨质软化的特征表现。

（5）特发性家族性脑血管亚铁钙沉着症：即Fahr病，临床表现为智力低下、癫痫发作、手足抽搐，脑CT示基底节区、丘脑、小脑齿状核和皮质下对称性钙化，但血钙、血磷正常，且无AHO畸形。

（6）结节性硬化：本病患者有癫痫、智力低下，但结节性硬化常合并面部皮脂腺瘤，脑内钙化结节常位于脑室管膜下，血清钙磷和PTH均正常。

（7）Q-T间期延长综合征：有些PHP患者以发作性晕厥为首要表现，而Q-T期间延长综合征以心律失常、晕厥和猝死为主要表现，其血钙、血磷和血PTH正常。

【治疗】

PHP为先天遗传性疾病，目前尚无根治方法，需要终身口服钙剂和活性维生素D，减少磷的摄入，维持血钙、血磷在正常水平，缓解症状[11,14,15]。

1. 急性低钙血症发作处理　对有手足抽搐等低钙血症症状及体征者，需积极采取静脉补钙治疗，尽快控制抽搐发作，避免昏迷、喉痉挛等严重合并症。通常缓慢静脉推注10%葡萄糖酸钙10～20ml，必要时重复。对于症状反复多次出现难以缓解者，可持续静脉滴注钙剂，将10%葡萄糖酸钙100ml（930mg元素钙）稀释于5%葡萄糖液1000ml内按每小时50ml（45mg元素钙，不超过元素钙4mg/kg）的速度静脉滴注，100ml溶液稀释不超过20ml的10%葡萄糖酸钙，以免刺激血管。避免输液外渗，刺激周围软组织；治疗过程需监测血钙，以便调整钙剂用量。若发作严重，可短期内辅以地西泮或苯妥英钠肌内注射，以迅速控制搐搦与痉挛。如低血钙仍然不能纠正，症状不能缓解，可同时口服钙剂及活性维生素D或其类似物治疗。

2. 长期治疗

（1）活性维生素D或其类似物：由于长期的高PTH血症可能诱发骨折、骨畸形甚至散发性甲状旁腺功能亢进症，因此，即使不伴低钙血症，高PTH血症患者仍应给予维生素D治疗。对于儿童来说，最关键的治疗为活性维生素D或其类似物（骨化三醇或阿法骨化醇）。因为生理情况下，PTH促进肾近曲小管1-α羟化酶基因的转录，从而促使25-羟维生素D转化为更高活性的1，25-二羟维生素D，而PTH抵抗的患者1-α羟化酶基因的转录受阻，因此患者需要补充活化的维生素D，而非普通维生素D。骨化三醇不仅增高血钙间接抑制PTH水平，还可直接抑制PTH释放，可作为首选。

（2）钙剂补充：钙剂的补充根据年龄剂量范围为250～1000mg/d。若患者仅口服维生素D即可维持正常的血钙、血磷，则无须同时口服钙剂。长期口服钙剂的患者，维持血钙在正常低限水平（2.0～2.5mmol/L），注意监测尿钙，预防高尿钙［小于6mg/（kg·d）或尿钙/尿肌酐水平比＜0.3］，避免医源性高血钙引起肾石病、肾钙质沉着、肾功能不全。若出现高钙尿症，必要时可口服噻嗪类利尿剂。

（3）低磷饮食：饮食方面应注意少食牛奶和奶制品等高磷食物，以避免血磷增高。对于严重和长期的持续性高磷血症可以考虑应用磷结合剂。

（4）抗癫痫治疗：少部分由于颅内异位钙化引发癫痫者，需要抗癫痫治疗，但应避免给予苯妥英钠、苯巴比妥及卡马西平等。

（5）异位钙化：异位钙化的治疗是该病最大的挑战。对于少数发生在特殊部位的异位钙化，如皮下结缔组织或关节附近，钙化体积较大影响外观或功能时，可通过手术移除。由于钙化灶容易复发，小的钙化灶无须手术处理。

（6）AHO畸形：包括指（趾）粗短等，尚缺乏有效的治疗方法。

（7）肥胖干预：PHP Ⅰa患者可出现早发型肥胖，Al-Salameh等[16]应用大麻素受体Ⅰ拮抗剂可将患者的BMI从40.5kg/m^{2}降至30.5kg/m^2，但该类药物可影响儿童的脑发育，因此临床上并不推荐。研究显示，PHP 的肥胖患者较其他肥胖患者更容易发生睡眠呼吸暂停，发生率分别为 45% 和 1% ～ 5%[17]。呼吸暂停可加重认知障碍，加重代谢紊乱，增加心血管疾病的发生率。尽早干预睡眠呼吸暂停可改善 PHP 患者的远期预后。GH 可促进脂肪代谢，在一定程度上减轻肥胖，减少呼吸暂停的发生率，必要时在应用 GH 前可使用双相呼吸道正压辅助通气[18]。

（8）其他激素治疗：PHP 患者可存在多种激素抵抗，必要时应给予相应的激素替代治疗。例如，甲状腺功能减退者可给予甲状腺素；性功能发育延迟、月经量减少者给予性激素替代治疗。本病患者身材矮小，除与 GHRH 抵抗所致 GH 缺乏相关外，尚与骨骺过早闭合有关，故并非均需 GH 替代治疗，应尽早行 GH 激发试验，寻找 GH 缺乏的证据，必要时尽早（青春期前）给予 GH 治疗。

【遗传咨询】

PHP 是一类遗传病，因此该病的预防主要依赖于产前基因诊断。对于携带基因突变的个体，产前诊断是非常必要的。通过比对患者和胎儿的 DNA，可以判断 *GNAS* 基因是否存在突变，从而预防患病个体的出生。

【预防】

该病目前尚无有效的预防措施，对于生育过该疾病患儿的家长，建议再次生育时进行产前基因诊断。

（杨　威　卫海燕）

【参考文献】

[1] Albright F, Burnett CH, Smith PH,et al. Pseudohypoparathyroidism - an example of Seabright-Bantam syndrome. Report of three cases Endocrinology，1942，30:922-932.

[2] Nakamura Y, Matsumoto T, Tamakoshi A, et al. Prevalence of idiopathic hypoparathyroidism and pseudohypoparathyroidism in Japan. J Epidemiol，2000，10(1):29-33.

[3] Underbjerg L, Sikjaer T, Mosekilde L, et al. Pseudohypoparathyroidism - epidemiology, mortality and risk of complications. Clin Endocrinol (Oxf)，2016，84(6):904-911.

[4] Blatt C, Eversole-Cire P, Cohn VH, et al. Chromosomal localization of genes encoding guanine nucleotide-binding protein subunits in mouse and human. Proc Natl Acad Sci U S A，1988，85(20):7642-7646.

[5] Elli FM, deSanctis L, Ceoloni B, et al. Pseudohypoparathyroidism type Ia and pseudo-pseudohypoparathyroidism: the growing spectrum of GNAS inactivating mutations. Hum Mutat，2013，34(3):411-416.

[6] Mantovani G, Ballare E, Giammona E, et al. The gsalpha gene: predominant maternal origin of transcription in human thyroid gland and gonads. J Clin Endocrinol Metab，2002，87(10):4736-4740.

[7] Weinstein LS, Chen M, Xie T, et al. Genetic diseases associated with heterotrimeric G proteins. Trends Pharmacol Sci，2006，27(5):260-266.

[8] Izzi B, Van Geet C, Freson K. Recent advances in GNAS epigenetic research of pseudohypoparathyroidism. Curr Mol Med，2012，12(5):566-573.

[9] Hayward BE, Moran V, Strain L, et al. Bidirectional imprinting of a single gene: GNAS1 encodes maternally, paternally, and biallelically derived proteins. Proc Natl Acad Sci U S A，1998，95(26):15475-15480.

[10] Bastepe M, Lane AH, Jüppner H. Paternal uniparental isodisomy of chromosome 20q--and the resulting changes in GNAS1 methylation--as a plausible cause of pseudohypoparathyroidism. Am J Hum Genet，2001，68(5):1283-1289.

[11] 吕秋，秦炯．假性甲状旁腺功能减退症的诊断与治疗研究进展．中华实用儿科临床杂志,2015,30(16):1278-1280.

[12] Muniyappa R, Warren MA, Zhao X, et al. Reduced insulin sensitivity in adults with pseudohypoparathyroidism type 1a. J Clin Endocrinol Metab，2013，98(11):E1796-E1801.

[13] 谷伟军，舒画．甲状旁腺激素不敏感综合征研究进展．药品评价，2014,11(23):35-40.

[14] 唐雨晨 . 假性甲状旁腺功能减退症的临床及遗传学研究 . 杭州 : 浙江大学 ,2016:1-95.
[15] 中华医学会骨质疏松和骨矿盐疾病分会 , 中华医学会内分泌分会代谢性骨病学组 . 甲状旁腺功能减退症临床诊疗指南 . 中华骨质疏松和骨矿盐疾病杂志 ,2018,11(4):323-338.
[16] Al-Salameh A, Despert F, Kottler ML, et al. Resistance to epinephrine and hypersensitivity (hyperresponsiveness) to CB1 antagonists in a patient with pseudohypoparathyroidism type Ic. Eur J Endocrinol，2010，162(4):819-824.
[17] Bixler EO, Vgontzas AN, Lin HM, et al. Sleep disordered breathing in children in a general population sample: prevalence and risk factors. Sleep，2009，32(6):731-736.
[18] Landreth H, Malow BA, Shoemaker AH. Increased prevalence of sleep apnea in children with pseudohypoparathyroidism type 1a. Horm Res Paediatr，2015，84(1):1-5.

第二节　家族性糖皮质激素缺乏症

【概述】

家族性糖皮质激素缺乏症（familial glucocorticoid deficiency，FGD）是一种罕见的常染色体隐性遗传病，属于原发性肾上腺皮质功能不全（primary adrenal insufficiency，PAI）的一种特殊类型，主要临床特征是单一皮质醇缺乏而醛固酮、肾素水平正常，该病是由于肾上腺皮质束状带对促肾上腺皮质激素 (adrenocorticotrophic hormone，ACTH) 不敏感而导致 ACTH 水平明显增高，而皮质醇水平降低，同时伴有皮肤色素沉着的临床特点。

【流行病学】

FGD 是一种罕见的遗传性疾病，在 PAI 中的比例＜ 10%，国外报道发病率＜ 1/1 000 000 [1]，目前我国对该病的发病率、生存率及累计死亡率尚未统计。

【遗传学】

FGD 是常染色体隐性遗传病，约有 70% 的患者有明确的致病基因，目前已报道的与 FGD 相关的基因主要有黑皮素受体 2（MC2R）[2]、黑皮素受体 2 辅助蛋白（MRAR）[3]、硫氧还蛋白还原酶 2（TXNRD2）[4]、类固醇激素急性调节蛋白（STAR）[5]、细胞色素 P450（家族 1、亚家族 A、多肽 1）、特殊类型三 A 综合征（alacrima achalasia adrenal insufficiency/triple A syndrome，AAAS）[6,7]。此外，烟酰胺核苷酸转氢酶（NNT）[4]、微小染色体修复缺陷 4 同源基因（*MCM4*）[8] 为参与氧化应激过程的相关基因。其中由 *MC2R* 引起的 FGD 为 1 型，其余均为 2 型。在 *MC2R* 基因突变中，共发现了 47 种突变，包括点突变、插入、缺失等，其中，点突变是 FGD1 型最常见的原因。在 2 型中，由 MRAP 引起的 FGD 为经典 2 型。

【发病机制】

在已知的 FGD 致病基因中，*MC2R* 和 *MRAP* 约占 50%。*MC2R* 又被称为 *ACTH* 受体基因，定位于第 18 号染色体，该基因是 7 次跨膜 G 蛋白偶联受体，几乎全部位于肾上腺皮质细胞。由 *MC2R* 突变导致 ACTH 受体的结构和功能异常，使 ACTH 亲和力下降，与 ACTH 的结合减少，导致 FGD 的发生。*MRAP* 位于第 21 号染色体，其可编码 MC2R 的辅助蛋白，该蛋白能促进 MC2R 从内质网向细胞表面转运并响应于 ACTH 的信号转导，该基因引起的肾上腺表现与 *MC2R* 引起的肾上腺表现类似。

【临床表现】

FGD 从新生儿期至儿童期均可发病，临床表现因发病年龄的早晚不同而表现各异。

（1）该病于胎儿期无特异性表现。

（2）新生儿期：出生后即可有全身皮肤色素沉着、低血糖，部分重症的孩子可出现抽搐发作、肌力减退、肌张力减低、易疲劳、发绀，呼吸急促甚至呼吸衰竭，因肺成熟受限，部分患儿出生后即出现新生儿呼吸窘迫综合征、支气管肺发育不良等，甚至出现休克窒息乃至死亡。

（3）儿童期：抵抗力降低，反复呼吸道感染，生长迟缓，部分出现精神运动迟缓，肌阵挛性麻痹，痉挛性四肢瘫痪和小头畸形等。

（4）表型特征：国外报道 FGD 患儿伴有皮肤褶皱明显、前额凸出、眼距过宽、通贯掌等，其中 1 型儿童可出现不可解释的高身材[9,10]。

【实验室检查】

FGD 的诊断应符合 PAI 的诊断标准，晨 8 时血浆皮质醇＜ 5μg/dl（138nmol/L）或唾液皮质醇＜ 0.18μg/dl（5nmol/L），ACTH ＞正常值 2 倍及以上，部分经典型 FGD 患儿 ACTH 水平可增高数十倍。因肾上腺皮质球状带不受累，故电解质、醛固酮、肾素水平正常。部分患儿可出现低血糖，故以惊厥为首要表现就诊。

【诊断和鉴别诊断】

1. 诊断　目前 FDG 的诊断主要基于患儿的临床表现，患儿最常见的表现为皮肤黏膜色素沉着、体重不增、呼吸困难、低血糖，实验室辅助检查主要为 ACTH 明显升高，皮质醇显著降低，电解质正常。在进行分子遗传学检测后，如果明确为基因的致病变异即可确诊。

2. 鉴别诊断　见表 4-1

【治疗】

FGD 需给予糖皮质激素终身替代治疗，因肾素 - 血管紧张素 - 醛固酮轴不受累，故一

表 4-1　FGD 的鉴别诊断

	遗传类型	致病基因	重叠于 FGD 的表型和辅助检查结果	区别于 FGD 的表型和辅助检查结果
21- 羟化酶缺陷症失盐型	AR	*CYP21A2*	皮肤色素沉着 喂养困难 体重不增 低血糖 ACTH 升高 皮质醇降低	女性外阴男性化 高钾低钠血症 雄激素升高 肾素活性升高 肾上腺增大 17- 羟孕酮升高
先天性肾上腺发育不良	XLR	*DAX1/NROB1*	皮肤黏膜色素沉着 喂养困难 低血糖 ACTH 升高 皮质醇降低 17- 羟孕酮正常	性腺发育落后 代谢性酸中毒 高钾低钠血症 肾素活性增高
先天性类脂性肾上腺皮质增生症	AR	*StAR* *CYP11A1*	皮肤黏膜色素沉着 喂养困难 低血糖 皮质醇降低 17- 羟孕酮无增高 肾上腺体积减小	高钾低钠血症 ACTH 升高 17- 羟孕酮降低 男性假两性畸形 女性性幼稚 肾上腺增大
Xp21 邻近基因缺失综合征	XLD	*DMD* *IL1RAPL1* *GK* *NROB1* *MAGEB2*	皮肤黏膜色素沉着 喂养困难 肌张力减低 ACTH 升高 皮质醇减低	高钾低钠血症 肾素活性增高 17- 羟孕酮升高 肌酸激酶升高 三酰甘油升高

注：AR. 常染色体隐性遗传；XLR. X 连锁隐性遗传。

般无须补充盐皮质激素。

1. 常规治疗　糖皮质激素按照生理剂量及节律给药，通常用量为 8 ～ 10mg/（m^2·d），分 3 次或 4 次口服。

2. 应激治疗　在遭遇应激情况如发热、感染、手术、创伤等情况时，根据应激严重程度将糖皮质激素剂量增大至 2 ～ 3 倍，通常不推荐使用如地塞米松等长效糖皮质激素。

3. 肾上腺危象治疗　当发生急性肾上腺皮质功能损害或出现原有肾上腺皮质功能不全症状加重等情况时，则应按肾上腺危象给予氢化可的松 50 ～ 100mg/ m^2 静脉或肌内注射应用。而死亡病例多由于感染、休克、肾上腺危象等导致。

4. 肾上腺移植　国外报道同种异体肾上腺移植案例[10]，异种移植仍在研究中，未达到临床应用标准[11]。

【预后】

FGD 是一种可治疗的疾病，如果延误诊断或延迟治疗可能会影响预后。及时诊断治疗，并在疾病等应激状态下合理调整剂量，FGD 患者可以有正常的寿命，并能够正常生育。

【遗传咨询】

该病的遗传方式为常染色体隐性遗传，理论上各携带 1 个变异的父母生育患儿的风险为 25%。该病目前尚无有效的预防措施，对于生育过该疾病患儿的家长，建议再次生育时进行产前基因诊断。

（高　静　卫海燕）

【参考文献】

[1] Al Jneibi F, Hen T, Rajah J, et al. Early diagnosis in familial glucocorticoid deficiency. Dermatoendocrinol，2017，9(1): e1310787.

[2] Modan-Moses D, Ben-Zeev B, Hoffmann C, et al. Unusual presentation of familial glucocorticoid deficiency with a novel MRAP mutation. J Clin Endocrinol Metab，2006，91(10):3713-3717.

[3] Metherell LA, Chapple JP, Cooray S, et al. Mutations in MRAP, encoding a new interacting partner of the ACTH receptor, cause familial glucocorticoid deficiency type 2. *Nat Genet*, 2005, 37(2):166-170.

[4] Jazayeri O, Liu XZ, van Diemen CC, et al. A novel homozygous insertion and review of published mutations in the NNT gene causing familial glucocorticoid deficiency (FGD). Eur J Med Genet, 2015, 58(12):642-649.

[5] Vasudevan L, Joshi R, Das DK, et al. Identification of novel mutations in STAR gene in patients with lipoid congenital adrenal hyperplasia: a first report from India. J Clin Res Pediatr Endocrinol, 2013, 5(2): 121-124.

[6] Elias LL, Clark AL. The molecular basis of adrenocorticotrophin resistance syndrome. Prog Mol Biol Transl Sci, 2009, 88:155-171.

[7] Maharaj A, Maudhoo A, Chan LF, et al. Isolated glucocorticoid deficiency: genetic causes and animal models. J Steroid Biochem Mol Biol, 2019, 189:73-80.

[8] Hughes CR, Guasti L, Meimaridou E, et al. MCM4 mutation causes adrenal failure, short stature, and natural killer cell deficiency in humans. J Clin Invest, 2012, 122(3):814-820.

[9] Elias LL, Huebner A, Metherell LA, et al. Tall stature in familial glucocorticoid deficiency. Clin Endocrinol (Oxf)，2000，53(4):423-430.

[10] Grodstein E, Hardy MA, Goldstein MJ. A case of human intramuscular adrenal gland transplantation as a cure for chronic adrenal insufficiency. Am J Transplant, 2010, 10(2):431-433.

[11] Ruiz-Babot G, Hadjidemetriou I, King PJ, et al. New directions for the treatment of adrenal insufficiency. Front Endocrinol (Lausanne), 2015, 6:70.

第三节　先天性孤立性 ACTH 缺乏症

【概述】

先天性孤立性 ACTH 缺乏症（isolatedadrenocorticotropic hormone deficiency，IAD，OMIM

#201400）是一种罕见的疾病，以新生儿期严重低血糖为主要临床特点，其中约 50% 患儿伴有癫痫发作，患儿多存在胆汁淤积性黄疸，血浆 ACTH 及皮质醇水平极低，且对促肾上腺皮质激素释放激素无明显反应[1]。该病是一种潜在致死性疾病，由于临床表现缺乏特异性，容易被漏诊及误诊[1, 2]，早期及时诊断治疗可改善患儿预后，反之新生儿期死亡率可高达 25%[3]。目前具体机制尚未完全明确，可能与多个基因有关，已知转录因子 T-box 家族成员的 *TBX19* 基因的双等位基因致病性变异可导致该病发生。本节主要介绍 *TBX19* 基因变异所致的先天性孤立性 ACTH 缺乏症。

【流行病学】

TBX19 基因变异所致的先天性孤立性 ACTH 缺乏症是一种较罕见的遗传性疾病，目前国内外相关报道多为案例报道[4]，疾病的确切发病率、生存率及累计死亡率不详。

【遗传学】

TBX19 基因变异所致的先天性孤立性 ACTH 缺乏症属于常染色体隐性遗传疾病。*TBX19* 基因定位于常染色体 1q24.2，包含 8 个外显子，编码由 448 个氨基酸构成的蛋白 T-box 垂体限制性转录因子（T-box pituitary-restricted transcription factor, TPIT）。*TBX19* 基因突变最初于 2001 年由 Lamolet 等报道[5]，目前 HGMD 已收录的突变共 35 种，其中错义突变 19 种、剪切位点突变 5 种、缺失突变 10 种、插入突变 1 种。

【发病机制】

TBX19 基因编码的 TPIT 蛋白是一种高度细胞限制性的转录因子，其在垂体阿黑皮素原生成细胞中特异性表达，可通过 T-box 结构域与垂体阿黑皮素原（POMC）基因相互结合，是 *POMC* 基因转录起始必需的[5, 6]，而 POMC 基因编码 ACTH 的前体肽。因此当 *TBX19* 基因发生突变时可通过影响 *POMC* 基因转录，从而影响 ACTH 形成，导致 ACTH 缺乏，引发一系列相关临床表现。

【临床表现】

先天性孤立性 ACTH 缺乏症主要临床特征为 ACTH 和皮质醇缺乏，但其他垂体相关激素水平正常，垂体 MRI 往往正常[3, 7, 8]，该病是造成继发性肾上腺皮质功能不全的一个重要因素，若得不到及时诊断治疗，可致患者死亡[9]。多于新生儿期及婴儿期起病，临床表现主要为肾上腺皮质功能不全所致糖皮质激素和盐皮质激素的缺乏，以及由此引起的相关症状，不同年龄起病的患者临床表现有所不同。

新生儿期起病的患者主要表现为反应差、拒乳、严重低血糖、抽搐，可有黄疸（多为胆汁淤积性）消退延迟。

婴幼儿期起病的患者多表现为空腹低血糖、抽搐、厌食、呕吐、易疲劳、生长迟缓、精神运动发育落后。

由于多数症状缺乏特异性，患者容易被误诊、漏诊。早期及时治疗可维持血糖正常，改善患儿预后，通常精神运动及智力发育可维持正常，若未及时诊治，新生儿期死亡率可达 25%[3, 10]。

【实验室检查】

主要表现为反复低血糖，血 ACTH 和皮质醇水平明显降低，且对促肾上腺皮质激素释放激素刺激无反应。由于肾上腺皮质功能不全，多数患者存在自新生儿期反复出现的低血糖，甚至引起反复抽搐、精神运动发育迟缓，可有电解质紊乱如低钠血症、高钾血症，在合并急性应激情况下可发生肾上腺危象。但其他垂体相关激素水平正常，且垂体影像学检查往往正常[1, 3, 11]。

遗传学检测：通过一代测序或高通量测序法可检出患者 *TBX19* 基因携带致病变异。

【诊断和鉴别诊断】

1. 诊断　该病的临床诊断主要根据临床表现、实验室检查，对于表现为发育落后、抽搐的患儿，若存在皮质醇水平降低，同时 ACTH 亦明显降低，且有与肾上腺皮质功能不全相关的反复低血糖、电解质紊乱（低钠血症、高钾血症），即须高度怀疑该病，*TBX19* 基因检测发现双等位基因致病突变可进一步确诊。但需注意，既往文献曾报道个别新生儿起病临床诊断先天性孤立性 ACTH 缺乏症的患者[3]，*TBX19* 基因仅检出 1 个杂合变异，因此未检出双等位基因致病突变并不能排除该疾病。

2. 鉴别诊断　凡可能导致低血糖、发育迟缓的疾病，以及能引起肾上腺皮质功能不全的疾病，均需与该疾病相鉴别。低血糖，同时皮质醇和 ACTH 均降低，而垂体无器质性病变，且垂体其他相关激素水平正常，是该病患者较特征的生化改变。注意与以下疾病相鉴别。

（1）垂体柄阻断综合征：该病是垂体柄缺如或变细，垂体后叶异位，下丘脑分泌的激素不能经过垂体柄运送至垂体后叶，无法通过垂体门脉系统作用于垂体前叶所致的一系列临床症候群。该病患者临床上以生长激素缺乏症最为常见，可合并其他多种垂体激素的缺乏，如甲状腺激素、肾上腺激素，与孤立性 ACTH 缺乏症不同。垂体 MRI 影像学检查常可获得较为明确的诊断。

（2）X 连锁肾上腺脑白质营养不良：该病是由位于 X 染色体的三磷酸腺苷结合转运子亚家族 D 成员 1（adenosinetri-phosphate-binding cassette D1，*ABCD1*）基因突变引起的 X 连锁隐性遗传性疾病。*ABCD1* 基因突变造成其编码的蛋白结构和功能障碍，极长链脂肪酸 β 氧化障碍，中间代谢产物在血浆、神经系统、肾上腺中沉积，导致进行性神经精神症状和肾上腺皮质功能减退。头颅 MRI 可发现双侧脑白质非对称性脱髓鞘病变。但该病患儿 ACTH 增高，且血串联质谱检测可发现多种极长链酰基肉碱如 C22:0、C24:0、C26:0 等水平增高，与孤立性 ACTH 缺乏症不同，基因检测可进一步鉴别该病。

（3）家族性糖皮质激素缺乏症：该病是以单一皮质醇缺乏而醛固酮、肾素水平正常为特征的一种罕见常染色体隐性遗传病，目前已知有多种基因与该病相关，包括黑皮素 2 受体（MC2R）、黑皮素 2 受体辅助蛋白（MRAP）、烟酰胺核苷酸转氢酶（NNT）、硫氧还蛋白还原酶 2（TXNRD2）等。最常见是 *MC2R* 基因和 *MRAP* 基因突变所致，患儿多表现为皮肤色素沉着，可有低血糖、乏力等表现，皮质醇水平降低但 ACTH 水平显著增高，与孤立性 ACTH 缺乏症不同，基因检测可进一步鉴别该病。

【治疗】

由于先天性孤立性 ACTH 缺乏症的主要临床表现与肾上腺皮质功能不全有关，一经诊断需尽早开始激素替代治疗[12,13]。

1. 糖皮质激素替代治疗　需终身服药。对于儿童患者，优选氢化可的松每日分 3 次口服，清晨剂量较高，具体用量应个体化，原则上以能维持机体需要的最小剂量替代治疗，通常总起始剂量为 8 ～ 10mg/（m^2·d）。ACTH 缺乏症所致的肾上腺皮质功能减退所需剂量较低，需警惕过度治疗。用量主要依据临床反应进行调整，主要观测指标包括生长速度、体重、血压，以及其他糖皮质激素过量的症状监测。地塞米松由于剂量滴定困难，且库欣样副作用风险大，一般不作首选。

2. 盐皮质激素替代治疗　ACTH 缺乏所致的肾上腺皮质功能减退患者无须常规进行盐皮质激素治疗，因其肾素 - 血管紧张素 - 醛固酮轴正常。如患者合并低血钠、高血钾，有醛固酮分泌不足表现或临床证据，可加用 9α- 氟氢可的松 0.05 ～ 0.2mg/d。治疗监测主要依据嗜盐症状、血压或水肿等情况，以及血电解质等指标。如出现高血压，需要酌情降低氟氢可的松的剂量。

3. 应激情况治疗　应激情况下，正常人体糖皮质激素分泌增加 2 ～ 3 倍。当该病患者处于应激状态时，需增加糖皮质激素用量以免发生肾上腺危象，根据应激的严重程度来调整剂量。如果应激的发生是可预测的，建议在应激前即适当增加糖皮质激素剂量。轻症者（一般感染等）可增加口服糖皮质激素到原每日用量的 2 ～ 3 倍，应激情况解除后及时撤回至原用量。严重应激下的糖皮质激素选择主要是短效或静脉给药。另外，建议患者佩戴能提示相关疾病的急救卡和医疗警示标示，以告知医务人员需要增加糖皮质激素剂量，以避免肾上腺皮质危象。还需注意针对引起应激状况的病因进行治疗。

4. 肾上腺危象时的治疗　补充足量糖皮质激素，尽早缓解危重状况。首剂给予氢化可的松（$50mg/m^2$）加入葡萄糖生理盐水中静脉滴注。随后 24 ～ 48 小时，氢化可的松 50 ～ 100mg/(m^2 · d)，分 3 ～ 4 次缓慢静脉滴注，同时给予适当的液体复苏。病情平稳后减半量，维持 4 ～ 5 天，改为原维持量，必要时加用 9α- 氟氢可的松。

5. 其他对症治疗　稳定期若存在发育迟缓，在糖皮质激素替代治疗基础上，可行康复训练辅助治疗。

【预后】

既往文献报道，早期开始接受治疗的患儿通常智力及运动语言发育无明显异常[14]，延误治疗可导致发育落后甚至死亡[3]。

【预防和遗传咨询】

该病无特殊预防方法。由于其遗传方式为常染色体隐性遗传，理论上男女发病无差异。对于已生育先天性孤立性 ACTH 缺乏症患儿的父母，再生育时仍建议进行产前基因诊断，而对于先天性孤立性 ACTH 缺乏症患者本人，目前未见生育的报道，理论上其再生育该病患儿的风险为 25% ～ 50%，与配偶是否携带致病突变基因有关。

（毋盛楠　卫海燕）

【参考文献】

[1] Vallette-Kasic S, Brue T, Pulichino AM, et al. Congenital isolated adrenocorticotropin deficiency: an underestimated cause of neonatal death, explained by TPIT gene mutations. J Clin Endocrinol Metab, 2005, 90(3): 1323-1331.

[2] Packham EA, Brook JD. T-box genes in human disorders. Hum Mol Genet, 2003, 12 Spec No 1: R37-R44.

[3] Couture C, Saveanu A. Barlier A, et al. Phenotypic homogeneity and genotypic variability in a large series of congenital isolated ACTH-deficiency patients with TPIT gene mutations. J Clin Endocrinol Metab, 2012, 97(3): E486-E495.

[4] 顾鸣宇，彭永德，姚莉莉，等. 孤立性 ACTH 缺乏症一例及文献复习. 中华内分泌代谢杂志，2006, 22(5): 494-495.

[5] Lamolet B, Pulichino AM, Lamonerie T, et al. A pituitary cell-restricted T box factor, Tpit, activates POMC transcription in cooperation with Pitx homeoproteins. Cell, 2001, 104(6): 849-859.

[6] Liu J, Lin C, Gleiberman A, et al. Tbx19, a tissue-selective regulator of POMC gene expression. Proc Natl Acad Sci, 2001, 98(15): 8674-8679.

[7] Metherell LA, Savage MO, Dattani M, et al. TPIT mutations are associated with early-onset, but not late-onset isolated ACTH deficiency. Eur J Endocrinol, 2004, 151(4): 463-465.

[8] Weijing K. Liping Z. Tiantian Z, et al. A case of congenital isolated adrenocorticotropic hormone deficiency caused by two novel mutations in the TBX19 gene. Front Endocrinol (Lausanne), 2019, 10: 251.

[9] Patti G,Guzzeti C, Di Iorgi N, et al. Central adrenal insufficiency in children and adolescents. Best Pract Res Clin Endocrinol Metab, 2018, 32(4): 425-444.

[10] Akcan N. Serakinci N, Turkgenc B, et al. A novel TBX19 gene mutation in a case of congenital isolated adrenocorticotropic hormone deficiency presenting with recurrent respiratory tract infections. Front Endocrinol (Lausanne), 2017, 8: 64.

[11] 毋盛楠，陈琼，沈凌花，等. 一例先天性孤立性促肾上腺皮质激素缺乏症患儿的 TBX19 基因变异分析. 中华医学遗传学杂志，2021, 38(1): 59-62.

[12] Husebye ES, Pearce SH,Krone NP, et al. Adrenal insufficiency. Lancet, 2021, 397(10274): 613-629.

[13] Bancos I, Hahner S, Tomlinson J, et al. Diagnosis and management of adrenal insufficiency. Lancet

Diabetes Endocrinol. 2015, 3(3): 216-226.

[14] Unal E, Yildirim R, Tas FF, et al. A rare cause of neonatal hypoglycemia in two siblings: TBX19 gene mutation. Hormones (Athens), 2018, 17(2): 269-273.

第四节　遗传性维生素 D 缺乏性佝偻病Ⅲ型

【概述】

遗传性维生素D缺乏性佝偻病Ⅲ型（OMIM # 619073）是由于细胞色素P450酶家族中的CYP3A4杂合性突变导致1,25-$(OH)_2D$过度转化为无活性的形式，小肠对钙的吸收减少所致，2018年由Jeffrey D. Roizen等首次报道。该病临床表现和其他佝偻病类似，如弓形腿、膝内翻、活动发育迟缓等，血清25-OHD和1,25-$(OH)_2D$水平显著降低。

【流行病学】

遗传性维生素D缺乏性佝偻病Ⅲ型是一种罕见的遗传性疾病，目前外国文献仅有2例报道，国内外对该病的发病率、生存率及累计死亡率尚未统计。

【遗传学】

遗传性维生素D缺乏性佝偻病Ⅲ型属于常染色体显性遗传疾病。目前国内外文献仅报道过由CYP3A4获得功能性突变引起的2例患者。该基因位于7q22.1，长度27kb，包含13个外显子[1]，到目前为止*CYP3A4*基因共发现20个致病性变异，包括10个重复突变、8个缺失突变、1个倒位突变和1个点突变（Clinvar，网址为www.ncbi.nlm.nih.gov/clinvar）。2018年Jeffrey D. Roizen等对2名患者及其家系进行遗传学分析后发现，患者都是因为第902位碱基发生错义突变（c.902T > C），301位的异亮氨酸变为苏氨酸而发生疾病，且均为新发突变，家系中其他成员无佝偻病表现[1]。

【发病机制】

CYP3A4是细胞色素P450家族中的一员，是人体肝脏和小肠中表达最多的P450酶，在肝脏中约占P450酶的60%，在小肠中约占70%，而肾脏中则低表达，其参与多种药物、毒物、激素的氧化代谢[2]，包括维生素D在体内的代谢。维生素D主要以维生素D_2和维生素D_3的形式存在，进入人体后先经过肝脏中的25α羟化酶生成25-OHD，随后由肾脏中的1α羟化酶转化为活性形式1,25-$(OH)_2D$，最后和小肠细胞上的维生素D受体结合，上调钙通道TRPV6表达，促进胃肠对钙的吸收[3]。CYP3A4对1,25-$(OH)_2D$的代谢主要是通过形成无活性的羟化代谢物1,23R,25-$(OH)_3D$和1,24S,25-$(OH)_3D$来实现[4]，少部分产物转化为25,26-$(OH)_2D_3$[5,6]，其还可羟化25-OHD_3的A环，生成4α/4β,25-$(OH)_2D_3$[5,7-9]。通过利福平等药物在体外细胞同样可以诱导CYP3A4表达上调，促进1,25-$(OH)_2$的转化[7-9]，印证了上述生化机制。CYP3A4有6个底物识别区域（SRS），控制底物选择性和产物外形，其中SRS-4氨基酸残基序列保守，301位异亮氨酸位于SRS-4，参与形成SRS-4的决定部分，该位点的突变影响酶和底物的结合及底物的羟化水平[1,10-12]。有文献报道301位异亮氨酸突变可影响1-OHD的24及25位碳原子、睾酮、RPR 106541的羟化活性[12,13]。Jeffrey D. Roizen等通过实验证实CYP3A4 p.I301T突变型比野生型具有更强使1,25-$(OH)_2D$失活的能力，同时二者蛋白表达量无明显差异，突变型对非维生素D底物的催化活性没有增加[1]，表明p.I301T突变型的CYP3A加快了1,25-$(OH)_2D$向无活性产物的转化，减少钙吸收，低血钙刺激PTH的分泌，促进破骨并动员骨钙释放，同时刺激肾小管保钙排磷，以维持血钙水平正常或提高，最终导致机体钙磷代谢失调，骨骼矿化异常，致使佝偻病发生。

【临床表现】

遗传性维生素D缺乏性佝偻病Ⅲ型的临床表现同其他类型的佝偻病类似，主要为骨骼系统畸形表现。由于钙吸收减少，钙磷代谢失调，导致骨骼不能正常矿化，最终发生畸形，患者可出现双膝关节不适、弓形腿、步态不稳、膝外翻、身材矮小、生长发育缓慢。目前暂无其余系统异常和该病特殊表现的报道[1,14]。

【实验室检查】

患者血清钙、磷水平降低，PTH、ALP 显著升高，25-OHD 和 1,25-$(OH)_2$D 水平降低。X 线片示长骨干骺端出现模糊带、"杯口"征、"毛刷"征，提示存在活动性佝偻病。对先证者进行全外显子测序可明确致病基因及遗传方式[1]。

【诊断和鉴别诊断】

1. 诊断　由于目前尚未发现其他位点突变导致遗传性维生素 D 缺乏性佝偻病Ⅲ型[1]，故对于出现上述临床表型，实验室检查发现血清 25-OHD 和 1,25-$(OH)_2$D 水平降低的先证个体，在进行分子遗传学检测后，如果明确为 CYP3A4 基因的杂合性致病变异即可确诊。

2. 鉴别诊断[3,14,15]　见表 4-2。

【治疗】

遗传性维生素 D 缺乏性佝偻病Ⅲ型并无特异性治疗手段。Jeffrey D. Roizen 等对一名先证者采取大剂量维生素 D_3 口服治疗（50 000U/d）后，其血清 1,25-$(OH)_2$D 水平可保持在正常范围，并维持血清 PTH、钙、磷等生化指标水平正常，但停止服药后血清 1,25-$(OH)_2$D 水平会迅速降低[1]。这提示了大剂量维生素 D 口服对遗传性维生素 D 缺乏性佝偻病Ⅲ型的治疗作用，但过高剂量的维生素 D 会对机体产生毒性作用，且需长期口服，影响患者依从性，加之本病报道病例数少，其治疗效果还有待观察。

表 4-2　遗传性维生素 D 缺乏性佝偻病Ⅲ型的鉴别诊断

	遗传类型	致病基因	重叠于遗传性维生素 D 缺乏性佝偻病Ⅲ型的表型	区别于遗传性维生素 D 缺乏性佝偻病Ⅲ型的表型
维生素 D 缺乏性佝偻病 1A 型（VDDR1A）	常染色体隐性遗传	*CYP27B1*	膝外翻 生长迟缓 骨折风险增加 低磷、低钙血症 PTH、ALP 升高 1,25-$(OH)_2$D 水平降低	多为出生后 1 年发现 25-OHD 水平正常或升高
维生素 D 缺乏性佝偻病 1B 型（VDDR1B）	常染色体隐性遗传	*CYP2R1*	身材矮小 骨骼系统畸形 低磷、低钙血症 PTH 和 ALP 升高 25-OHD 小于 10ng/ml	1,25-$(OH)_2$D 水平正常或升高
维生素 D 缺乏性佝偻病 2A 型（VDDR2A）	常染色体隐性遗传	*VDR*	骨骼系统畸形 生长发育迟缓 低磷、低钙血症 PTH 和 ALP 升高	婴儿期发病 脱发 惊厥 部分患者出现耳聋 1,25-$(OH)_2$D 水平升高
X 连锁遗传佝偻病（XLH）	X 连锁隐性遗传	*PHEX*	膝内翻 下肢畸形 骨折和疼痛 身材矮小	血清 FGF23 水平升高 血钙正常 25-OHD 水平正常 1,25-$(OH)_2$D 水平正常或降低

对于疾病导致的畸形、社会负担等影响，可对患者和家人适当采取心理干预治疗。

【遗传咨询】

遗传性维生素D缺乏性佝偻病Ⅲ型的遗传方式为常染色体显性遗传，遵循孟德尔遗传模式，男女患病概率相等。目前所报道2名的患者其家系成员均没有症状，表明先证者均是因为新发突变而致病[1]。遗传性维生素D缺乏性佝偻病Ⅲ型患者尚无生育的报道，其子女有50%的可能性患病，需行产前基因诊断。

【预防】

由于该疾病较为罕见，报道例数少，暂无有效预防手段，已经生育遗传性维生素D缺乏性佝偻病Ⅲ型患儿的父母在再次生育前可进行遗传咨询和干预。

（顾世立　王秀敏）

【参考文献】

[1] Roizen JD, Li D, O' Lear L, et al. CYP3A4 mutation causes vitamin D-dependent rickets type 3. J Clin Invest，2018，128(5):1913-1918.

[2] Elizondo G, Medina-Díaz IM. Induction of CYP3A4 by 1alpha,25-dyhydroxyvitamin D3 in HepG2 cells. Life Sci，2003，73(2):141-149.

[3] Chanchlani R, Nemer P, Sinha R, et al. An overview of rickets in children. Kidney Int Rep，2020，5(7):980-990.

[4] Xu Y, Hashizume T, Shuhart MC, et al. Intestinal and hepatic CYP3A4 catalyze hydroxylation of 1alpha,25-dihydroxyvitamin D(3): implications for drug-induced osteomalacia. Mol Pharmacol，2006，69(1):56-65.

[5] Cheng CYS, Slominski AT, Tuckey RC. Hydroxylation of 20-hydroxyvitamin D3 by human CYP3A4. J Steroid Biochem Mol Biol，2016，159:131-141.

[6] Tuckey RC, Cheng CYS, Slominski AT. The serum vitamin D metabolome: what we know and what is still to discover. J Steroid Biochem Mol Biol，2019，186:4-21.

[7] Wang ZC, Lin YS, Dickmann LJ, et al. Enhancement of hepatic 4-hydroxylation of 25-hydroxyvitamin D_3 through CYP3A4 induction in vitro and in vivo: implications for drug-induced osteomalacia. J Bone Miner Res，2013，28(5):1101-1116.

[8] Han J, Zhang X, Saraf SL, et al. Risk factors for vitamin D deficiency in sickle cell disease. Br J Haematol，2018，181(6):828-835.

[9] Lindh JD, Björkhem-Bergman L, Eliasson E. Vitamin D and drug-metabolising enzymes. Photochem Photobiol Sci，2012，11(12):1797-1801.

[10] Szklarz GD, Halpert JR. Molecular modeling of cytochrome P450 3A4. J Comput Aided Mol Des，1997，11(3):265-272.

[11] Wang H, Dick R, Yin H, et al. Structure-function relationships of human liver cytochromes P450 3A. aflatoxin B1 metabolism as a probe. Biochemistry, 1998，37(36):12536-12545.

[12] Guengerich FP, McCarty KD, Chapman JG. Kinetics of cytochrome P450 3A4 inhibition by heterocyclic drugs defines a general sequential multistep binding process. J Biol Chem，2021，296:100223.

[13] Gupta RP, He YA, Patrick KS, et al. CYP3A4 is a vitamin D-24- and 25-hydroxylase: analysis of structure function by site-directed mutagenesis. J Clin Endocrinol Metab，2005，90(2):1210-1219.

[14] Lambert AS, Linglart A. Hypocalcaemic and hypophosphatemic rickets. Best Pract Res Clin Endocrinol Metab,2018,32(4):455-476.

[15] Michałus I, Rusińska A. Rare, genetically conditioned forms of rickets: Differential diagnosis and advances in diagnostics and treatment. Clin Genet,2018,94(1):103-114.

第五节　甲状腺分泌障碍2A型

【概述】

甲状腺分泌障碍2A型（thyroid dyshormonogenesis 2A，TDH2A，OMIM#274500）是由甲状腺过氧化物酶（thyroid peroxidase，TPO）

基因纯合或复合杂合突变导致的一种先天性甲状腺功能减退症。1992 年，Abramowicz 等首次报道了 TPO 突变，其遵循常染色体隐性致病模式，造成甲状腺激素合成中碘的有机化缺陷。TPO 基因突变的显著临床表现是永久性先天性甲状腺功能减退和甲状腺肿，根据缺陷的严重程度，甲状腺功能减退和甲状腺肿大的程度各不相同[1]。

【流行病学】

TPO 缺陷是造成完全性碘有机化缺陷（TIOD）的最常见原因[2]，在欧洲和巴基斯坦病例中经常导致先天性甲状腺功能减退，但在东亚个体中发生的频率可能较低[3]。2015 年，一项针对中国先天性甲状腺功能减退（CH）患者进行 TPO 基因筛查的研究发现 1% 的 CH 是由 TPO 基因的致病性突变所致，与韩国、伊朗相似，但低于葡萄牙、土耳其、巴基斯坦、斯洛文尼亚[4]。

【遗传学】

TPO 是一种位于甲状腺细胞顶膜上的糖基化血红素蛋白，人类 TPO 基因位于 2p25 染色体上，该染色体跨度＞150kb，包括 17 个外显子。TPOmRNA 转录物（TPO1）全长 3152bp，编码 933 个氨基酸。TPO 的 1-846 残基负责甲状腺激素的合成[5,6]。

1992 年，Abramowicz 等首次报道了 TPO 突变[7]，其遵循常染色体隐性致病模式，造成甲状腺激素合成中碘的有机化缺陷。目前，HGMD 报道了 151 个定义为“致病”的 TPO 突变。其中大部分发生在 8、9、11 和 14 外显子中。根据突变的严重程度，由此产生的临床表型谱从轻微到严重甲状腺肿性甲状腺功能减退。大多数突变对 TPO 活性的影响尚不清楚[8]。

【发病机制】

TPO 是一种位于甲状腺细胞顶膜上的糖基化血红素蛋白，负责碘化物氧化、有机化和碘酪氨酸残基偶联，故 TPO 是甲状腺激素生物合成过程中的关键酶[9]。

TPO 基因突变可导致先天性甲状腺功能减退症，TPO 基因突变会删除、添加或改变 TPO 基因中的 DNA 碱基对。一些突变会导致异常小的甲状腺过氧化物酶在插入细胞膜之前分解。其他突变会改变酶的甲状腺过氧化物酶的三维形状，使其无法在细胞膜内正常发挥作用。没有功能性甲状腺过氧化物酶，甲状腺吸收的碘不会结合到甲状腺球蛋白中，使甲状腺素的生物合成中断，造成甲状腺素的产生减少或不存在，导致先天性甲状腺功能减退症的特征[10]。在大多数受影响的个体中会出现甲状腺代偿性肿大。持续的高 TSH 刺激可促进甲状腺滤泡细胞的恶性转化，从而导致甲状腺癌的发生[11]。

【临床表现】

患者症状出现的早晚及轻重程度与甲状腺功能减退的程度有关。TPO 缺乏的患者常在婴儿早期即可出现症状。患儿的主要临床症状包括智能落后、甲状腺肿大、生长发育迟缓和生理功能低下。

1. 新生儿期　患儿常为过期产儿，出生体重常大于第 90 百分位，身长和头围可正常，前、后囟大，胎便排出延迟，出生后常有腹胀、便秘、脐疝，易被误诊为先天性巨结肠；生理性黄疸期延长；患儿常处于睡眠状态，对外界反应低下，肌张力低，吮乳差，呼吸慢，哭声低且少，体温低（常＜ 35℃），四肢冷，末梢循环差，皮肤出现斑纹或有硬肿现象等。以上症状或体征均无特异性，极易被误诊为其他疾病。

2. 典型症状　多数先天性甲状腺功能减退患儿常在出生后 6 个月出现典型症状。

（1）特殊面容和体态：头大，颈短，皮肤粗糙、面色苍黄，毛发稀疏、无光泽，面部黏液水肿，眼睑水肿，眼距宽，鼻梁低平，唇厚，舌大而宽厚、常伸出口外。患儿身材矮小，躯干长而四肢短小，上半身 / 下半身＞ 1.5，腹部膨隆，常有脐疝。

（2）颈部症状：甲状腺肿大较为常见，以往文献中报道 60%～80% 的患者甲状腺肿大，大多为多结节状，甲状腺肿大或可胸骨后侵犯而需手术干预，约25%的儿童甲状腺结节被认为是甲状腺肿瘤的高危人群。

（3）神经系统症状：智能发育低下，表情呆板、淡漠，神经反射迟钝；运动发育障碍，如翻身、坐、立、走的时间均延迟。

（4）生理功能低下的表现：精神差，安静少动，对周围事物反应少，嗜睡，食欲缺乏，声音低哑，体温低而怕冷，脉搏、呼吸缓慢，心音低钝，肌张力低，肠蠕动慢，腹胀，便秘。可伴心包积液，心电图呈低电压、P-R间期延长、T波平坦等改变。

【实验室检查】

1. 新生儿筛查　可早期识别先天性甲状腺功能减退症患儿，是避免神经精神发育严重缺陷、减轻家庭和社会负担的重要防治措施。

2. 甲状腺功能测定　常表现为T_4降低，TSH明显升高。

3.X线检查　患儿骨龄常明显落后于实际年龄。

4. 甲状腺超声检查　可发现肿大的甲状腺，以及早期甲状腺血流增多等。

5. 核素检查　采用静脉注射^{99m}Tc后以单光子发射计算机体层摄影（SPECT）检测患儿甲状腺发育情况，以及甲状腺的大小、形状及位置。

6. 基因检测　检出TPO基因的突变是诊断甲状腺激素分泌障碍2A型的金标准[5,7]。

【诊断和鉴别诊断】

1. 诊断　根据典型的临床症状和甲状腺功能测定，诊断先天性甲状腺功能减退症不甚困难，基因检测出TPO基因突变是诊断甲状腺激素分泌障碍2A型的金标准。

2. 鉴别诊断　年长儿应与先天性巨结肠、21三体综合征、佝偻病、骨骼发育障碍的疾病相鉴别。

【治疗】

确诊后，L-T_4的治疗应尽快开始。

L-T_4的推荐剂量可以最大为15μg/kg，严重甲状腺功能减退，FT_4在5pmol/L以下，L-T_4剂量应在10～15μg/kg，对于轻型CH，FT_4＞10pmol/L，L-T_4应从小剂量开始（5μg/kg）。治疗原则是快速提高血液中甲状腺素的浓度，应在开始用药的1～2周开始监测疗效，随后每2周监测，直到TSH浓度正常，之后，1岁以内，频率可降低到每1～3个月一次；1～3岁可以每2～4个月一次，生长发育完成后，3～6个月1次[12]。TPO突变一般造成永久性先天性甲状腺功能减退，需要终身服药。

另外，对先天性甲状腺功能减退患儿进行康复训练（包括生活指导、亲子训练、物理疗法、感觉统合训练等）可提高其交际、理解能力和社会适应性，减轻残障的发生[13]。

【遗传咨询】

该病为常染色体隐性遗传疾病，理论上女性和男性有相同的概率受累，即已育有TDH2A患儿的家庭中，再生育TDH2A患儿的风险为25%（无论男女）。在临床数据上也没有发现男女患病率的差异，这一点符合其常染色体隐性遗传的遗传模式，故建议产前行TPO的基因筛查。

【预防】

该病目前无有效的预防措施，对于生育过该病患儿的父母，再次生育时建议进行产前基因诊断。

（袁　峥　巩纯秀）

【参考文献】

［1］Guazzi, S., Price, M., Felice, M. D., et al.Thyroid nuclear factor 1 (TTF-1) contains a homeodomain and displays a novel DNA binding specificity. The EMBO journal,1990, 9 (11): 3631-3639.

［2］陈杰华、郑跃杰．脑 - 肺 - 甲状腺综合征二例．中华儿科杂志，2020, 58(10): 847-849.

［3］Carre, A., Szinnai, G., Castanet, M., et al.Five new TTF1/NKX2.1 mutations in brain-lung-thyroid syndrome: rescue by PAX8 synergism in one case. Hum Mol Genet,2009, 18 (12): 2266-2276.

[4] Peters, C., van Trotsenburg, A. S. P., Schoenmakers, N.DIAGNOSIS OF ENDOCRINE DISEASE: Congenital hypothyroidism: update and perspectives. Eur J Endocrinol,2018, 179 (6): R297-R317.

[5] Shetty, V. B., Kiraly-Borri, C., Lamont, P., et al.NKX2-1 mutations in brain-lung-thyroid syndrome: a case series of four patients. J Pediatr Endocrinol Metab,2014, 27 (3-4): 373-378.

[6] Sun, F., Zhang, J. X., Yang, C. Y., et al.The genetic characteristics of congenital hypothyroidism in China by comprehensive screening of 21 candidate genes. Eur J Endocrinol,2018, 178 (6): 623-633.

[7] Kleiner-Fisman, G., Rogaeva, E., Halliday, W., et al.Benign hereditary chorea: clinical, genetic, and pathological findings. Ann Neurol,2003, 54 (2): 244-247.

[8] McMichael, G., Haan, E., Gardner, A., et al.NKX2-1 mutation in a family diagnosed with ataxic dyskinetic cerebral palsy. Eur J Med Genet,2013, 56 (9): 506-509.

[9] Gras, D., Jonard, L., Roze, E., et al.Benign hereditary chorea: phenotype, prognosis, therapeutic outcome and long term follow-up in a large series with new mutations in the TITF1/NKX2-1 gene. J Neurol Neurosurg Psychiatry,2012, 83 (10): 956-962.

[10] Young, L. R., Deutsch, G. H., Bokulic, R. E., et al.A mutation in TTF1/NKX2.1 is associated with familial neuroendocrine cell hyperplasia of infancy. Chest,2013, 144 (4): 1199-1206.

[11] Hamvas, A., Deterding, R. R., Wert, S. E., et al.Heterogeneous pulmonary phenotypes associated with mutations in the thyroid transcription factor gene NKX2-1. Chest,2013, 144 (3): 794-804.

[12] Gras, D., Jonard, L., Roze, E., et al.Benign hereditary chorea: phenotype, prognosis, therapeutic outcome and long term follow-up in a large series with new mutations in the TITF1/NKX2-1 gene. Journal of neurology, neurosurgery, and psychiatry,2012, 83 (10): 956-962.

[13] Rosati, A., Berti, B., Melani, F., et al.Recurrent drop attacks in early childhood as presenting symptom of benign hereditary chorea caused by TITF1 gene mutations. Dev Med Child Neurol,2015, 57 (8): 777-779.

第六节　脑 - 肺 - 甲状腺综合征

【概述】

脑 - 肺 - 甲状腺综合征（brain-lung-thyroid syndrome, BLTS, OMIM#610978），又称伴有或不伴有肺功能障碍的舞蹈病和先天性甲状腺功能减退症（chreoathetosis and congenital hypothyroidism with or without pulmonary dysfunction, CAHTP），是一种常染色体显性遗传疾病，目前被证实为 *NKX2-1* 基因突变所致。*NKX2-1* 的单等位基因突变或缺失导致的临床综合征，包括舞蹈症、呼吸系统症状和甲状腺功能减退，构成了脑 - 肺 - 甲状腺综合征。2002 年 Krude 等首次描述了 *NKX2-1* 突变与舞蹈症、原发性甲状腺功能减退和肺部疾病的关系。2005 年 Willemsen 等将其命名为“脑 - 肺 - 甲状腺综合征”。其特征是在婴儿期开始出现这种三联征。运动异常开始于肌张力减退，随后发展为舞蹈症、手足徐动、肌张力障碍、共济失调和构音障碍。一些患者表现出新生儿呼吸窘迫和发育迟缓，常有甲状腺功能减退。其表型在家族之间和家族内部都可有差异。

【流行病学】

BLTS 的发病率未见报道。*NKX2-1* 相关疾病报道主要见于西欧、地中海、非洲裔美国人和日本人群。我国对该病的发病率、生存率及累计死亡率尚未报道。

【遗传学】

BLTS 是由 *NKX2-1* 基因（也称 *TTF1* 基因、*TITF1* 基因）的遗传变化引起的，该基因定位于 14q13.3，约 3.3kb，由 3 个外显子和 2 个内含子组成。*NKX2-1* 基因编码一个同源结构域，包含参与甲状腺、肺和腹侧前脑区域（尤其是基底节和下丘脑)器官发生和分化的转录因子[1]。

该病以常染色体显性模式遗传，具有不同的表达性和外显性，经常发生新生突变。至今已报道超过 100 种 *NKX2-1* 基因缺陷，包括基因变异和染色体微缺失两种方式[2]。

【发病机制】

NKX2-1 在正常发育的甲状腺、肺支气管上皮和前脑的特定区域早期表达。*NKX2-1* 基因突变的纯合子小鼠死胎时肺实质缺失，甲状腺缺失 (但甲状旁腺正常)，大脑严重缺陷，尤其是腹侧前脑。*NKX2-1* 有两个转录激活结构域，据报道有功能冗余。在小鼠中条件基因敲除 *NKX2-1* 会导致甲状腺滤泡发生受损。因此，*NKX2-1* 在甲状腺器官发生和功能中起重要作用。*NKX2-1* 纯合子干扰小鼠的表型还表明，转录因子参与了叶支气管的分支，随后参与了肺特异基因的调控，包括表面活性蛋白基因。*NKX2-1* 基因的突变或缺失导致阻碍大脑、肺或甲状腺的正常发育和功能。这些器官的问题是良性遗传性舞蹈症、呼吸窘迫综合征、先天性甲状腺功能减退症和 BLTS 的其他特征的基础[3]。

【临床表现】

NKX2-1 相关疾病的临床表现谱：从良性遗传性舞蹈症到先天性甲状腺功能减退症，再到新生儿呼吸窘迫或脑、甲状腺和肺发育的任何组合。当 3 个器官系统都受累时，这也被称为“脑 - 肺 - 甲状腺综合征”[4]。

2009 年的一项研究显示，46 名已报道的患者中，50% 的人患有全脑 - 肺 - 甲状腺综合征，30% 的人仅累及脑和甲状腺，13% 的人仅患有孤立性舞蹈症[5,6]。

1. 神经系统　最常表现为良性遗传性舞蹈症，是一种随机的不自主不规则的抽搐样的连续运动，是 BLTS 和其他 *NKX2-1* 相关疾病的典型早期症状。舞蹈症的发作通常发生在以下 3 个时间段之一：婴儿早期、1 岁左右（最常见）、童年晚期或青春期。第二个十年后，舞蹈症进展会停止，甚至可能自发缓解[7]。舞蹈症通常涉及身体的所有部位（即面部、舌头、颈部、躯干和四肢），并且可能与运动和步态延迟有关，可能继发于舞蹈样运动。抽搐样动作常从身体的一个部位随机移动到另一个部位；通常会因压力而恶化，并可能随睡眠消失。受累患儿年龄较迟才会独立行走，但很少见永久性步态异常[8]。

其他神经系统表现：意向性震颤、构音障碍、神经性听力损失、不协调和运动发育迟缓、肌阵挛、肌张力紊乱和（或）共济失调，下丘脑紊乱、睡眠障碍、自主神经紊乱等症状少见。一些受影响的人会有学习困难或智力障碍。

2. 呼吸系统　肺部症状是 *NKX2-1* 相关疾病的第二常见表现。高达 49% 的患者有不同严重程度的肺部症状。伴有或不伴有肺动脉高压的呼吸窘迫综合征在新生儿期最为常见。尽管一般不致命，但是受影响的婴儿通常需要机械通气。由于肺部受累，患儿易发生复发性肺部感染和慢性间质性肺病的风险增加。可能危及生命，死亡率高达 16%[9]。

神经内分泌细胞增生症是儿童间质性肺病（ILD）的一种独特形式，可发生于 4 个月到 7 岁的幼儿；通常会随着年龄的增长而改善[10]。肺纤维化可能发生在老年人身上[11]。BLTS 患者比一般人群患肺癌的风险更高。

3. 甲状腺　BLTS 甲状腺功能障碍可表现为先天性甲状腺功能减退症，即甲状腺激素分泌减少或缺失，或代偿性甲状腺功能减退（即甲状腺激素分泌减少或正常，促甲状腺激素升高）。甲状腺畸形可在结构上表现为甲状腺发育不全或半发育不全和甲状腺完全缺失。甲状腺癌的风险未知。

4. 精神症状　文献报道包括注意力缺陷和多动症在内的症状，精神分裂症、强迫症罕见。

5. 其他　不明原因的发热等。

【实验室检查】

对于临床表现高度怀疑该病的患儿，建议行基因检测。

该病可导致多器官系统受累，故应对患儿

进行多方面评估，如神经心理评估、生长发育评估、睡眠监测等，完善颅脑 MRI、听力检测、超声心动图、甲状腺功能、肺部 CT、脑电图等检查。

【诊断和鉴别诊断】

1. 诊断　尚未公布 *NKX2-1* 相关疾病的正式临床诊断标准。

（1）具有以下任一情况的个体应怀疑 *NKX2-1* 相关疾病：可能与先天性甲状腺功能减退或呼吸窘迫综合征相关或不相关的儿童期非进行性舞蹈症、先天性甲状腺功能减退症和（后来）出现神经系统症状和 (或) 呼吸功能障碍的病史。

（2）分子遗传学诊断：对于临床表现怀疑脑 - 肺 - 甲状腺综合征的患者，应进行基因检测。

2. 鉴别诊断

（1）良性遗传性舞蹈症：主要以婴儿期或儿童早期发病的非进行性舞蹈症为特征，预后良好，不常出现成人发病的常染色体显性遗传性良性舞蹈症，不伴痴呆可与伴有一般进行性认知 / 神经功能障碍引起的舞蹈症相鉴别，如进展性舞蹈症、神经代谢病等。

（2）甲状腺功能减退：需要与甲状腺发育不全（成异位甲状腺）、甲状腺素合成的先天异常、垂体功能减退、碘缺乏症、全垂体功能减退症、母体抗体介导的先天性甲状腺功能减退症等相鉴别。

（3）新生儿肺动脉高压：是呼吸窘迫的一种特征形式，需与呼吸窘迫综合征、胎粪吸入综合征、持续性肺动脉高压、气胸、新生儿一过性呼吸急促、红细胞增多症、非肺部原因导致的呼吸窘迫相鉴别。

【治疗】

1. 治疗方法　丁苯那嗪可减少舞蹈症的症状，为舞蹈症的一线治疗药物。建议从低剂量开始，逐渐增加到对控制症状最有效的剂量[12]。儿童：起始剂量 0.5mg/（kg·d），每日 2 ～ 3 次；左旋多巴被认为是治疗舞蹈症的二线疗法和治疗步态障碍儿童的一线疗法[13]。另外，建议物理治疗以解决儿童早期发现的运动和步态发育迟缓问题。肺部症状以治疗哮喘和间质性肺病的常规方式进行治疗；甲状腺功能减退症用甲状腺替代疗法治疗。

2. 随访

（1）对于没有或仅有轻微神经系统表现的个体，每年进行一次神经系统评估。

（2）对于没有肺部表现或仅有轻微肺部表现的个体，从诊断时即开始每年进行肺功能检查和胸部 X 线或 CT 扫描，以筛查肺部恶性肿瘤。

（3）对于没有或仅有轻微甲状腺疾病表现的个体，从诊断时即开始每年进行一次血清促甲状腺激素和体格检查（包括甲状腺触诊），以筛查甲状腺癌。

【遗传咨询】

NKX2-1 相关疾病以常染色体显性方式遗传。大多数患有 *NKX2-1* 相关疾病的人都有一个 NKX2-1 受影响的父母。患有 *NKX2-1* 相关疾病的个体的每个孩子都有 50% 的机会遗传致病性变异。一旦在受影响的家庭成员中发现 *NKX2-1* 致病性变异，对风险增加的妊娠进行产前检测是一种可能的选择。

对于先天性甲状腺功能减退症患儿，无论是否有其他神经系统或肺部表现，都应考虑 *NKX2-1* 相关疾病的诊断，因为即使在同一家庭内，临床表现也可能有所不同。

【预防】

新生儿筛查促甲状腺激素、甲状腺素（T_4）水平和适当的甲状腺替代可以预防先天性甲状腺功能减退症的全身后遗症。对呼吸道感染和哮喘的早期积极医疗干预可以预防呼吸窘迫、插管、死亡。通过物理疗法和治疗舞蹈症的药物对运动发育迟缓进行早期干预可以改善功能。每年筛查肺癌和甲状腺癌可以降低与 *NKX2-1* 相关疾病恶性肿瘤相关的发病率和死亡率。

该病目前尚无有效的预防措施，对于生育过该病患儿的父母，再次生育时建议进行产前基因诊断。

（袁 峥 巩纯秀）

【参考文献】

［1］Guazzi, S., Price, M., Felice, M. D., et al.Thyroid nuclear factor 1 (TTF-1) contains a homeodomain and displays a novel DNA binding specificity. The EMBO journal,1990, 9 (11): 3631-3639.

［2］陈杰华、郑跃杰 . 脑 - 肺 - 甲状腺综合征二例 . 中华儿科杂志 , 2020, 58(10): 847-849.

［3］Carre, A., Szinnai, G., Castanet, M., et al.Five new TTF1/NKX2.1 mutations in brain-lung-thyroid syndrome: rescue by PAX8 synergism in one case. Hum Mol Genet,2009, 18 (12): 2266-2276.

［4］Peters, C., van Trotsenburg, A. S. P., Schoenm akers, N.DIAGNOSIS OF ENDOCRINE DISEASE: Congenital hypothyroidism: update and perspectives. Eur J Endocrinol,2018, 179 (6): R297-R317.

［5］Shetty, V. B., Kiraly-Borri, C., Lamont, P., et al.NKX2-1 mutations in brain-lung-thyroid syndrome: a case series of four patients. J Pediatr Endocrinol Metab,2014, 27 (3-4): 373-378.

［6］Sun, F., Zhang, J. X., Yang, C. Y, et al.The genetic characteristics of congenital hypothyroidism in China by comprehensive screening of 21 candidate genes. Eur J Endocrinol,2018, 178 (6): 623-633.

［7］Kleiner-Fisman, G., Rogaeva, E., Halliday, W., et al.Benign hereditary chorea: clinical, genetic, and pathological findings. Ann Neurol, 2003, 54 (2): 244-247.

［8］McMichael, G., Haan, E., Gardner, A, et al.NKX2-1 mutation in a family diagnosed with ataxic dyskinetic cerebral palsy. Eur J Med Genet, 2013, 56 (9): 506-509.

［9］Gras, D., Jonard, L, Roze, E, et al.Benign hereditary chorea: phenotype, prognosis, therapeutic outcome and long term follow-up in a large series with new mutations in the TITF1/NKX2-1 gene. J Neurol Neurosurg Psychiatry, 2012, 83 (10): 956-962.

［10］Young, L. R, Deutsch, G. H., Bokulic, R. E., et al.A mutation in TTF1/NKX2.1 is associated with familial neuroendocrine cell hyperplasia of infancy. Chest,2013, 144 (4): 1199-1206.

［11］Hamvas, A, Deterding, R. R, Wert, S. E, et al.Heterogeneous pulmonary phenotypes associated with mutations in the thyroid transcription factor gene NKX2-1. Chest,2013, 144 (3): 794-804.

［12］Gras, D, Jonard, L, Roze, E, et al.Benign hereditary chorea: phenotype, prognosis, therapeutic outcome and long term follow-up in a large series with new mutations in the TITF1/NKX2-1 gene. Journal of neurology, neurosurgery, and psychiatry,2012, 83 (10): 956-962.

［13］Rosati, A, Berti, B, Melani, F, et al.Recurrent drop attacks in early childhood as presenting symptom of benign hereditary chorea caused by TITF1 gene mutations. Dev Med Child Neurol,2015, 57 (8): 777-779.

第七节 遗传性甲状腺素结合球蛋白缺乏症

【概述】

遗传性甲状腺素结合球蛋白缺乏症（inherited thyroxine-binding globulin deficiency, OMIM#314200），又称甲状腺激素结合球蛋白（thyroxine-binding globulin，TBG）缺乏症，多为基因突变所致，一般呈X连锁隐性遗传。正常编码TBG的基因为*SERPINA7*。遗传性TBG缺陷第1次被发现是在1968年，并于1986年被完整描述。根据血清TBG缺乏程度的不同分为完全性TBG缺乏症（TBG-CD）和部分性TBG缺乏症（TBG-PD）。TBG缺乏患儿的主要临床特点为甲状腺功能检查均表现为血清TT_4和(或)TT_3下降，TSH和游离T_3(FT_3)、游离T_4（FT_4）正常，临床无甲状腺功能减退的表现，因此不需要替代治疗。

【流行病学】

遗传性甲状腺素结合球蛋白缺乏症是一种X连锁隐性遗传病，男性和女性的患病比例约为8.9：1。TBG缺乏可分为TBG-CD和TBG-PD，在全世界的新生儿中，TBG-CD的发生率为1/15 000，TBG-PD的发生率约为 1/4000。高加索人种的发病率在 1 ∶ 13 000 ～ 1 ∶ 5000，日本人群的发病率在 1 ∶ 1900 到 1 ∶ 1200 [1]。目前我国尚未统计该病的发病率。此外，由于杂合子女性和 TBG-PD 患者的缺陷难以发现和对疾病的认识不足，TBG 缺乏症的患病率被低估了。

【遗传学】

TBG 是一种糖多肽，是丝氨酸蛋白酶抑制剂（SERPINA）超家族的成员，由 395 个氨基酸构成，包含 4 个亚基，在肝脏合成入血，血浆 TBG 水平接近 16mg/L。TBG 编码基因 *SERPINA7* 位于染色体 Xq22.2，共 5.5kb，含 5 个外显子，其中第 1 ～ 4 号外显子具有编码功能，也是最常见的突变位点。0 号外显子非常短小，无编码功能 [2,4]。

自从 1986 年首次描述人类 TBG 基因的全序列以来，陆续发现了随机分布于 TBG 基因的无义或错义突变与典型的生化改变有关。TBG-CD 患者的 *SERPINA7* 基因突变多样化。目前文献报道的突变高达 29 个，其中外显子突变高达 22 个，包括单核苷酸替换、缺失和插入等，以单核苷酸替换最常见，其次为单核苷酸缺失。TBG-PD 突变方式单一，均为单核苷酸替换，目前已知 19 个突变可引起 TBG-PD [1,3,4]。

TBG 缺乏在半合子男性和患有 Turner 综合征的女性中完全表现出来，而杂合子女性可能呈现出与正常个体不同的表型，TBG 水平与正常范围重叠。尽管如此，选择性 X 染色体失活可能会对女性和男性中相同的表型做出反应[3]。

【发病机制】

甲状腺激素在调节生长、大脑发育和体内化学反应 (代谢) 速率方面发挥着重要作用。甲状腺激素会与血清转运蛋白结合，然后在血液中循环。如果甲状腺素结合球蛋白缺乏，循环中的甲状腺激素就会减少。

循环甲状腺激素（TH）主要与 3 种血清转运蛋白结合，包括 TBG、甲状腺素转运蛋白（TTR）和人血清白蛋白（HSA）。只有 0.03% 的 T_4 和 0.3% 的 T_3 在血液中是游离状态。TBG 是最重要的转运蛋白，结合约 75%T_4 和 70%T_3。它是丝氨酸蛋白酶抑制剂超家族的成员，对 TH 的亲和力最强，分别是 TTR 和 HSA 的 50 倍和 7000 倍 [5]。

TBG 的主要功能是帮助维持血清甲状腺激素的稳定。当 TBG 降低时，游离 T_4 含量增加，对 TSH 产生负性抑制作用，导致总 T_4 含量下降。因此，血清中总 T_4 降低，游离 T_4 恢复到正常水平 [6]。

【临床表现】

遗传性 TBG 缺陷不会导致疾病或影响代谢状态，仅会导致甲状腺功能检测结果的改变。较为罕见的是 TBG 缺乏症可同时合并甲状腺功能减退症或 Graves 病，甚至是 Turner 综合征，表现出合并疾病的临床表现。

【实验室检查】

1. 激素检测　TBG 缺乏症患儿甲状腺功能检查常出现 TT_4、TT_3 低下，但 TSH 正常，FT_3、FT_4 水平正常。

2. 血清 TBG 水平检测　TBG-CD 男性患者，TBG 完全缺乏，难以检测，TBG-CD 的生化定义要求血清 TBG 浓度低于 5mg/L（0.9nmol/L），或低于正常平均值的 0.003%；女性杂合子的 TBG 水平通常为正常人的正等水平或略低于正常值 [1]。

3. 遗传学检测　疑似 TBG 缺乏的患者需行 *SERPINA7* 基因检测以明确诊断。

【诊断和鉴别诊断】

1. 诊断　如果发现 TT_4 和 TT_3 降低，但 TSH 正常，则应进一步检查 FT_3 和 FT_4，以确定是否患有中枢性甲状腺功能减退。检测 FT_3、FT_4、血清 TBG 水平及相关基因，以确定是否为 TBG 缺乏症 [5]。

2. 鉴别诊断　该病需要与中枢性甲状腺功能减退相鉴别。FT_4、FT_3 水平正常是区分 TBG 缺乏与中枢性甲状腺功能减退的关键。

【治疗】

无甲状腺功能减退的临床表现，不需要药物替代治疗，不可盲目补充甲状腺激素，易造成 TSH 抑制，以及继发性甲状腺功能亢进、医源性甲状腺毒症等不良反应。

【遗传咨询】

SERPINA7 基因突变导致的 TBG 缺乏的遗传方式为 X 染色体显性遗传，既往报道中男性患者多于女性，男女比例约为 8.9 ：1[7]，对于已生育遗传性甲状腺素结合球蛋白缺乏症患儿的父母，再生育时建议进行产前基因诊断。

【预防】

该病目前无有效的预防措施，对于生育过该病患儿的父母，再次生育时建议进行产前基因诊断。

（袁　峥　巩纯秀）

【参考文献】

[1] 王斐，全会标，纪群，等．完全性甲状腺结合球蛋白缺乏症家系三例及文献复习．中华内分泌代谢杂志，2021, 37(07): 653-656.

[2] Gomes-Lima, C. J, Maciel, A, Andrade, M. O., et al.Thyroxine-binding globulin deficiency due to a novel SERPINA7 mutation: Clinical characterization, analysis of X-chromosome inactivation pattern and protein structural modeling Gene,2018, 666: 58-63.

[3] Mannavola, D, Vannucchi, G, Fugazzola, L, et al.TBG deficiency: description of two novel mutations associated with complete TBG deficiency and review of the literature. J Mol Med (Berl),2006, 84 (10): 864-871.

[4] Moeller, L. C, Appiagyei-Dankah, Y, Kohler, B, et al.Two novel mutations in the serpina7 gene are associated with complete deficiency of thyroxine-binding globulin. Eur Thyroid J,2015, 4 (Suppl 1): 108-112.

[5] Cao, L, Lou, X, Zhou, L, et al.The decrease of T3 / T4 is not hypothyroidism - a new mutation of Serpina7 gene results in partial thyroglobulin deficiency. Pharmazie,2021, 76 (9): 428-430.

[6] Franklyn, J, Shephard, M.Evaluation of thyroid function in health and disease. Endotext,2000.

[7] Mandel, S., Hanna, C, Boston, B, et al.Thyroxine-binding globulin deficiency detected by newborn screening. The Journal of pediatrics,1993, 122 (2): 227-230.

第八节　肾性抗利尿不适当综合征

【概述】

肾性抗利尿不适当综合征（nephrogenic syndrome of inappropriate antidiuresis, NSIAD）（OMIM#300539），于 2005 年由 Feldman 等[1]首次描述，是一种罕见的 X 连锁隐性遗传疾病，因精氨酸加压素受体 2（arginine vasopressin receptor type 2，AVPR2）激活所致肾小管水重吸收增多，导致低钠血症。其临床表现为低渗性低钠血症、血容量正常、浓缩尿伴尿钠排泄增加，类似于抗利尿激素分泌失调综合征（syndrome of inappropriate antidiuretic hormone，SIADH）。和 SIADH 不同的是，NSIAD 患者精氨酸加压素（arginine-vasopressine, AVP）无异常分泌增加，呈低水平。

【流行病学】

儿童 NSIAD 罕见，其患病率尚不明确。

【遗传学】

该病是 X 连锁隐性遗传疾病，由 *AVPR2* 基因的激活变异所致。*AVPR2* 基因位于 Xq28，编码 AVP 受体蛋白，为一种 G 蛋白偶联受体，在肾小管远端集合管基底外侧膜表达，与 AVP 结合后发挥作用，减少尿液的产生，参与维持水的稳态。目前已报道的 NSIAD 病例大多数突变位点位于密码子 137 处[2-5]，也有其他位点激活突变的报道（p.Phe299Val、p.Ile130Asn 和 p. L312S）[6-8]（表 4-3）。

【发病机制】

精氨酸加压素在视上核和室旁核合成，与 AVP 受体 V2R 相互作用，在液体调节和水分平衡中起着基本作用。加压素刺激野生型 V2R 后，Gαs 蛋白的激活导致腺苷酸环化酶活性增

表 4-3 已报道的 NSIAD 的 AVPR2 变异及其分子特征、对信号通路的影响和临床发病年龄

变异位点	氨基酸替换	V2R 受体上的位点	新生儿或婴儿发病	细胞内的影响	对托伐普坦治疗的反应
R137C	精氨酸 - 半胱氨酸	137	有报道	改变了 β 抑制蛋白的构象，激活了受体的锁定构象	无效
R137L	精氨酸 - 亮氨酸	137	有报道	改变了 β 抑制蛋白的构象，激活了受体的锁定构象	无效
F229V	缬氨酸 - 苯丙氨酸	229	有报道	缺乏 β 抑制蛋白的构象，cAMP 产生多余的 AVP 效应	有效
I130N	组氨酸 - 精氨酸	130	未报道	缺乏 β 抑制蛋白的构象，cAMP 产生多余的 AVP 效应	有效
L312S	亮氨酸 - 丝氨酸	312	未报道	缺乏 β 抑制蛋白的构象，cAMP 产生多余的 AVP 效应	有效

加，导致 cAMP 水平升高，此外还产生磷酸肌醇 -1（IP1）。cAMP 依赖的蛋白激酶 A 决定了水通道 AQP2 的磷酸化和插入到集合管主要细胞的管腔膜，导致水的渗透性增加。此外，生理上的 V2R 激活决定了其丝氨酸残基的磷酸化，促进 βarrestin2 的募集；该蛋白首先通过 G 蛋白刺激诱导受体脱敏，然后促进受体内化。因此，βarrestin2 的参与构成了一种防止过度吸水的调节机制，如图 4-3A。而 *AVPR2* 基因激活变异使得尿液浓缩，尿量减少，可导致 NSIAD，如图 4-3B [9]。

【临床表现】

NSIAD 的主要表现为低钠血症，且与低血钠发生的程度及速度有关，多表现为神经系统及消化道症状。新生儿和婴儿期最常见的表现为惊厥、低肌张力、易激惹和呕吐。有些患者可能儿童期无症状，持续到成年才发病。成年患者的症状无特异性，可表现为精神萎靡、头晕、神志不清、疲劳和头痛等。当血钠低于 110 ～ 115 mmol/L 时，会出现肌无力、抽搐等症状，发生大脑不可逆性损伤，甚至危及生命。慢性低钠血症会影响步态和注意力，增加成人跌倒的风险。

【实验室检查】

1. 血钠及血渗透压　NSIAD 表现为低渗性低钠血症，故血钠＜ 135mmol/L 及血渗透压＜ 275mOsm/（kg · H_2O）。

2. 尿钠浓度及尿渗透压测定　有助于排除因有效循环血量降低所致的低渗透状态。正常水、盐摄入情况下，尿钠＞ 20 ～ 30mmol/L，尿渗透压＞ 100mOsm/（kg · H_2O）。

3. 肾功能、肾上腺皮质功能、甲状腺功能等　均正常。

4. 血尿酸和尿素　检测尿酸排泄率和尿素排泄率。

5. 水负荷试验　有研究表明可协助 NSIAD 的诊断，但是临床上行水负荷试验需要谨慎。

6.ADH 检测　检测 ADH 水平理论上是鉴别 SIADH 和 NSIAD 的方法。但测定 ADH 水平时，标本采集、储存及测定等均较为困难，加之任何低钠状态均会刺激机体 ADH 释放。因此，不推荐常规检测 ADH 水平。现有些学者提出检测和肽素（copeptin），它是 ADHC 端的一部分，比 ADH 分子更稳定且易于检测，但临床并未常规检测。

7. 基因检测　*AVPR2* 基因测序有助于 NSIAD 的诊断。

【诊断和鉴别诊断】

NSIAD 的诊断首先得符合 SIADH 的诊断标准。目前仍主要沿用 1957 年 Schwartz 提出

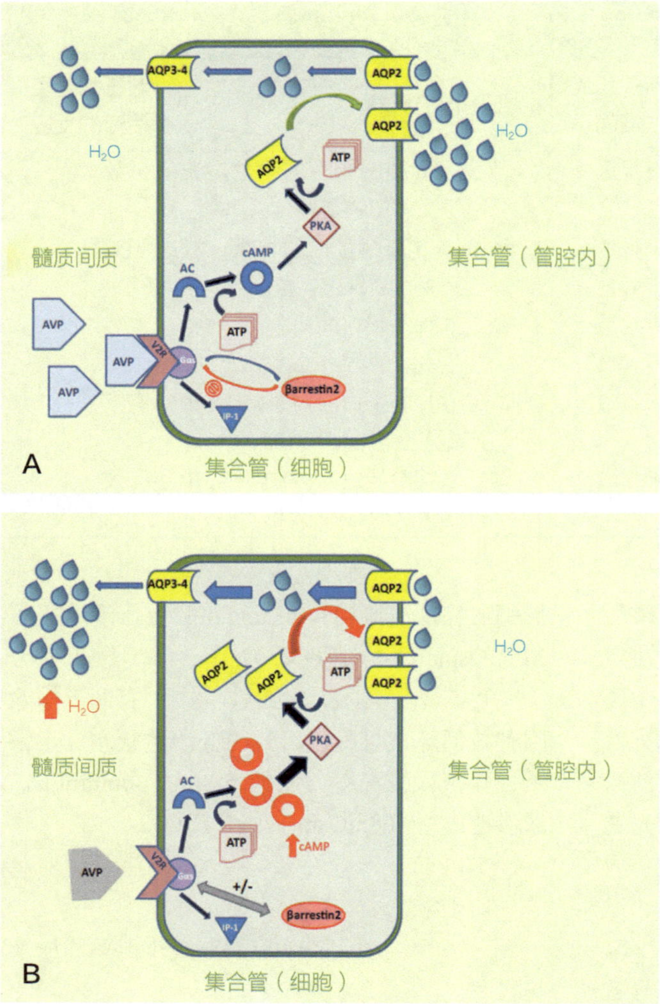

图 4-3　野生型 V2R 受体及其突变形式在 NSIAD 中 AVP 的反应和水重吸收的差异

A. 正常生理性 AVP 和 AQP2 参与的水分重吸收，βarrestin2 相关的调节机制可防止 V2R 过度激活；B.NSIAD, V2R 持续激活，cAMP 水平升高，AQP2 招募，以及 βarrestin2 的失调

的诊断标准。

（1）主要诊断标准：①有效血浆渗透压降低［< 275 mOsm/（kg · H_2O）］；②尿渗透压增加［低渗时> 100 mOsm/（kg · H_2O）］；③根据临床表现判断血容量正常；④尿钠增加（正常钠水摄入量时> 30 mmol/L）；⑤正常的甲状腺、肾上腺、脑垂体及肾脏功能；⑥近期未使用利尿剂。

（2）次要诊断指标：①血尿酸< 0.24 mmol/L；②血尿素< 3.6 mmol/L；③输注 0.9% 生理盐水后低钠状态仍无法纠正；④钠排泄分数> 0.5%；⑤尿素排泄分数> 55%；⑥尿酸排泄分数> 12%；⑦通过限制液量可以纠正低钠血症。其次，ADH 水平减低，并且完善基因检测，若 *AVPR2* 基因激活变异，确诊 NSIAD。

【治疗】

NSIAD 以限水治疗为主。但是对于婴儿，长期限制入量影响生长所需的能量，干扰生长和体重增加。尿素可渗透性利尿促进水排泄，增加钠重吸收，国外报道大多数婴幼儿在无法限水时首选尿素。目前国内尚无批准可口服使用的尿素，且文献中报道其口味欠佳，儿童治疗依从性差。袢利尿剂可促进水及钠的排出，首都医科大学附属北京儿童医院报道 2 例患儿使用呋塞米治疗 NSIAD 患者有效，同时为了避免低钾血症，应口服氯化钾溶液[10]。

【遗传咨询】

该病应按照 X 连锁隐性遗传疾病进行遗

传咨询。

在先证者基因诊断明确的基础上，若先证者母亲为携带者，则其遗传给后代的风险为 50%。遗传了突变 46，XY 的个体为患者，遗传了突变的 46，XX 的个体为携带者。母亲再次妊娠时，采取胎盘绒毛或羊水细胞进行 *AVPR2* 基因分析，可进行胎儿诊断，避免相同疾病患儿的出生。

先证者后代风险评估：该患者后代所有女性为携带者，儿子正常。

【预防】

若确诊该病，建议在并发疾病（如发热、呕吐或腹泻）的情况下密切进行临床和生化监测（即输液量的控制，监测出入量，定期测量血清 / 血浆钠），或住院治疗时必须提醒医务人员注意液体超负荷所致严重低血钠带来神经系统症状的潜在危险。

对于生育过该疾病患儿的家长，建议再次生育时进行产前基因诊断。

（陈佳佳　巩纯秀）

【参考文献】

[1] Feldman BJ, Rosenthal SM, Vargas GA, et al. Nephrogenic syndrome of inappropriate antidiuresis. N Engl J Med, 2005, 352 (18): 18841890.

[2] Vandergheynst F, Brachet C, Heinrichs C, et al. Longterm treatment of hyponatremic patients with nephrogenic syndrome of inappropriate antidiuresis: personal experience and review of published case reports. Nephron Clin Pract, 2012, 120(3): c168-c172.

[3] Cailleaux A, Mahieu F, Heinrichs C, et al. Nephrogenic syndrome of inappropriate antidiuresis: early diagnosis avoids severe hyponatremia complications. Arch Pediatr, 2017, 24 (7): 630-633.

[4] Erdélyi LS, Mann WA, Morris-Rosendahl DJ, et al.Mutation in the V2 vasopressin receptor gene, AVPR2 causes nephrogenic syndrome of inappropriate diuresis. Kidney Int, 2015, 88(5): 10701078.

[5] Cheung CC, Cadnapaphornchai MA, Ranadive SA, et al. Persistent elevation of urine aquaporin2 during water loading in a child with nephrogenic syndrome of inappropriate antidiuresis (NSIAD) caused by a R137L mutation in the V2 vasopressin receptor. Int J Pediatr Endocrinol, 2012, 2012(1): 3.

[6] Tiulpakov A, White CW, Abhayawardana RS, et al.Mutations of vasopressin receptor 2 including novel l312s have differential effects on trafficking. Mol Endocrinol, 2016, 30(8): 889-904.

[7] Carpentier E, Greenbaum LA, Rochdi D, et al. Identification and characterization of an activating F229V substitution in the V2 vasopressin receptor in an infant with NSIAD. J Am Soc Nephrol, 2012, 23(10): 16351640.

[8] Erdélyi LS, Mann WA, Morris-Rosendahl DJ, et al. Mutation in the V2 vasopressin receptor gene, AVPR2, causes nephrogenic syndrome of inappropriate diuresis. Kidney Int, 2015, 88(5): 1070–1078.

[9] Bardanzellu F, Pintus MC, Masile V,et al. Focus on neonatal and infantile onset of nephrogenic syndrome of inappropriate antidiuresis: 12 years later.Pediatr Nephrol,2019 ,34(5):763-775.

[10] 陈佳佳，巩纯秀，魏丽亚，等 . AVPR2 基因激活变异致儿童肾性抗利尿不适当综合征二例并文献复习 . 中华儿科杂志，2021, 59(2):125-130.

第九节　Pendred 综合征

【概述】

Pendred 综合征（PDS, OMIM # 274600）是由 *SLC26A4*（solute carrier family 26, member 4）基因突变导致的一种常染色体隐性遗传的罕见病。该病解释了 10% 的先天性耳聋，其主要的临床表现为感音神经性耳聋，以及甲状腺肿伴或不伴甲状腺功能减退。

【流行病学】

PDS 是一种罕见的遗传性疾病，并可解释约 10% 的先天性耳聋[1]。目前的流行病学数据显示该病发生率为7.5/100 000～1/10 000[2]。但考虑到漏诊（大多因就诊时尚无甲状腺肿大的表现故仅诊断为非综合征性前庭导水管扩大）等情况，该病的发生率应该高于此数据。

【遗传学】

PDS属于常染色体隐性遗传疾病。*SLC26A4*基因是目前报道的唯一致病基因，其由21个外显子组成并编码一个由780个氨基酸构成的蛋白——Pendrin蛋白/PDS蛋白。PDS患者中*SLC26A4*突变的发生率约为50%，目前已发现200多个*SLC26A4*基因的突变型[2]。*SLC26A4*基因突变可导致另一种很难和PDS鉴别的疾病一非综合征性的前庭导水管扩大（EVA），很多人认为这两种疾病的表型其实为同一疾病的不同进展过程或阶段的不同表现。虽然缺少PDS疾病的研究，但针对EVA的研究较多，有文章比较了不同人群的患者中*SLC26A4*基因突变的发生情况，其指出中国人群中*SLC26A4*基因双突变的比例最高(88.4%)，其后依次为韩国（81%）、日本（46%）和高加索人（24%），而中国患者人群中*SLC26A4*单突变的发生率仅为9.5%[3]。另外，很多针对中国EVA患者的调查还发现IVS7-2A＞G这一突变类型占比最多[3, 4]。

【发病机制】

SLC26A4（OMIM#605646）基因编码一种阴离子转运体，即Pendrin蛋白/PDS蛋白，该蛋白主要在内耳、甲状腺和肾脏组织中表达，并负责不同阴离子的转运[2]，如在甲状腺中Pendrin蛋白作为甲状腺滤泡上皮细胞顶端膜上的一种钠/碘同向转运体，负责碘离子由细胞向滤泡中的转运，从而确保进一步被滤泡中的过氧化物酶（TPO）活化，即参与碘的有机化[5]；在肾脏，Pendrin蛋白在肾皮质集合管细胞中参与氯化物/氢氧化物或氯化物/碳酸氢盐的转运，负责碳酸氢根离子向管腔的排泄和氯的重吸收，从而维持体液的酸碱平衡[6]，但也有人指出由于存在可以代偿的其他途径，所以在PDS中并不太会出现严重的碱中毒。目前有关Pendrin蛋白的研究已有很多，最早有研究构建了PDS敲除（PDS-/-）小鼠模型并发现PDS敲除小鼠表现为完全性的耳聋，且不伴随甲状腺异常表现，这一点与*DFNB4*的表型类似[7]。随后针对耳聋表型，有实验发现小鼠内耳中的Pendrin蛋白在耳蜗、内淋巴囊、前庭迷路中表达（其顶端表面都浸润于内淋巴液中），主要参与Cl^-/HCO_3^-的转运，从而维持内淋巴液的稳态[7, 8]，还有文章通过*SLC26A4*敲除小鼠的研究发现早期的病理改变是耳蜗的中阶的酸化和扩大，而其中前庭迷路扩大的原因为前庭中体液的分泌及胚胎时期内淋巴液中体液吸收的障碍[9]，这些都与EVA的影像学表现及其作为阴离子转运体的功能相吻合。但是Pendrin蛋白功能的确切分子机制仍不清楚。

【临床表现】[2]

1. 耳部表现　几乎所有PDS患者都有先天性感音性神经耳聋，这也通常是患儿就诊时的首要表现，多为双侧耳聋，可为进行性也可为稳定性；其耳聋常伴有内耳发育异常，最常见的为前庭水管扩大。PDS患儿的前庭功能可正常或受损，受损时可有一些前庭行为异常（如步态不稳、走路倾斜、不能保持平衡）；几乎都有耳蜗畸形的表现，并可在内耳CT中出现前庭导水管扩大的影像学表现(直径＞1.5mm)；同时多有颞骨畸形的影像学表现。

2. 颈部表现　甲状腺的弥漫性肿大是典型表现，其发生率约为75%，也可有正常体积的甲状腺。中国人群的病例报道发现多数甲状腺肿大在青春期前后出现[10]，但也有文章指出多为先天性的，初期的甲状腺肿常为弥漫性的，随后发展为多发结节性甲状腺肿，即有些患者在儿童期早期和青春期早期即可有多发结节的甲状腺肿。

3. 内分泌特点　患者的甲状腺功能通常是正常的（50%），有时可能会对促甲状腺激素释放激素（TRH）有过激反应，提示存在代偿性的甲状腺功能减退表现；还有部分先天性的亚临床甲状腺功能减退。其中甲状腺功能异常是由碘的有机化障碍引起的。

4. 其他表现　①智力缺陷。②甲状腺癌倾向：据报道患者有 1% 的风险发展为甲状腺癌，其中主要报道的类型有滤泡性甲状腺癌和甲状腺乳头状瘤（首次报道的甲状腺乳头状瘤是一对 34 岁的双胞胎姐妹；之后报道了一例 65 岁的患者，她的双胞胎姐姐有类似病史，但因甲状腺肿很早就完成了全切手术。最近报道了一对姐（23 岁）弟（16 岁），在因甲状腺肿行手术时做病理发现癌变）[11-13]；极少数患者可能因酸碱调节缺陷而有威胁生命的代谢性碱中毒[14]。

【实验室检查】

1. 甲状腺检查　PDS 患者需要常规检查甲状腺功能和甲状腺超声，以早期发现甲状腺功能减退和甲状腺结节 / 弥漫性甲状腺肿大。如果甲状腺超声显示有边界不清的甲状腺结节或结节进展快时，则还需筛查癌症指标，必要时可加做甲状腺活检。

2. 耳部检查[2]

（1）基本的听力检查：PDS 的典型结果是双侧感音神经性耳聋。

（2）颞骨的高分辨率 CT：用以发现前庭导水管扩大，前庭导水管下缘中部宽度大于 1.5mm 为诊断标准，也有可能发现 Mondini 畸形（耳蜗发育不全伴前庭导水管扩大），其中耳蜗发育不全表现为 1.5 圈的耳蜗结构（正常人为 2.75 圈）。

（3）颞骨的薄层 CT：可以发现颞骨畸形和耳蜗畸形。

3. 特殊检查　由于该疾病的甲状腺表现是由碘的有机化障碍引起的，故可以通过过氯酸盐释放试验来检测碘的有机化能力。过氯酸盐释放试验是通过注射放射性碘和测量甲状腺内放射性碘含量来检测碘的有机化的实验。该检查的阳性表现为释放率＞ 10%，但阴性结果不能排除。这一检查曾被认为是该疾病诊断的金标准，但因其不良反应，故实际临床上已不建议在儿童中应用。

【诊断和鉴别诊断】

1. 诊断

（1）临床诊断：有双侧感音神经性耳聋的患者都应考虑该病，对这些患者应进一步行内耳 CT，结果若提示 EVA，都应该高度怀疑该病。此类患者典型的听力曲线表现为双耳高频重度感音神经性耳聋，低频有残余听力且低频处显示传导性耳聋[10]。如果查体同时发现甲状腺肿，则基本可以临床诊断该病。如果没有明显的甲状腺肿也不能排除该病，还需进一步行甲状腺超声、甲状腺功能及过氯酸盐释放试验来综合判断，其中较特异的是过氯酸盐释放试验，阳性表现为释放率＞ 10%，提示碘的有机化障碍，但这一检查的特异度不强，敏感度也无明确数据支持，且考虑到不良反应，已经不建议在儿童中应用。其中最典型的临床诊断病例表现为双侧感音神经性耳聋伴甲状腺肿。但目前尚无统一的诊断原则。

（2）分子诊断：临床上高度怀疑该病的患者均可进一步检查是否有 PDS 的基因突变。

2. 鉴别诊断[2,15]　由于该病的表型与多种有耳聋表现的综合征有重叠，需要鉴别，详见表 4-4。

【治疗】

1. 耳聋　该疾病为基因突变导致的遗传性疾病，所以以对症治疗为主。针对耳聋，于 2010 年发表的文章分析了多种突变型并提出了水杨酸盐作为一种药理学伴侣将留在细胞质中的 Pendrin 蛋白恢复到正常的定位（质膜）上，其中有 4 种突变型成功地从细胞质转移到了质膜上，并且恢复了阴离子转运的活性，从而提出水杨酸盐可能有助于开发一种新的用于治疗由 pendrin 突变引起的感音神经性耳聋的治疗方法[16]。但目前针对耳聋的治疗还是以助听器治疗和耳蜗植入手术为主。

2. 内分泌　该疾病的患儿常伴有弥漫性甲状腺肿大的表现，目前主张早期使用甲状腺激素替代治疗，可以使甲状腺体积缩小。除非有严重压迫 / 癌变倾向，否则一般不主张手术治疗。因为手术易造成患者甲状腺功能代偿状态下出现甲状腺功能低下，同时术后的复发率也高[2]。同时该病患者需随诊检查甲状腺功能和超声，以预防癌变和甲状腺功能减退的发生。

【遗传咨询】

该病为常染色体隐性遗传疾病，理论上女性和男性有相同的概率受累，即已育有PDS患儿的家庭再生育PDS患儿的风险为25%（无论男女）。在临床数据上也没有发现男女患病率的差异，这一点符合其常染色体隐性遗传的遗传模式，故建议产前行PDS的基因筛查。

表4-4　PDS鉴别诊断

疾病	遗传类型	致病基因	重叠于PDS的表型	与PDS的鉴别要点
非综合征性的先天性耳聋（如感染、巨细胞病毒、毒物接触、创伤等）			先天性耳聋	没有甲状腺异常表现 有明确的妊娠期外因影响
非综合征性的前庭导水管扩大（DFNB4）	常染色体隐性遗传	*SLC26A4*	先天性感音性耳聋 前庭导水管扩大	没有甲状腺肿的表现 没有其他甲状腺功能异常表现（PDS中也不一定有）
Waardenburg综合征（WS）	常染色体显性遗传 常染色体隐性遗传	*EDNRB* *PAX3* *MITF*（常显） *SNAI2* *WS2B*	感音神经性耳聋	头发和皮肤的色素沉着 耳蜗血管纹 面部异常 偶有少白头
Usher综合征	常染色体显性遗传 常染色体隐性遗传 双基因显性遗传	*MYO7A* *PDZD7* *USH2A* *CLRN1* *USH1C* *PCDH15* *CDH23* *PCDH15*等	感音神经性耳聋	色素性视网膜炎 双侧由视网膜色素变性引起的视力障碍
Alport综合征	X连锁显性遗传，常染色体显性遗传 常染色体隐性遗传	*COL4A5* *COL4A3* *COL4A4*	感音神经性耳聋	肾（肾功能不全，蛋白尿，肾病综合征等） 眼受累 高血压
Perrault综合征	常染色体隐性遗传	*HSD17B4* *HARS2* *CLPP* *LARS2*	感音神经性耳聋	女性患者有卵巢功能障碍、原发性闭经 性腺发育不全 还可以有发育迟缓和小脑共济失调

（续　表）

疾病	遗传类型	致病基因	重叠于 PDS 的表型	与 PDS 的鉴别要点
CHARGE 综合征	常染色体显性遗传	*SEMA3E* *CHD7*	混合型听力损失 / 耳聋	心脏缺陷 后鼻道闭锁 生长发育迟缓 隐睾、小阴茎 低促性腺激素性性腺功能减退症 马蹄肾 特殊面容（眼距宽、方脸、杯状耳、小下颌、上睑下垂、虹膜缺损、多指、小头畸形 胃肠道异常 智力缺损 脐疝 嗅觉丧失

【预防】

该病目前尚无有效的预防措施，对于已经生育过 PDS 的患儿家长，建议再生育时行产前 PDS 基因的一代测序筛查及妊娠期的超声随诊。

（隋圣斌　巩纯秀）

【参考文献】

［1］王轶，葛克利 .Pendred 综合征 . 听力学及言语疾病杂志，2003（04）：313-314..
［2］Garabet D L, Ejaz S. Pendred Syndrome. 2021.
［3］Wang Q J, Zhao Y L, Rao S Q, et al. A distinct spectrum of SLC26A4 mutations in patients with enlarged vestibular aqueduct in China. Clin Genet, 2007,72(3):245-254.
［4］Reyes S, Wang G, Ouyang X, et al. Mutation analysis of SLC26A4 in mainland Chinese patients with enlarged vestibular aqueduct. Otolaryngol Head Neck Surg, 2009,141(4):502-508.
［5］Yoshida A, Taniguchi S, Hisatome I, et al. Pendrin is an iodide-specific apical porter responsible for iodide efflux from thyroid cells. J Clin Endocrinol Metab, 2002,87(7):3356-3361.
［6］Soleimani M, Greeley T, Petrovic S, et al. Pendrin: an apical Cl-/OH-/HCO3- exchanger in the kidney cortex. Am J Physiol Renal Physiol, 2001,280(2):F356-F364.
［7］Everett L A, Belyantseva I A, Noben-Trauth K, et al. Targeted disruption of mouse Pds provides insight about the inner-ear defects encountered in Pendred syndrome. Hum Mol Genet, 2001, 10(2):153-161.
［8］Dror A A, Politi Y, Shahin H, et al. Calcium oxalate stone formation in the inner ear as a result of an Slc26a4 mutation. J Biol Chem, 2010, 285 (28):21724-21735.
［9］Huang SS, Han DY, Yuan YY, et al. Extremely discrepant mutation spectrum of SLC26A4 between Chinese patients with isolated Mondini deformity and enlarged vestibular aqueduct. J Transl Med, 2011,9:167.

[10] 袁永一，黄莎莎，左路杰，等．耳聋-甲状腺肿综合征的临床诊断及分子病因分析．中华耳科学杂志，2014,12(1):15-18.

[11] Tong GX, Chang Q, Hamele-Bena D, et al. Targeted next-generation sequencing analysis of a pendred syndrome-associated thyroid carcinoma. Endocr Pathol, 2016,27(1):70-75.

[12] Sakurai K, Hata M, Hishinuma A, et al. Papillary thyroid carcinoma in one of identical twin patients with Pendred syndrome. Endocr J, 2013,60(6):805-811.

[13] Lacka K, Maciejewski A, Stawny B, et al. Follicular thyroid cancer in a patient with Pendred syndrome. Ann Endocrinol (Paris), 2021,82(6):622-624.

[14] Kandasamy N, Fugazzola L, Evans M, et al. Life-threatening metabolic alkalosis in Pendred syndrome. Eur J Endocrinol, 2011,165(1):167-170.

[15] Koffler T, Ushakov K, Avraham K B. Genetics of hearing loss: syndromic. Otolaryngol Clin North Am, 2015,48(6):1041-1061.

[16] Ishihara K, Okuyama S, Kumano S, et al. Salicylate restores transport function and anion exchanger activity of missense pendrin mutations. Hear Res, 2010,270(1-2):110-118.

第5章 性腺相关综合征

第一节 家族性男性性早熟

【概述】

家族性男性性早熟（familial male-limited precocious puberty，FMPP，OMIM#176419）又称家族性高睾酮血症，因黄体生成素/人绒毛膜促性腺激素受体（luteinizing hormone/choriogonadotropin eceptor，LHCGR）基因突变导致，是外周性性早熟的一种罕见病因，属于男性限制性常染色体显性遗传病。1983 年 Rosenthal [1] 首次报道。临床特征：体格快速生长、性发育和骨骼成熟，在 0 ～ 4 岁进展快速，常伴有攻击性行为，阴茎增长明显，而睾丸容积与性发育水平不相称 [2]。

【流行病学】

由于该病罕见，国内外尚无流行病学数据。

【遗传学】

FMPP 为常染色体显性遗传，仅男性发病，因 *LHCGR* 基因突变引起 LHCGR 结构性激活，是外周性性早熟的一种罕见病因，不依赖于下丘脑 - 垂体性腺轴激活。*LHCGR* 基因位于 2p21，约 80kb，包括 10 个内含子和 11 个外显子。迄今为止，已经报道的基因突变有 71 种，包含 56 个错义/无义突变、2 个剪接突变、3 个小缺失、4 个小插入、5 个大片段缺失，1 个大片段插入/重复。其中最常见的突变为 6 跨膜区第 578 位的天冬氨酸被甘氨酸代替（D578G），此突变在美国 FMPP 患者中约占 90% [3]。

【发病机制】

LHCGR 属于 G 蛋白偶联受体超家族糖蛋白激素受体亚家族，其 cDNA 编码 699 个氨基酸。该蛋白质是典型的螺旋形结构，由两个功能单位组成，氨基端（N 端）细胞外结构域含有 9 个富含亮氨酸的重复序列，在空间上形成一个马蹄状结构，含七个跨膜结构域、3 个细胞外环状结构（EL）、3 个细胞内环状结构（IL）及细胞内的羧基端 (C 端) 尾巴结构。跨膜结构域含有两个高度保守的半胱氨酸残基，形成二硫键来稳定受体的结构，与 G 蛋白偶联受体超家族的其他成员具有高度同源性。正常情况下，促黄体生成素（LH）与睾丸 Leydig 细胞上的 LH 受体结合，激活腺苷酸环化酶，促使睾酮的合成增加。FMPP 患儿，LH 受体不需与配体 LH 结合，而呈持续性激活，导致细胞内非 LH 依赖性的 cAMP 增加，Leydig 细胞持续合成分泌睾酮。

【临床表现】

FMPP 患者的临床表现和核型并不完全一致 [4]，即具有相同突变的患者临床表现并不一定相同，提示还有其他因素影响表现型和核型之间的相关性。在出现症状的患儿中，症状出现的时间、程度及成年身高均存在一定的差异 [5]，其原因尚不清楚。

1. 体格发育　最初的 0 ～ 4 年体格发育进展快速。

2. 第二性征发育　阴茎增长明显，但睾丸容积与性发育水平不相称。

3. 行为异常　因雄激素水平增高而出现攻击性行为。

4. 终身高　因骨龄提前，并可能出现继发性中枢性性早熟，从而影响最终身高。

【实验室检查】

1. 性激素　睾酮升高，LH 不高，GnRH 兴奋试验呈青春期前反应。

2. 肾上腺激素水平　孕酮、17α- 羟孕酮、雄烯二酮、ACTH 等正常。

3. 影像学检查　骨龄片提示骨龄提前，肾上腺 CT 了解有无肾上腺病变，睾丸彩超排除睾丸肿瘤等病变，垂体 MRI 了解有无垂体肿瘤等。

4. 基因检测　*LHCGR* 基因激活性突变。

【诊断和鉴别诊断】

1. 诊断　男孩外周性性早熟，睾酮升高，LH 不高，GnRH 兴奋试验呈青春期前反应，*LHCGR* 激活性突变即可诊断该病。

2. 鉴别诊断　需与其他可引起男性外周性性早熟的疾病进行鉴别。

（1）21- 羟化酶缺乏症：孕酮、17α- 羟孕酮、雄烯二酮、ACTH、21- 脱氧皮质醇升高。

（2）与 11β- 羟化酶缺乏症的鉴别点：孕酮、17α- 羟孕酮、雄烯二酮、ACTH、11- 脱氧皮质醇升高，可合并高血压、低血钾。

（3）与肾上腺肿瘤的鉴别点：肾上腺 CT 可发现占位。

（4）与睾丸肿瘤的鉴别点：睾丸彩超可发现占位。

（5）与 Mccune-Albright 综合征的鉴别点：皮肤可见咖啡牛奶斑，可合并甲状腺功能亢进症、佝偻病、皮质醇增多症等表现。

【治疗】

治疗目的：抑制骨龄进展、改善终身高、减轻攻击性行为。主要治疗用药如下所示。

1. 抗雄激素药物

（1）作用弱的药物：螺内酯［每周剂量从 1.5mg/（kg · d）增加到 3.0 mg/（kg · d），然后再增加到 5.7 mg/(kg·d)］。不良反应为保钾排钠。

（2）作用强的药物：

1）甾体类：甲羟孕酮（每周 100mg）、环丙孕酮（70 mg/m^2）。不良反应：体重增加、血压升高、骨矿物质丢失。

2）非甾体类：比卡鲁胺(2mg/kg，1 次 / 日)、氟他胺［10mg/（kg · d)］。不良反应：男性乳腺增生、乳房疼痛。

2. 芳香化酶抑制剂

（1）一代：睾内酯［每周从 20mg/（kg·d）增加到 30mg/（kg · d)，然后再增加到 40 mg/（kg · d)，分 4 次服］。缺点：易耐药，一天多次服药，依从性差。

（2）二代：法曲唑（2mg，2 次 / 日）、福美司坦（125mg，2 次 / 日）。缺点：抑制肾上腺功能。

（3）三代：阿那曲唑(1mg/d)、来曲唑(2.5mg/d)、伏氯唑（2.5mg/d）、依西美坦（25mg/d），具有服药次数少、作用强的优点。

3.GnRHa　合并中枢性性早熟时使用，布舍瑞林、戈那瑞林、那法瑞林、组氨瑞林、亮丙瑞林、曲普瑞林，4 周 3.75mg，皮下注射或肌内注射。

4. 类固醇合成抑制剂　抑制睾酮产生途径中的细胞色素 P450 酶活性，因此减少睾丸类固醇生成，酮康唑［10mg/（kg·d)］为代表药物。

芳香化酶抑制剂对控制第二性征及骨龄快速进展有较好的疗效[6,7]。在长期高性激素水平刺激下，外周性性早熟可以转化为中枢性性早熟[8]。目前常用的方案是抗雄激素药物（比卡鲁胺）联合芳香化酶抑制剂（阿那曲唑），可改善最终身高[9,10]，合并中枢性性早熟时联合使用 GnRHa 治疗。

【遗传咨询】

本病为常染色体显性遗传，仅男性发病，因此女性均为正常核型或携带者，而男性有 50% 的概率携带突变，但是否出现临床表现则因有遗传异质性而不确定。

【预防】

该病目前尚无有效的预防措施，对于生育过该疾病的患儿家长，建议再次生育时进行产前基因诊断。

（杨海花　卫海燕）

【参考文献】

［1］Rosenthal SM, Grumbach MM,Kaplan SL.Gonadotropin-independent familial sexual precocity with premature Leydig and germinal cell maturation(familial testotoxicosis):effects of a potent luteinizing hormone- releasing factor agonist and medroxyprogesterone acetate therapy in four cases.J Clin Endocrinol Metab，1983,57（3）:571-579.

［2］颜纯，王慕逖 . 小儿内分泌学 . 北京：人民卫生出版社 ,2006:325-328.

［3］Laue L, Chan, WY, Hsueh AJ, et al . Genetic heterogeneity of constitutively activating mutation of the human luteinizing hormone receptor in familial male-limited precocious puberty.Pro Natl Acad Sci USA,1995,92（6）:1906-1910.

［4］Jeha GS，Lowenthal ED，Chan WY，et al.Variable presentation of precocious puberty associated with the D564G mutation of the LHCGR gene in children with testotoxieosis .J Pediatr，2006,149(2):271-274.

［5］Evans BA，Bowen DJ，Smith PJ，et al. A new point mutation in the luteinising hormone receptor gene in familial and sporadic male limited precocious puberty：genotype does not always correlate with phenotype. J Med Genet，1996,33(2):143-147.

［6］Kreher NC，Pescovitz OH，Delameter P，et al. Treatment of familial male limited precocious puberty with bicalutamide and anastrozole. J Pediatr，2006，149(3)：416-420.

［7］Diaz-Thomas A，Shulman D. Use of aromatase inhibitors in children and adolescents：what’s new? .Curr Opin Pediatr，2010,22(4):501-507.

［8］Yang XH，Chen RM，Zhang Y，et al. Etiology and prognosis of peripheral precocious puberty in children. Zhong Guo Dang Dai Er Ke Za Zhi,2011,13(12):947-950.

［9］Lane LC, Flowers J, Johnstone H, et al. Adult height in patients with familial male-limited precocious puberty and the role of an aromatase inhibitor in patient management. J Pediatr Endocrinol Metab，2018，31(5):551-560.

［10］Leschek EW, Flor AC, Bryant JC,et al. Effect of antiandrogen, aromatase inhibitor, and gonadotropin-releasing hormone analog on adult height in familial male precocious puberty. J Pediatr, 2017,190:229-235.

第二节 17α- 羟化酶 /17, 20- 碳链裂解酶缺陷症

【概述】

17α- 羟化酶 /17, 20- 碳链裂解酶缺陷症（17α- hydroxylase/17, 20-lyase deficiency, 17OHD，OMIM#202110）于 1966 年由 Biglieri 等[1]首次报道，为常染色体隐性遗传病，由 *CYP17A1* 基因变异引起，是少见的先天性肾上腺皮质增生症（congenital adrenal hyperplasia，CAH）之一。17α- 羟化酶 /17, 20- 碳链裂解酶 (P450c17) 是细胞色素 P450 酶的一种，在肾上腺类固醇激素的合成过程中起关键作用。当 17α- 羟化酶 /17, 20- 碳链裂解酶缺乏时，肾上腺网状带、束状带包括球状带类固醇激素的合成受到不同程度的影响，造成机体性激素和皮质醇不足，引起机体启动代偿机制。临床主要表现为低肾素性高血压、低血钾、伴有性发育异常等一系列症状。

【流行病学】

据报道，17OHD 发病率约为 1/ 5 万，占 CAH 的 1%[2]。

【遗传学】

人类 *CYP17A1* 基因位于染色体 10q24.3 上，全长 6.6 kb，包含 8 个外显子。在肾上腺和性腺中，一个相同的 2.1 kb mRNA 转录自该基因。在 1.6 kb 的编码区，一个 57 kDa 的多肽被翻译。该蛋白与黄素蛋白辅助因子 P450 氧化还原酶（POR）一起驻留在光滑内质网中。目前已报道 150 个 *CYP17A1* 基因突变与 17OHD 相关，包括点突变、小插入或缺失、剪接位点改变，以及很少出现的大片段缺失。这些突变发生在整个基因中，但发生在 C 端附

近的较多，而且强调了发生在最后 14 个氨基酸者对酶活性很重要。

在巴西，由于 *CYP17A1* 突变 R362C 和 W406R 的祖先效应，17OHD 是该人群先天性肾上腺增生的第二大原因[3]。在中国的一个大型研究系列中，Y329 移码变异和 D487-F489 缺失在 26 个患者中占 80%，是“热点”突变[4]；在亚洲其他种族中也发现了此突变，可见其属于亚洲热点突变。在荷兰的弗里斯兰人和加拿大人中发现了 478 号氨基酸上的 4 个核苷酸的重复，引发了移码和过早终止密码子。另外，在日本和其他地方也发现了 1 号外显子 3 位存在苯丙氨酸的纯合缺失。

【发病机制】

皮质醇对下丘脑、垂体起负反馈调节作用，可调节 ACTH 和促肾上腺皮质激素释放激素的分泌。当 17α- 羟化酶缺乏时，皮质醇的合成减少，从而解除了对 ACTH 的抑制。ACTH 的分泌增加反过来又刺激肾上腺皮质增生，造成 17α- 羟化酶之前的代谢物质的堆积，从而使孕酮、孕烯醇酮和醛固酮增加；醛固酮是类固醇类激素，主要作用于肾脏远曲小管及集合管上皮细胞，使管腔膜对 Na^+ 的重吸收增强，即对水的重吸收增加；K^+ 的排出量增加，进而导致低血钾。水钠潴留导致体内血容量增加，临床表现为高血压；由于缺乏雌激素的作用，骨龄及骨骺愈合延迟，身高偏高；由于皮质醇合成障碍患者，呈现皮肤色素沉着。

CYP17A1 和 POR 系统同时催化 17α- 羟化酶和 17,20- 裂解酶的活性。在高 17,20- 裂解酶活性的细胞中，由 *CYB5A* 基因编码的细胞色素 b5（b5）与内质网中的 *CYP17A1* 和 POR 同时存在。POR 和 b5 被称为氧化还原伙伴，因为它们都是电子转移蛋白。P450c17 可进行 17α 羟基化，也进行 17,20 键的裂解。但是只有在获得高浓度电子的情况下才具备使 17,20 键裂解的活性。当 POR 浓度足够高和 CYB5 变构之后，才促进了 P450c17 裂解酶反应所需的电子转移。另外，17,20- 裂解酶活性也需要 P450c17 上的丝氨酸残基被 cAMP 依赖性蛋白激酶磷酸化。因此 17,20- 裂解酶的活性发挥必须具备多重条件才能完成，即电子、变构和能量。

【临床表现】

1. 性发育障碍　患者常因原发性闭经或青春期延迟而就诊。女性至青春期乳房不发育，无腋毛、阴毛，无月经，外阴幼女式、体型瘦高、肤色黝黑。男性由于胚胎期无睾酮，外生殖器似女性或部分男性化，往往被作为女性培养。但无子宫、输卵管，睾丸可位于腹股沟或腹腔内。

2. 低肾素性高血压、低血钾　患者往往有不同程度的高血压，有的 7 ～ 8 岁即出现高血压，个别有严重高血压，一般抗高血压药难以奏效。低血钾多见，患者常伴有无力、疲劳、夜尿，甚至麻痹，骨骺融合延迟。

3.17α- 羟化酶缺乏症非典型患者　考虑为单纯 17，20- 裂解酶缺乏。

【实验室检查】

1. 激素水平测定　卵泡生成素，黄体生成素，雌二醇，孕酮，雄激素（睾酮和硫酸脱氢表雄酮），皮质醇，醛固酮，促肾上腺皮质激素，17α- 羟孕酮（17α-OHP）等。

2. 电解质测定　血钠，血钾。

3. 肾上腺和性腺影像学　彩超或 CT 增强扫描。

4. 染色体核型分析和基因检测　主要通过第二代测序技术检测致病基因变异。

【诊断和鉴别诊断】

根据 17OHD 典型的临床症状、体征及实验室检测结果，凡临床特征有原发性闭经、高血压、乏力，查体发现女性外阴，而盆腔影像学发现幼稚子宫甚至子宫缺如，实验室检测染色体为 46, XY 或 46, XX，有低血钾、高孕酮、高促性腺激素、低性腺激素、低 17α-OHP 水平等特征，*CYP17A1* 基因检测发现纯合变异或复合杂合变异，可确诊。

本病需注意与另一种以高血压为表现的先天性肾上腺增生症 11β- 羟化酶缺乏症（11-OHD）相鉴别（表 5-1）。11-OHD 中 DOC 也会

表 5-1　17OHD 与其他 CAH 的鉴别

	临床表现	激素谱	促肾上腺皮质激素刺激试验	其他检查
17OHD	青春期女性缺乏第二性征，高血压和低钾血症	↑：11- 脱氧皮质酮，皮质酮（>115nmol/L，4000 ng/dl），孕酮 ↓：皮质醇，醛固酮，17- 羟基孕烯醇酮，17OHP，肾素，脱氢表雄酮和雄烯二酮	17- 羟基孕烯醇酮和 17OHP 反应差 DOC/ 皮质醇比值和皮质酮 / 性激素比值升高	*CYP17A1* 基因变异
11β- 羟化酶缺乏症	经典型：生殖器模糊（46，XX），4 岁以下出现男性化（46，XY），高血压和低钾血症 非典型：阴毛早现、多毛症、月经稀发 / 闭经、女性不孕症、伴或不伴高血压	↑：DOC、11- 脱氧皮质醇、雄烯二酮和 17OHP（轻度） ↓：皮质醇、醛固酮、皮质酮和肾素	11- 脱氧皮质醇 > 正常上限的 3 倍（经典型高出数倍）	*CYP11B1* 基因变异
P450 氧化还原酶缺乏症	外生殖器模糊，伴或不伴骨骼表现（Antley-Bixler 综合征），伴或不伴母体男性化	↑：孕烯醇酮、孕酮、17OHP、DOC 和皮质酮 ↓：脱氢表雄酮和雄烯二酮 正常或降低：皮质醇、醛固酮	17OHP 的反应可变，皮质醇反应可变（通常不充分）	尿类固醇代谢物显示特征性诊断图谱

升高，但在 17OHD 中，11- 脱氧皮质醇低，而在 11OHD 中则高。11OHD 患者雄激素水平升高，17OHD 患者雄激素水平较低。P450 氧化还原酶缺乏症 (PORD) 也需注意鉴别诊断。PORD 本身具有部分但可变的 17- 羟化酶和 17,20- 裂解酶活性缺乏。由于 PORD 和 17OHD 的激素异常重叠，这两种情况在 46, XY 个体中很难区分（表 5-1）。相反，核型为 46, XX 染色体的 PORD 患者由于复杂的生化原因往往表现出不同程度的男性化。PORD 的其他线索包括在 21- 羟化酶缺乏时 17OHP 和 21- 脱氧皮质醇升高，Antley-Bixler 综合征畸形在一些病例中存在，以及妊娠期间母亲男性化。

46, XY 核型的 17OHD 患者需要与完全型雄激素不敏感综合征（complete androgen insensitivity syndrome, CAIS）、性腺发育不全（gonadal dysgenesis）、17β- 羟类固醇脱氢酶 3 型缺陷症（17β-hydroxysteriod dehydrogenase 3 deficiency，17bHSD3D）及 5α 还原酶缺乏症（5α-reductase deficiency，5αRD）相鉴别（表 5-2）。

【治疗】

1. 糖皮质激素治疗　17OHD 患者不会出现临床糖皮质激素不足，也很少出现肾上腺危象。糖皮质激素药物治疗抑制肾上腺轴，降低

表 5-2　17OHD 与其他 46, XY 性发育障碍的鉴别

46, XY（DSD）	17OHD	雄激素不敏感综合征（AIS）	17bHSD3D/5αRD	性腺发育不全
血压	高	正常	正常	正常
青春期男性化	无	无 / 部分	有	无
睾酮	低	正常男性	低 / 正常偏低	低
皮质醇	低	正常	正常	正常
DOC	高	正常	正常	正常

DOC 的产生，使血压和钾恢复正常，故完全型一般替代治疗，而部分或不完全型的替代将大大减少。

2. 盐皮质激素受体拮抗剂和抗高血压药　所有 ACTH 依赖的盐皮质激素过量对盐皮质激素受体拮抗剂治疗的反应良好。17OHD 患者中，螺内酯 50 ～ 200mg /d，分 1 次或 2 次给药通常是理想的治疗方法。男性患者需注意副作用，包括男性乳房发育和勃起功能障碍等。依普利酮是一种选择性盐皮质激素受体拮抗剂，与螺内酯以相同剂量治疗。保钾利尿剂如阿米洛利（5 ～ 20mg/d），在控制低钾血症方面非常有效，但在控制血压方面不如盐皮质激素受体拮抗剂有效。此外，盐皮质激素受体拮抗剂直接阻断盐皮质激素对靶组织的作用，如心脏和肾脏，防止终末器官损伤。其他控制血压的药物包括钙通道阻滞剂，如氨氯地平 2.5 ～ 10mg/d，其主要副作用是外周水肿。

3. 性激素替代治疗和手术　典型的 17OHD 患者表型为女性，在青春期或确诊时开始雌激素替代。初始剂量应非常低，逐渐增加到成人的剂量。对于少数 46,XY 部分 17OHD 患者作为男性养育，雄激素替代是必要的。青春期可使用十一酸睾酮。十一酸睾酮的优点是可使血清睾酮浓度非常稳定，给药次数少，但用量大，必须在医师监督下给药。

关于手术，46 个 XY 不完全型 17OHD 患者可能需要尿道下裂修复术。更常见的是，46,XX 完全型 17OHD 患者可能需要手术治疗破裂的卵巢囊肿。目前尚不清楚是否应建议用促性腺激素激动剂抑制促性腺激素，以防止这种后遗症。

【遗传咨询】

该病为常染色体隐性遗传病，若先证者双亲表型正常，均为致病基因的携带者，患者的同胞中有 25% 的发病风险，男女患病的机会均等。若患者的父母有再生育需求，则建议进行介入性产前诊断（妊娠 10 ～ 13 周进行绒毛穿刺或妊娠 16 周以后进行羊水穿刺，检测胎儿 *CYP17A1* 基因）或者用胚胎植入前遗传学诊断的方式阻断患儿的出生。若先证者一个突变来源于父亲或母亲，另一个突变为新发突变，其同胞再发风险相对较低；但是，由于新发突变不能排除父母可能为生殖腺嵌合情况，因此仍认为其同胞具有患病风险。

【预防】

该病目前尚无有效的预防措施，对于生育过该疾病患儿的家长，建议再次生育时进行产前基因诊断。

（陈佳佳　巩纯秀）

【参考文献】

[1] Biglieri EG, Herron MA, Brust N. 17-Hydroxylation deficiency in man. J Clin Invest, 1966, 45(12):1946-1954.
[2] Auchus RJ. The genetics, pathophysiology, and

management of human deficiencies of P450c17. Endocrinol Metab Clin North Am,2001,30(1)：101–119.

[3] Costa-Santos M, Kater CE, Auchus RJ，et al. Two prevalent CYP17 mutations and genotype-phenotype correlations in 24 Brazilian patients with 17-hydroxylase deficiency. J Clin Endocrinol Metab,2004,89(1):49-60.

[4] Yao F, Huang S, Kang X et al. CYP17A1 mutations identified in 17 Chinese patients with 17alpha-hydroxylase/17,20-lyase deficiency. Gynecol Endocrinol,2013,29(1):10-15.

第6章 遗传代谢性综合征

第一节 谷固醇血症

【概述】

谷固醇血症（OMIM# 210250 和 #618666）也称植物固醇血症，是由 *ABCG5* 或 *ABCG8* 基因突变导致肠道吸收固醇增加或排泄减少，引起血植物固醇（主要包括谷固醇、菜油固醇、豆固醇等）显著升高的一种常染色体隐性遗传性疾病。其临床特征是血植物固醇含量增加、高胆固醇血症、黄色瘤、早发动脉粥样硬化，部分患者出现红细胞溶血、血小板减少等血液系统表现。

【流行病学】

谷固醇血症是一种极为罕见的遗传性疾病，目前全球报道约 100 例，其中我国报道的患者约 20 例。该病的确切发病率暂未统计，一些学者推测其发病率在 1/50 000 [1]，我国对该病的发病率和生存率也尚不清楚。

【遗传学】

谷固醇血症是一种常染色体隐性遗传病。其致病基因 *ABCG5* 和 *ABCG8* 均位于染色体 2p21 上，大小约 28kb，均含有 13 个外显子和 12 个内含子。二者分别编码 Sterolin-1 蛋白和 Sterolin-2 蛋白，Sterolin-1 蛋白含有 651 个氨基酸，Sterolin-2 蛋白含有 673 个氨基酸。Sterolin-1 蛋白和 Sterolin-2 蛋白均属于跨膜转运蛋白，作为编码三磷酸腺苷结合盒（ABC）转运蛋白家族的两个成员，在植物固醇的跨膜转运过程中起重要作用 [2]。

【发病机制】

植物固醇又称植物甾醇，是植物中的正常活性成分，人体无法合成植物固醇，饮食是植物固醇的唯一来源。植物固醇的主体结构为环戊烷全氢菲，与胆固醇结构上的区别是侧链构型的不同，如谷固醇在 24 位 C 上增加了一个乙基，菜油固醇在 24 位 C 上增加了一个甲基，豆固醇与谷固醇的区别是 22 位 C 上是一个双键。正常情况下，植物固醇和胆固醇经过饮食摄入后，在肠腔通过固醇吸收转运蛋白（NPC1L1）吸收。作为固醇吸收的载体，NPC1L1 对胆固醇的亲和力远大于植物固醇。胆固醇和植物固醇被肠道细胞吸收后，经过固醇酰基转移酶 2（SOAT2）酯化并被包裹在乳糜微粒中，进而转运至肝脏，未被酯化的植物固醇通过 Sterolin-1 蛋白和 Sterolin-2 蛋白泵回肠腔。转运到肝脏的胆固醇和植物固醇最终被肝脏 Sterolin-1 和 Sterolin-2 转运蛋白泵出到胆汁中。与胆固醇约 50% 的吸收率相比，植物固醇的肠道吸收率很低（< 5%），因此血液中植物固醇的含量很低。植物固醇血症是由于 *ABCG5* 或 *ABCG8* 基因发生纯合突变或复合杂合突变，导致肠道吸收的植物固醇增加及胆汁排泄的植物固醇减少，使体内植物固醇在血浆及组织中堆积，导致脏器损伤，进而出现一系列临床症状 [3]。

【临床表现】

1. *黄色瘤* 肌腱黄色瘤和结节性黄色瘤是谷固醇血症最常见的临床表现，一般出现年龄比较早，甚至出生后第一年可见到。黄色瘤一般位于四肢伸侧，如跟腱、指（趾）伸肌腱、肘部和膝盖等部位（图 6-1）。

2. *动脉粥样硬化性心血管疾病* 早发冠心

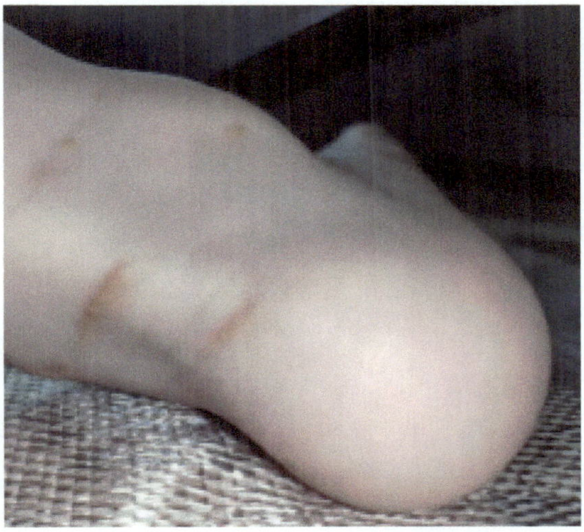

图 6-1　1 岁 7 月龄患儿肌腱黄色瘤

病和动脉粥样硬化是谷固醇血症主要的心血管疾病表现。早发冠心病是指冠心病发病的年龄男性＜ 55 岁，女性＜ 65 岁。大量的临床报道证实了谷固醇血症患者冠心病的发病年龄普遍偏低，然而其发病机制尚不清楚。谷固醇血症患者可发生动脉粥样硬化，部分病例发生早期严重的动脉粥样硬化甚至发生心源性死亡。国外文献报道心源性死亡的患者年龄都较小，发病年龄最小甚至只有 5 岁。

3. 血液系统表现　溶血性贫血和血小板减少是谷固醇血症的特殊血液学表现。红细胞是血浆植物固醇毒性反应的靶细胞，循环的植物固醇进入红细胞，造成红细胞脆性改变，从而发生溶血。植物固醇在血小板富集可影响血小板的大小、数量和功能，导致血小板减少而发生出血。

4. 肝功能异常　目前国内外有少数病例报道，部分患者以肝功能异常为主要表现，考虑和植物固醇在肝脏中大量积累导致肝功能障碍有关，具体机制尚不清楚。

5. 关节痛和关节炎　少数谷固醇血症病例以关节痛和关节炎为主要表现，其发病机制还不清楚[4]。

【实验室检查】

目前常规实验室方法无法区分植物固醇和胆固醇，谷固醇血症患者常规生化检查时血总胆固醇及低密度脂蛋白常明显升高。使用气相色谱法或高效液相色谱法可检测患者血固醇水平，谷固醇血症患者以血谷固醇、菜油固醇及豆固醇等植物固醇升高为主。随着基因检测技术的普及，目前大部分报道的患者是通过基因检测诊断，*ABCG5* 和 *ABCG8* 基因复合杂合突变和纯合突变是诊断谷固醇血症的主要方法。

【诊断和鉴别诊断】

1. 诊断　见表 6-1。

表 6-1　谷固醇血症的诊断

诊断标准[5]
A. 临床表现
1. 皮肤或肌腱黄色瘤
2. 早发冠心病（男＜ 55 岁，女＜ 65 岁）
B. 实验室检测
血清谷固醇≥ 1mg/dl（10μg/ml）
C. 鉴别诊断
排除家族性高胆固醇血症和脑腱黄瘤病
D. 遗传分析
ABCG5 或 *ABCG8* 基因的致病突变
结论
确定患病：满足 A-1、B、C 和 D
可能患病：满足 A-1、B 和 C
可能患病：满足 A-1、A-2 和 B

2. 鉴别诊断

（1）家族型高胆固醇血症：以肌腱黄瘤、低密度脂蛋白、胆固醇显著升高和早发冠心病为特征的一种常染色体不完全显性的遗传性疾病，其临床特征与谷固醇血症相似，表现为黄色瘤、动脉粥样硬化性心血管疾病、关节炎及眼角膜老年环等，但是二者的致病基因不同，可通过血清植物固醇水平测定和基因检测鉴别。除此之外，与家族型高胆固醇血症相比，谷固醇血症患者的血浆胆固醇水平对饮食限制更为敏感。

（2）脑腱黄瘤病：一种罕见的常染色体隐

性遗传脂质沉积病，由线粒体 *CYP27A1* 缺乏所致。其临床特征表现除有跟腱黄瘤外，还有白内障和共济失调、痴呆等神经系统症状。通过血胆固醇、血清植物固醇水平测定和基因检测可鉴别。

（3）丹吉尔病（Tangier 病）：一种常染色体隐性遗传的疾病。本病是由于 α 脂蛋白合成障碍，大量胆固醇酯积蓄在皮肤、黏膜中。其典型的临床表现是扁桃体肿大合并脂纹、淋巴结肿大、皮肤黄色脂质小结、视力下降，部分患者合并周围神经炎。

（4）家族性高脂蛋白血症：又称家族性高乳糜微粒血症，是一种常染色体隐性遗传病，是因遗传性脂蛋白酶缺乏而引起的高乳糜微粒血症，伴三酰甘油增高的脂蛋白沉积于内脏和皮肤。临床表现为皮肤发疹性黄瘤，多见于臀部、背部、大腿、手臂，也可侵犯口腔黏膜，其他表现有肝脾大，视网膜呈脂血症表现。

【治疗】

1. 饮食治疗　谷固醇血症患者应该限制植物固醇的摄入，常见富含植物固醇的食物包括植物油、小麦胚芽、坚果、人造黄油、酥油、巧克力、贝类和藻类等。谷固醇血症患者常伴有胆固醇的升高，因此也需要适当限制动物固醇的摄入。大部分患者通过严格的限制饮食，黄色瘤可逐渐消退，血胆固醇和植物固醇水平可显著下降。

2. 药物治疗　包括使用胆固醇吸收抑制剂，如依折麦布、胆汁酸螯合剂（如消胆胺）和他汀类降脂药物。

（1）依折麦布：是抑制肠道胆固醇吸收的药物，它靶向 *NPC1L1*，已经被广泛应用于降低高胆固醇血症，目前是治疗谷固醇血症最有效的药物。研究显示依折麦布（10mg/d）在治疗 8 周后，可使血浆植物固醇明显降低。依折麦布还可以改善患者的临床表现，有研究发现依折麦布使谷固醇血症患者黄色瘤消退，颈动脉杂音消失，心脏杂音改善，甚至可以在一定程度上逆转血液系统的改变，如使血红蛋白、红细胞形态和血小板恢复正常。

（2）胆汁酸螯合剂：如消胆胺可以抑制回肠中胆汁酸的重吸收并破坏胆汁酸的肠肝循环，从而减少肠道植物固醇及动物固醇的吸收，并在一定程度上可以促使皮肤黄色瘤退化。若二者联用，则降低血浆植物固醇水平的作用更加明显，对患者临床症状的恢复效果也更好。

（3）他汀类降脂药物：其作用机制是通过竞争性抑制 HMG-CoA 还原酶，继而上调细胞表面 LDL 受体，加速血浆中 LDL 的分解代谢来降低胆固醇。而谷固醇血症患者体内 HMG-CoA 还原酶已经被最大化地抑制，通常对谷固醇血症没有反应。然而他汀类药物可有效降低部分谷固醇血症患者血清低密度脂蛋白水平，因此可用于心血管疾病和高血清低密度脂蛋白水平患者的二级预防。

3. 手术治疗　通过饮食及药物控制不好病情的患者可以选择部分或完全回肠旁路手术，其机制同胆汁酸螯合剂一样，通过手术影响胆汁酸的重吸收，从而发挥治疗作用。

【预后】

由于该病的罕见性，目前尚不清楚明确的预后。未经治疗的谷固醇血症可导致过早患冠状动脉疾病和死亡的风险。鉴于该病在生命早期发病，早期及时的诊断及干预可以延缓疾病的进展。

（郭亚楠　卫海燕）

【参考文献】

[1] 郑婉祺 . 谷固醇血症的诊治进展 . 国际儿科学杂志 , 2019, 46(10):760-763.

[2] Graf GA, Li WP, Gerard RD, et al. Coexpression of ATP-binding cassette proteins ABCG5 and ABCG8 permits their transport to the apical surface. J Clin Invest, 2002, 110(5):659-669.

[3] Williams K, Segard A, Graf GA. Sitosterolemia: twenty years of discovery of the function of ABCG5 ABCG8. Int J Mol Sci, 2021, 22(5):2641.

[4] Tada H,Kawashiri MA,Okada H, et al. A rare

coincidence of sitosterolemia and familial Mediterranean fever identified by whole exome sequencing. J Atheroscler Thromb, 2016, 23(7):884-890.

[5] Tada H, Nomura A, Ogura M , et al. Diagnosis and management of sitosterolemia 2021. J Atheroscler Thrombosis, 2021,28(8):791-801.

第二节　先天性糖基化障碍Ⅰ a 型

【概述】

先天性糖基化疾病（CDG）是一种 *N*- 连接糖蛋白糖基化疾病，由磷酸甘露糖变位酶 2（PMM2）基因变异导致的称为 CDG- Ⅰ a 型（OMIM#212065），其特征为磷酸甘露糖变位酶 2 缺乏或功能异常，导致聚糖合成和结合到其他复合体 (蛋白质和脂质) 的过程缺陷，引起多系统代谢障碍，为罕见的先天性代谢性疾病，呈常染色体隐性遗传。由于糖基化作用发生在机体细胞中，糖基化障碍几乎累及所有的器官系统，临床表现多样化，病变程度各异。

【流行病学】

据报道，目前全世界范围内有 1000 多名该病患者[1]，人群患病率为 1/77 000 ～ 1/20 000[2, 3]。丹麦人群中 PMM2 致病变异的预期载频为 1 ∶ 79 ～ 1 ∶ 60，p.R141H 在荷兰裔新生儿中有 1/79 是携带者，而在丹麦人群中，则有 1/60 为携带者，据估计，这些人群中 CDG-Ia 的患病率为 1/80 000 ～ 1/40 000[4]。而在我国人群中，尚无 CDG- Ⅰ a 致病变异的预期载频及患病率的统计数据。

【遗传学】

CDG- Ⅰ a 是由 16p13 染色体上编码的 PMM2 的基因纯合或复合杂合突变引起的。PMM2 是由 *PMM2* 基因编码的 246 个氨基酸组成的，迄今已报道了该基因的突变约为 117 个，包括 91 个错义突变、5 个无义突变、8 个移码突变、11 个剪接缺陷，以及 1 个由 Alu 逆转座介导的 28kb 缺失，导致外显子 8 的完全丢失[5-8]。p.R141H 突变是最常见的突变，占 CDG- Ⅰ a 患者的 60%，尚无该突变纯合突变的报道，因为这种严重的突变在纯合状态下具有致死性。在北欧人群中，p.R141H 的致病变异最常见，其次是 p.F119L 变异，这两种致病变异合起来占丹麦所有致病变异的 88%[9]。

【发病机制】

真核细胞内的蛋白通常经过糖基化修饰才能加工成熟，具有正常的生物学功能。结合到蛋白上的聚糖可以是 *N*- 连接方式或者是 *O*- 连接方式。目前所知的绝大多数人类 CDG 是由 *N*- 糖基化途径的缺陷引起的。

真核细胞内分泌蛋白的 *N*- 糖基化作用定位于内质网和高尔基体上。*PMM2* 基因编码磷酸甘露醇酶 2，催化甘露糖途径的第二步，即将 6- 磷酸甘露糖转化为 1- 磷酸甘露糖，后者是鸟苷二磷酸甘露糖（GDP-Man）和多聚醇 -*P*- 甘露糖（Dol-*P*-Man）的前体。这两种甘露糖化合物是内膜焦磷酸寡糖前体装配的内质网中使用的甘露糖的供体。GDP-Man 和 Dol-*P*-Man 的缺乏会导致许多糖蛋白的糖基化不足，包括血清糖蛋白（溶酶体酶和转运蛋白）和膜糖蛋白，进而导致多器官受累[2, 10]。

【临床表现】

CDG-Ia 相关表型特点如下[2]。

1. 产前表现　多为非免疫性胎儿水肿、胎盘水肿、羊水过多等，母体可表现为镜像综合征，所有表现出胎儿产前 / 新生儿水肿的患者均在胎龄 29 周至月龄 3 个月内死亡；产前的其他表现包括肥厚型心肌病，脑和小脑发育异常，尤其是脑室扩张和小脑发育不全 / 萎缩；少数患者在产前出现了骨骼畸形，如肢体短小和腰椎前凸。

2. 先天性畸形　CDG- Ⅰ a 中先天性畸形很常见，主要表现为双侧或单侧乳头内陷（25% ～ 100%），皮下脂肪分布异常（25% ～ 91%），这些可以随着年龄的增长而消退，其他主要畸形特征（29% ～ 65%）常见的有前额凸出、耳大、薄上唇、下颌凸出、细长的手指和足趾、杏形眼等；其他畸形特征包括耳朵发育不良、低耳位、眼裂窄、人中长、高腭弓、内眦赘皮、鼻子突出和鼻孔前凸。

3. 神经系统　普遍存在精神运动发育迟缓（96%）、智力低下、小脑萎缩（95.4%）、小脑功能障碍、肌张力低下、构音障碍、周围神经病变（53%），少数有癫痫、运动障碍、脑卒中样发作。

4. 眼　常见为斜视（84%）（图 6-2），其他表现有色素性视网膜病变（22%），视网膜电图（ERG）异常（10%），眼球震颤（9.5%），近视（8.7%），视力下降或视力障碍（6%），动眼运动失用（4%）和眼球异常运动（3%），其他较少见的眼科表现包括远视、弱视和散光，夜盲症，视网膜血管狭窄，黄斑发育不全，视神经受累，视盘苍白，上睑下垂，白内障。

5. 心脏　CDG- Ⅰ a 患者心脏受累频率为 21%，主要为心包积液或心包炎，各种形式的心肌病，多数伴或不伴肥厚型心肌病，心力衰竭和(或)心脏压塞，不太常见的心血管表现包括全身性高血压、肺动脉高压、心律失常、心肌缺血和心包纤维化，严重者亦可出现心博骤停、心脏破裂；圆锥动脉干畸形是最严重的心脏结构缺陷。由于心脏受累而导致的死亡率约为 34%，但是由于统计数据不足，这一死亡率可能被低估了。

6. 消化系统　有喂养困难、慢性腹泻、频繁呕吐，严重者伴有低蛋白血症，随着年龄的增长，胃肠道症状可自发改善。常有肝功能异常（12.5% ～ 100%）、肝大，在严重的婴儿型中，肝衰竭常出现在多器官衰竭的背景下，通常与心包积液有关，死后组织学检查可显示胆汁淤积、胆小管突出、门静脉纤维化、门静脉桥纤维化或肝硬化和脂肪变性，在不太严重的多脏器类型中，肝病主要表现为肝脂肪变性，伴或不伴肝大和血清氨基转移酶升高。

7. 肾脏　常见为多囊肾、肾肿大、肾小管病变；蛋白尿可能是 CDG- Ⅰ a 中的一个孤立特征。

8. 血液系统　常见为凝血功能异常，其他血液系统异常如血小板减少症和中性粒细胞减少症鲜有报道。

9. 内分泌系统　表现为生长发育落后，CDG-Ia 中常见的是高促甲状腺激素和低甲状腺素结合球蛋白伴甲状腺功能亢进，而甲状腺功能减退很少见，高胰岛素低血糖症、性腺功能减退、女性卵巢早衰、男性性腺功能减退症伴或不伴睾丸体积小和隐睾等也有报道。

10. 免疫系统　感染有时会发展为感染性休克，在年幼的儿童中感染更为频繁，感染是一些 CDG-Ia 患者的死亡原因，免疫异常如低免疫球蛋白血症、IgA 和 IgG 水平降低是最常见的表现，其次是 IgM 水平低、对疫苗缺乏反应、不明原因的发热等。

11. 骨骼系统　CDG-Ia 可表现为骨骼受累，最常见的是骨质疏松症，此外脊柱侧凸 -

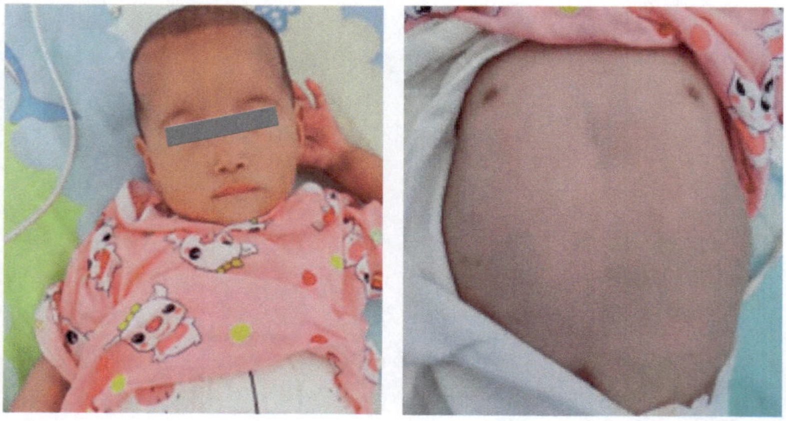

图 6-2　CDG-Ia 患者的内斜视及乳头内陷表现

后凸畸形，以及Ⅱ型胶原病表现也较常见，其他畸形有畸形足、寰枢椎半脱位。

12. 其他　低胆固醇血症是 CDG-Ia 的经典特征，CDG-Ia 患者患感音神经性耳聋的风险增加。

【实验室检查】[2]

1. 生化检查　血常规，尿常规，肾早衰，肝肾功能，心肌酶，电解质，血脂，凝血功能，凝血因子，免疫功能，淋巴细胞亚群等。

2. 内分泌相关检查　诊断及随访过程中均应监测血清甲状腺功能、甲状腺素结合球蛋白。对于患有低血糖症的任何 CDG-Ia 患者，应进行以下检查：血浆胰岛素，皮质醇，生长激素，乳酸，血氨，β- 羟丁酸，游离脂肪酸和尿酮。任何原因不明的持续性低血糖的新生儿 / 婴儿均应进行转铁蛋白测定以筛查有无 CDG- Ⅰ a。青春期时应评估患者的性腺功能，包括 Tanner 分期、生长曲线、骨龄、卵泡刺激素、促黄体生成激素、雌激素 / 睾酮、性激素结合球蛋白。

3. 超声及影像学检查　头颅影像学评估、脑电图脑部情况；胸部 X 线、超声心动图和心电图评估心脏情况，每年至少随访评估心脏情况 1 次，或视病情而定；若骨骼受累，应排除溶酶体贮积病，Ⅱ型胶原病骨骼型。在诊断时应进行颈椎 X 线检查，从青春期开始每隔 3 ～ 5 年应进行双能 X 线检查、脊柱正侧位片检查。

4. 多器官功能评估　监测血压；进行神经和心理评估、共济失调临床量表评估；建议每年进行眼科评估，尤其是评估视网膜病变的进展；听力评估等。

后续应当根据初步评估的结果或临床考虑进行随访研究。

【诊断和鉴别诊断】[2, 11]

1. 诊断　具有发育迟缓和肌张力低下的儿童，并伴有以下任何临床表现的均需考虑 CDG-Ia。

（1）生化诊断：血清转铁蛋白的等电聚焦（IEF）分析是临床上最早也是目前应用最普遍的诊断 CDG 的生化指示剂[10]。除 IEF 外，还可以通过质谱（MS）分析体液和细胞裂解物中的血清转铁蛋白和总血清蛋白的 *N*- 聚糖谱，目前 MS 对纯转铁蛋白的完整糖蛋白的分析已添加到常规诊断中[12-14]。但是在未经治疗的半乳糖血症或果糖血症患者中，其异常代谢累积物会抑制 *N*- 糖基化，慢性酒精中毒、肝病、严重感染和慢性炎性疾病也可能导致血清转铁蛋白异常，因此，血清转铁蛋白是 CDG- Ⅰ a 的敏感但非特异性生物标志物[2]。

（2）验证性酶：对考虑为 CDG-Ia 的患者进行磷酸甘露糖变位酶 (PMM) 活性测定，主要是对患者新鲜分离的白细胞或成纤维细胞进行测定（最好选用新鲜分离的白细胞），在表现严重 / 经典的 CDG-Ia 个体中，成纤维细胞和白细胞中 PMM2 酶的活性通常为正常值的 0 ～ 10%[15-17]。

（3）分子检测：分子检测方法可以包括单基因检测、多基因检测和更全面的基因组检测。

最终，结合临床表现及成纤维细胞或白细胞中的 PMM 活性和（或）*PMM2* 基因突变分析来确诊 CDG-Ia。

2. 鉴别诊断

（1）普拉德 - 威利综合征：杏仁状眼、婴儿期肌张力减退和喂养困难等表现在普拉德 - 威利综合征和 CDG-Ia 中均可见到，两者需进行鉴别，但前者多无乳头内陷、脂肪分布异常，并且儿童早期出现肥胖和食欲过盛，随着年龄的增长，两者临床表现差异变大，可鉴别[18]。

（2）Walker-Warburg 综合征：主要临床表现为出生时或出生后不久即起病，肌力、肌张力低下，运动发育落后伴智力发育迟缓，部分患儿伴癫痫发作。此病患儿常有较严重的眼部异常，如白内障、青光眼、高度近视、小眼畸形、水牛眼、视网膜脱离或发育不良，视神经萎缩或发育不良。脑部畸形包括严重的脑积水、小脑发育不良、脑干扁平、胼胝体发育不良、枕部脑膨出，脑白质显示髓鞘形成不良等。亦可发生唇裂和上腭裂。*POMT1*、*POMT2* 等基因突变可导致该病发生[19]。患者眼部异常、脑部异常、血清肌酸激酶明显升高、肌肉病理示α-抗肌萎缩相关糖蛋白低糖基化及基因检测可与CDG-Ia相鉴别。

【治疗】[11]

1. 多学科诊疗　在CDG-Ia的诊疗中，没有针对胎儿水肿的具体治疗策略，但胎儿水肿作为医疗急症，需要多学科的积极参与，多学科专家应包括母婴医学专家、新生儿科医师和内分泌遗传代谢科专家。对于CDG-Ia患者，没有针对先天性畸形疾病、神经系统表现、眼科表现、消化系统表现的特异性治疗。对先天性心脏病和隐睾等进行专科治疗，乳头内陷和脂肪分布异常可自发消失，一般不需要治疗。神经系统表现一般是针对每种表现按照标准方案进行管理。眼科表现需眼科医师的干预（如斜视治疗或近视矫正）。所有受消化功能障碍影响的患者都需要营养支持和行为干预，包括高热量配方奶粉，通过鼻胃管或胃造口管进行喂养，抗胃食管反流措施（如增稠饲料、进食后保持直立姿势等），由胃肠病学家和营养学家进行评估，进食困难的患者继续进行言语治疗和口服运动疗法。脊柱问题需骨科医师及康复科医师的参与解决。CDG-Ia患者感染时必须按照良好的护理标准进行管理，并给予适当的抗生素，如果抗生素治疗无反应，可以考虑静脉注射免疫球蛋白。

2. 内分泌方面的治疗　对于伴有TSH升高和游离甲状腺素低的患者，尤其是在存在临床症状的情况下，应保留甲状腺功能减退的诊断，补充L-甲状腺素。

低血糖的管理应包括连续管饲，以8～10 mg/(kg·min）的速度静脉输注葡萄糖，以及以高胰岛素低血糖的饮食为标准在患者饮食中加入甘露糖。在高胰岛素血症性低血糖的情况下，建议以口服二氮嗪作为首选治疗方法。

对于低BMD（Z分数≤－2.0）的患者，鼓励在安全环境中活动，识别和治疗微量营养素缺乏症，如维生素D缺乏症，认识并治疗促性腺激素性性腺功能减退症，以使BMD最大化，根据标准化的世界卫生组织（WHO）骨折风险评估指南，针对患有复发性骨折的CDG-Ia患者可以使用双膦酸盐治疗。

【遗传咨询】

CDG-Ⅰa以常染色体隐性方式遗传。从概念上讲，受影响个体的同胞患病的理论风险为25%，无症状携带者的风险为50%；但是，根据目前的发现，先证者同胞患病的风险高于预期的25%，接近33%[20]。

如果在一家族中已经鉴定出两个PMM2致病变体，则可以对高危家庭成员进行基因检测，并进行产前咨询或诊断。在母亲妊娠早期，对已知突变进行分子分析是产前诊断的首选技术，或者对羊膜细胞进行酶分析。植入前基因检测也是可行的。

【预防】

谨慎使用对乙酰氨基酚和其他由肝脏代谢的药物。

（王诗琦　卫海燕）

【参考文献】

[1] Ferreira CR, Altassan R, Marques-Da-Silva D,et al. Recognizable phenotypes in CDG. J Inherit Metab Dis，2018，41(3):541-553.

[2] Altassan R, Péanne R, Jaeken J, et al. International clinical guidelines for the management of phosphomannomutase 2-congenital disorders of glycosylation: diagnosis, treatment and follow up. J Inherit Metab Dis，2019，42(1):5-28.

[3] Vals MA, Pajusalu S, Kals M,et al. The prevalence of PMM2-CDG in Estonia Based on population carrier frequencies and diagnosed patients. JIMD Rep，2018，39:13-17.

[4] Schollen E, Kjaergaard S, Legius E,et al. Lack of Hardy-Weinberg equilibrium for the most prevalent PMM2 mutation in CDG-Ia (congenital disorders of glycosylation type Ia). Eur J Hum Genet，2000，8(5):367-371.

[5] Schollen E, Keldermans L, Foulquier F, et al. Characterization of two unusual truncating PMM2

mutations in two CDG-Ia patients. Mol Genet Metab，2007，90(4):408-413.
[6] Haeuptle MA, Hennet T. Congenital disorders of glycosylation: an update on defects affecting the biosynthesis of dolichol-linked oligosaccharides. Hum Mutat，2009，30(12):1628-1641.
[7] Jaeken J, Lefeber D, Matthijs G. Clinical utility gene card for: Phosphomannomutase 2 deficiency. Eur J Hum Genet，2014，22(8):1054.
[8] Pérez B, Briones P, Quelhas D, et al. The molecular landscape of phosphomannose mutase deficiency in iberian peninsula: identification of 15 population-specific mutations. JIMD Rep，2011，1:117-123.
[9] Kjaergaard S, Skovby F, Schwartz M. Absence of homozygosity for predominant mutations in PMM2 in Danish patients with carbohydrate-deficient glycoprotein syndrome type 1. Eur J Hum Genet，1998，6(4):331-336.
[10] 王晓波，刘飞鹏．先天性糖基化病的研究进展．中国病理生理杂志，2003(2):141-145.
[11] Sparks SE, Krasnewich DM. PMM2-CDG (CDG-Ia)//Adam MP, Ardinger HH, Pagon RA, et al.GeneReviews(®). Seattle (WA): University of Washington,2005.
[12] Sturiale L, Barone R, Garozzo D. The impact of mass spectrometry in the diagnosis of congenital disorders of glycosylation. J Inherit Metab Dis，2011，34(4):891-899.
[13] Lefeber DJ, Morava E, Jaeken J. How to find and diagnose a CDG due to defective N-glycosylation. J Inherit Metab Dis，2011，34(4):849-852.
[14] Lacey JM, Bergen HR, Magera MJ,et al. Rapid determination of transferrin isoforms by immunoaffinity liquid chromatography and electrospray mass spectrometry. Clin Chem，2001，47(3):513-518.
[15] Van Schaftingen E, Jaeken J. Phosphomanno mutase deficiency is a cause of carbohydrate-deficient glycoprotein syndrome type I. FEBS Lett，1995，377(3):318-320.
[16] Carchon H, Van Schaftingen E, Matthijs G, et al. Carbohydrate-deficient glycoprotein syndrome type IA (phosphomannomutase-deficiency). Biochim Biophys Acta，1999，1455(2-3):155-165.
[17] Jaeken J, Carchon H. Congenital disorders of glycosylation: the rapidly growing tip of the iceberg. Curr Opin Neurol，2001，14(6):811-815.
[18] Cassidy SB, Schwartz S, Miller JL, et al. Prader-Willi syndrome. Genet Med，2012，14(1):10-26.
[19] 杨海坡，王硕，焦辉，等．Walker-Warburg 综合征的临床表型与 POMT1 基因突变分析．中华实用儿科临床杂志，2014，29(5):368-370.
[20] Schollen E, Kjaergaard S, Martinsson T, et al. Increased recurrence risk in congenital disorders of glycosylation type Ia (CDG-Ia) due to a transmission ratio distortion. J Med Genet，2004，41(11):877-880.

第三节 线粒体 3- 羟基 -3- 甲基戊二酰辅酶 A 合成酶缺乏症

【概述】

线粒体 3- 羟基 -3- 甲基戊二酰辅酶 A 合成酶缺乏症（mitochondrial 3-hydroxy-3-methyl-glutaryl-CoA synthase deficiency, MHSD，OMIM #605911）是由 *HMGCS2* 基因变异引起的罕见常染色体隐性遗传病[1]。国内外罕见，1997 年 Thompson GN 等[2]首次报道，临床表现异质性大，主要临床表现为在长时间禁食、空腹或发热、呕吐、腹泻等感染应激状态下，机体出现严重的低酮体性低血糖，常伴有肝大、代谢性酸中毒、中毒性脑病等，出现嗜睡、抽搐甚至昏迷[2-4]。

【流行病学】

目前全球报道患者总数仅 30 余例[5]，我国目前对该病的发病率、生存率及累计死亡率尚未统计。

【遗传学】

MHSD 属于常染色体隐性遗传病，由 *HMGCS2* 基因（OMIM#600234）变异导致。*HMGCS2* 基因位于染色体 1p12 区域，由 10

个外显子组成，编码508个氨基酸，全长2477bp，主要在肝脏中表达[6]。目前世界范围内已报道的*HMGCS2*基因变异共48个，包括39个错义突变、3个剪切突变、3个小片段缺失、2个小片段插入、1个大片段缺失（http://www.hgmd.cf.ac.uk/）。

【发病机制】

线粒体3-羟基3-甲基戊二酰辅酶A合成酶（mHS）催化乙酰辅酶A与乙酰乙酰辅酶A合成线粒体3-羟基3-甲基戊二酰辅酶A（HMG-CoA），其是酮体生成过程中的限速酶[7, 8]。在饥饿、剧烈运动、感染等应激状态时，肝细胞生成的酮体是大脑、心脏等脏器的主要能量来源。mHS活性缺乏会导致酮体生成障碍及体内多种酸性代谢产物堆积、蛋白分解增多，从而使血氨增高，引起肝细胞受损、低酮性低血糖及严重酸中毒，继而导致脑损伤及多脏器功能受损，主要包括富含线粒体的肝脏和心肌，严重时可出现昏迷甚至猝死[2]。

【临床表现】

HMG-CoA合成酶缺陷的程度与临床表现关联大，轻重不一。主要以胃肠道症状、神经系统症状为主。患儿表现：进食差、呕吐、腹泻；肝大、肝脏脂肪浸润等。在机体长时间禁食、空腹或发热、呕吐、腹泻等感染应激状态下，可出现严重的低血糖、代谢性酸中毒、中毒性脑病等，也可出现嗜睡、抽搐甚至昏迷。

【实验室检查】

1. 生化指标　高AG代谢性酸中毒，低酮性低血糖，高血氨，肝功能异常，三酰甘油增高等。

2. 血串联质谱（MS-MS）分析　氨基酸及肉碱正常，或乙酰肉碱与游离肉碱比值明显增高。

3. 尿气相色谱-质谱（GC-MS）分析　二羧酸增高或4-羟基-6甲基-2-吡喃酮（4-HMP）明显增高[9]。

4. 头颅磁共振　基底节可受累[10]。

5. 酶活性测定及基因分析　患者肝脏活检线粒体HMG-CoA合成酶活性降低，或进行全外显子基因变异分析可发现*HMGCS2*基因变异。

【诊断和鉴别诊断】

1. 诊断　临床出现不明原因的低血糖、酮体阴性、中毒性脑病、肝功能异常、消化道症状等时，结合尿GC-MS检测二羧酸增高或4-羟基-6甲基-2-吡喃酮（4-HMP）明显增高可考虑该诊断，确诊依靠肝脏活检酶活性测定或基因分析。

2. 鉴别诊断　与低酮体性低血糖时出现二羧酸尿等疾病（如脂肪酸代谢障碍疾病）相鉴别。

（1）原发性肉碱缺乏症（primary carnitine deficiency, OMIM #212140）：又称肉碱转运障碍或肉碱摄取障碍，是由细胞膜上肉碱转运蛋白基因突变导致的一种脂肪酸β氧化障碍，临床表现无特异性，主要表现为血浆酰基肉碱水平明显降低及组织细胞内肉碱缺乏引起的肝脏、心脏、骨骼肌等多系统损害，实验室检查可出现低酮性低血糖、高血氨、代谢性酸中毒，氨基转移酶升高、游离脂肪酸增高等，尿液有机酸检测二羧酸增高，与线粒体3-羟基-3-甲基戊二酰辅酶A合成酶缺乏症鉴别的主要依据是血串联质谱检测游离肉碱水平明显降低，伴多种酰基肉碱水平降低，对难以鉴别者需要进行基因检测。

（2）多种酰基辅酶A脱氢酶缺乏症（multiple acyl-CoA dehydrogenase deficiency, OMIM #231680）：又称戊二酸血症Ⅱ型，临床表现具有高度异质性，实验室检查可发现氨基转移酶、心肌酶谱升高，可伴有低酮性低血糖，急性发作期可伴有代谢性酸中毒，尿液有机酸检测可发现有大量戊二酸、二羧酸和羟基酸排出，结合血串联质谱检测有短、中、长链酰基肉碱水平升高可有助于鉴别。

【治疗】

1. 急性期治疗　主要为补充碳酸氢钠纠正代谢性酸中毒、给予足够能量、维持血糖正常等对症治疗。当患者存在低血糖时，可静脉滴注葡萄糖溶液［5～8mg/（kg•min）］维持患者血糖水平在 5mmol/L 以上。

2. 维持期治疗 以饮食控制为主，给予高碳水化合物、低蛋白、低脂肪饮食。三大营养素的分配一般遵循以下原则：碳水化合物 65% ～ 75%、蛋白质 8% ～ 10%、脂肪 20% ～ 25%，需注意必需脂肪酸的补充（1% ～ 4%）。补充左旋肉碱［50 ～ 100mg/(kg•d)］，保证热量摄入，促进体内有毒代谢产物的排泄，注意避免饥饿、剧烈运动，预防感染。

【遗传咨询】

本病的遗传方式为常染色体隐性遗传，先证者父母往往都是表型正常的杂合子携带者，再次生育同样患儿的概率为 25%，发病没有性别差异，其杂合突变遗传给后代的风险为 50%，另外 25% 不携带突变位点。如果夫妇之一为本病患者，对方是正常人，其子女均不发病，但都是杂合子携带者，携带者与正常人结婚，其子女都不发病。如果夫妇之一为本病患者，对方是杂合子携带者，其后代杂合子携带者的概率为 50%，携带 2 个致病基因的概率为 50%。家族成员应避免近亲结婚。

【预防】

避免近亲结婚。

基于阳性家族史和突变位点的检出，对胎儿进行产前诊断。

患儿平时应注意避免饥饿、剧烈运动，预防感染，坚持高碳水化合物、低脂低蛋白饮食。

（沈凌花 卫海燕）

【参考文献】

[1] Aledo R, Mir C, Dalton RN, et al. Refining the diagnosis of mitochondrial HMG-CoA synthase deficiency. J Inherit Metab Dis, 2006，29(1):207-211.

[2] Thompson GN, Hsu BY, Pitt JJ, et al. Fasting hypoketotic coma in a child with deficiency of mitochondrial 3-hydroxy-3-methylglutaryl-CoA synthase. N Engl J Med, 1997,337(17):1203-1207.

[3] Aledo R, Zschocke J, Pié J, et al. Genetic basis of mitochondrial HMG-CoA synthase deficiency. Hum Genet, 2001,109(1):19-23.

[4] Morris AA, Lascelles CV, Olpin SE, et al. Hepatic mitochondrial 3-hydroxy-3-methylglutaryl-coenzyme a synthase deficiency. Pediatr Res, 1998,44(3):392-396.

[5] Puisac B, Marcos-Alcalde I, Hernández-Marcos M,et al. Human mitochondrial HMG-CoA synthase deficiency: role of enzyme dimerization surface and characterization of three new patients. Int J Mol Sci, 2018,19(4):1010.

[6] Mascaró C, Buesa C, Ortiz JA, et al. Molecular cloning and tissue expression of human mitochondrial 3-hydroxy-3-methylglutaryl-CoA synthase. Arch Biochem Biophys, 1995,317(2):385-390.

[7] Hegardt FG. Mitochondrial 3-hydroxy-3-methylglutaryl-CoA synthase: a control enzyme in ketogenesis. Biochem J,1999,338 (Pt 3):569-582.

[8] Williamson DH, Bates MW, Krebs HA. Activity and intracellular distribution of enzymes of ketone-body metabolism in rat liver. Biochem J,1968,108(3):353-361.

[9] Pitt JJ, Peters H, Boneh A, et al. Mitochondrial 3-hydroxy-3-methylglutaryl-CoA synthase deficiency: urinary organic acid profiles and expanded spectrum of mutations. J Inherit Metab Dis, 2015,38(3):459-466.

[10] Conboy E, Vairo F, Schultz M,et al. Mitochondrial 3-hydroxy-3-methylglutaryl-coa synthase deficiency: unique presenting laboratory values and a review of biochemical and clinical features. JIMD Rep, 2018,40:63-69.

第四节 Gitleman 综合征

【概述】

Gitelman 综合征 (Gitelman syndrome，GS，MIM：263800) 也称为家族性低钾血症 - 低镁血症，于 1966 年由美国医师 Gitelman 等首次报告 [1]，是一种失盐性肾小管病，呈常染色体隐性遗传。其特征是肾钾消耗、低钾血症、代谢性碱中毒、低钙尿、低镁血症和高肾素血症醛固酮增多症。既往认为GS系Bartter综合征的特殊类型，Simom等于1996鉴定了*SLC12A3*基因，从而对GS有更深入的认识[2]。

GS是由于*SLC12A3*基因功能丧失所致，该基因编码钠氯共同转运体（NCCT）蛋白，该蛋白位于肾远曲小管，对噻嗪类利尿剂敏感，NCCT结构和（或）功能异常，将导致肾脏远曲小管对钠氯重吸收障碍，从而起因低血容量、肾素-血管紧张素-醛固酮系统(RAAS)激活、低血钾和代谢性碱中毒等表现[3]。

【流行病学】

Gitelman综合征是一种罕见的疾病，其患病率估计为1∶40 000[4]。然而，高加索人群中杂合子的患病率约为1%[5]。尽管罕见，但Gitelman综合征是最常见的遗传性失盐肾小管病。

【遗传学】

约80%的GS患者中发现了*SLC12A3*基因致病性突变，该基因位16q13，包含26个外显子，编码1021个氨基酸。在少数GS患者中，发现编码氯离子通道的*CLCNKB*基因突变，该基因位于1p36，包含19个外显子，该基因突变所致的临床症状可表现为Bartter综合征或Gitelman综合征，故对*SLC12A3*阴性的GS患者，需进一步完善*CLCNKB*基因的检测。

【发病机制】

GS患者临床表现具有一定的异质性，表现在临床症状体征、血液生化指标及并发症等方面，但GS临床症状的严重程度与*SLC12A3*基因突变类型之间缺乏相关性，由此推测，从基因的复制、转录到翻译及蛋白加工表达，可能存在未知的转录水平调节，或仍有基因未被发现[6,7]。而获得性GS的确诊依赖于较为完善的分子生物学技术基础上及临床病例资料。GS可能的发病机制如下。

1. GS的分子遗传学机制

（1）*SLC12A3*：1996年，首次克隆出人类GS的致病基因*SLC12A3*，该基因编码钠-氯共转运体（Na^+-Cl Cotransporter，NCCT），二维结构包含由12个跨膜结构域组成的疏水性中央区，以及亲水的细胞内氨基和羧基末端，跨膜结构域的胞外袢环与利尿剂结合相关，而位于细胞内的氨基端具有多个磷酸化位点，与转运蛋白活性调节有关。人类NCCT主要表达于肾脏远曲小管细胞顶端膜，负责此处NaCl的重吸收(占超滤液的5%～10%)。*SLC12A3*的突变形式多样，包括错义突变、无义突变、插入或缺失突变。GS呈AR遗传，目前发现GS患者以复合杂合突变多见，比例可达40%[6]。

（2）*CLCNKB*：既往认为*CLCNKB*基因的突变是经典型Bartter综合征的原因，近年来在少数具有Gitelman表型的患者中发现*CLCNKB*基因突变。该基因编码电压敏感性氯离子通道蛋白（CLC-Kb），多数表达于肾脏髓袢升支粗段、远曲小管及皮质集合管细胞的基底外侧膜，少数位于内耳，CLC-Kb功能障碍会导致NaCl的重吸收减少，*CLCNKB*基因产物表达部位的多样性导致临床表型的多样性，临床上可表现为BS或GS，为疾病的诊断带来困难。

2. 活动性GS　获得性肾小管疾病可以在各种疾病过程中观察到，尤其是自身免疫性疾病，如系统性红斑狼疮、干燥综合征、自身免疫性甲状腺炎和原发性胆汁性肝硬化。此外在多发性骨髓瘤、淀粉样变性、维生素D缺乏也被报道为获得性肾小管疾病的原因，其具体机制尚不明确。获得性Gitelman综合征很少见，目前，国内仅许馨予等[8]报道了3例GS合并自身免疫性甲状腺炎。

3.GS的病理生理机制　Gitelman综合征的具体发病机制尚不明确。研究表明，NCCT或CLC-Kb蛋白功能障碍均会导致肾脏远曲小管对NaCl重吸收的破坏。当较少的NaCl被重新吸收时，更多的钠将到达集合管，导致轻微的脱水，即血管体积减少。血管体积减少会激活肾素-血管紧张素-醛固酮系统，增加肾素活性和醛固酮水平，醛固酮通过其对集合管中上皮钠通道的作用，增加钠的重吸收，同时增加钾和氢离子的排泄，以维持电解质平稳，从而导致低钾血症和代谢性碱中毒。关于 GS 中低镁血症和低钙尿症的发生机制仍有待研究，部分研究认为，当 NCCT 或 CLC-Kb 蛋白功能障碍时，基底外侧 Na^+/K^+-ATP 酶的持续作用会在基底外侧膜上产生有利的钠梯度，增加对 Ca^{2+} 的重吸收，从而导致低钙尿症。同样，由于肾小管对镁离子的重吸收主要依赖于其对钠离子的重吸收过程，当钠离子重吸收减少时，镁离子的重吸收同样下降，从而导致低血镁[9]。

【临床表现】

Gitelman 综合征通常在儿童晚期（通常 6 岁之后）或成年时发病，约 1/3 的患者具有家族史[10]。该病临床表现具有异质性，即使在同一家庭中的个体之间也可表现不一致：有些人没有出现任何症状，而另一些人可能会出现影响他们生活质量的慢性问题。基因型、性别、基因表达的过程、补偿机制以及环境因素或饮食习惯可能与这种临床异质性有关。其临床症状通常与电解质代谢紊乱及肾素 - 血管紧张素 - 醛固酮系统激活相关，主要包括以下表现。

（1）全身症状：全身症状：发热、疲劳、口渴、多饮、嗜盐。

（2）心血管系统：血压正常或偏低（甚至晕厥）、心悸、心律失常。

（3）消化系统：发作性腹痛、便秘、呕吐。

（4）泌尿系统：多尿、夜尿、遗尿。

（5）神经肌肉系统：头晕、共济失调、惊厥发作、面部感觉异常或肢体麻木、肢体无力、运动耐量下降、肌肉酸痛、肌肉痉挛、手足抽搐、横纹肌溶解。

（6）骨关节系统：软骨钙质沉着症，从而导致受影响的关节肿胀、局部发热和压痛。

（7）生长发育：生长发育迟缓、青春期延迟。

【实验室检查】

1. 生化及影像学检查　Gitelman 综合征的诊断基于临床症状和生化异常，临床症状见上诉，最典型的生化异常为“五低一高”，即低钾血症、低镁血症、低氯血症、低钙尿症、偏低的血压和 RASS 活性增高，此外常合并代谢性碱中毒。当患者出现符合以下检验标准时，需考虑 GS。

（1）低钾血症及肾性失钾：血清钾＜ 3.5 mmol/L（严重者 <2.0 mmol/L，排除使用降钾类药物），常持续存在或反复出现，伴肾性失钾［尿钾 / 尿肌酐＞ 2.0 或血钾低于 3.5 mmol/L 时 24 h 尿钾＞ 25 mmol］。

（2）代谢性碱中毒。

（3）低镁血症及肾脏排泄镁增多：血镁＜ 0.7 mmoL/L，镁排泄分数（FEMg）＞ 4%{FEMg=［尿镁（mmol/L）× 血肌酐（mmol/L）］/［血镁（mmol/L）× 尿肌酐（mmol/L）］}。

（4）低尿钙：成人随机尿中尿钙（mmol）/ 尿肌酐（mmol）＜ 0.2，儿童＜ 0.15。

（5）RAAS 系统激活（血浆肾素、血管紧张素及醛固酮水平增高或活性增强）。

（6）氯离子排泄分数（FECl）＞ 0.5%{FECl=［尿氯（mmol/L）× 血肌酐（mmol/L）］/［血氯（mmol/L）× 尿肌酐（mmol/L）］}。

（7）肾脏超声检查正常。

若患者正予补充电解质治疗或电解质水平近乎正常，则建议停用药物 48 小时后完善以上检验，以免干扰结果。GS 可能存在蛋白尿，慢性低钾血症（与肾小管间质性肾炎、肾小管空泡化和囊性改变有关），或容量不足和 RASS 系统激活，可能导致肾损伤和纤维化，从而引起慢性肾病，因此当患者出现大量蛋白尿、原因不明的肾功能受损时，需行肾穿刺活检助诊断[11]。

2. 氯离子清楚试验（氢氯噻嗪试验）　通过小剂量氢氯噻嗪阻断 TNCC，观察使用前后氯离子排泄分数的变化程度。由于 GS 患者的病变部位在远曲小管，故速尿能使 GS 患者的氯离子排泄明显增加，但该试验存在加重低血钾、引发急性间质性肾炎的风险[12]，因此不推荐该试验作为常规检查[13]。

3. 基因检测　所有患者均应完善家系调

查后基因检测，当检测出*SLC12A3*中双等位基因失活突变，则明确诊断为GS。目前世界范围内已报道超过400个*SLC12A3*基因致病性突变，不同地区、种族热点突变位点有所不同，如欧洲人中以IVS9+1G＞T剪切突变多见[14-15]，而我国患者以c.179C＞T/p.Thr60Met和c.1456G＞A/p.Asp486Asn点突变较为多见[16-19]。

【诊断和鉴别诊断】

1.GS的诊断要点　符合上诉临床症状及实验室检查，确诊依赖于基因检查。

2.GS的鉴别诊断

（1）Batter综合征（BS）：GS与经典型BS在临床表现上具有一定的相似性[20]，如低血钾、肾性失钾、代谢性碱中毒、RAAS激活但无高血压表现。但BS起病年龄往往更早（通常＜3岁），不合并低镁血症、低尿钙，基因检测以鉴别。

（2）其他可能引起低钾血症的疾病：应在仔细询问病史的基础上，完善实验室检查以除外。如摄入不足、胃肠道丢失或钾离子异常分布的患者，需通过病史、临床表现加以鉴别；一些自身免疫病如干燥综合征、虹膜炎、关节炎，以及某些药物如顺铂引起的肾小管损伤也可出现类似GS的表现[21-23]，需通过病史、临床表现、自身抗体检查、血气分析等检查加以鉴别。

【治疗】

1.钠盐摄入　鼓励患者遵循自己的倾向保证钠盐的摄入，迄今为止，尚未发现添加盐补充剂的可能益处。

2.钾和镁的补充　通过补充钾和（或）镁后许多症状可得到改善，但没有证据表明钾/镁丢失的严重程度与临床症状有相关性。如患者存在低血镁，应首先补镁以助维持正常血钾水平[10]，目标是维持血钾3.0 mmol/l，血镁0.6 mmol/L。但在部分患者中，大剂量补充电解质可能会出现严重的副作用，包括胃溃疡、呕吐或腹泻，因此治疗需个体化。药物补钾可选用氯化钾，建议起始剂量≥40mmol KCl（儿童为1～2 mmol/kg），全天分次服用，不应空腹服用钾补充剂，以尽量减少胃肠道刺激或损伤。当患者不能口服药物或钾缺乏非常严重时，需要静脉补充氯化钾。鼓励低镁患者进食富含镁的食物如坚果、黑巧克力等。药物补镁首选口服，需注意不同制剂的生物利用度有所差异，推荐的起始剂量为元素镁300mg/d（儿童为5mg/kg，即0.2 mmol/kg），尽可能以缓释片形式服用，随餐分次服用。当患者出现急性、严重低镁血症并发症（如手足抽搐、心律失常）或对口服补充剂消化不耐受时，需静脉补镁治疗(可选用硫酸镁或氯化镁)。

3.其他药物　当患者持续存在低钾血症并伴有相关症状，补钾治疗效果不好或不能耐受副作用时，可考虑使用保钾类利尿剂、肾素-血管紧张素阻断剂或非甾体抗炎药（NSAID），甚至联合应用上述药物。

（1）保钾利尿剂：阻断远端钠钾交换的药物，例如螺内酯、依普利酮或阿米洛利，这些药物可提高血清钾，并能部分纠正代谢性碱中毒和低镁血症。需注意的是螺内酯具有抗雄激素的副作用，如男性乳腺发育、多毛症及月经紊乱等，在青少年及年轻人中应用需谨慎，而选择性醛固酮拮抗剂依普利酮副作用相对较少[24]。此外，这些药物会加重肾盐消耗，因此应谨慎使用以避免低血压，同时补充盐分。

（2）肾素-血管紧张素拮抗剂［血管紧张素转化酶抑制剂（ACEI）/血管紧张素Ⅱ受体拮抗剂（ARB）］：可抑制RAAS活性，优先选择ACEI类药物，建议从小剂量递增，需注意可抑制RAAS活性，需注意症状性低血容量的风险，如果出现急性失盐并发症，如呕吐或腹泻时，应停止服用。

（3）非甾体抗炎药：在GS患者中较少应用，有报道发现选择性COX2抑制剂可治疗顽固性低钾血症[25]，但这些药物具有明显的胃肠道副作用，可降低肾功能，甚至诱发严重的肾损伤，因此应谨慎使用。

4.软骨钙质沉着症的治疗　预防软骨钙质

沉着症的重点是补充镁。口服非甾体抗炎药或小剂量秋水仙碱对急性软骨钙质沉着症有效[26]。对于其他药物禁忌或不能耐受的患者，可以考虑关节内注射皮质类固醇。

【遗传咨询】

Gitelman 综合征呈常染色体隐性遗传，由于在高加索人群中杂合子的患病率约为 1%，因此有 1% 的概率未受影响（即“健康”）的亲生父母是携带者（即杂合子），那么他们的孩子可能有 0.5% 的概率为携带者。若父母一方为患者，则每个后代有 0.5% 的概率患有 GS。GS 合并妊娠的患者，其症状可能随着妊娠而进展，但只要合理治疗，结局往往良好。虽有文献报道 GS 孕妇有 1 例死胎[27]2 例流产和 1 例低体重儿[28]，但尚无可靠证据证实 GS 会增加胎儿的风险。

【预防】

GS 尚无预防及治愈方法，但多数患者经规律治疗随访后预后良好。无论低钾血症是否得到控制，症状都可能随着年龄的增长而加重，因此成年患者至少应每年专科随访 1 次。需要长期随访来评估 GS 中慢性低钾血症和低镁血症对一系列疾病，如代谢综合征、心律失常、慢性肾脏疾病、血压控制和软骨钙质沉着等的风险。GS 患儿的电解质紊乱与青春期和生长延迟有关。如果在补充充足后仍出现明显的生长障碍，建议对青春期状态和生长激素水平进行正式评估。迄今为止，没有证据表明 GS 会影响预期寿命。GS 诊治的主要是目标是改善患者的症状，减轻儿童及青少年期的生长发育迟缓，提高成年患者的生活质量。

（李中会　程昕然）

【参考文献】

[1] Gitelman HJ，Graham JB，Welt LG. A new familial disorder characterized by hypokalemia and hypomagnesemia. Trans Assoc Am Physicians，1966，79(2)：221-235.

[2] Simon DB，Nelson-Williams C，Bia MJ，et al，Gitelman’s variant of Bartter’s syndrome，inherited hypokalaemic alkalosis. is caused by mutations in the thiazide-sensitive Na-Cl cotransporter. Nat Genet，1996，12(1)：24-30.

[3] Nakhoul F，Nakhoul N，DolTnan E，et al. Gitelman’s syndrome：a pathophysiological and clinical update. Endocrine，2012，41(1)：53-57.

[4] Melander O,Orho-Melander M，Bengtsson K，et al. Genetic variants of thiazide. sensitive NaCl-cotransporter in Gitelman’s syndrome and primary hypertension. Hypertension，2000，36 (3)：389-394.

[5] Tago N，Kokubo Y，Inamoto N，et al. A high prevalence of Gitelman’s syndrome mutations in Japanese. Hypertens Res, 2004, 27(5)：327-331.

[6] Ji W，Foo JN，ORoak BJ，et al. Rare independent mutations in re-nal salt handling genes contribute to blood pressure variation. Nat Genet, 2008, 40(5)：592-599.

[7] Iida K, Nozu K, Takahashi Y, et al. Characterization of a splicing abnormality in gitelman syndrome. Am J Kidlley Dis, 2008, 51 (6): 1077-1078.

[8] 许馨予，刘晓云，孙敏，等. Gitelman 综合征临床和基因型分析——合并自身免疫性甲状腺疾病．中华医学会第十次全国内分泌学学术会议论文汇编，苏州 :2011:418-419.

[9] Abuladze N, Lee I, Newman D, et al.Molecular cloning, chromosomal localization, tissue distribution, and functional expression of the human pancreatic sodium bicarbonate cotransporter. J Bit Chem, 1998,273(28)：17689-17695.

[10] Ma J，Ren H，Lin L，et al. Genetic features of Chinese patients with Gitelman syndrome：sixteen novel SLCl2A3 mutations identified in a new cohort.Am J Nephrol, 2016, 44(2):113-121.

[11] Qin L，Shao LP，Ren H，et al. Identification of five novel variants in the thiazide-sensitive NaCl co-transporter gene in Chinese patients with Gitelman syndrome. Nephrology(Carlton)，2009, 14(1)：52-58.

[12] Colussi G, Bettinelli A，Tedeschi S, et al. A

thiazide test for the diagnosis of renal tubular hypokalemic disorders. Clin J Am Soc Nephrol, 2007, 2(3)：454-460.

[13] Blanchard A，Bockenhaner D, Bolignano D, et al. Gitelman syndrome：consensus and guidance from a kidney disease：Improving Global Outcomes(KDIGO)Controversies Conference. Kidney Int, 2017, 91(1):24-33.

[14] Coto E，Rodriguez J，Jeck N，et al. A new mutation(intron 9+ 1G>T)in the SLCl2A3 gene is linked to Gitelman syndrome in Gypsies. Kidney Int, 2004, 65(1): 25-29.

[15] Bouwer ST,Coto E，Santos F, et al. The Gitelman syndrome mutation，IVS9+1G>T，is common across Europe. Kidney Int, 2007, 72(7)：898.

[16] Shao L, Ren H, Wang W, et al. Novel SLCl2A3 mutations in Chinese patients with Gitelman' s syndrome. Nephron Physiol, 2008, 108(3):29-36.

[17] 秦岭，邵乐平，任红，等．中国人 Gitelman 综合征高发突变的基因型和表型特征．肾脏病与透析肾移植杂志，2008, (4):331-334.

[18] 秦岭，邵乐乎，任红，等．Gitelman 综合征的表型特点及性别因素对表型的影响．中华肾脏病杂志，2009，25(7)：532- 537.

[19] Shao LP, Liu LQ, Miao ZM, et al. A novel SLCl2A3 splicing mutation skipping of two exons and preliminary screening for alternative splice variants in human kidney. Am J Nephrol, 2008, 28(6):900-907.

[20] Jeck N, Konrad M, Peters M, et al. Mutations in the chloride channel gene，CLCNKB, leading to a mixed Bartter-Gitelman phenotype. Pediatr Res, 2000，48(6):754-758.

[21] Ren H, Wang WM, Chen XN, et al. Renal involvement and followup of 130 patients with primary Sjögren' s syndrome. J Rheumatol, 2008, 35(2): 278-284.

[22] Schwarz C, Barisani T, Bauer E, et al. A woman with red eyes and hypokalemia: a case of acquired Gitelman syndrome. Wien Klin Wochenschr, 2006. 118(7-8): 239-242.

[23] Knoers NV. Gitelman syndrome. Adv Chronic Kidney Dis, 2006, 13(2): 148-154.

[24] Morton A. Eplerenone in the treatment of Gitelman' s syndrome Intern Med J, 2008, 38 (5): 377.

[25] Mayan H, Gurevitz O, Farfel Z. Successful treatment by cyclooxyenase-2 inhibitor of refractory hypokalemia in a patient with Gitelman' s syndrome. Clin Nephrol, 2002, 58(1):73-76.

[26] Favero M, Calò LA, Schiavon F. et al. Miscellaneous non-inflammatory musculoskeletal conditions. Bartter's and Gitelman's diseases. Best Pract Res ClinRheumatol, 2011, 25(5):637-648.

[27] Lakhi N,Jones J,Govind A.Fetal demise despite normalisation of serum potassium in Gitelman syndrome.Case report and literature review.Aust NZJ Obstet Gynaecol,2010,50(3):301-302.

[28] Waguespack DR,Kasekar R,Abdel-Kader K,et al.Two cases of successful pregnancy in patients with Gitelman syndrome.Clin Nephrol, 2015, 84(5): 301-306.

第五节 *GNPTAB* 突变相关疾病

【概述】

黏脂贮积症Ⅱ型（mucolipidosis type Ⅱ，ML Ⅱ，OMIM#252500）和黏脂贮积症Ⅲα/β型（mucolipidosis type Ⅲ α/β, ML Ⅲ α/β, OMIM#252600）均是由 *GNPTAB* 基因突变引起的常染色体隐性遗传病，属于溶酶体贮积症[1]。其临床表现包括身材矮小、大小关节进行性僵硬和疼痛、皮肤变厚、面部特征粗糙、胸廓畸形、脊柱后凸畸形、先天性心脏病等。ML Ⅱ和 ML Ⅲ α/β 临床症状相似，主要依靠起病时间和病情严重程度区分[2]。

【流行病学】

ML II 和 ML III α/β 均十分罕见，目前全球患者总数仅 800 余例。推测国外总发病率约在 1/100 000[3]，携带率在 1/158 左右。目前我国对该病的发病率、生存率及累计死亡率尚未统计。

【遗传学】

ML II 和 ML Ⅲ α/β 由 *GNPTAB* 变异引起，*GNPTAB* 基因位于染色体 12q23.2 区，共

含 21 个外显子，截至 2020 年 4 月，已有 285 个位点的变异报道。Lin 等[3]汇总分析了 258 个 *GNPTAB* 变异，结果显示最常见的突变类型是移码突变（39%）和错义突变（26%），c.3503_3504del 是最常见的变异[4]，但此变异在中国患者中尚未报道。变异 c.1090C > T（p.Arg364*）是中国人群中最常见的变异，且主要聚集在中国东部[5]，但此突变在其他国家鲜有报道，而 c.1120T > C 在日本呈现了聚集性，表明不同国家和地区有着不同疾病突变谱[4]。

【发病机制】

GNPTAB 基因编码 *N*- 乙酰氨基葡萄糖 -1- 磷酸转移酶（*N*-acetylglucosamine-1-phosphotransferase, GNPT）的 α/β 亚基，GNPT 是产生甘露糖 -6- 磷酸（M6P）的关键酶，M6P 的修饰保证了 70 多种溶酶体酶靶向运入溶酶体。正常 GNPT 的缺乏使细胞内可溶性水解酶不能正确进入溶酶体，同时细胞外分泌增多，因而导致细胞内大分子物质不能水解而异常积聚，损害细胞功能，引起各种临床症状[1]。*GNPTAB* 基因突变后剩余正常 GNPT 的含量决定了临床表型的严重程度，也是 ML Ⅱ和 ML Ⅲ α/β 的区分依据。

【临床表现】

1. 生长迟缓　ML Ⅱ患儿出生体重偏低或正常，一般在 2 岁前出现生长发育停滞。ML Ⅲ α/β 出生时的体重和长度一般在正常范围内，生长速度在婴儿后期或幼儿期开始逐渐放缓，儿童后期身高一般低于第 3 百分位[3]。

2. 特殊面容　ML Ⅱ患儿面部扁平、鼻梁凹陷、眼眶浅、嘴凸出。婴儿期就可出现面部皮肤粗糙增厚，并逐渐发展，同时伴有严重的牙龈增厚并影响牙齿萌出。ML Ⅲ α/β 的面部表现较轻，多在儿童后期逐渐发展（图 6-3）。

3. 听力损害　ML Ⅱ患儿常出现轻度到中度的传导性听力损失，多与反复复发的中耳炎有关。

4. 呼吸　ML Ⅱ患儿容易出现进行性加重的限制性呼吸功能不全，与气道狭窄、黏膜逐渐增厚、结缔组织整体变硬有关。心肺衰竭是大多数 ML Ⅱ患儿死亡的原因。ML Ⅲ α/β 患儿较正常儿童高发呼吸道感染，限制性肺病一般在成人期才会出现。

5. 先天性心脏病　ML Ⅱ和 ML Ⅲ α/β 患儿都易患有先天性心脏病。二尖瓣和主动脉瓣（不常见）增厚和不全是 ML Ⅱ最常见的表现，心室肥厚和肺动脉高压也偶有报道。

6. 肌肉骨骼　ML Ⅱ 在出生时即有临床表现，包括胸廓畸形、脊柱后凸畸形、马蹄内翻足、长骨畸形、髋关节脱位，之后会出现逐渐进展的大关节挛缩。ML Ⅲ α/β 多在儿童后期才会出现大小关节的进行性僵硬和疼痛。

【实验室检查】

血浆溶酶体酶分析有助于 ML Ⅱ和 ML Ⅲ的诊断[6]，主要包括 α- 甘露糖苷酶和 β- 己糖胺酶 A+B 水平检测[5]。白细胞或血浆的溶酶体酶活性检测也是 ML Ⅱ / Ⅲ和黏多糖贮积症（MPS）的鉴别诊断依据，而基因检测有助于明确诊断。

ML Ⅱ和 ML Ⅲ α/β 患者诊断后应完善骨骼检查、超声心动图、眼科检查、听力筛查、发育评估等，ML Ⅱ还应进行必要的肺部 X 线片或 CT 检查。

【诊断和鉴别诊断】

1. 诊断　结合患者临床表现，溶酶体酶分析结果等可临床诊断，基因检测发现 *GNPTAB* 基因致病变异可明确诊断。

2. 鉴别诊断　ML 与同为溶酶体贮积症的 MPS 有很多重叠表型，如逐渐发展的大、小关节挛缩、面部皮肤粗糙、脐疝、脊柱侧凸、发育迟缓等。相比之下，ML Ⅱ更容易识别，而 ML Ⅲ α/β 与 MPS 多种亚型症状相似，MPS 多表现为头围增大，而 ML Ⅲ α/β 多表现为小头畸形[3]，白细胞或血浆的溶酶体酶活性检测也是 ML Ⅱ / Ⅲ和 MPS 的鉴别诊断依据，而基因检测有助于明确诊断。同时，因为疾病预后不同，要注意 ML Ⅱ 和 ML Ⅲ α/β 的鉴别（表 6-2）。

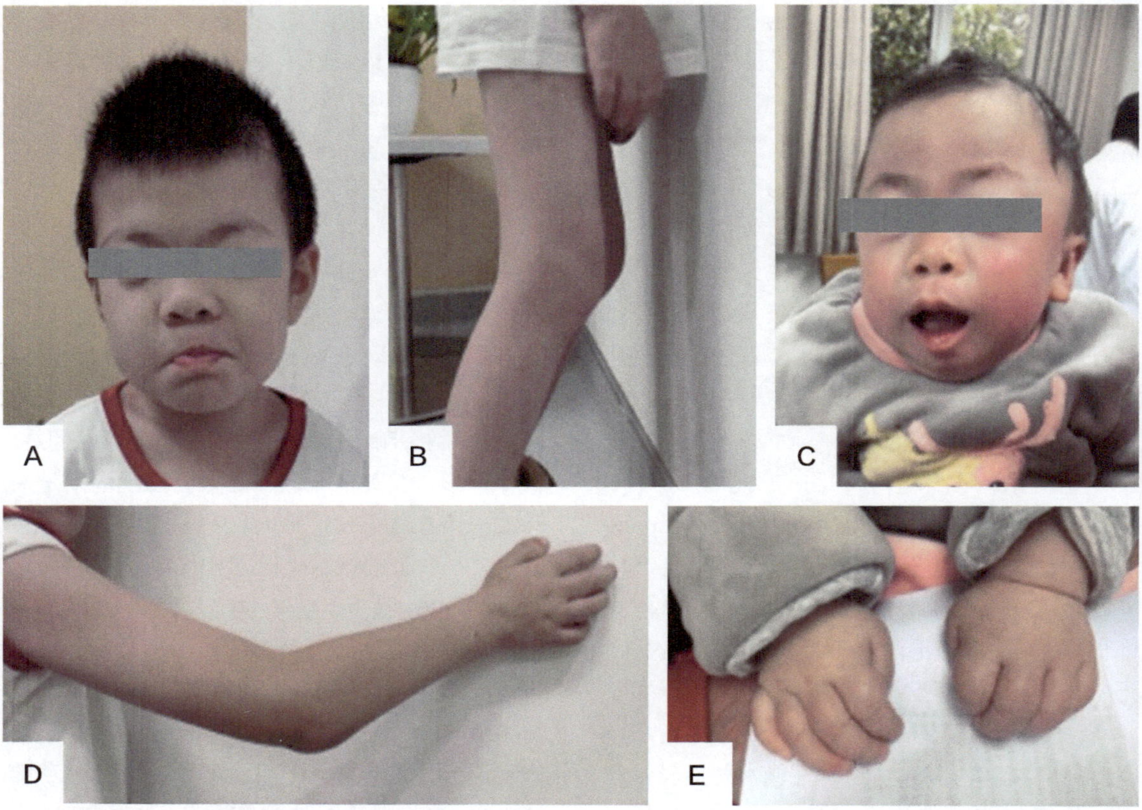

图 6-3　基因确诊的 ML Ⅱ（23 月龄，C、E）和 ML Ⅲ α/β（8 岁 A、B、D）患者

A. ML Ⅲ α/β 患儿特殊面容（眼眶浅，鼻梁宽、塌陷，颈短，面部皮肤增厚）；B、D. ML Ⅲ α/β 患儿膝关节、肘关节畸形；C. ML Ⅱ 患儿特殊面容（小头畸形，眼眶浅，鼻梁宽、塌陷，嘴巴凸出，耳位低，颈短，面部皮肤粗糙增厚）；E. ML Ⅱ 患儿爪形手

表 6-2　ML Ⅱ与 ML Ⅲα/β 的临床鉴别

	ML Ⅱ	ML Ⅲ α/β
生长发育	在 2 岁前停止	4 岁后出现生长缓慢
最终身高	＜ 80cm	＞ 115cm
发病时间	出生 - 婴儿期	儿童早中期
面容特征	典型特殊面容（眼眶浅，鼻梁宽、塌陷，嘴巴凸出，耳位低，颈短，面部皮肤粗糙增厚）、牙龈增生	特殊面容不明显，5 ～ 8 岁逐渐出现面部皮肤粗糙增厚、牙龈增生
独立行走	极少	早期可实现，后期随疾病发展，独立行走能力下降
言语	差	正常
认知功能	差	正常
寿命	＜ 10 岁	＞ 30 岁

【治疗】

针对 ML，目前缺少有效的治疗方法，主要为对症治疗。造血干细胞移植（HSCT）用于溶酶体贮积症的治疗已有 30 多年的历史，HSCT 对严重的 I 型黏多糖贮积症有重要的治疗作用，可使患者寿命大大延长，生理功能和生活质量得到改善。ML Ⅱ的 HSCT 多为个例报道[7]，然而，迄今为止 ML Ⅱ最大的 HSCT 队列（22 例）研究显示，移植后患者的预后和生活质量并没有得到有效改善，且预后很大程度上取决于移植前患者的疾病状态[8]。新的治疗方法如基因疗法、酶替代等仍需进一步研究。

【遗传咨询】

该病的遗传方式为常染色体隐性遗传，理论上女性和男性同样受累，若父母均携带一个致病基因，再生育患儿的风险为 25%。可通过产前检测和植入前基因检测规避风险。

【预防】

该病目前尚无有效的预防措施，对于生育过该疾病患儿家长，建议再次生育时进行产前基因诊断。

（张倩文　王秀敏）

【参考文献】

[1] Franke M, BraulkeT, Storch S. Transport of the GlcNAc-1-phosphotransferase α/β-subunit precursor protein to the Golgi apparatus requires a combinatorial sorting motif. J Biol Chem, 2013, 288(2): 1238-1249.

[2] Kudo M, Brem MS, Canfield. Mucolipidosis II (I-cell disease) and mucolipidosis IIIA (classical pseudo-hurler polydystrophy) are caused by mutations in the GlcNAc-phosphotransferase alpha/beta -subunits precursor gene. Am J Hum Genet, 2006，78(3): 451-463.

[3] Leroy JG, Cathey SS, Friez MJ. GNPTAB-Related Disorders, //Adam M, et al. GeneReoiews® [Internetj] .MP,Ardinger HH,Pagon RA,Seattle: University of Washington, 2008.

[4] Velho RV,Harms FL,Danyukova T,et al. The lysosomal storage disorders mucolipidosis type II, type III alpha/beta, and type III gamma: update on GNPTAB and GNPTG mutations. Hum Mutat, 2019, 40(7): 842-864.

[5] Wang Y,Ye J,Qiu WJ,et al. Identification of predominant GNPTAB gene mutations in Eastern Chinese patients with mucolipidosis II/III and a prenatal diagnosis of mucolipidosis II. Acta Pharmacol Sin, 2019, 40(2): 279-287.

[6] Liu S,Zhang WM,Shi HP,et al. Mutation analysis of 16 mucolipidosis II and III Alpha/Beta Chinese children revealed genotype-phenotype correlations. PLoS One, 2016, 11(9): e0163204.

[7] Shibazaki T,Hirabayashi K,Saito S,et al. Clinical and laboratory outcomes after umbilical cord blood transplantation in a patient with mucolipidosis II alpha/beta. Am J Med Genet A, 2016,170A(5): 1278-1282.

[8] Lund TC,Cathey SS,Miller WP,et al. Outcomes after hematopoietic stem cell transplantation for children with I-cell disease. Biol Blood Marrow Transplant, 2014, 20(11): 1847-1851.

第7章 以皮肤、免疫异常为主要特征的综合征

第一节 CANDLE 综合征

【概述】

伴发热和脂肪萎缩慢性非典型嗜中性粒细胞皮病（chronic atypical neutrophilic dermatosis with lipodystrophy and elevated temperature, candle syndrome）于 2010 年首次报道[1]，是一种罕见的、具有一定特征临床表现和组织病理表现的自身炎症性疾病。

【流行病学】

CANDLE 综合征是一种罕见的遗传性疾病，也可以称为中条 - 西村综合征（Nakajo-Nishimura syndrome，NNS），目前全球患者总数仅十几例。目前国内报道的很少[2]，所以对该病的发病率、生存率及累计死亡率尚无统计。

【遗传学】

CANDLE 综合征是蛋白酶体 - 免疫蛋白酶体功能障碍性疾病，遗传方式可为隐性纯合、复合杂合。在 CANDLE 综合征患者中检测到的第一个基因突变位于 6p21.32 号染色体的 *PSMB8* 基因（蛋白酶体 β 亚基 8）中，编码免疫蛋白酶体的 β5i（i = 诱导型）亚基[3-6]，其他的报道的致病基因包括 *PSMB4*、*PSMA3*、*PSMB9* 和 *POMP*。*CANDLE* 综合征患者显示出这些突变的可变组合。最常见的是 *PSMB8* 突变的纯合子或复合杂合子，而其他患者是 *PSMB4* 的复合杂合子，或者是组合（如 *PSMA3*/*PSMB8*，*PSMB9* / *PSMB4* 或 *PSMB8*/*PSMB4*）的杂合子[7]。

【发病机制】

机体正常状态下，病毒感染后，被感染的细胞释放出 Ⅰ 型干扰素（IFN）。IFN 被其受体识别，并激活 JAK / STAT 途径，随后使 STAT 蛋白二聚化。STAT 二聚体进入细胞核并刺激 Ⅰ 型 IFN 的转录，JAK / STAT 活化会产生活性氧和氮，这些氧和氮会损害细胞蛋白，这些受损的蛋白质，以及其他由细胞分解代谢产生的蛋白质，会被蛋白酶体和免疫蛋白酶体去除；CANDLE 综合征患者中，IFN 被激活后，具有蛋白酶体 - 免疫蛋白酶体突变的细胞将无法去除所有无用蛋白，这些蛋白会积累并被多泛素化。结果发生细胞应激，导致更多的 Ⅰ 型 IFN 产生。高水平分泌的 Ⅰ 型 IFN 会募集更多的炎症细胞，引起组织细胞的损伤。

【临床表现】

1. 发热　CANDLE 综合征通常在出生后第一个月发病，最常见的症状是发热[8]，每天或几乎每天出现，但对患者总体状态影响不大。

2. 皮肤病变　是该病的另一个临床症状，通常在整个病程中均存在，青春期后可能不明显，寒冷暴露可诱发皮疹。CANDLE 综合征的皮肤病变具有特征性，包括 3 种皮损类型。

（1）肢端冻疮样皮损：这些通常出现在新生儿或婴儿期，儿童期不常见。表现为紧张的红色或略带紫色的水肿斑块，位于鼻部、耳部、手指或足趾。寒冷可能是这些皮疹的诱因，但有时无寒冷暴露史。

（2）环形斑块：这些皮疹通常开始于婴儿期或儿童期，表现为红斑或紫癜性水肿，常呈环形，边缘隆起，中间为扁平的、紫色的。它们可单独或成组出现，往往数天或数周内消失，遗留色素沉着。新发的、活跃的皮损与色素沉

着共存，形成典型的特征性皮疹。这些病变在儿童时期非常明显，但在成年后不常见或消失。

（3）口周和眼周水肿：患者在婴儿期或儿童期出现持续性眼周红肿或紫红色肿胀，眼周较口周常见，它可能在青春期后不常见（图7-1）。

3. 脂肪萎缩　是 CANDLE 综合征的主要表现[9,10]。大多数患者在 2 岁之前发病，进行性发展。皮下脂肪的减少通常开始于面部，并持续发展到躯干和四肢。脂肪营养不良的原因不清，可能与脂肪组织的慢性炎症有关。另外，脂肪组织中促炎症因子的表达增加及脂联素和瘦素的分泌可能参与其中[11-14]。面部、颊部的脂肪萎缩与眶周的水肿形成 CANDLE 综合征的特征性表现；成年后，眼睑和嘴唇回缩，造成假性凸出和牙齿外露，伴随严重的脂肪萎缩，出现 CANDLE 综合征的特征性表现。四肢进行性脂肪减少，伴有肌肉萎缩。腹部突出可能与内脏脂肪增加有关，内脏脂肪是患者唯一的脂肪存储。乳头间距增宽也是 CANDLE 综合征的典型表现。脂肪的代谢紊乱导致损伤碳氢化合物的代谢异常并可出现黑棘皮病和多毛症。

4. 肌肉骨骼　关节痛在 CANDLE 综合征中比较常见，但患者无关节炎的放射学特征；关节肿胀可以出现在指间关节，无明显的关节炎表现有别于风湿性关节炎和青少年特发性关节炎。随着时间的推移，指骨间关节可能出现过度伸展。在成年期间，大多数患者会出现不同程度的手部和足部关节挛缩，这往往会严重致残（图7-2）[15]。该病有发生软骨炎的报道[1]。反复发作的慢性耳软骨炎可致耳廓的部分缺失，反复发作的鼻软骨炎会致扁平、鞍状鼻。肌肉受累也是 CANDLE 综合征的一个特征。急性炎性肌炎发作可通过 MRI 表现出来。慢性肌肉炎症可能在严重肌肉萎缩的发展中也有作用。肌肉受累也是该病的一个特征。

5. 中枢神经系统　智力延迟并不是该病的一个常见特征。然而，部分患者可能会出现无菌性脑膜炎、脑膜脑炎的发作，中枢神经系统也可出现一定程度的慢性炎症。基底神经节可出现钙化[1]，推测可能是由脑炎引起的。

6. 其他器官受累　炎症可以发生在任何器官，甚至发生某种程度的持续性全身炎症。急性无菌性附睾炎、结膜炎、腮腺炎、肺炎、肾炎、心肌炎和中耳炎的发作已有报道。临床表现与受累器官有关。其中一些器官受累是致命的[1]。

7. 体格检查　CANDLE 综合征有轻度至中度的生长延迟，体重和身高较同龄人低。慢性炎症可以解释这种身体发育的延迟，但肌肉

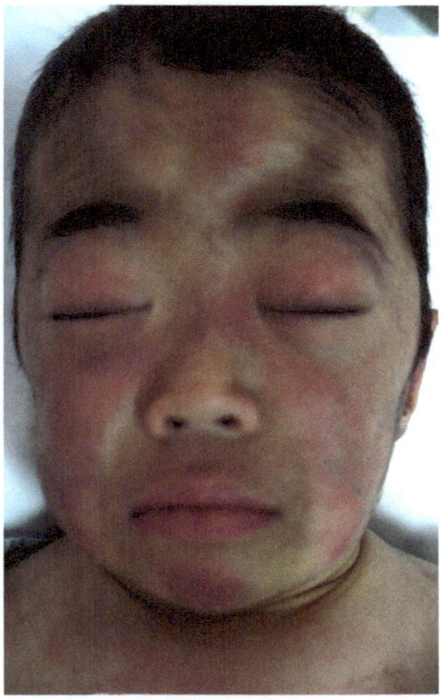

图 7-1　患者额部、面颊、眼周及下颌有紫红色斑片，面颊脂肪萎缩

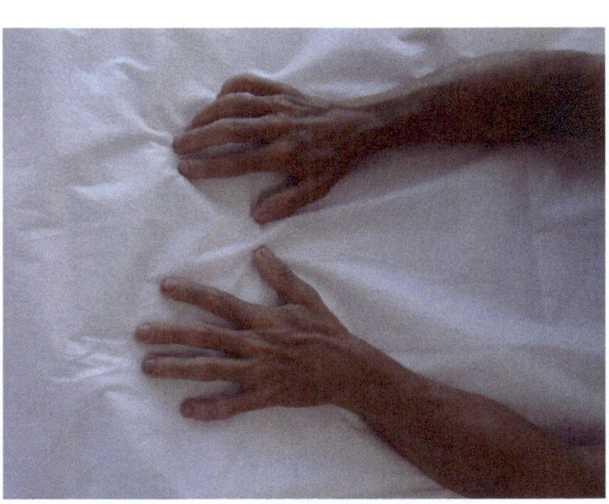

图 7-2　患者的杵状指和轻度的关节挛缩

萎缩和脂肪萎缩也是主要原因。然而，大多数患者不显示智力迟钝。该病可表现出不同程度的肝大，这可能与广泛的脂肪萎缩继发性代谢紊乱有关。脾大和全身淋巴结病是常见的表现，反映了持续性的自身炎症活动。

8. 实验室检查　该病最常见的实验室检查表现是急性期反应物（红细胞沉降率、C 反应蛋白）升高和慢性贫血。肝酶常中度升高，这可能是由脂肪营养不良本身引起的。此外，甘油三酸酯水平的升高可能与脂肪营养不良引起的代谢紊乱有关。肌酶升高包括磷酸肌酸激酶（CPK）和醛缩酶升高，与慢性肌肉受累有关。骨髓和淋巴结活检无明显异常表现，结果常提示一些反应性改变。

9. 组织病理检查　CANDLE 综合征组织病理有一定的特异性，病理上为广泛的真皮和皮下的混合炎症细胞浸润，由单一核细胞、非典型髓细胞、中性粒细胞、嗜酸性粒细胞和一些成熟的淋巴细胞组成。髓过氧化物酶（MPO）染色阳性支持髓细胞的存在。CD68 /PMG1 和 CD163 染色阳性证实存在组织细胞和单核巨噬细胞。CD123 染色阳性，提示浆细胞样树突状细胞的存在。

【诊断和鉴别诊断】

1. 诊断　出生不久后发热、特征性皮肤表现和脂肪营养不良应怀疑该病。皮肤活检与免疫组织化学检查可进一步诊断该病，基因的遗传检查可以确诊该病。

2. 鉴别诊断　CANDLE 综合征需与皮肌炎相鉴别，本例患者皮疹形态不除外皮肌炎，本例患者反复多次查激酶明显升高，肌肉活检显示炎症细胞的浸润，但结合患者皮肤组织活检及其他系统表现可以除外皮肌炎。

【治疗】

目前为止，没有一种单独的治疗方法对该病持续有效。口服糖皮质激素和甲氨蝶呤可以改善患者的部分临床症状。甲氨蝶呤可作为一线治疗。非甾体抗炎药物可部分缓解发热症状。氨苯砜或秋水仙碱无效。环孢素、硫唑嘌呤或静脉注射免疫球蛋白的改善微乎其微。依那西普等抗肿瘤坏死因子没有帮助，甚至可导致病情恶化。急性发作期可系统使用糖皮质激素和针对器官受累的药物。文献报道口服巴瑞替尼（baricitinib）（一种选择性 JAK1/2 酶抑制剂）可使需要大剂量糖皮质激素治疗无效的患者出现临床症状的改善，这些结果需要进一步证实。另外，一些物理治疗以阻止关节挛缩是必需的。

【遗传咨询】

该病的遗传方式为常染色体隐性遗传，理论上女性和男性同样受累，表明大多数患有 CANDLE 综合征的患者是因为新生突变而致病。因此，对于已生育 CANDLE 综合征患儿的父母，再生育时仍建议进行产前基因诊断；而对于 CANDLE 综合征患者本人，目前仍没有生育的报道，但理论上其生育患儿的风险为 50%。

【预防】

该病目前尚无有效的预防措施，对于生育过该疾病患儿的家长，建议再次生育时进行产前基因诊断。

【预后和随访】

CANDLE 综合征患者预后不一。身体重要器官的急性炎症发作可致命。也有患者可长期存活，但有不同程度的致残。必须定期进行随访。目前还未形成统一的随访方案，但必须尽早识别急性炎症的发作。建议定期进行皮肤、眼睛和关节的检查。由于脂肪代谢障碍，饮食和代谢控制必须咨询内分泌学家。基本的实验室随访检查包括血常规（特别注意有无贫血、有无白细胞增多伴中性粒细胞计数增加和血小板增多）、红细胞沉降率、C 反应蛋白、血清肝酶、肌酶和代谢指标 (包括葡萄糖、三酰甘油和胆固醇水平)。超声有助于检测肝、脾或淋巴结肿大。对于临床检查异常的患者，必须考虑器官受累的具体检查。

【结论】

CANDLE 综合征是由基因突变导致的免疫蛋白酶体功能障碍性自身炎症性疾病。由于该病特征性的皮肤和组织病理表现，可以在患者生命早期诊断。遗传确认是必要的。早期治疗以预防致残的发生是大家期望的，但目前仍没有真正有效的药物。预防和治疗急性炎症发作可以延长患者的寿命。

（石秀艳　徐子刚　马　琳）

【参考文献】

[1] Torrelo A, Patel S, Colmenero I, et al. Chronic atypical neutrophilic dermatosis with lipodystrophy and elevated temperature (CANDLE) syndrome. J Am Acad Dermatol, 2010,62(3):489-495.

[2] Shi XY, Xiang X, Wang ZY, et al. Chinese case of Nakajo-Nishimura syndrome with a novel mutation of the PSMB8 gene. J Dermatol, 2019, 46(5):e160-e161.

[3] Liu Y, Ramot Y, Torrelo A, et al. Mutations in proteasome subunit β type 8 cause chronic atypical neutrophilic dermatosis with lipodystrophy and elevated temperature with evidence of genetic and phenotypic heterogeneity. Arthritis Rheum，2012, 64(3): 895-907.

[4] Agarwal AK, Xing C, DeMartino GN, et al. PSMB8 encoding the β5i proteasome subunit is mutated in joint contractures, muscle atrophy, microcytic anemia, and panniculitis-induced lipodystrophy syndrome. Am J Hum Genet，2010, 87(6):866-872.

[5] Arima K, Kinoshita A, Mishima H, et al. Proteasome assembly defect due to a proteasome subunit beta type 8 (PSMB8) mutation causes the autoinflammatory disorder, Nakajo-Nishimura syndrome. Proc Natl Acad Sci U S A, 2011, 108 (36): 14914-14919.

[6] Kitamura A, Maekawa Y, Uehara H, et al. A mutation in the immunoproteasome subunit PSMB8 causes autoinflammation and lipodystrophy in humans. J Clin Invest, 2012, 121 (10): 4150-4160.

[7] Brehm A, Liu Y, Sheikh A, et al. Additive loss-of-function proteasome subunit mutations in CANDLE/PRAASpatients promote type I IFN production. J Clin Invest ,2015,125(11):4196-4211.

[8] Ramot Y, Czarnowicki T, Maly A, et al. Chronic atypical neutrophilic dermatosis with lipodystrophy and elevated temperature syndrome: a case report. Pediatr Dermatol ,2011,28(5):538-541.

[9] Cavalcante MPV, Brunelli JB, Miranda CC, et al. CANDLE syndrome: chronic atypical neutrophilic dermatosis with lipodystrophy and elevated temperature-a rare case with a novel mutation. Eur J Pediatr, 2016,175(5):735-740.

[10] Wang H, Das L, Tan Hung Tiong J, et al. CANDLE syndrome: an extended clinicalspectrum. Rheumatology, 2014, 53(11): 2119-2120.

[11] Bingham A, Mamyrova G, Rother KI, et al. Predictors of acquired lipodystrophy in juvenile-onset dermatomyositis and a gradient of severity. Medicine (Baltimore) ,2008,87(2):70-86.

[12] Torrelo A, España A, Boixeda P, et al. Partial lipodystrophy and dermatomyositis. Arch Dermatol, 1991, 127(12):1846-1847.

[13] Brown TT. Approach to the human immunodeficiency virus-infected patient with lipodystrophy. J Clin Endocrinol Metab, 2008, 93(8):2937-2945.

[14] Mallewa JE, Wilkins E, Vilar J, et al. HIV-associated lipodystrophy: a review of underlying mechanisms and therapeutic options. J Antimicrob Chemother,2008,62(4):648-660.

[15] Garg A, Hernandez MD, Sousa AB, et al. An autosomal recessive syndrome of joint contractures, muscular atrophy, microcytic anemia, and panniculitis-associated lipodystrophy. J Clin Endocrinol Metab,2010,95(9):E58-E63.

第二节　Chediak–Higashi 综合征

【概述】

Chediak-Higashi 综合征（CHS,OMIM#214500）又称先天性白细胞颗粒异常综合征、先天性白细胞异常白化综合征、遗传性白细胞颗粒异常综合征等。该病是一种罕见的常染色体隐性遗传的原发性免疫缺陷病，是白化病的一种综合征类型[1]。该病由溶酶体转运调节因子基因

（lysosomal trafficking regulator gene，*LYST*）突变所致，于 1943 年由 Antonio Beguez-Cesar 首次报道，Chediak 和 Higashi 分别于 1952 年及 1954 年对该病进行了描述，Sato 于 1955 年正式将其命名为 Chediak-Higashi 综合征[2]。临床表现包括程度不一的眼皮肤白化、免疫缺陷、进行性神经系统异常、出血倾向、噬血细胞性淋巴组织细胞增生症（hemophagocytic lymphohistiocytosis, HLH）等。

【流行病学】

本病的发病率约为 1/1 000 000，全世界报道的病例不到 500 例[3]。

【遗传学及发病机制】

LYST 基因定位于 1q42.1 － q42.2，包含 53 个外显子。常见的突变类型包括无义突变、移码突变、错义突变。无义突变和剪接位点突变会阻碍 LYST 蛋白的翻译，这些突变与严重的儿童 CHS 有关，而错义突变则与轻度的青少年或成人 CHS 有关[4]。该基因突变导致 LYST 蛋白生成异常，进而使囊泡转运调节异常，细胞内生成粗大的异常溶酶体且不能转运到作用位点，从而引发多种临床症状[5]，确切的发病机制仍不清楚[6]。

【临床表现】

典型 CHS 常表现为反复发生的严重感染、进展为加速期，严重可导致死亡，通常发生在 10 岁内[7]。10% ～ 15% 的病例为非典型 CHS，临床表现轻，表现为轻度的色素减退、发生感染频率相对低、轻度出血表现，常在青春期或者成年期出现进行性神经系统症状[7,8]，非典型 CHS 患者可在无“加速期”迹象的情况下生存至成年[9]。

1. 皮肤、毛发及眼部表现　患儿自出生时或出生后不久即表现为色素减退，可泛发，色素减退的程度不一，但大多数患者皮肤白皙，头发呈浅金色、灰色或白色，通常有金属光泽。部分肤色深的患者可表现为阳光暴露部位斑点状的皮肤色素沉着及色素减退，以面、颈和手背部较为明显[10]（图 7-3）。患儿虹膜及视网膜的色素明显减少，程度不一，临床表现为畏

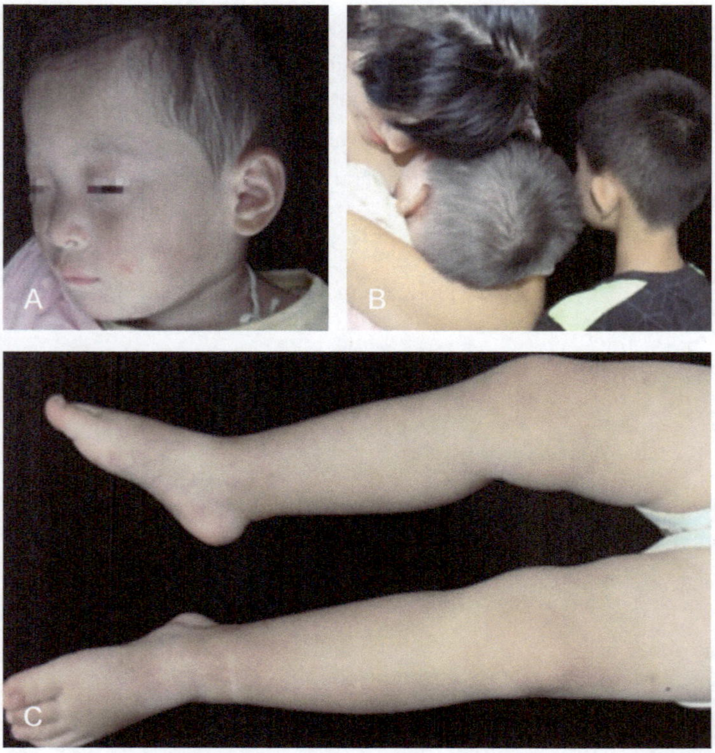

图 7-3　该图为一男婴，因“1 岁开始出现灰色头发及暴露部位色素沉着斑”就诊，经基因确诊为 CHS

A、C. 为面部及四肢融合性色素沉着性斑片；B. 与母亲及哥哥比较，患儿头发颜色浅，呈银灰色

光、进行性视野缩小、视力下降和斜视等。

2. 免疫缺陷　免疫细胞的趋化及抗微生物活性下降导致反复发生感染，以细菌感染最常见，也可发生病毒或真菌感染。临床表现以反复发生的化脓性感染为主，最常见的致病菌为金黄色葡萄球菌及化脓性链球菌等，最常见发生感染的部位是皮肤、呼吸道及黏膜，以中耳炎、牙周炎、皮下脓肿、口腔溃疡、肺炎及肠炎最常见[11]。

3. 凝血功能障碍　表现为自出生后反复发生的皮肤及黏膜瘀斑，一般症状较轻，进入加速期后出血加重，可同时伴有肝脾大、全血细胞减少、贫血等。

4. 进行性神经系统功能障碍　典型及非典型 CHS 均可伴有神经系统功能障碍，多发生于成人，在儿童少见。神经系统功能障碍早期症状常轻微，无特异性，可能表现为儿童时期发育迟缓、学习及行为障碍缺陷，包括学习困难、注意力下降、多动等[9,12]。成年早期可出现进行性的神经系统病变，包括中枢及周围神经病变，以外周神经病变为主。中枢神经病变包括进行性认知功能障碍、小脑共济失调及基底节功能障碍，外周神经病变包括周围神经病变及肌萎缩。神经系统表现包括痉挛、震颤、肌无力、肌肉萎缩及帕金森症状等[7]。

5. 噬血细胞性淋巴组织细胞增生症 / 加速期　HLH 或加速期是 CHS 的主要死亡原因，HLH 可以在任何年龄发生[13]。临床表现为发热、淋巴结肿大、肝脾大、外周血细胞减少及出血加重，HLH 的诊断标准同样适用于 CHS 相关的 HLH[14]。

【实验室检查】

1. 毛发光镜检查　正常人毛发镜下可见黑色素颗粒均匀密分布，CHS 患者的头发在光镜下黑色素颗粒变大，呈点状均匀稀疏分布[15]。

2. 外周血涂片　外周血中性粒细胞、淋巴细胞、嗜酸性粒细胞、单核细胞及血小板内可见粗大溶酶体颗粒，大小不一，呈多形性，颗粒着色在各类型细胞深浅不一（图 7-4）[16]。

3. 皮肤病理表现　表皮内可见均匀分布一致的黑色素颗粒[17]。

4. 其他检查　包括神经系统评估的相关影像学（脑 MRI 及 CT）、脑电图、肌电图等。

【诊断和鉴别诊断】

1. 诊断　结合家族史、反复感染、银灰色头发、皮肤上程度不一的色素减退和（或）色素沉着、出血倾向、神经功能障碍等需考虑 CHS，通过检查外周血涂片、毛发光镜、皮肤活检等可帮助做出临床诊断，基因学检查可明确诊断。另外，色素沉着表现在亚洲的 CHS 患者中常见[18,19]，在其他系统表现明显之前，这种特征可帮助提示 CHS。不典型 CHS 的临床表现轻，常无典型的临床表现，神经系统功能障碍的存在可能是诊断非典型 CHS 的关键线索。

2. 鉴别诊断　CHS、Griscelli 综合征（GS）及 Elejalde 综合征（Elejalde syndrome，ES）均可表现为银灰色头发，三者统称为灰发综合征（gray hair syndrome，GHS），三者均可伴有多系统受累[20]，可结合临床表现及实验室检查进行鉴别（表 7-1），推荐进一步基因检查明确。另外，CHS 与 Hermansky-pudlak 综合征（HPS）均属于溶酶体相关细胞器疾病，临床有重叠型，HPS 部分亚型亦可伴有免疫缺陷，需要进一步基因检查鉴别[21]。

【治疗】

该病目前无根治的方法。治疗包括疾病相关并发症的对症治疗、HLH/ 加速期治疗、造血干细胞移植（HSCT）三个方面[8]。CHS 早期可预防性应用抗生素，当发生严重感染时需积极治疗感染。HSCT 是一种有效的治疗方法，可以帮助改善血液和免疫功能，减少进入加速期的可能，特别是在症状加速发作之前进行的治疗总体存活率为 60% ～ 70%[23-26]。HSCT 是否能延迟或者预防进行性神经功能障碍尚不明确[3,4,23]。如果不进行 HSCT，多达 85% 的 CHS 患者在儿童时期会出现 HLH/ 加速期而导致器官衰竭和死亡，仅有不到 10% 的 CHS 患者能在儿童期存活[27]。

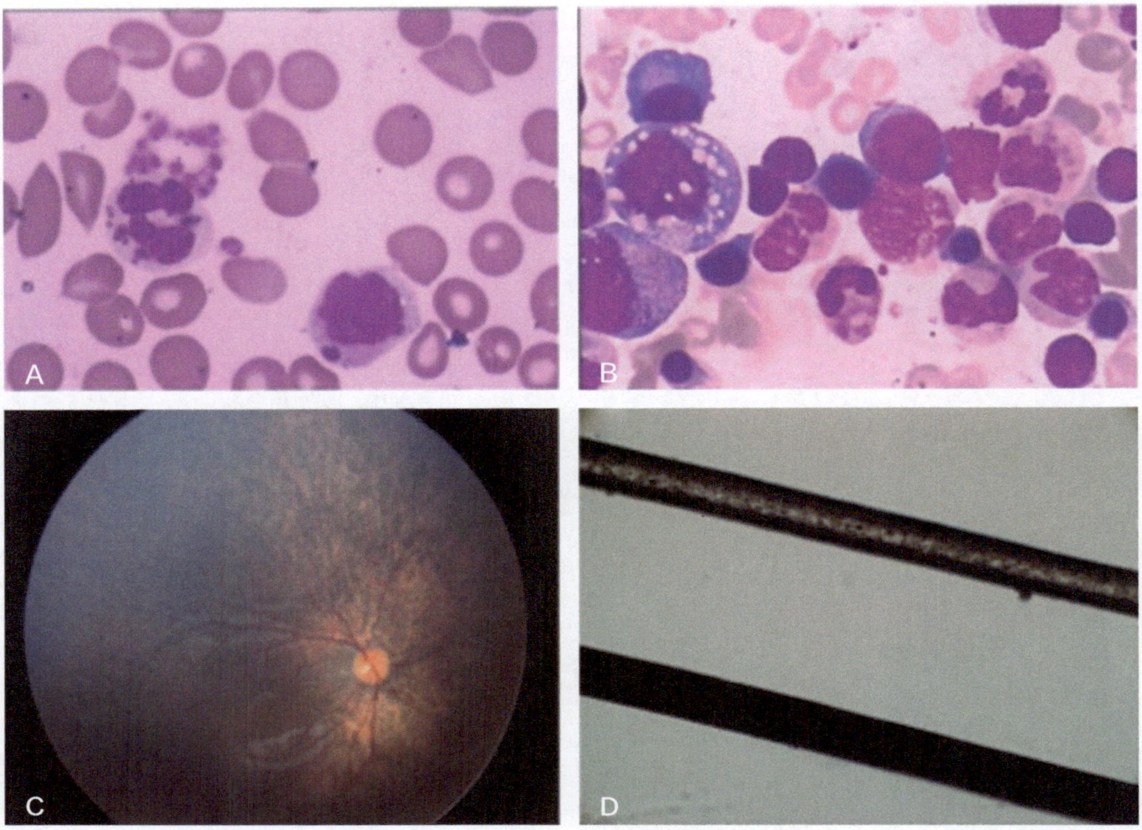

图 7-4　与图 7-3 同一患儿的实验室检查

A. 外周血涂片可见嗜中性粒细胞和单核细胞中有较大的嗜酸性巨大颗粒（1000×）；B. 骨髓细胞中可见异常颗粒（1000×）；C. 眼底检查示混合性色素沉着及色素减退；D. 头发光镜检查示发干内可见均匀分布的小颗粒状团块，对比的头发为患儿哥哥

表 7-1　灰发综合征鉴别诊断 [15,22]

	CHS	GS	ES
遗传方式	AR	AR	AR
基因	*LYST*	GS1,*MYO5A* GS2,*RAB27A* GS3,*MLPH*	*MYO5A*
临床特征	部分眼皮肤白化表现 出血倾向 进行性神经功能障碍 85% 的病例进入加速期 10% ～ 15% 的病例临床表现轻但伴进行性神经系统功能障碍	皮肤和头发色素减退 GS1, 神经系统障碍 GS2, 免疫和血液学改变，并进展至加速期 GS3, 仅色素减退	皮肤和头发色素减退 中枢神经系统功能障碍

（续　表）

	CHS	GS	ES
外周血涂片	白细胞内巨大颗粒	—	—
毛发光镜检查	小的黑色素团块均匀分布	大小不一的黑色素颗粒，不均匀分布	大小不一的黑色素颗粒，不均匀分布
皮肤病理检查	表皮和毛囊中的黑色素减少，可能看到巨大黑色素小体	黑色素存在于基底黑色素细胞中，但不存在于角质形成细胞中	黑色素存在于基底黑色素细胞中，但不存在于角质形成细胞中

注：AR. 常染色体隐性遗传。

【遗传咨询】

如临床患者诊断 CHS，需进一步进行遗传咨询，详细的遗传分析可能有助于预测该病的预后[19]，父母再生育时仍建议进行产前基因诊断。

【预防】

该病尚无有效的预防措施。

（王召阳　徐子刚）

【参考文献】

[1] Montoliu L, Grønskov K, Wei A H, et al. Increasing the complexity: new genes and new types of albinism. Pigment Cell Melanoma Res,2014, 27(1):11-18.

[2] Sato A. Chediak and Higashi’ s disease: probable identity of a new leucocytal anomaly (Chediak) and congenital gigantism of peroxidase granules (Higashi). Tohoku J Exp Med,1955, 61(2-3):201-210.

[3] Kaplan J, De Domenico I, Ward D M. Chediak-Higashi syndrome. Curr Opin Hematol,2008, 15(1):22-29.

[4] Karim MA, Suzuki K, Fukai K,et al. Apparent genotype-phenotype correlation in childhood, adolescent, and adult Chediak-Higashi syndrome. Am J Med Genet,2002, 108(1):16-22.

[5] Perou CM, Leslie JD, Green W, et al. The Beige/Chediak-Higashi syndrome gene encodes a widely expressed cytosolic protein. J Biol Chem,1997, 272(47):29790-29794.

[6] Ji X, Chang B, Naggert J K, et al. Lysosomal trafficking regulator (LYST). Adv Exp Med Biol,2016, 854:745-750.

[7] Lehky T J, Groden C, Lear B, et al. Peripheral nervous system manifestations of Chediak-Higashi disease. Muscle Nerve,2017, 55(3):359-365.

[8] Lozano M L, Rivera J, Sánchez-Guiu I, et al. Towards the targeted management of Chediak-Higashi syndrome. Orphanet J Rare Dis,2014, 9:132.

[9] Shirazi T N, Snow J, Ham L,et al. The neuropsychological phenotype of Chediak-Higashi disease. Orphanet J Rare Dis,2019, 14(1):101.

[10] Al-Khenaizan S. Hyperpigmentation in Chediak-Higashi syndrome. J Am Acad Dermatol,2003, 49(5 Suppl):S244-S246.

[11] Zamani R, Shahkarami S, Rezaei N. Primary immunodeficiency associated with hypopigmentation: a differential diagnosis approach. Allergol Immunopathol (Madr),2021, 49(2):178-190.

[12] Introne W J, Westbroek W, Groden C A,et al. Neurologic involvement in patients with atypical Chediak-Higashi disease. Neurology,2017, 88(7):e57-e65.

[13] Sharma P, Nicoli E R, Serra-Vinardell J, et al. Chediak-Higashi syndrome: a review of the past, present, and future. Drug Discov Today Dis Models,2020, 31:31-36.

[14] Cetinkaya P G, Cagdas D, Gumruk F, et al.

Hemophagocytic lymphohistiocytosis in patients with primary immunodeficiency. J Pediatr Hematol Oncol,2020, 42(6):e434-e439.
[15] Chandravathi P L, Karani H D, Siddaiahgari S R,et al. Light microscopy and polarized microscopy: a dermatological tool to diagnose gray hair syndromes. Int J Trichology,2017, 9(1):38-41.
[16] De Azambuja A P, Balduini C L. Images from the Haematologica atlas of hematologic cytology: Chediak-Higashi syndrome. Haematologica,2021, 106(3):655.
[17] Ridaura-Sanz C, Durán-McKinster C, Ruiz-Maldonado R. Usefulness of the skin biopsy as a tool in the diagnosis of silvery hair syndrome. Pediatr Dermatol,2018, 35(6):780-783.
[18] Wang ZY, Liang Y, Xu ZG. Silvery gray hair: a clue to diagnosing Chediak-Higashi syndrome. J Pediatr,2019, 209:255-255 e1.
[19] Fukuchi K, Tatsuno K, Sakaguchi K, et al. Novel gene mutations in Chediak-Higashi syndrome with hyperpigmentation. J Dermatol,2019, 46(11):e416-e418.
[20] Gironi L C, Zottarelli F, Savoldi G,et al. Congenital hypopigmentary disorders with multiorgan impairment: a case report and an overview on gray hair syndromes. Medicina (Kaunas),2019, 55(3):78.
[21] Bowman SL, Bi-Karchin J, Le L, et al. The road to lysosome-related organelles: insights from Hermansky-Pudlak syndrome and other rare diseases. Traffic,2019, 20(6):404-435.
[22] Reddy RR, Babu BM, Venkateshwaramma B, et al. Silvery hair syndrome in two cousins: Chediak-Higashi syndrome vs Griscelli syndrome, with rare associations. Int J Trichology,2011, 3(2):107-111.
[23] Eapen M, DeLaat CA, Baker KS, et al. Hematopoietic cell transplantation for Chediak-Higashi syndrome. Bone Marrow Transplant, 2007, 39(7):411-415.
[24] Haddad E, Le Deist F, Blanche S, et al. Treatment of Chediak-Higashi syndrome by allogenic bone marrow transplantation: report of 10 cases. Blood. 1995, 85(11):3328-3333.
[25] Cooper N, Rao K, Gilmour K, et al. Stem cell transplantation with reduced-intensity conditioning for hemophagocytic lymphohist iocytosis. Blood,2006, 107(3):1233-1236.
[26] Umeda K, Adachi S, Horikoshi Y, et al.Allogeneic hematopoietic stem cell transplantation for Chediak-Higashi syndrome. Pediatr Transplant,2016, 20(2):271-275.
[27] Tardieu M, Lacroix C, Neven B, et al. Progressive neurologic dysfunctions 20 years after allogeneic bone marrow transplantation for Chediak-Higashi syndrome. Blood,2005, 106(1):40-42.

第三节　慢性肉芽肿病

【概述】

慢性肉芽肿病（chronic granulomatous disease，CGD）是一种由中性粒细胞及单核细胞中编码烟酰胺腺嘌呤二核苷酸磷酸（nicotinamide adenine dinucleotide phosphate，NADPH）氧化酶复合物基因缺陷而引起的原发性吞噬细胞功能障碍性免疫缺陷病。在 1954 年由 Janeway 首次报道。临床特征性表现为反复发生的细菌和（或）真菌感染并伴随严重炎症反应，进而形成肉芽肿和其他炎症性并发症，感染为最早出现及最常见的临床表现。

【流行病学】

CGD 是一种罕见的遗传性疾病，其发病率在世界范围内差异较大，估计为 1 ∶ 1 000 000 ～ 1 ∶ 200 000 [1-3]，差异和种族有关，以色列的阿拉伯人群发病率较高，估计每 10 万中有 1.5 人患 CGD[1]，我国无 CGD 相关发病率数据报道。

【发病机制】

NADPH 氧化还原酶由膜蛋白及胞质蛋白组成，在吞噬细胞激活时发挥作用，产生活性氧（reactive oxygen species, ROS），进而杀灭外源性微生物。NADPH 氧化还原酶由 gp91 phox、p22 phox、p47 phox、p67 phox、p40 phox 五个亚基组成。gp91 phox 及 p22 phox 位于细胞膜上并形成异质二聚体，又称为细胞色素 b588。p47 phox、p67 phox 及 p40 phox 为胞质蛋白，组成异质三聚体。当吞噬细胞被激活时，异质三聚体向异质二聚体转位，并招募 Rac1/2，进而导致 gp91 phox 构象改变，使胞质 NADPH 向吞噬溶酶体中的分子氧提供电子以形成超氧分子，产生超氧化物，此过程称为呼吸爆发。超氧化物在超氧化物歧化酶及过氧化物酶的作用下转化为 ROS，如过氧化氢、次氯酸、羟基自由基、仲胺等，从而起到杀灭微生物的作用[4]。吞噬细胞 NADPH 氧化酶中任一亚基相应的编码基因突变均可导致吞噬细胞 NADPH 氧化酶功能障碍引起 CGD。NADPH 氧化酶功能缺陷导致无法产生 ROS，进而无法杀灭外源性致病微生物，临床表现为反复发生细菌和（或）真菌感染。另外，病原体持续存在可增加部分患者的炎症反应[5]。ROS 参与炎症过程的调节，如抑制促炎介质、降解吞噬颗粒、降低促炎细胞的存活周期等，NADPH 氧化酶缺陷所致的 ROS 减少或者缺乏可通过多种机制导致炎症反应持续发生，包括阻断髓系来源细胞的钙通道、细胞内信号转导受损、炎症介质失衡、中性粒细胞异常凋亡及中性粒细胞 Toll 样受体表达失调等[6]。

【遗传】

编码 NADPH 氧化酶 5 个亚基的基因突变均可导致 CGD，包括 *CYBB* 基因、*CYBA* 基因、*NCF1* 基因、*NCF2* 基因、*NCF4* 基因及 *EROS*/*CYBC1* 基因（表 7-2）。

（1）*CYBB* 基因：负责编码 NADPH 胞膜蛋白 gp91 phox，位于 Xp21.1，含 13 个外显子。由 X 染色体上的 *CYBB* 基因突变引起的 CGD 是最常见的 CGD 类型，约占 2/3[7-9]。*CYBB* 基因缺陷所致的 CGD 为 X 连锁隐性遗传 CGD（X-linked recessive inheritance CGD，XL-CGD）。*CYBB* 基因的多种突变（缺失、移码、无义、错义和剪接位点突变）可以导致 gp91phox 的缺失或减少。多数情况下，*CYBB* 基因的错义突变比无义、移码、剪切或缺失突变者有更多的残余超氧化物，故生存率也优于后者[2]。

（2）*CYBA* 基因：负责编码 NADPH 胞膜蛋白 p22 phox，位于染色体 16q24，含 6 个外显子。该染色体基因缺陷所致 CGD 为常染色体隐性遗传，该型占 5% ～ 10%[9]。

（3）*NCF1* 基因：负责编码胞质蛋白 p47 phox，位于常染色体 7q11.23，含 16 个外显子，为常染色体隐性遗传。该基因缺陷所致的 CGD 占比约为 25%[9]。

（4）*NCF2* 基因：负责编码胞质蛋白 p67 phox，位于常染色体 1q25，含 11 个外显子，为常染色体隐性遗传。该基因缺陷所致的 CGD 占比为 5% ～ 10%[9]。

（5）*NCF4* 基因：负责编码胞质蛋白 p40 phox，位于常染色体 22q13.1，含 10 个外显子，为常染色体隐性遗传。该基因缺陷在 CGD 罕见。该病于 2009 年首次在 1 例表现为严重结肠炎的年轻男童中报道[10]，2018 年 van de Geer A 等报道了来自 8 个国家 12 个家族的 24 例 *NCF4* 基因所致 CGD 患者[11]。

（6）*EROS/CYBC1* 基因：该基因作为 CGD

表 7-2　慢性肉芽肿病的遗传基因[9]

蛋白		基因	位置	OMIM	发病率	遗传方式
NADPH 氧化酶	gp91phox	*CYBB*	Xp21.1	306400	65%	XL
	p22phox	*CYBA*	16q24.2	608508	5% ～ 10%	AR
	p47phox	*NCF1*	7q11.23	608512	25%	AR
	p67phox	*NCF2*	1q25.3	608515	5% ～ 10%	AR
	p40phox	*NCF4*	22q12.3	613960	罕见	AR
细胞色素 b245 分子伴侣 1		*CYBC1*	17q25.3	618334	罕见	AR

的第 6 个致病基因，于 2018 年被提出并得到了证实[12,13]，位于常染色体 17q25.3，为常染色体隐性遗传。*EROS/CYBC1* 基因缺陷导致 NADPH 氧化酶的主要亚基 gp91phox 表达降低，导致呼吸爆发受损。

【临床表现】

CGD 通常表现为反复发生的严重的细菌和（或）真菌感染及肉芽肿形成。CGD 临床表现严重程度不一，这取决于突变的基因、突变的类型及突变在基因中的位置。如果基因突变保留一些残余 NADPH 氧化酶活性，则临床表现相对较轻[14]，患者的生存率也较高[2]。一般来说，X 连锁慢性肉芽肿病往往比常染色体隐性遗传的 CGD 发病更早，病情更重[15,16]。与其他任何基因突变相比，*NCF1* 突变所致的 CGD 发病时间较晚，临床表现轻，生存率较高[14]。近期报道的 *NCF4* 基因突变所致的 CGD 也是一种临床相对温和的非典型 CGD。主要表现为过度炎症，感染稍轻，无侵袭性细菌或真菌感染[11]。

1. 感染　是最为常见的临床表现，一般在婴儿期及幼儿期发生细菌和（或）真菌感染。常见的感染部位包括肺部、皮肤和软组织、淋巴结、胃肠道、肝脏和骨骼等。以肺炎最为常见，其他感染依次为脓肿、化脓性淋巴结炎、骨髓炎、菌血症或真菌血症、浅表皮肤感染（蜂窝织炎或脓疱疮）[15,17]。常见的致病菌主要为过氧化氢酶阳性的细菌和真菌，包括曲霉菌、金黄色葡萄球菌、洋葱伯克霍尔德菌、诺卡菌、黏质沙雷菌、沙门菌、分枝杆菌及念珠菌等。CGD 患儿接种卡介苗后可发生严重的局部反应或播散全身，后期可出现接种同侧淋巴结钙化。

2. 炎症表现及其他表现　炎症表现在 CGD 患者中较为常见，以胃肠道、泌尿生殖道、肺部、眼部最为常见[7]，可以发生在感染之前。肉芽肿形成是 CGD 患者的典型炎症表现，以结肠、胃和膀胱最常见[7]，皮肤亦可发生（图 7-5）。近 50% 患者伴有胃肠道炎症，可发生于任何年龄，表现为痉挛、腹痛、非感染性腹泻、溃疡、胃炎、结肠炎、直肠炎、狭窄、梗阻或瘘形成[18]。慢性肉芽肿性相关炎症性肠病（CGD-associated inflammatory bowel disease，CGD-IBD）最常见，以结肠受累最常见，回肠和胃肠道的其他部分也可能受累。临床需注意亚临床结肠炎的存在，部分患者粪便钙卫

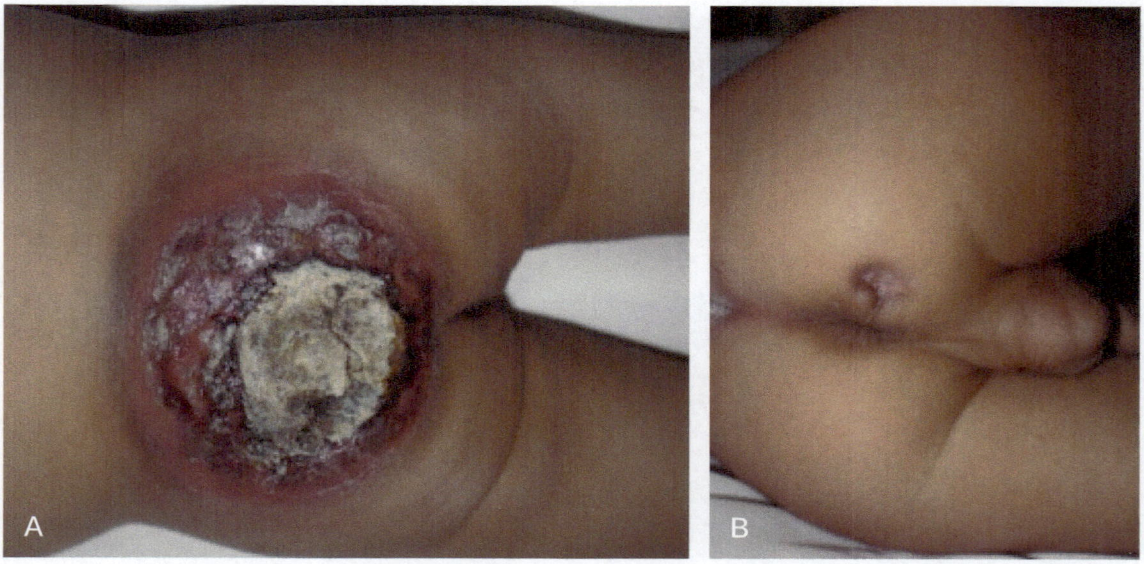

图 7-5　一男婴，因“骶尾部肿物 2 月余，发热 5 天”收入院，基因确诊为慢性肉芽肿病

A. 为毛霉菌引起的骶尾部感染性肉芽肿；B. 为既往肛周脓肿后窦道形成

蛋白浓度可升高，可能提示存在亚临床性结肠炎，并预测临床相关性结肠炎的发生[19]。泌尿生殖道受累严重可出现输尿管梗阻、输卵管堵塞。其他慢性炎症性表现包括非感染性关节炎、牙龈炎、视网膜炎、葡萄膜炎、肾小球肾炎和罕见的盘状红斑狼疮或全身性红斑狼疮等。

【实验室检查】

由于 NADPH 氧化酶缺陷无法产生活性氧，故活性氧的检测可帮助诊断 CGD，目前评价呼吸爆发最常用的方法包括二氢罗丹明（DHR123）流式细胞分析方法及四氮唑蓝（NBT）还原试验，前者相对于后者更加快速、客观、灵敏[20]。通过 DHR123 流式细胞分析方法检测患者母亲及母亲一方的女性亲属，可帮助确定 CGD 可能的遗传模式，如女性携带者表现出两种吞噬细胞种群（双峰模式），提示 XL-CGD 诊断[21]。如疑诊 CGD，应进一步进行相关基因检测明确疾病类型。

【诊断和鉴别诊断】

1. 诊断　如临床表现为反复发生的严重感染及过度炎症表现，需考虑 CGD。如患者存在非典型炎症性疾病或多系统炎症（白塞病）但无感染时，亦需考虑 CGD 可能[7]。如临床疑诊 CGD，DHR123 流式细胞分析或 NBT 还原试验帮助评价有无吞噬细胞呼吸爆发缺陷，基因学检查可进一步确定分类。

2. 鉴别诊断　CGD 需与表现为反复严重感染的其他免疫缺陷病相鉴别，包括 *RAC2* 基因缺陷病、葡萄糖 -6- 磷酸脱氢酶缺乏症、MPO 缺陷病等鉴别。

（1）*RAC2* 基因缺陷病：*RAC2* 基因位于第 22 号染色体长臂 13 区 1 带上，可编码 GTP 结合蛋白，是 Rho GTP 酶家族 Rac 亚家族成员之一，参与多种细胞功能，属于 NADPH 氧化酶调控系统。当 *RAC2* 发生显性负性突变（dominant negative germline mutation）时可能导致 CGD 样症状[22]，表现为反复发生的感染，缺乏炎症相关改变，但NADPH氧化酶活性正常。

（2）葡萄糖 -6- 磷酸脱氢酶缺乏症：严重的葡萄糖 -6- 磷酸脱氢酶（G6PD））缺乏症可白细胞内 NADPH 形成不足，NADPH 氧化酶活性受损，表现为反复感染，类似于轻型 CGD[23,24]，需依赖于基因明确。

（3）MPO 缺陷病：临床亦可表现为严重感染和慢性炎症，而且对白念珠菌等真菌感染的易感性增加，完全的 MPO 缺陷病 DHR 信号低和 NBT 测试结果正常[25]。

CGD 表现为肉芽肿形成及慢性炎症时，需与韦格纳肉芽肿、霍奇金淋巴瘤、溃疡性结肠炎、克罗恩病等鉴别。

【治疗】

1. 常规治疗

（1）预防性抗菌治疗：CGD 患儿需终身预防性联合应用抗细菌和抗真菌药物，可明显降低患者发生严重感染的概率，进而降低死亡率[26]。预防性抗细菌治疗首选甲氧苄啶 - 磺胺甲噁唑（TMP-SMZ），通常剂量为 5mg/kg（基于 TMP 的成分计算）[27]。对于磺胺过敏的患者可单独应用甲氧苄啶[26]。预防性抗真菌治疗首选伊曲康唑，剂量如下：≤ 13 岁，体重＜ 50kg 者，100mg/d；年龄＞ 13 岁，体重＞ 50kg 者，200mg/d。泊沙康唑或伏立康唑可作为耐药或者不耐受时的二级预防药物[26]。是否联合使用 γ 干扰素（每次 50μg/m^2，每周 3 次）作为常规预防措施存在争议。

（2）积极治疗急性感染：对于急性感染，需尽早积极治疗，建议先进行相关病原学检查，针对常见的致病菌进行经验性治疗，随后在明确病原菌后调整抗感染药物。即使是常见的细菌或真菌感染，也需要长期的抗细菌或抗真菌治疗[9]。

（3）炎症性表现的治疗：常应用糖皮质激素治疗，但可能会增加感染的风险，长期应用可能抑制生长发育。免疫调节剂（如硫唑嘌呤、沙利度胺、吡格列酮、羟氯喹、雷帕霉素等）及生物制剂（TNF-α 抑制剂、IL-17 抑制剂、IL-12/23 抑制剂、整合素受体拮抗剂等）均开始尝试应用于控制 CGD-IBD[18]。

2. 造血干细胞移植　是目前唯一有效的治愈 CGD 的方法，寻找合适的供体尤为重要。

3. 基因治疗　是针对 CGD 的精准治疗方法，仍处于临床试验阶段。

【遗传咨询】

CGD 是单基因遗传性疾病，遵循 X 连锁隐性遗传或常染色体遗传方式。对 CGD 携带者需进一步进行遗传咨询，告知其遗传发生的风险，产前筛查可证实胎儿是否存在相关基因突变，是目前排除 CGD 的首选。此外，患有 CGD 的父母可能会考虑再孕育一个孩子，为患病儿童提供造血干细胞；植入前遗传学诊断结合 HLA 分型已经开始应用[28]。

【预防】

该病目前无有效的预防措施。

（王召阳　刘　盈　马　琳）

【参考文献】

[1] Wolach B, Gavrieli R, de Boer M et al. Chronic granulomatous disease: clinical, functional, molecular, and genetic studies. The Israeli experience with 84 patients. Am J Hematol,2017, 92(1):28-36.

[2] Kuhns DB, Alvord WG, Heller T,et al. Residual NADPH oxidase and survival in chronic granulomatous disease. N Engl J Med,2010, 363(27):2600-2610.

[3] Jones LBKR, McGrogan P, Flood T J, et al. Special article: chronic granulomatous disease in the United Kingdom and Ireland: a comprehensive national patient-based registry. Clin Exp Immunol,2008, 152(21):211-218.

[4] Arnold DE, Heimall JR. A review of chronic granulomatous disease. Adv Ther,2017, 34(12):2543-2557.

[5] von Rosenvinge EC, O’ Donnell TG, Holland SM, et al. Chronic granulomatous disease. Inflamm Bowel Dis,2010, 16(1):9.

[6] Roxo-Junior P, Simão H ML. Chronic granulomatous disease: why an inflammatory disease?. Braz J Med Biol Res,2014, 47(11):924-928.

[7] Rider NL, Jameson MB, Creech CB. Chronic granulomatous disease: epidemiology, pathophysiology, and genetic basis of disease. J Pediatric Infect Dis Soc,2018, 7(Suppl 1):S2-S5.

[8] Roos D. Chronic granulomatous disease. Br Med Bull,2016, 118(11):50-63.

[9] Yu HH, Yang YH, Chiang BL. Chronic granulomatous disease: a comprehensive review. Clin Rev Allergy Immunol,2021,61(2):101-113.

[10] Matute JD, Arias AA, Wright NAM,et al. A new genetic subgroup of chronic granulomatous disease with autosomal recessive mutations in p40 phox and selective defects in neutrophil NADPH oxidase activity. Blood,2009, 114(15):3309-3315.

[11] van de Geer A, Nieto-Patlán A, Kuhns DB, et al. Inherited p40phox deficiency differs from classic chronic granulomatous disease. J Clin Invest,2018, 128(9):3957-3975.

[12] Thomas DC, Charbonnier LM, Schejtman A,et al. EROS/CYBC1 mutations: decreased NADPH oxidase function and chronic granulomatous disease. J Allergy Clin Immunol,2019, 143(2):782-785 e1.

[13] Arnadottir GA, Norddahl GL, Gudmundsdottir S, et al.A homozygous loss-of-function mutation leading to CYBC1 deficiency causes chronic granulomatous disease. Nat Commun,2018, 9(1):4447.

[14] Köker MY, Camcioğlu Y, van Leeuwen K, et al. Clinical, functional, and genetic characterization of chronic granulomatous disease in 89 Turkish patients. J Allergy Clin Immunol,2013, 132(5):1156-1163 e5.

[15] Marciano BE, Spalding C, Fitzgerald A,et al. Common severe infections in chronic granulomatous disease. Clin Infect Dis,2015, 60(8):1176-1183.

[16] Gao LW, Yin QQ, Tong Y J,et al. Clinical and genetic characteristics of Chinese pediatric patients with chronic granulomatous disease. Pediatr Allergy Immunol,2019, 30(3):378-386.

[17] Bortoletto P, Lyman K, Camacho A, et al. Chronic granulomatous disease: a large, single-

center US experience. Pediatr Infect Dis J,2015, 34(10):1110-1114.

[18] Falcone EL, Holland SM. Gastrointestinal complications in chronic granulomatous disease. Methods Mol Biol,2019, 1982:573-586.

[19] Broides A, Sagi O, Pinsk V, et al. Subclinical intestinal inflammation in chronic granulomatous disease patients. Immunol Res,2016, 64(1):155-159.

[20] Jirapongsananuruk O, Malech HL, Kuhns DB, et al.Diagnostic paradigm for evaluation of male patients with chronic granulomatous disease, based on the dihydrorhodamine 123 assay. J Allergy Clin Immunol,2003, 111(2):374-379.

[21] Sanabria D, Giménez V, Martínez de Cuéllar C, et al. Chronic granulomatous disease. Diagnosis by the dihydrorhodamine assay. Rev Chil Pediatr,2020, 91(1):19-26.

[22] Lougaris V, Baronio M, Gazzurelli L, et al. RAC2 and primary human immune deficiencies. J Leukoc Biol,2020, 108(2):687-696.

[23] van Bruggen R, Bautista J M, Petropoulou T, et al. Deletion of leucine 61 in glucose-6-phosphate dehydrogenase leads to chronic nonspherocytic anemia, granulocyte dysfunction, and increased susceptibility to infections. Blood,2002, 100（3）:1026-1030.

[24] Agudelo-Flŏrez P, Costa-Carvalho BT, López J A, et al. Association of glucose-6-phosphate dehydrogenase deficiency and X-linked chronic granulomatous disease in a child with anemia and recurrent infections. Am J Hematol,2004, 75(3):151-156.

[25] Milligan KL, Mann D, Rump A,et al.Complete myeloperoxidase deficiency: beware the "false-positive" dihydrorhodamine oxidation. J Pediatr,2016, 176:204-206.

[26] Slack MA, Thomsen IP. Prevention of infectious complications in patients with chronic granulomatous disease. J Pediatric Infect Dis Soc,2018, 7(Suppl 1):S25-S30.

[27] Thomsen IP, Smith MA, Holland SM, et al. A comprehensive approach to the management of children and adults with chronic granulomatous disease. J Allergy Clin Immunol Pract,2016, 4(6):1082-1088.

[28] Degn B, Hindkjaer J, Christensen MW, et al. Preimplantation genetic diagnosis for HLA typing in a case of X-linked chronic granulomatous disease. Acta Obstet Gynecol Scand,2012, 91(7):876-878.

第四节　先天性红细胞生成性卟啉症

【概述】

卟啉症是指卟啉和（或）卟啉前体在体内病理性积聚和排泄增多所致的一组代谢障碍性疾病。根据有无皮肤受累分为类皮肤型和非皮肤型两大类，其中前者包括红细胞生成性原卟啉症、迟发性卟啉症、遗传性粪卟啉症、变异性卟啉症、先天性红细胞生成性卟啉症及肝性红细胞生成性卟啉症；后者包括急性间歇性卟啉症和 δ- 氨基酮戊酸脱水酶缺陷型卟啉症。而皮肤型卟啉症以红细胞生成性卟啉症和迟发性卟啉症多见。目前各型卟啉病的致病基因相对明确，为编码血红素合成途径相应酶的基因突变所致。先天性红细胞生成性卟啉症（OMIM#263700）是卟啉症中罕见且较严重的一型，为编码血红蛋白合成途径第 4 种酶 / 尿卟啉原Ⅲ合成酶（*UROS*）——基因突变致酶活性异常所致。卟啉或其卟啉前体经光暴露后可沉积在皮肤、牙齿、角膜、骨骼、肝脏、脾脏等不同组织和器官。

【流行病学】

先天性红细胞生成性卟啉病（congenital erythropoietic porphyria，CEP）是一种罕见的遗传性疾病，又称为 Gunther' s 病。全世界约报道 250 余例 CEP 病例[1]，我国仅有数例个案相关报道[2,3]。笔者所在单位曾在 2014 年报道一例 CEP 患儿[4]。

【遗传学】

本病大部分病例报道属于常染色体隐性遗传疾病，为 *UROS* 基因突变所致。该基因位于染色体 10q26.2 上，该基因长度约 34kb，包含 10 个外显子。目前报道相关突变以 *UROS* 基因错义突变为主，其中以 p.C73R 突变为常见，且表型严重[5]。2007 年有学者报道，位于 X 染色体的 *GATA1* 基因隐性突变亦与 CEP 的发生有关[6]。

【发病机制】

UROS 基因突变导致血红蛋白合成途径第 4 种酶（尿卟啉原Ⅲ合成酶）活性下降（图 7-6），引起Ⅰ型卟啉异构体（尿卟啉原Ⅰ和粪卟啉原Ⅰ）在骨髓红系前体细胞及循环中红细胞等积聚，经光暴露后沉积在组织器官中引起不同程度的损害。*UROS* 基因的两个红系特异性启动子区域有两个 *GATA1* 的结合位点，*GATA1* 突变影响两者的结合，从而导致 *UROS* 酶表达的异常而致病。

【临床表现】

本病临床表现各异，轻者可仅有皮肤表现，重症患者因溶血性贫血需终身依赖输血或者胎儿时期发生脑水肿或者死亡。

1. 皮肤骨骼受累　婴幼儿早期即可逐渐出现严重的光敏感性，光暴露部位皮肤水疱、皮肤脆性增加、皮损消退遗留萎缩性瘢痕为主要表现（图 7-7A）。皮损反复发生，继发感染，出现色素沉着、色素减退、多毛等表现（图 7-7A），严重时伴肢体和面部器官的畸形、毁容（图 7-7B）。皮疹发作时可伴有皮肤烧灼、疼痛感。

2. 眼部受累　卟啉及前体物质在角膜、巩膜异常沉积可引起角膜炎、角膜溃疡、穿孔，巩膜炎、巩膜坏死、瘢痕形成，严重者可导致失明。

3. 血液系统　骨髓及循环血液中红细胞破坏发生溶血、贫血。继发性脾大，后者可进一步加重贫血发生。骨髓无效造血增加，循环血液中异形红细胞数量增多，非结合胆红素、血清铁含量增加。

4. 其他表现　异常的卟啉代谢物沉积在牙齿可见棕褐色至红色牙齿；经尿液排出，尿液呈深红色、红棕色（图 7-7C），婴幼儿时期可见尿布红染现象。

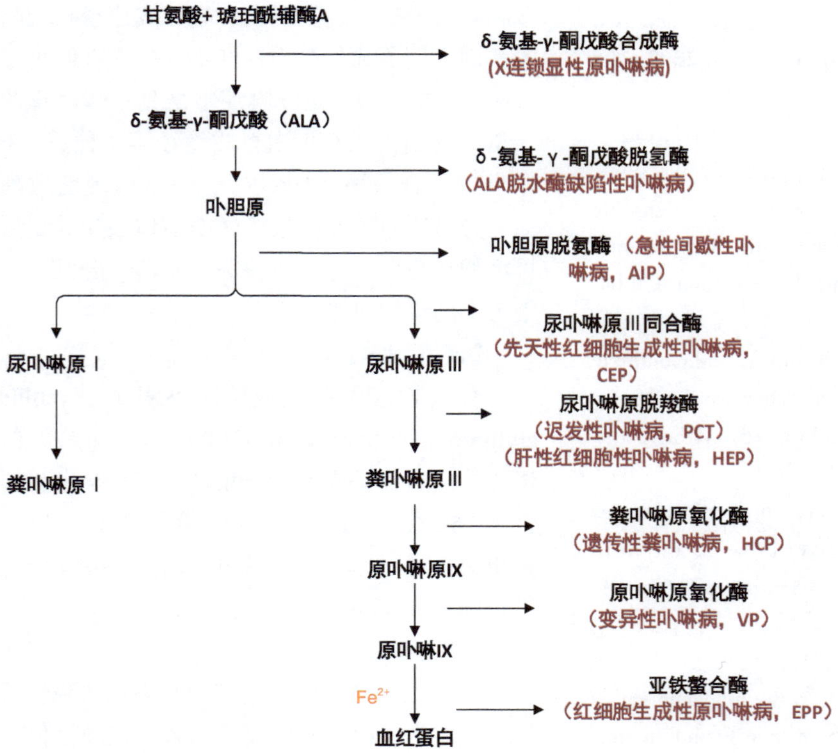

图 7-6　血红素合成途径

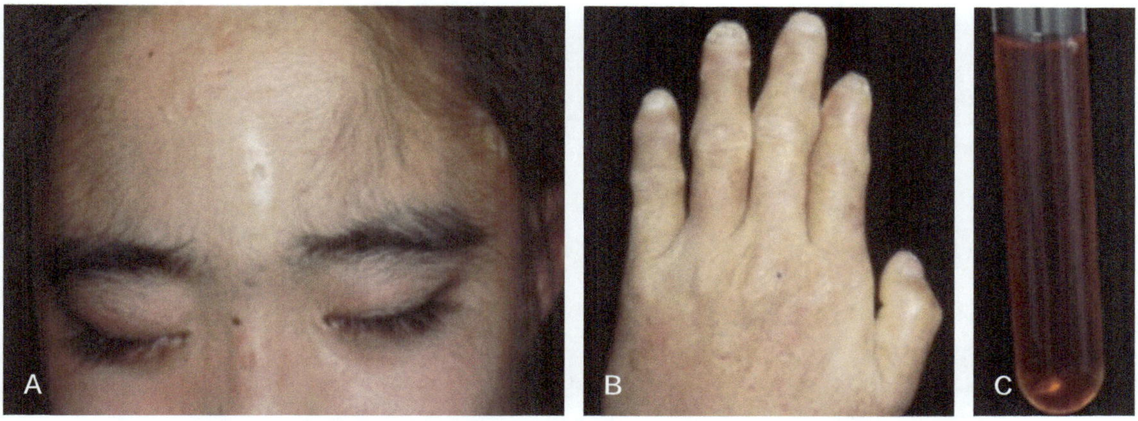

图 7-7　该图为一 13 岁女孩。出生后 6 岁确诊为 CEP 患者，7 年后复诊

A. 萎缩性瘢痕，多毛；B. 手部挛缩畸形；C. 自然光下红棕色尿

【实验室检查】

实验室检查基于临床表现，自幼出现的光暴露部位的反复的水疱、丘疱疹，遗留凹陷性瘢痕、棕褐色至红色的牙齿、畏光、尿液呈红色、红褐色；利用 Wood 灯照射后牙齿、尿液呈现红色荧光，实验室完善血红细胞内卟啉、尿卟啉检查可初步确诊。必要时进一步完善基因检测确诊。

由于本病可合并各系统表现，尚需完善血常规、肝功能、腹部超声、眼科检查等，以进行多方面评估。

【诊断和鉴别诊断】

1. 诊断　CEP 临床少见，皮肤表现（光暴露分布部位、皮损特点）是重要临床诊断线索。血、尿、粪便的卟啉或者卟啉前体物质检查有助于诊断。分子遗传学诊断有利于对各型卟啉病进行分类诊断。

2. 鉴别诊断　CEP 除可通过血、尿卟啉水平、分子遗传学诊断与其他各型皮肤型卟啉症鉴别。另外，本病尚需与牛痘样水疱病、着色性干皮病、获得性大疱性表皮松解症、类脂质蛋白沉积症等具有相同临床表现的其他疾病鉴别。其中牛痘样水疱病为 EB 病毒感染相关性皮肤病，无多毛，无尿布红染、红牙等卟啉沉积和排泄表现，血、尿标本检查卟啉正常。着色性干皮病患儿常伴有逐渐加重的雀斑样皮损，常伴有畏光表现。类脂质蛋白沉积症可表现面部凹陷性瘢痕，常合并声嘶，眼睑有特异性串珠样皮损。获得性大疱表皮松解症可通过皮肤病理、免疫荧光、血尿卟啉检查等协助鉴别。

【治疗】

1. 避光　本病患者均需注意避光保护，包括穿长衣、长裤，外涂遮光剂、防晒霜等。

2. 骨髓或者造血干细胞移植　目前被认为是本病有效的治疗方法[7]。但临床需衡量利弊，一般建议应用于合并严重贫血需依赖反复输血缓解症状者。

3. 其他对症治疗　继发性脾大者，可考虑脾切除以改善症状。口服铁螯合剂消耗血清铁或者限制铁的祛铁疗法在小鼠被证实可缓解 CEP 的症状[8]。口服 β 胡萝卜素通过提高本病对光的耐受性，具有一定疗效。据报道，活性炭可能通过减少卟啉的吸收、促进排泄而发挥治疗作用。2014 年欧洲药品管理局批准的治疗红细胞生成性原卟啉病的药物阿法诺肽是一种 α- 促黑素类似物，其是一种可结合黑色素皮质素受体 -1（MC1R）的十三肽，从而在非紫外线照射下提高表皮内真黑素的含量，提高患者对光的耐受性，该方法对 CEP 患者的有效性尚有争议[9,10]。

【遗传咨询】

大部分报道中，该病的遗传方式为常染色

体隐性遗传，理论上女性和男性同样受累。对于生育过 *UROS* 基因突变的该疾病患儿家长，理论上其再次生育该患儿的概率为25%。而对于 *GATA1* 基因突变的该疾病患儿表型正常的家长，再次生育时，理论上男孩有50%的概率患本病，女孩可正常。

【预防】

早期确诊本病，及早予以患者指导，注意避光防护，可帮助改善生活质量。

（刘元香　徐子刚）

【参考文献】

[1] Di Pierro E, Brancaleoni V, Granata F. Advances in understanding the pathogenesis of congenital erythropoietic porphyria.Br J Haematol, 2016, 173 (3): 365-379.

[2] 王海斌，罗保香．先天性红细胞生成性卟啉病一例．中华皮肤科杂志，2010 (2):114.

[3] 赵邑，赵俊郁，涂平，朱学骏，等．先天性红细胞生成性卟啉病．临床皮肤科杂志，2008 (9): 594-595.

[4] 刘元香，徐子刚．先天性红细胞生成性卟啉病1例．中国皮肤性病学杂志，2014, 28(11):70-71.

[5] Erwin AL, Desnick RJ. Congenital erythropoietic porphyria: recent advances. Mol Genet Metab, 2019,128(3):288-297.

[6] Phillips JD, Steensma DP, Pulsipher MA, et al. Congenital erythropoietic porphyria due to a mutation in GATA1: the first trans-acting mutation causative for a human porphyria. Blood, 2007, 109(6): 2618-2621.

[7] Katugampola RP, Anstey AV, Finlay AY, et al. A management algorithm for congenital erythropoietic porphyria derived from a study of 29 cases. Br J Dermatol, 2012,167(4): 888-900 .

[8] Blouin JM, Ged C, Lalanne M, et al.Iron chelation rescues hemolytic anemia and skin photosensitivity in congenital erythropoietic porphyria. Blood, 2020, 136(21): 2457-2468.

[9] Kim ES, Garnock-Jones KP. Afamelanotide: a review in erythropoietic protoporphyria. Am J Clin Dermatol, 2016, 17(2): 179-185.

[10] Howard M, Hall A, Ramsay D. Congenital erythropoietic porphyria (Gunther disease) - long-term follow up of a case and review. Dermatol Online J, 2017, 23(2):13030.

第五节　Ichthyosis follicularis, alopecia and photophobia 综合征

【概述】

Ichthyosis follicularis, alopecia and photophobia（IFAP 综合征，OMIM#308205），在1909年作为综合征首次由 Macleod 报道[1]。临床特征性表现为不同程度的先天性无毛发或毛发稀疏、周身毛囊性丘疹、畏光。亦可出现身材矮小、神经系统发育异常、腹股沟疝、隐睾等其他系统受累的临床表现[2]。

【流行病学】

IFAP 综合征是一种罕见的遗传性疾病，至2019年，文献报道约60例患者。笔者所在的单位近3年报道了2例 IFAP 相关病例[3,4]。

【遗传学】

IFAP 综合征常表现为X连锁的隐性遗传方式，为 *MBTPS2* 基因突变所致[5]。*MBTPS2* 编码一种膜内锌金属蛋白酶，包括8个跨膜的结构域。其中N端和C端突变往往导致轻度表型，而 *TM7*（R429H）和 *TM8*（LDG 基序的侧翼，酶的两个催化中心之一）的突变通常与严重表型相关[6]。也有本病属于常染色体显性遗传方式的报道[7]，最新发现该型与固醇调节元件结合转录因子1(*SREBF1*)基因突变有关[8]。

【发病机制】

MBTPS2（*S2P*）编码一种内切酶，能够调控膜内蛋白水解，裂解各种底物，而这些底物是调控胆固醇稳态及内质网应激反应的重要因子。*MBTPS2* 发生突变会影响甾醇稳态和表皮或者上皮的脂质代谢，既而影响表皮或者上皮的分化而致病。*SREBF1* 基因编码 SREBP1。SREBP 是一种结合脂质基因启动子区的特定序列 SRE 的转录因子，可以调节脂肪酸和胆固醇

的生物合成。SREBP 可以被位点 1 蛋白酶（S1P）和 S2P 切割成具有转录活性的 N 端结构域，然后被转移到细胞核并与 SRE 结合，从而促进固醇生物合成所必需的基因的转录。我们的体外研究表明[8]：*SREBF1* 突变破坏了 SREBF1 依赖于 S1P 的蛋白水解裂解，从而影响其核易位，导致蛋白质转录激活功能受到影响，最终也影响了甾醇稳态和表皮或者上皮的脂质代谢。

【临床表现】

本病临床表型广泛，轻重不一。其中毛囊性鱼鳞病、脱发、畏光为经典的三联征。

1. 皮肤改变 以毛囊性鱼鳞病为主，表现为非炎性毛囊性丘疹，砂纸样质地，头皮和四肢伸侧为主（图 7-8A、B）[3]。或者有口角炎、银屑病样斑块、板层状鱼鳞病、掌跖角化表现。甲受累可出现甲营养不良改变[9,10]。

2. 脱发 毛发受累可轻可重，表现为出生即有的非瘢痕性秃发斑或者稀疏细软的毛发（图 7-8），头发、眉毛、睫毛及体毛均可受累[11]。

3. 眼部受累 可表现为畏光、角膜溃疡、角膜薄翳、睑板腺发育障碍、白内障等。

4. 其他表现 其他系统发育异常包括身材矮小、骨骼发育畸形、神经系统智力发育落后、隐睾、先天性巨结肠、腹股沟疝、肾脏发育畸形等。合并这些多系统异常被认为是该病谱的重型，又被称为 BRESHECK 综合征[2]。尚有一例本病合并霍奇金淋巴瘤的报道[12]。

【实验室检查】

基于该病的发病年龄和典型的临床表型特征，临床高度考虑本组疾病时可做全外显子基因检测协助诊断。

该病可合并其他系统的发育异常，需完善眼部裂隙灯和眼底检查、听力、毛发镜、消化系统超声等检查综合评估。

【诊断和鉴别诊断】

1. 诊断 依据已知的本病致病基因和遗传方式，对有相应临床表型的先证者进行分子遗传学检查确诊。

2. 鉴别诊断 临床上本病需要与角膜炎 - 鱼鳞病 - 耳聋综合征（keratitis-ichthyosis-deafness syndrome，KID）、棘状秃发性毛囊角化病（keratosis follicularis spinulosa decalvans，KFSD）、遗传性皮肤黏膜发育不良（HMD）等有相同毛囊性丘疹，脱发等表现的疾病相鉴别（表 7-3）。

值得注意的是，KFSD 与 IFAP 综合征在表型、遗传学方面还有很多的相似之处，甚至有学者主张用 IFAP/KFSD 综合征将其命名[13,14]，

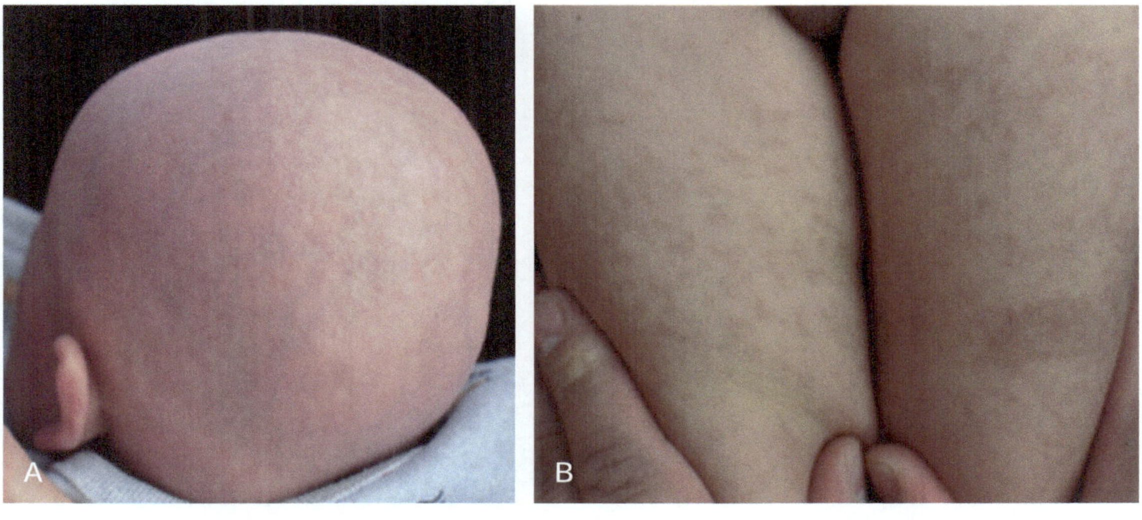

图 7-8 该图为一 2 岁 2 月龄男孩，因“生后毛发异常”就诊，基因检测诊断为 IFAP 综合征

A. 头皮毛囊性丘疹；B. 下肢毛囊性丘疹

表 7-3 IFAP 综合征的鉴别诊断

	KID	KFSD	Olmsted 综合征	HMD
遗传方式	AD 为主	XR 为主	AD 或 XD	AD
基因	*GJB2*	*MBTPS2*	*TRPV3/MBTPS2*	*SREBF1*[13]
与 IFAP 的相同点	角化性红斑，表面粗糙 非瘢痕性脱发、角膜炎、角膜血管化	棘状毛囊性丘疹 可有畏光、角膜营养	口腔部位角化性斑块、甲营养不良 非瘢痕性脱发	毛囊性丘疹、眼部畏光、角膜炎、白内障 非瘢痕性脱发
与 IFAP 不同点	感音性耳聋	青春期后症状可缓解 瘢痕性脱发	对称性残毁性掌跖角化过度、可伴有严重的皮肤瘙痒	会阴部银屑病样斑块常见 鲜红的牙床黏膜

注：AD. 常染色体显性遗传；XR.X 连锁隐性遗传；XD.X 连锁显性遗传。

目前两者在临床方面的区别重点在于前者为非瘢痕性脱发，后者为进行性瘢痕性脱发。

【治疗】

1. 对症治疗　皮肤受累，以保湿滋润为主。眼科评估眼部症状，予以对症处理。伴有其他系统畸形如骨骼畸形、隐睾等需外科干预。

2. 药物治疗　局部外用角质剥脱剂可缓解皮肤症状，有学者尝试系统应用维 A 酸类药物治疗本病，皮肤症状得到缓解[15,16]。其中 1 例 3 岁男孩被予以阿维 A（1mg/kg）治疗 6 个月，皮肤症状、角膜糜烂等症状得到改善，但脱发、畏光未见改善。停药后症状可反复。

【遗传咨询】

该病的遗传方式为 X 连锁隐性遗传时，理论上女性携带者生育男孩时，有 50% 的可能患病。该病的遗传方式为常染色体显性遗传时，理论上女性和男性同样受累。

【预防】

目前该病尚无有效的预防措施。

（刘元香　张　斌　马　琳）

【参考文献】

[1] Macleod JMH. Three cases of ‘ichthyosis follicularis’ associated with baldness. Br J Dermatol, 1909, 21:165-189.

[2] Ferrari B, Morita L, Choate K, et al. Ichthyosis follicularis with alopecia and photophobia syndrome (IFAP): a case report. Dermatol Online J,2017, 15: 23(2):13030.

[3] 刘元香，徐子刚，汪洋，等. 毛囊性鱼鳞病、秃发、畏光综合征一例及基因检测. 中华皮肤科杂志,2020, 53(7):551-553.

[4] Yang Z, Xu Z, Xing H, et al. Novel MBTPS2 mutation causes a mild phenotype of ichthyosis follicularis with atrichia and photophobia syndrome in a Chinese pedigree.J Dermatol,2019, 46(4): e126-e128.

[5] Oeffner F, Fischer G, Happle R, et al. IFAP syndrome is caused by deficiency in MBTPS2, an intramembrane zinc metalloprotease essential for cholesterol homeostasis and ER stress response. Am J Hum Genet,2009, 84(4):459-467.

[6] Bornholdt D, Atkinson TP, Bouadjar B, et al. Genotype-phenotype correlations emerging from the identification of missense mutations in MBTPS2. Hum Mutat,2013, 34(4): 587-594.

[7] Sato-Matsumura KC, Matsumura T, Kumakiri M, et al.Ichthyosis follicularis with alopecia and photophobia in a mother and daughter. Br J Dermatol,2000,142(1):157-162.

[8] Wang HJ, Humbatova A, Liu YX, et al. Mutations in SREBF1, encoding sterol regulatory element binding

transcription factor 1, cause autosomal-dominant IFAP syndrome. Am J Hum Genet,2020, 107(1):34-45.

[9] Jiang YY,Jin HZ, Zeng YP. A novel mutation in MBTPS2 causes ichthyosis follicularis, alopecia, and photophobia syndrome. Mol Genet Genomic Med,2019,7(8): e812.

[10] Pietrzak A, Kanitakis J, Staśkiewicz G, et al.IFAP syndrome with severe cutaneous, neurologic and skeletal manifestations due to a novel MBTPS2 mutation in a Polish patient. Eur J Dermatol,2012, 22(4): 467-472.

[11] Khandpur S, Bhat R, Ramam M, Ichthyosis follicularis, alopecia and photophobia (IFAP) syndrome treated with acitretin.J Eur Acad Dermatol Venereol,2005, 19(6):759-762.

[12] Shakibazad N, Shahriari M, Inaloo S. Hodgkin lymphoma in a patient with IFAP syndrome: a case report and review of literature. J Pediatr Hematol Oncol,2018, 40(3):227-230.

[13] Murase C, Takeichi T, Nomura T, et al. Hereditary mucoepithelial dysplasia and autosomal-dominant IFAP syndrome is a clinical spectrum due to SREBF1 variants. J Invest Dermatol,2021, 141(6):1596-1598.

[14] Aten E, Brasz LC, Bornholdt D, et al. Keratosis follicularis spinulosa decalvans is caused by mutations in MBTPS2. Hum Mutat,2010, 31(10): 1125-1133.

[15] Höpker LM, Ribeiro CG, Oliveira LM, et al. Ichthyosis follicularis, alopecia and photophobia syndrome (IFAP): report of the first case with ocular and cutaneous manifestations in Brazil with a favorable response to treatment. Arq Bras Oftalmol, 2011,74(1):55-57.

[16] Ming A, Happle R, Grzeschik KH, et al.Ichthyosis follicularis, alopecia, and photophobia (IFAP) syndrome due to mutation of the gene MBTPS2 in a large Australian kindred. Pediatr Dermatol, 2009, 26(4):427-431.

第六节　早老症

【概述】

早老症，又称为 Hutchinson–Gilford 早衰综合征（Hutchinson–Gilford progeria syndrome, HGPS），是一种极其罕见的遗传性疾病，其特征是自儿童时期起加速、过早衰老，并引起多系统改变，包括皮肤、皮下组织、骨骼系统、心血管、神经系统和其他特定器官。受累新生儿通常在出生时表现正常，但出生后不久很快相继出现发育不良、皮肤硬化、脱发、脂肪萎缩、骨骼发育不良和其他早衰现象，但智力等通常表现正常[1]。HGPS 患者的平均寿命为 14.6 年[2]。致死原因通常是动脉粥样硬化和心血管并发症[1,3]。1886 年 Hutchinson 首次报道了 HGPS，称之为“先天性无毛发和附属器”，Gilford 于 1904 年提出了“早衰”这一词[4]。

【流行病学】

自本病发现以来，全世界共报道了 350～400 例病例[5]。关于发病率，不同时期、不同国家的报道略有不同，每 400 万～800 万新生儿中就有 1 例[6]。2018 年，早老症研究基金会估计的 HGPS 患病率更低，约为 1/2000 万[7]。

【遗传学】

HGPS 是一种常染色体显性遗传病，通常由编码核膜蛋白即核纤层蛋白 A（lamin A）的 *LMNA* 基因突变引起。其中，最经典的突变位点是 c.1824C>T（p.Gly608Gly），为一种沉默点突变，可引起经典型 HGPS。在非典型 HGPS 中，*LMNA* 的遗传突变包括 c.1822G>A、c.1968+1G>A、c.1968+2T>A、c.1968+2T>C 和 c.1968+5G>C[8]。此外，笔者团队报道 IVS8, -4 C>A 内含子杂合突变亦可导致不典型 HGPS[9]。

【发病机制】

LMNA 基因编码两种产物——核纤层蛋白 A 和 C，为核膜层的主要组成部分，并构成细胞核的支架。尽管 *LMNA* 的 c.1824C>T 突变通常不改变编码的氨基酸（甘氨酸）序列，但这一突变导致 *LMNA* 基因 11 外显子 3 区的隐蔽剪切位点激活，造成 150 个碱基对的缺失，使得生成的蛋白质在羧基端缺失 50 个氨基酸，即“法尼基化”，从而形成被截短的核纤层蛋白 A，被称为早老素（presenilin）[1,10]。核纤

层蛋白 A 是细胞核内膜的一种结构蛋白，早老素替代表达会破坏核膜、改变染色质组织结构和对机械应力的反应，并干扰 DNA 的转录、复制和修复等行为，从而导致 HGPS 状[5]。

【临床表现】

HGPS 是多学科疾病，可能涉及儿童保健、儿科、皮肤科、骨科、心血管科、神经科、口腔科和其他相关科室。HGPS 是一种节段性衰老疾病，某些系统呈现正常衰老的特征，而其他部分特定系统显著异常[5]，间充质来源的组织尤其受到影响，导致显著的脂肪和骨骼异常[5]，而皮肤异常是其最初发现的受累部位及寻求就诊的原因。

HGPS 患儿在出生时常表现正常，但临床表现在出生后的头几年逐渐显露。尽管摄入热量足够，但患有 HGPS 的幼儿在生后第一年内常出现生产迟缓、体重增长缓慢或下降、身材矮小（持续小于第 3 百分位）。多数病例无法性成熟。

HGPS 患儿均表现出特征性的颅面外观异常，包括颅面部比例失调（头大脸小）、小颌畸形、突眼（鸟眼）、眉毛脱落、鹰钩鼻、嘴唇薄、口周发绀、小耳垂、头皮静脉显露、囟门迟闭等[1,6,8]。这些表现似“老人貌”，并且跨越年龄及种族，保持高度一致的特点，具有诊断意义（图 7-9）[9]。

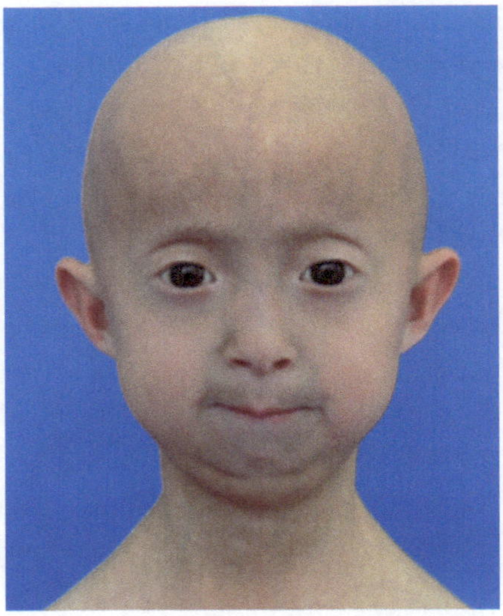

图 7-9　早老症患儿（12 岁男孩）经典的颅面外观（小颌畸形、突眼、眉毛脱落、鹰钩鼻、嘴唇薄、口周发绀、小耳垂、头皮静脉显露，呈现“老人貌”）

婴儿早期出现皮肤硬肿是 HGPS 早期的特征性改变。硬肿主要累及下腹、臀部、生殖器、下肢，皮肤先出现硬化、肿胀，后逐渐变薄、萎缩。但硬化初期双侧乳头和大阴唇并不受影响，质地仍软，导致在外观上形成了“隆起柔软的乳头和大阴唇”的现象，笔者团队将其命名为“比基尼隆起征”（图 7-10），并在国际上首次报道[9]。皮肤硬肿是一过性的，通常在 1～2 年后自行缓解。皮肤的其他变化还包括萎缩、干燥、网状皮肤异色，皮下脂肪菲薄、萎缩，继而导致皮肤浅表静脉明显显露。此外，HGPS 患儿还会出现脱发和指（趾）甲营养不良[1,6,8]。

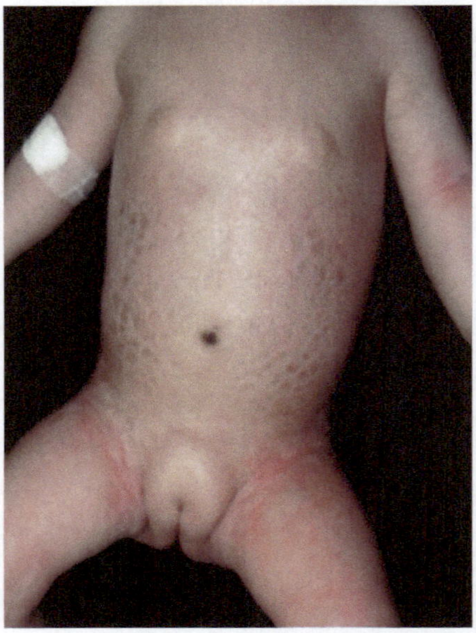

图 7-10　早老症患儿（3 个月女孩）躯干表现（躯干下肢硬肿、双乳头及外阴呈现“比基尼隆起征”）

肌肉骨骼的异常包括进行性关节挛缩、关节活动范围减小、骨关节炎、髋关节外翻及宽基步态等。躯干骨骼的特征包括梨状胸、锁骨短、胸骨后凸，类似佝偻病表现[1,6,8]。

内分泌异常包括骨密度降低、脂肪营养不良和胰岛素抵抗。

心脑血管并发症是文献报道 HGPS 最严重的并发症，是导致患者死亡的主要原因[5]。患儿易出现冠状动脉及脑动脉硬化，有报道称早期和临床上无症状的脑卒中可见于 5～10 岁的儿童[11]。

此外，其他临床表现还有乳牙、恒牙萌出和脱落延迟，导致牙齿排列拥挤、重叠或者错殆（图 7-11）。患儿声音尖锐、类似笛音。认知发展和智力通常正常，有限的尸检研究也未见痴呆的证据[3]。

【辅助检查】

1. 实验室检查　常规实验室研究通常无显著异常。有研究报道会出现凝血酶原时间延长，血小板计数和血清磷水平升高，高密度脂蛋白胆固醇（HDL-C）、胰岛素样生长因子（IGF-Ⅰ）和血清瘦素水平降低，多达 50% 的患者出现胰岛素抵抗。而血常规其他项目、肝肾功能，以及体液和细胞免疫功能通常无异常[1]。

2. 影像学检查　X 线检查受累患儿可提示骨质疏松、肢端骨溶解［远端指（趾）骨骨质吸收］、锁骨细短、肋骨变窄。颅部 X 线可见颅骨变薄、囟门开放、下颌骨发育不全伴牙齿拥挤[12]（图 7-11）。部分患儿血管影像学可以发现颈内动脉及椎动脉狭窄。

3. 皮肤病理　病理组织学上 HGPS 无特异性表现，且特征随部位和年龄而异。组织病理改变包括表皮大致正常、部分轻微角化过度，真皮胶原增生及透明化，血管周围淋巴细胞浸润，部分病例可见附属器减少[9, 12]。

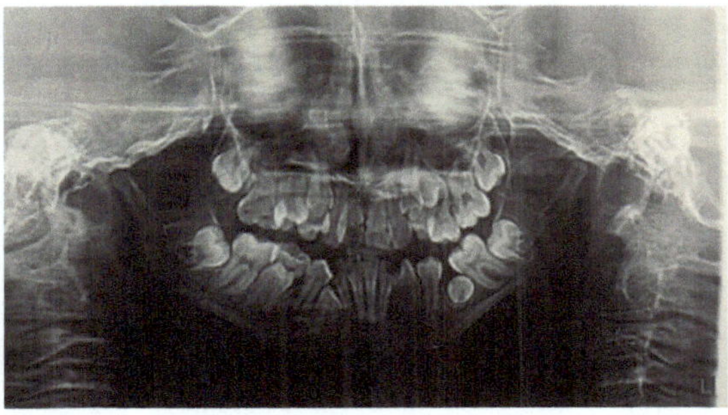

图 7-11　早老症患儿（12 岁男孩，与图 7-9 为同一患儿）牙齿 X 线，可见牙齿拥挤，部分乳牙未脱落

【诊断和鉴别诊断】

HGPS 的诊断主要根据典型临床表现和基因检测共同确诊。患儿早期出现皮肤硬肿伴“比基尼隆起征”及有特征性的颅面异常（“老人貌”）的表现都有重要的诊断性提示意义[9]，此时应尽早完善基因检测，若发现 *LMNA* 基因相关异常，即可进行诊断。早期诊断对于及时治疗干预、改善患儿预后具有重要的价值。

鉴别诊断包括其他核纤层蛋白相关疾病，如限制性皮肤病（restrictive dermopathy, RD）、Werner 综合征、肌营养不良、脂肪营养不良、下颌骶骨发育不良（mandibuloacral dysplasia, MAD）, Néstor-Guillermo 早衰综合征（NGPS）[13]。此外，鉴别还包括新生儿硬肿症、新生儿类早老综合征、Cockayne 综合征、先天性皮肤异色综合征（Rothmund-Thomson 综合征）等。

【治疗】

在过去的几十年里，HGPS 的治疗只针对出现的并发症，而非针对疾病本身。然而近年来，潜在治疗方法和新药的出现给人们带来了希望。Lonafarnib 是一种法尼基转移酶抑制剂（farnesyl transferase inhibitor, FTI），旨在抑制核纤层蛋白 A 转化为早老素。该药已被证明单独或与双膦酸盐、唑来膦酸盐和普伐他汀合用可使患者存活率增加[14,15]，目前已被美国 FDA 批准用于 HGPS 的治疗。依维莫司及其类似物雷帕霉素可促进早老素的自噬降解，也具有一定的应用前景[16]，目前 Lonafarnib 联合依维莫司治疗 HGPS 正在进行临床试验研究。其他可能的治疗策略包括使用异硫氰酸盐（作用方式与依维莫司相似）[17]、维 A 酸（下调 *LMNA* 基因表达、抑制 *N*- 乙酰基转移酶 -10 并恢复细胞核形状）[18,19]、维生素 D（可能减少早老素的产生）[20]、早老素的法尼基半胱氨酸羧甲基化的酶抑制剂[21]，以及其他正在研究的潜在靶点途径，在未来仍可能使更多患者获益。

【预防】

该病目前尚无有效的预防措施。确诊后定

期进行影像学及实验室检查及早发现心脑血管等相应系统早老症状，并给予积极对症治疗，对于改善预后及延长寿命有重要的意义。

（王 珊 梁 源 马 琳）

【参考文献】

[1] Merideth MA, Gordon LB, Clauss S et al. Phenotype and course of Hutchinson-Gilford progeria syndrome. N Engl J Med,2008,358(6): 592-604.

[2] Hisama FM, Oshima J. Precision medicine and progress in the treatment of Hutchinson-Gilford progeria syndrome. JAMA,2018, 319(16): 1663-1664.

[3] Ullrich NJ, Gordon LB. Hutchinson-Gilford progeria syndrome. Handb Clin Neurol,2015, 132:249-264.

[4] Chu Y, Xu ZG, Xu Z,et al. Hutchinson-Gilford progeria syndrome caused by an LMNA mutation: a case report. Pediatr Dermatol, 2015, 32(2): 271-275.

[5] Kreienkamp R, Gonzalo S. Hutchinson-Gilford progeria syndrome: challenges at bench and bedside.Subcell Biochem, 2019,91: 435-451.

[6] Hennekam RCM. Hutchinson-Gilford progeria syndrome: review of the phenotype. Am J Med Genet, 2006, 140(23): 2603-2624.

[7] www.progeriaresearch.org/wp-content/uploads/2018/01/PRF-By-the-Numbers_-Jan-2018-Update-1.pdf (Accessed on May 07, 2018).

[8] Sato-Kawano N, Takemoto M, Okabe E, et al. The clinical characteristics of Asian patients with classical-type Hutchinson-Gilford progeria syndrome. J Hum Genet,2017, 62(12):1031-1035.

[9] Wang S, Zhou Y, Xu Z, et al. Clinical and genetic features of children with Hutchinson-Gilford progeria syndrome: a case series and a literature review. J Eur Acad Dermatol Venereol, 2021,35(6):e387-e391.

[10] Eriksson M, Brown WT, Gordon LB, et al. Recurrent de novo point mutations in lamin A cause Hutchinson-Gilford progeria syndrome. Nature, 423(6937): 293-298.

[11] Silvera VM, Gordon LB, Orbach DB, et al. Imaging characteristics of cerebrovascular arteriopathy and stroke in Hutchinson-Gilford progeria Syndrome. Am J Neuroradiol,2013, 34 (5):1091-1097.

[12] Bolognia JL, Schaffer JV, Cerroni L. Dermato logy, 4th edn. United Kingdom: Elsevier Health Sciences, 2018; 1040-1045.

[13] Foo MXR, Ong P F, Dreesen O. Premature aging syndromes: from patients to mechanism. J Dermatol Sci, 2019, 96(2):58-65.

[14] Gordon LB, Kleinman ME, Massaro J, et al. Clinical trial of the protein farnesylation inhibitors lonafarnib, pravastatin, and zoledronic acid in children with Hutchinson-Gilford progeria syndrome. Circulation,2016, 134(2): 114-125.

[15] Gordon LB, Shappell H, Massaro J, et al. Association of Lonafarnib treatment vs no treatment with mortality rate in patients With Hutchinson-Gilford progeria syndrome. JAMA , 2018, 319(16):1687-1695.

[16] Cao K, Graziotto JJ, Blair CD, et al. Rapamycin reverses cellular phenotypes and enhances mutant protein clearance in Hutchinson-Gilford progeria syndrome cells. Sci Transl Med, 2011, 3(89): 89ra58.

[17] Gabriel D, Shafry DD, Gordon LB, et al. Intermittent treatment with farnesyltransferase inhibitor and sulforaphane improves cellular homeostasis in Hutchinson-Gilford progeria fibroblasts. Oncotarget, 2017, 8(39):64809-64826.

[18] Swift J, Ivanovska I L, Buxboim A ,et al. Nuclear lamin-A scales with tissue stiffness and enhances matrix-directed differentiation. Science,2013, 341 (6149): 1240104.

[19] Borroni AP, Emanuelli A, Shah PA, et al. Smurf2 regulates stability and the autophagic-lysosomal turnover of lamin A and its disease-associated form progerin. Aging Cell, 2018, 17(2): e12732.

[20] Kreienkamp R, Croke M, Neumann MA, et al. Vitamin D receptor signaling improves Hutchinson-Gilford progeria syndrome cellular phenotypes. Oncotarget,2016, 7(21): 30018-

30031.
[21] Ibrahim MX, Sayin VI, Akula MK,et al. Targeting isoprenylcysteine methylation ameliorates disease in a mouse model of progeria. Science, 2013, 340(6138): 1330-1333.

第七节　高 IgE 综合征

【概述】

高 IgE 综合征（hyper-IgE syndrome，HIES）是一种复杂而罕见的原发性免疫缺陷病。主要临床表现为顽固性湿疹样皮疹、反复感染，并伴有血清 IgE 水平的显著升高[1, 2]。

【遗传学】

根据遗传方式的不同，HIES 分为 2 类：常染色体显性遗传 HIES（AD-HIES）和常染色体隐性遗传 HIES（AR-HIES）。AD-HIES 主要由信号转导与转录活化因子 3（signal transducers and activators of transcription，*STAT3*）基因突变引起，又名乔布综合征（Job syndrome），由 Davis 等于 1966 年首先报道[3]，AR-HIES 主要由胞质分裂蛋白 8（dedicatorofcy tokinesis 8 protein, *DOCK8*）基因突变引起[4]。近几年来，多项其他研究表明常染色体显性遗传模式的 ERBB2- 相互作用基因（ERBB2-interacting gene, *ERBB2IP*）和含凋亡蛋白酶募集结构域蛋白 11 基因（caspase-recruitment domain-containing protein 11 gene, *CARD11*），以及常染色体隐性遗传模式的磷酸葡萄糖变位酶 3 基因（phosphoglucomutase 3 gene, *PGM3*）、锌指 341 基因（zinc finger 341 gene, *ZNF341*）、IL-6 信号转导基因（IL-6 signal transducer gene, *IL6ST*）、酪氨酸激酶 2 基因（tyrosine kinase 2 gene, *TYK2*）亦可引起 HIES 表型[4, 5]。由于篇幅有限，本节仅以两种经典突变 *STAT3* 和 *DOCK8* 突变作为 AD-HIES 和 AR-HIES 的代表。

【发病机制】

1. AD-HIES　大多为 STAT3 突变所致，*STAT3* 编码的 STAT3 是一种胞质蛋白，也是 JAK-STAT 信号转导通路的组成部分[6]。*STAT3* 基因突变引起 JAK-STAT 信号通路的缺陷，继而导致 Th17 分化和功能受损，干扰后者诱导的如 IL-6、IL-17、IL-21、IL-22 及巨噬细胞集落刺激因子等多种细胞因子激活的信号转导途径，从而引起中性粒细胞趋化因子及抗菌肽形成障碍，导致反复感染、血 IgE 升高及严重湿疹[7, 8]。*STAT3* 基因还是多种细胞因子信号转导中极为重要的分子，广泛分布于人体各个器官，参与各胚层发育、免疫细胞发育分化、自身免疫性疾病、肿瘤等多种生理、病理过程，以致产生一系列改变（详见【临床表现】）[8]。

2.AR-HIES　主要由 *DOCK8* 基因突变引起[9, 10]。DOCK8 蛋白是一种非典型的鸟嘌呤核苷酸交换因子（GEF），可激活淋巴细胞膜上的 Cdc42，在淋巴细胞穿过真皮的迁移过程中，Cdc42 对维持细胞形状的完整性至关重要。*DOCK8* 的缺失或微量表达会削弱 T 细胞和 NK 细胞的迁移协调能力，导致细胞萎缩。T 细胞和 NK 细胞淋巴细胞减少主要导致病毒易感性和 Th2 型炎症反应偏倚，这解释了 *DOCK8* 缺陷易出现顽固的病毒感染和严重的 AD 样皮损[11]。NK 细胞功能受损也易导致恶性肿瘤。

【临床表现】

根据遗传学特点的不同，HIES 在临床上亦可分为两型：Ⅰ型（AD-HIES）为经典的 HIES，占所有 HIES 的 60% ～ 70%；Ⅱ型（AR-HIES）是一种特殊的类型。不同类别 HIES 的共同特点如下：①出生时或生后不久即开始出现顽固性湿疹样皮炎；②血清 IgE 水平显著增高；③反复感染。

1. Ⅰ型 HIES

（1）皮肤表现：始于出生后的几周内，顽固性湿疹样皮炎和皮肤脓肿。患儿反复湿疹样表现、血嗜酸性粒细胞和血清 IgE 水平增高，因此常被诊断为特应性皮炎（图 7-12A）。但患者通常缺乏其他常见的特应性症状，如喘鸣、食物过敏、花粉症及其他过敏表现，或者缺乏特应性家族史[12]。皮肤脓肿因无局部红、热、痛，亦无全身发热，与炎症水平不一致，因此称之为“冷脓肿”。主要致病菌为金黄色葡萄球菌，偶尔为肺炎链球菌、流感嗜血杆菌及肠道的革兰氏阴性菌（如假单胞菌）。反复的肺部化脓性感染最终引起肺组织破坏而形成肺大疱、肺囊肿和肺膨出。慢性及机会性感染亦常见，如曲霉菌属、铜绿假单胞菌、肺孢子菌及非典型分枝杆菌感染[4, 13, 14]。曲霉菌属与多重耐药铜绿假单胞菌反复感染为HIES患者死亡的主要原因[15]。

（2）免疫系统外表现：本病多数患儿具有特殊面容，如前额凸出、宽鼻梁、面部不对称、眼窝深陷、鼻翼增宽、高腭弓、腭裂等。患者之间的面容相似度超过了患者与家人之间的相似度[16]。骨骼系统受累可造成骨质疏松、脊柱侧凸、轻微创伤性骨折及关节过伸等表现。牙齿受累可导致乳牙脱落延迟。此外，HIES患者的非霍奇金淋巴瘤发病率亦增加[17]，血管异常和神经系统影像学异常亦有报道[18, 19]。

2. Ⅱ型HIES　与经典型HIES相比，除了前述相似临床表现之外，Ⅱ型HIES缺乏结缔组织和骨骼影响[20]。严重慢性病毒感染是AR-HIES的显著特征（如患传染性软疣、疣、单纯疱疹、水痘-带状疱疹等）（图7-12B、C）。更易出现神经系统症状。此外，过敏（哮喘和食物过敏）和神经系统症状（血管受累引起的偏瘫和癫痫）在Ⅱ型HIES中发生的频率更高，恶性肿瘤的发生率也更高。Engelhardt-KR等建立了SVM评分系统，有助于区分*DOCK8*缺陷和*STAT3*缺陷患者[21]。Ⅰ型和Ⅱ型的区别详见表7-4。

表7-4　Ⅰ型（AD-HIES）与Ⅱ型（AR-HIES）IgE综合征的临床表现比较

特点	AD-HIES	AR-HIES
顽固湿疹样皮炎	有	有
血清IgE水平	增高	增高
外周血嗜酸性粒细胞	增高	增高
反复细菌感染	有	有
顽固病毒感染	无	有
肺大疱和肺膨出	有	无
伴发过敏性疾病	无	常有
严重中枢神经系统病变	无	可有
免疫系统外表现（特殊面容、易骨折等）	有	无
预后	较好	差

【实验室检查】

HIES患者的实验室检查最常见的是血清IgE水平升高和外周血嗜酸性粒细胞增多。血清IgE的范围通常为1000～50 000U/ml。临床医师诊断该综合征时主观选取的IgE下限为2000U/ml。一项病例系列研究报道的平均水平为8384kU/ml[22]。血清IgE水平与疾病的严重程度无关。据报道，部分患者的嗜酸性粒细胞增多至占总白细胞计数的40%～50%[22]，这种增高的嗜酸性粒细胞水平通常超过特应症患者的水平。

【诊断】

HIES的临床诊断依据是临床表现和实验室检查，通过分子学检查发现遗传学基因异常来确诊。2007年美国国立卫生研究院（NIH）基于21个临床和实验室指标建立了HIES的诊断评分系统[23,24]，该评分系统对于鉴别AD-HIES的特异性较好，若患者得分≥40分，表明该诊断的可能性很高[14]。对于AR-HIES，虽然NIH评分≥40分的情况经常出现，但这种情况比AD-HIES患者少。流式细胞术分析DOCK8蛋白表达是一种可靠的诊断方法，因为大多数患者都有干扰正常蛋白表达的突变。Sanger测序的突变分析可能很困难，因为DOCK8中普遍存在大缺失，评估拷贝数变异是一种更有效的策略[5]。

【治疗与预防】

目前尚无根治HIES的手段。治疗手段：对症支持治疗和加强皮肤护理，积极预防和控制感染。

湿疹样皮炎的治疗管理原则类似于特应性

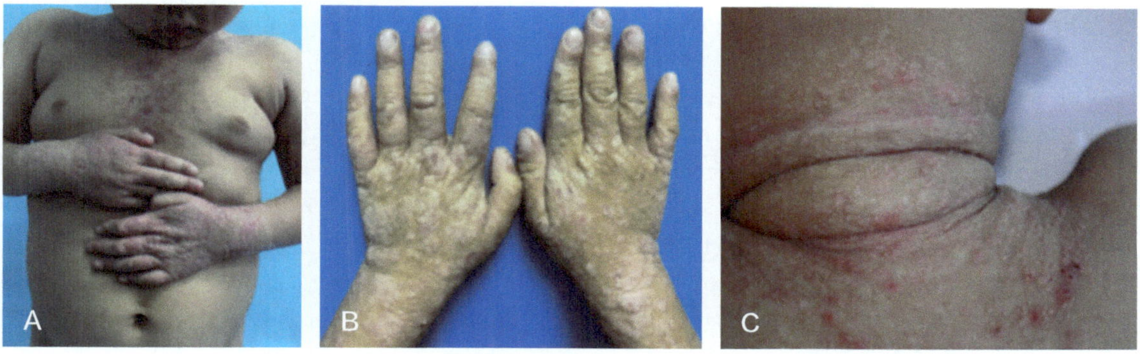

图 7-12　8 岁男孩，高 IgE 患者

A. 前胸、手背以湿疹样皮疹为主要表现；B. 颈部湿疹样皮疹及大量均一的小米粒大小肤色丘疹，有蜡样光泽（传染性软疣）；C. 双手有大量肤色扁平丘疹，融合成斑块（扁平疣）

皮炎，包括润肤、抗炎及止痒。这类患者的固有免疫应答和适应性免疫应答均受损，因此要谨慎应用口服环孢素和泼尼松、外用钙调磷酸酶抑制剂及光照疗法等。

对 HIES 患者预防性使用抗生素，如复方磺胺甲噁唑可有效预防皮肤葡萄球菌感染（包括脓肿）、鼻窦炎、中耳炎甚至肺炎，这一点与慢性肉芽肿病患者的治疗相似[25]。亦可用稀释的漂白剂或氯己定等抗菌液清洗，以减少金黄色葡萄球菌定植。若出现其他深部细菌感染，应采用全身性抗生素积极治疗。若伴发病毒感染，应使用抗病毒药物治疗或预防性治疗：如干扰素或伐昔洛韦。此外，亦有证据证明静脉应用丙种球蛋白[26]、血浆置换等方法可改善感染及湿疹症状。造血干细胞移植（HSCT）对于Ⅰ型 HIES 的效果存在争议，但对于有 *DOCK8* 基因突变的Ⅱ型 HIES 患者效果明确显著，若不进行 HSCT，则预后很差（中位生存期约 20 年）[27, 28]。

（王　珊　梁　源　马　琳）

【参考文献】

[1] Minegishi Y, Karasuyama H. Defects in Jak-STAT-mediated cytokine signals cause hyper-IgE syndrome:lessons from aprimary immunodeficiency.Int Immunol, 2009,21(2):105-112.

[2] Esposito L, Poletti L, Maspero C, et al. Hyper-IgE syndrome: dental implications. oral Surg Med oral Pathol oral Radiol ,2012,114(2):147-153.

[3] Davis SD,Schaller J,Wedgwood RJ.Job’s syndrome.Recurrent, “cold” ,staphylococcal abscesses. Lancet, 1966,1(7445): 1013-1015.

[4] Bergerson JRE, Freeman AF. An update on syndromes with a Hyper-IgE phenotype.Immunol Allergy Clin N Am ,2019, 39(1): 49-61.

[5] Al-Shaikhly T, Ochs HD. Hyper IgE syndromes: clinical and molecular characteristics. Immunol Cell Biol,2019,97(4): 368-379.

[6] Darnell JE Jr. STATs and gene regulation. Science, 1997, 277(5332):1630-1635.

[7] Minegishi Y, Saito M, Nagasawa M, et al. Molecular explanation for the contradiction between systemic Thl7 defect and localized bacterial infection in hyper-IgE syndrome . J Exp Med, 2009, 206(6): 1291-1301.

[8] Renner ED, Rylaarsdam S, Anover-Sombke S, et al. Novel signal transducer and activator of transcription 3 (STAT3) mutations, reducedT(H)17 cell numbers, and variably defective STAT3 phosphorylation in hyper-IgE syndrome . J Allergy Clin Immunol, 2008,122 (1):181-187.

[9] Zhang Q, Davis JC, Lambom IT, et al. Combined immunodeficiency associated with DOCK8 mutations . N Engl J Med,2009,361(21): 2046-2055.

[10] Engelhardt KR, McGhee S, Winkler S, et al.

Large deletions and Point mutations involving the dedicator of cytokinesis 8 (DOCKS) in the automal-recessive form of hyper-IgE syndrome . J Allergy Clin Immunol ,2009,124(6):1289-1302.e4.

[11] Randall KL, Lambe T, Johnson AL,et al. Dock8 mutations cripple B cell immunological synapses, germinal centers and long-lived antibody production. Nat Immunol, 2009, 10(12):1283-1291.

[12] Hill HR, Quie PG. Raised serum-IgE levels and defective neutrophil chemotaxis in three children with eczema and recurrent bacterial infections. Lancet ,1974, 1(7850):183-187.

[13] Freeman AF, Holland SM. Clinical manifestations of hyper IgE syndromes . Dis Markers, 2010, 29 (3-4): 123-130.

[14] Schimke LF, Sawalle-Belohradsky J, Roesler J, et al. Diagnostic approach to the hyper-IgE syndromes: immunologic and clinical key findings to differentiate hyper-IgE syndromes from atopic dermatitis. J Allergy Clin Immunol, 2010, 126(3): 611-617.el.

[15] Minigishi Y. Hyper-IgE syndrome [J] . Curr Opin Immunol, 2009,21 (5):487-492.

[16] Borges WG, Hensley T, Carey JC, et al. The face of Job. J Pediatr, 1998, 133(2):303-305.

[17] Kumánovics A, Perkins SL, Gilbert H, et al. Diffuse large B cell lymphoma in hyper-IgE syndrome due to STAT3 mutation. J Clin Immunol, 2010, 30(6):886-893.

[18] Yavuz H, Chee R. A review on the vascular features of the hyperimmunoglobulin E syndrome. Clin Exp Immunol, 2010, 159(3):238-244.

[19] Martin S, Wolters P, Billings N, et al. Neurobehavioral profiles in individuals with hyperimmunoglobulin E Syndrome (HIES) and brain white matter hyperintensities. J Clin Immunol, 2013, 33(7):1175-1184.

[20] Renner ED, Puck JM, Holland SM, et al. Autosomal recessive hyper-immunoglobulin E syndrome: a distinct disease entity.J Pediatr, 2004,144(1):93-99.

[21] Engelhardt KR, Gertz ME, Keles S, et al. The extended clinical phenotype of 64 patients with dedicator of cytokinesis 8 deficiency. J Allergy Clin Immunol,2015, 136(2):402-412.

[22] Gernez Y, Freeman AF, Holland SM, et al. Autosomal dominant hyper-IgE syndrome in the USIDNET registry. J Allergy Clin Immunol Pract,2018, 6(3):996-1001.

[23] Grimbacher B, Holland SM, Gallin JI, et al. Hyper-IgE syndrome with recurrent infections-an autosomal dominant multisystem disorder. N Engl J Med, 1999,340(9):692-702.

[24] O' Connell AC, Puck JM, Grimbacher B, et al. Delayed eruption of permanent teeth in hyperimmunoglobulinemia E recurrent infection syndrome . Oral Surg Oral Med Oral Pathol Oral Radiol Endod, 2000,89(2): 177-185.

[25] Mogensen TH. STAT3 and the Hyper-IgE syndrome: clinical presentation, genetic origin, pathogenesis, novel findings and remaining uncertainties. JAKSTAT ,2013,2(2):e23435.

[26] Kumar S, Verma S, Khadwal A, et al. Hyper-IgE syndrome: varied in fectious presentations in four case and review of literature. Pediatr Infect Dis J, 2013, 8(l):31.

[27] Bittner TC,Pannicke U, Renner ED, et al. Successful long-term correction of autosomal recessive hyper-IgE syndrome due to DOCK8 deficiency by hematopoietic stem cell transplantation . Klin Padiatr, 2010,222(6) : 351-355.

[28] Barlogis V, Galambrun C, Chambost H, et al. Successful allogeneic hematopoietic stem cell transplantation for DOCK8 deficiency . J Allergy Clin Immunol, 2011,128(2):420-422.e2.

第八节　蓝色橡皮疱样痣综合征

【概述】

蓝色橡皮疱样痣综合征（blue rubber bleb nevus syndrome，BRBNS；OMIM#112200）由 TEK 体细胞嵌合突变导致下游 PI3K/AKT/mTOR 途径过度激活所致，在 1958 年由 William Bennet Bean 首次命名，又称 Bean 综合征。临床特征主要表现为皮肤和内脏黏膜多发静脉畸形，其中以胃肠道黏膜受累最为常见，后者皮损可因出血引起缺铁性贫血，严重时可并发系统性凝血功能异常。

【流行病学】

1860 年由 Gascoyen M 首次报道了这一疾病，直到 1958 年 William Bennet Bean 首次命名该病，根据一系列特殊的临床表现，将之与其他血管性疾病区分开。截至目前，国内外仅报道 300 余例。本病发病率约为 1∶14 000，其中男女比例约为 1∶1，无明显性别差异[1]。国内尚无该病发病率数据报道。

【发病机制】

本病的发病机制尚不明确，目前认为与 *TEK* 体细胞嵌合突变有关[2]。*TEK* 编码蛋白 TIE2 是血管生成素的内皮细胞酪氨酸激酶受体，该受体与配体结合，通过 PI3K/AKT/mTOR 途径介导血管的分化和成熟。2017 年，Vikkula 等将静脉畸形分为单一静脉畸形、多发静脉畸形、家族性皮肤黏膜静脉畸形（familial venous malformation cutaneo-mucosal，VMCM）及 BRBNS，均由编码 *TEK* 基因突变引起。其中，VMCM 是由 *TEK*（R849W）种系突变所致；*TEK*（L914F）体细胞突变则导致单一静脉畸形的发生；第 1 次突变的镶嵌后，在病变区域紧接着产生二次打击，即 *TEK*（R915C）嵌合突变合并 *TEK*（Y897C）体细胞突变导致多发静脉畸形的发生；而 BRBNS 则是由 *TEK*（*T1105N-T1106P*、*Y897F-R915L*）体细胞双突变所致。另外，随着时间的推移，BRBNS 患者会出现新的病灶，这可能意味着突变细胞仍在不断地释放或募集，或者是该处已然存在的突变细胞充分增殖、发育后，出现了肉眼可见的新病灶[2,3]。

【临床表现】

大多数患者在出生时或婴儿期早期即出现特征性皮损，数量可能为数个至数百个，单个皮损的直径为 1mm ～ 10cm，皮损的数量和大小随着年龄的增长而增加。皮损通常表现为淡蓝色至蓝紫色质软结节，触诊似橡胶状，按压可缩瘪，释放压力后即缓慢恢复至原状。皮损可位于任何部位，尤其好发于手足及口腔部位皮肤黏膜移行处，这些部位由于摩擦刺激因素，皮损表面常可见角化过度的表现。BRBNS 皮损常无不适症状，但合并血管淋巴管瘤时，可对其周围组织或器官产生影响，造成疼痛不适和（或）相应的功能障碍。

除皮肤受累外，BRBNS 的特征性临床表现还包括内脏黏膜受累，其中最常见的是胃肠道的黏膜受累，尤其小肠多见。当病灶出现在胃肠道黏膜时，可能引起消化道出血、肠穿孔、肠套叠、肠扭转等并发症；同时，长期大量出血可以出现柏油样便或呕血，最终导致严重的缺铁性贫血，以及凝血功能障碍，甚至影响正常的生长发育。此外亦有文献报道，静脉畸形病灶还可累及口腔黏膜、舌黏膜、咽喉、眼、中枢神经系统、脊柱、肺、心脏、胸膜、腹膜、泌尿系统等，从而出现相应的压迫性或出血性临床症状[4]。

【实验室检查】

对于怀疑 BRBNS 的患儿，可以行皮损部位的组织病理，典型的表现为真皮内大量不规则扩张的薄壁静脉管腔，腔内充满红细胞，部分可见血栓形成；深层发育完全的血管壁可见平滑肌，管腔内有结缔组织分隔形成。目前尚无特异性的免疫组织化学标志物[5]。病理用来辅助疾病分类为静脉畸形。

除皮肤外其他系统筛查：对于怀疑消化道受累的患者，可以先行大便隐血试验与消化道超声，以及消化内镜检查明确消化道黏膜处病灶，并行内镜下取材病理；怀疑中枢神经系统受累的患儿，行头颅和（或）脊柱 MRI 排除颅内静脉畸形，T_2 压脂像可以清楚显示静脉畸形的范围，以及与周边组织的紧密关系；怀疑泌尿系统、肺部、肝脏受累时可行尿隐血试验、肺部 CT、腹部超声等辅助检查；BRBNS 患者常合并缺铁性贫血和消耗性凝血功能异常，需监测血小板、D- 二聚体、纤维蛋白原等。采集患者皮损真皮组织及外周血，提取基因组 DNA，进行全外显子组测序和生物信息学分析。

【诊断和鉴别诊断】

根据病史、典型的皮损表现及内脏受累，可诊断本病，可以通过病理检查、纤维内镜、影像学检查等辅助检查进一步明确诊断。在诊断过程中，应注意与遗传性出血性毛细血管扩张征、多发婴儿血管瘤、多发性化脓性肉芽肿、弥漫性血管角化瘤、Maffucci 综合征、黑斑息肉综合征等疾病相鉴别，各疾病的特点及鉴别要点见表 7-5[6-10]。

对于 BRBNS 与其他类型静脉畸形的鉴别诊断，除临床表现不同，基因测序技术是不可或缺的检查手段（详见【发病机制】），值得提出的是，需要于皮损部位取材病变组织，行体细胞基因突变检查，但若采集静脉血检测，常为假阴性的结果。

【治疗】

BRBNS 尚无统一治疗指南。传统的治疗方法主要为对症支持治疗，如手术切除、瘤体内硬化剂注射、局部结扎病灶、电化学治疗、激光治疗等；出血严重时输注血制品纠正凝血功能障碍。因常规局部处理病灶后有一定的复发率[11,12]，且长期大量的消化道出血、反复住院输血等严重影响 BRBNS 患者生活质量，固目前有观点提出系统使用抗血管生成的药物是治疗 BRBNS 的新的选择，包括糖皮质激素、普萘洛尔、沙利度胺和 α 干扰素等。

近几年来，西罗莫司作为 mTOR 的特异性抑制剂，通过抑制 PI3K/AKT/mTOR 途径下游磷酸化位点，最终抑制异常血管生成，逐渐成为治疗 BRBNS 安全有效的一种选择。Yuksekkaya 等[13]首次使用西罗莫司治疗有严重胃肠道出血的 BRBNS 患儿，在随访的 20 个

表 7-5　BRBNS 与其他类型静脉畸形的鉴别诊断

疾病	致病基因	皮损表现	皮肤外受累	鉴别要点
遗传性出血性毛细血管扩张征	常染色体显性遗传，*ENG/ACVRL1* 等突变	樱桃红色圆形或椭圆形斑片或稍微隆起丘疹，口唇、甲周多见	动静脉畸形(AVM)，如脑、肺、脊髓、肝脏	多数有家族遗传史，皮损为斑片，合并内脏 AVM
多发婴儿血管瘤	-	多发红色质软丘疹或结节，数毫米至数厘米不等	常合并肝脏血管瘤（≥ 5 处）	病理示血管内皮细胞异常增生，GLUT-1 阳性
多发性化脓性肉芽肿	-	外伤或血管畸形病史，多发红色丘疹或结节，生长迅速，易破溃出血	-	病理见"领圈征"，GLUT-1 阴性
弥漫性躯体性血管角化瘤（Fabry 病）	X 连锁隐性遗传，*GLA* 突变	针尖至粟粒大小暗红色丘疹，腹股沟、臀部、脐周多见	心脏、肾脏、神经系统、胃肠道、眼等系统受累	白细胞 α- 半乳糖甘酶 A 活性缺乏
Maffucci 综合征	*IDH1/IDH2* 突变	多发蓝色质软结节或肿块，偶有触痛（静脉石）	多发内生软骨瘤，骨畸形，神经系统、眼病变	病理示梭形细胞血管瘤；软骨发育异常
黑斑息肉综合征	常染色体显性遗传，*STK11* 突变	手指、足趾、口唇及口颊黏膜的黑色斑片	肠道内多发性息肉，反复出血	有家族遗传史，皮损为黑色斑片，肠道伴多发息肉

月中，患儿胃肠道出血停止、贫血明显改善，且无不良反应。本课题组也曾报道了西罗莫司治疗 4 例 BRBNS 患儿，剂量为 1.0 ～ 1.5mg/(m^2 · d)，平均治疗 20 个月后症状明显改善，不良反应在可耐受范围内，提示西罗莫司治疗 BRBNS 的有效性高，安全性好[14]。

总之，BRBNS 治疗方案的选择应根据皮损的数量、范围、部位及内脏受累程度，选择一种或多种方法联合治疗，必要时多个学科合作，旨在改善患者临床症状，提高患者生活质量。

【遗传咨询和预防】

因本病为体细胞突变所致，目前所报道的患者中多数无家族聚集现象，均为散发病例。

（张 斌 李 丽 马 琳）

【参考文献】

[1] Martinez CA, Rodrigues MR, Sato DT, et al. Blue rubber bleb nevus syndrome as a cause of lower digestive bleeding. Case Rep Surg, 2014: 683684.

[2] Soblet J, Kangas J, Nätynki M,et al. Blue Rubber Bleb Nevus (BRBN) syndrome is caused by somatic TEK (TIE2) mutations. J Invest Dermatol, 2017, 137(1):207-216.

[3] 中华医学会整形外科分会血管瘤和脉管畸形学组 . 血管瘤和脉管畸形的诊断及治疗指南 (2019 版). 组织工程与重建外科杂志 , 2019, 15(5):277-317.

[4] Wynford-Thomas R, Johnston A, Halpin S, et al. Rarities in neurology: blue rubber bleb naevus syndrome. Pract Neurol,2014,14(5):360-362.

[5] Nahm WK, Moise S, Eichenfield LF, et al. Venous malformations in blue rubber bleb nevus syndrome: variable onset of presentation. J Am Acad Dermatol,2004 May,50(5 Suppl):S101-S106.

[6] Shovlin CL, Guttmacher AE, Buscarini E, et al.Diagnostic criteria for hereditary hemorrhagic telangiectasia (Rendu-Osler-Weber syndrome).Am J Med Genet,2000,91(1):66-67.

[7] 李玲玲 , 纪秋琴 , 张佩莲 . 弥漫性体部血管角皮瘤诊治进展 . 四川医学 ,2016,37(12):1419-1421.

[8] Shepherd V, Godbolt A, Casey T. Maffucci' s syndrome with extensive gastrointestinal involvement. Australas J Dermatol,2005 , 46(1): 33-37.

[9] 张金康 , 魏琳岚 , 郑子阳 , 等 .Maffucci 综合征 1 例报道并文献复习 . 现代肿瘤医学 ,2020, 28 (17): 3059-3062.

[10] 黄娟 , 赵培伟 , 黄敏捷 , 等 . 黑斑息肉综合征 4 例临床特点及 STK11 基因检测 . 临床儿科杂志 , 2018,36(2):142-144,160.

[11] Sandhu KS, Cohen H, Radin R, et al. Blue rubber bleb nevus syndrome presenting with recurrences. Dig Dis Sci,1987,32(2):214-219.

[12] Ning SB, Zhang YF, Zu ZF, et al. Enteroscopic sclerotherapy in blue rubber bleb nevus syndrome. Pak J Med Sci,2015 31(1):226-228.

[13] Yuksekkaya H, Ozbek O, Keser M, et al. Blue rubber bleb nevus syndrome: successful treatment with sirolimus. Pediatrics,2012,129(4):e1080-e1084.

[14] Zhang B, Li L, Zhang N,et al. Efficacy and safety of sirolimus in the treatment of blue rubber bleb naevus syndrome in paediatric patients. Clin Exp Dermatol,2020 ,45(1):79-85.

第九节 Proteus 综合征

【概述】

Proteus 综合征（OMIM # 176920），即变形综合征，是一种罕见、散发的先天畸形，其临床表现多样，可累及多个系统。其特征是多组织进行性、毁形性、节段性过度生长，多发错构瘤和血管畸形。脑回状结缔组织痣在本病患者中很常见，是其高度特异性的表现。 患者亦可出现神经、眼、肺、泌尿生殖等多系统受累及多发肿瘤风险[1,2]。本病病因是 *AKT1* 基因体细胞镶嵌性激活突变[3,4]。

【流行病学】

Proteus 综合征是一种非常少见、散发的先天畸形，临床表现复杂多样。美国 Cohen 和 Hayden[5] 于 1979 年首次提出本病，德国 Wiedemann[6]用古希腊海神 Proteus（普罗蒂斯）

为其命名，以示其表现变化多样，难以掌控。本病散发，发病率估计为1/1 000 000，男女比为1.9 ∶ 1，无明显家族遗传史。

【遗传学】

本病病情随年龄增长呈进行性加重，少数病例过度、非对称生长出生时即可存在。Happle [7] 提出体细胞嵌合假设，推测本病由体细胞合子后显性致死基因的嵌合突变引起。本病特征符合合子后突变假设，如①病变呈镶嵌式分布；②散发病例，无家族史；③不遗传给后代；④同卵双胞胎不同时发病。Lindhurst等 [4] 发现本病患者存在体细胞 *AKT1* 基因突变（c.49G ＞ A, p.Glu17Lys），激活 P13K/AKT 通路，编码参与调节细胞增殖及凋亡的 AKT1 激酶，从而导致其过度生长及肿瘤易感性。

【发病机制】

AKT1 基因约 26 kb，包括 14 个外显子。PI3K /AKT/mTOR 途径包括许多其他与致癌和（或）过度生长有关的基因。该途径是来自受体酪氨酸激酶生长促进和凋亡抑制因子的信号转导的关键介体。*AKT1* 基因编码的蛋白是一种参与 PI3K /AKT/mTOR 途径的丝氨酸 - 苏氨酸激酶。p.Glu17Lys 变体可组成性激活该蛋白，限制细胞凋亡并促进生长 [3,4]。

【临床表现】

Proteus 综合征的临床表现多样，可累及多个系统（图 7-13）。

1. 皮肤　可表现为早期出现的表皮痣，亦可存在咖啡牛奶斑、片状表皮发育不良、色素沉着 / 脱失等 [8]。掌跖出现脑回状结缔组织痣，亦可出现在鼻部、前臂、胸、腹部，部分需与丛状神经纤维瘤鉴别。出现在足底部可导致行走困难，甚至溃疡、感染 [8]。

2. 血管畸形　毛细血管、静脉血管、淋巴管畸形或混合畸形，如毛细血管瘤、海绵状血管瘤、血管角化瘤、淋巴管瘤等，通常稳定存在，大多随生长等成比例增大 [9]。

3. 偏侧过度生长　骨、软组织过度增长，亦有双侧受累报道，大多数成年后趋于稳定。骨损害可累及颅骨、椎骨、四肢骨，尤其是指（趾）骨，出现过度增长、骨质增生、钙化、长骨薄皮质、上面所覆软组织缺乏、浅表静脉

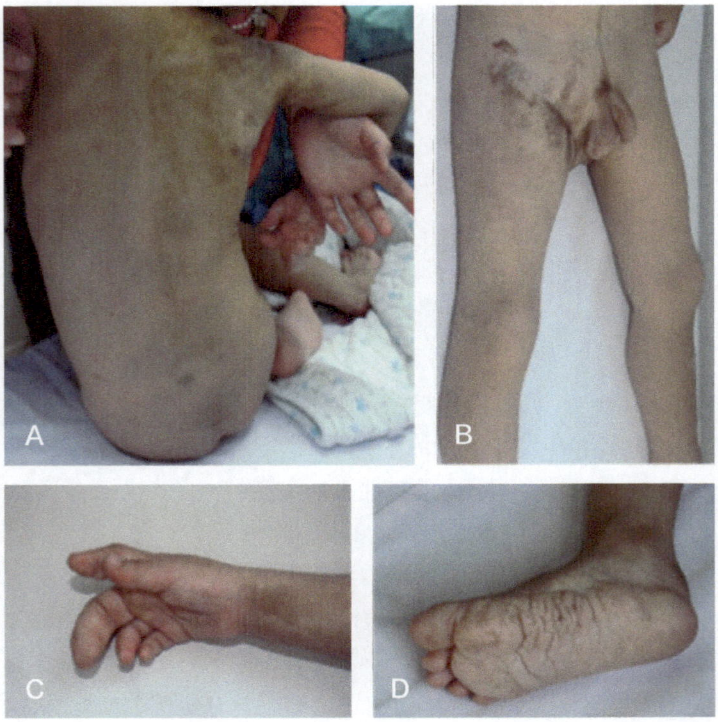

图 7-13　该图为一 2 岁男孩，主因“发现右侧躯体皮疹，右额、右手指过度生长伴癫痫、智力障碍 2 年，渐加重”就诊，表皮痣和结缔组织痣组织基因检测：*AKT1* 基因激活突变（c.49G ＞ A, p.Glu17Lys），诊断为 Proteus 综合征

A、B. 右侧躯体的表皮痣；C. 右手手指巨指畸形；D. 右足底脑回状结缔组织痣

曲张、颅缝早闭，导致非对称性、进行性、损毁性生长。脾脏、甲状腺过度生长亦有报道[8]。

4. 脂肪组织　过度增生或发育不良，常表现如下。

（1）脂肪瘤：单发或多发，皮下或体内，良性肿瘤，但可存在侵袭性生长，累及肌肉、心脏、胰腺、脊髓、咽喉。

（2）皮下脂肪发育不良：常累及躯干、四肢，呈红色表皮凹陷性斑片伴皮下静脉显现。

（3）脂肪过度增多。

（4）局部脂质沉积[8]。

5. 特征性面容　长头、长脸、眼裂下斜、睑下垂、塌鼻、宽鼻孔、安静时张口等，而头部畸形常伴随颅内畸形、智力障碍、癫痫[10]。

6. 多系统受累　可合并明显的神经系统病症，如癫痫、脑发育异常、智力减退等，严重者危及生命。其他系统受累如眼受累（斜视、近视、视网膜色素沉着等）、肺部异常（肺大疱、肺静脉扩张）、泌尿系统（肾脏不对称、肾囊肿、肾积水等）、生殖系统畸形等[10]。

7. 并发症　本病可发生严重并发症，有报道成年前死亡达 20%，原因多为深静脉血栓致肺栓塞、术后并发症、肺炎。本病具有多发肿瘤风险，常见有卵巢囊腺瘤、乳腺癌、腮腺单腺瘤、脊髓脊膜瘤、脑膜瘤、睾丸肿瘤、间皮瘤等[10,11]。

【实验室检查】

1. 病理检查　本病皮损表现多样，如表皮痣、咖啡牛奶斑、片状表皮发育不良、色素沉着 / 脱失、脑回状结缔组织痣、毛细血管、静脉血管、淋巴管畸形或混合畸形。病理可表现出相应病变特征。其特征性皮损脑回状结缔组织痣的病理可见高度胶原化的纤维结缔组织[10]。

2. 基因检测　可对疑诊先证者组织细胞提取 DNA 进行 *AKT1* 基因 Sanger 测序检测。

【诊断和鉴别诊断】

Proteus 综合征临床表现复杂多变，给诊断带来很大困难。Wiedemann 等[6]于 1983 年提出早期诊断标准，归纳了本病的 7 种临床表现。Biesecker 等 1999 年提出本病的详细诊断标准，Turner 等和 Thomason 等分别于 2004 年和 2012 年进行了修订，以下为目前更为准确的诊断标准[9,12]（表 7-6）。

确诊需满足“一般标准”中的全部 3 项和“特殊标准”中的 A、B 或 C 中的一类病变。目前认为足底脑回状结缔组织痣为本病特征性表现。本例患者满足一般标准中的全部 3 项和特殊标准中的 A 类、B 类，故诊断成立。

表 7-6　Proteus 综合征诊断标准

一般标准
1. 病变呈嵌合性分布
2. 病程呈进展性
3. 在人群中呈散发
特殊标准
A 类：结缔组织痣
B 类：含有以下 3 种病变中的 2 项者，符合 B 类标准
1. 表皮疣（表皮痣，皮脂腺痣）
2. 不成比例的过度生长(具备以下一种病变)。肢体：上、下肢，手 / 足，指 / 趾；颅骨：骨肥厚；外耳道：骨肥厚；脊柱发育不良；内脏：脾，胸腺
3. ＜20 岁出现特异性肿瘤 (双侧卵巢囊性瘤，腮腺单形性腺瘤)
C 类：含有以下 3 种病变中的 3 项者，符合 C 类标准
1. 脂肪组织不规则分布：脂肪瘤 / 局部脂肪缺失
2. 脉管畸形：毛细血管、静脉、淋巴管畸形
3. 肺囊肿
4. 面部表现型：长头，长脸，睑裂轻度下斜 / 轻度睑下垂，塌鼻梁，宽或前凸的鼻孔，静止时口张开

本病临床上需与以下疾病鉴别[12-14]。

（1）单侧肥大或多发性脂肪瘤病：本病罕见、散发，表现为中度不对称性增生、多发性脂肪瘤合并毛细血管畸形。

（2）Klippel-Trenaunay-Weber 综合征：本病常累及单侧下肢，表现为葡萄酒色斑、静脉曲张、骨软组织肥大、巨大血管瘤。

（3）Bannayan-Zonana 综合征：本病为染色体显性遗传，为 *PTEN* 基因突变，表现为巨颅、巨指（趾）、生长迟缓、肌张力低下、多发性脂肪瘤，无偏侧肥大。

（4）神经纤维瘤病Ⅰ型：本病为常染色体显性遗传，表现为全身散在咖啡牛奶斑、多发性神经纤维瘤，但质地较脑回状结缔组织痣柔软，可移动，组织学表现为纤细的结缔组织。

（5）Maffucci 综合征：本病可有偏侧肥大、巨指（趾），但一般无表皮痣、掌跖脑回状结缔组织痣、脊柱侧凸等。

（6）巨指（趾）畸形：本病伴有支配神经的脂肪浸润，但不伴有特征性脑回状结缔组织痣。

【治疗】

本病目前的治疗涉及如何降低其致残程度，提高生活质量，同时关注患儿及家属心理干预、疾病教育。肺高分辨 CT、头颅、腹部磁共振有助于发现病灶。整形手术可以治疗部分畸形，如肿瘤或掌跖结缔组织痣切除、截骨、正畸等。控制过度生长可能需要数年至数十年的时间，需进行多次矫形手术[15,16]。但由于深静脉血栓、肺栓塞可成为术后并发症及常见死因，故术前预防性抗凝治疗、麻醉准备、术后护理等应受到重视[16]。应避免增加深静脉血栓形成风险，避免增加使用促凝剂的药物及促进生长的药物（如雄激素类固醇或生长激素）。Miransertib（ARQ 092）是一种口服选择性 AKT 抑制剂，有报道可减轻患者骨骼过度生长、减少结缔组织痣面积，减轻疼痛，延缓疾病进展，并控制转移性肿瘤[17,18]。

【遗传咨询】

该病为合子后体细胞 *AKT1* 基因突变所致，目前所报道的患者中父母均无突变，因此，对于已生育患儿的父母，再生育时无须进行产前基因诊断。而对于患者本人，目前没有生育的报道，但理论上不除外生殖细胞镶嵌性突变导致后代致死性的种系突变。

【预防】

该病目前尚无有效的预防措施。近期的一例报道中，产前影像学检查发现巨头畸形、脑和眼畸形、局灶性软组织增大，并进行羊水细胞的外显子组测序，证实患者为与 Proteus 综合征相符的 *AKT1* 致病变异[19]，提示产前超声有可能发现本病的可疑征象。

（杨　舟　李　丽　马　琳）

【参考文献】

[1] Sapp JC, Buser A, Burton-Akright J et al. A dyadic genotype-phenotype approach to diagnostic criteria for Proteus syndrome. Am J Med Genet,2019, 181(4): 565-570.

[2] Nguyen D, Turner JT, Olsen C, et al. Cutaneous manifestations of proteus syndrome: correlations with general clinical severity. Arch Dermatol, 2004,140(8):947-953.

[3] Lindhurst MJ, Wang JA, Bloomhardt HM, et al.AKT1 gene mutation levels are correlated with the type of dermatologic lesions in patients with Proteus syndrome. J Invest Dermatol, 2014, 134(2):543-546.

[4] Lindhurst MJ, Sapp JC, Teer JK, et al. A mosaic activating mutation in AKT1 associated with the proteus syndrome. N Engl J Med,2011,365(7):611-619.

[5] Cohen MM, Hayden PW. A newly reeognized hamartomatous syndrome. Birth Defects Orig Atic Ser, 1979,15(5B):291-296.

[6] Wiedemann HR, Burgio GR, Aldenhoff P,et al.The Proteus syndrome. Pafial gigantism of the hands and/or feet, nevi, hemihypertrophy, subcutaneous tumors macrocephaly or other skull anomalies andpossible accelerated growth and visceral affections. Eur J Pediatr,1983,140(1):5-12.

[7] Happle R. Lethal genes surviving by mosaicism: a possible explanation for sporadic birth defects involving the akin. J Am Acad Dermatd, 1987, 16(4):899-906.

[8] Nguyen D, Turner JT, Olsen C,et al. Cutaneous manifestations of Proteus syndrome: correlations with general clinical severity. Arch Dermatol, 2004, 140(8):947-953.

[9] Thomason JL, Abramowsky CR, Rickets RR, et

al. Proteus syndrome: three case reports with a review of the literature. Fetal Pediatr Pathol, 2012, 31(3):145-153.
[10] Cohen MM Jr. Proteus syndrome review: molecular, clinical, and pathologic features. Clin Genet, 2014: 85(2): 111-119.
[11] Gordon PL, Wilroy RS, Lasater OE, et al. Neoplasms in proteus syndrome. Am J Med Genet, 1995,57(1):74-78.
[12] Turner JT, Cohen MM Jr, Biesecker LG. Reassessment of the Proteus syndrome literature: application of diagnostic criteria to published eases. Am J Med Genet A,2004,130A(2):111-122.
[13] Cohen MM Jr. Proteus syndrome: an update. Am J Med Genet C Semin Med Genet, 2005, 15, 137C(1):38-52.
[14] Biesecker L. The challenges of Proteus syndrome: diagnosis and management. Eur J Hum Genet, 2006,14:1151-1157.
[15] Biesecker L. The challenges of Proteus syndrome: diagnosis and management. Eur J Hum Genet, 2006, 14(11):1151-1157.
[16] Li Z, Shen JX, Liang JQ. Thoracolumbar scoliosis in a patient with Proteus syndrome: a case report and literature review.Medicine (Baltimore),2015, 94 (5):e360.
[17] Biesecker LG, Edwards M, O' Donnell S, et al.Clinical report: one year of treatment of Proteus syndrome with miransertib (ARQ 092). Cold Spring Harb Mol Case Stud,2020, 6(1): a004549.
[18] Keppler-Noreuil KM, Sapp JC, Lindhurst MJ, et al.Pharmacodynamic study of miransertib in individuals with Proteus syndrome. Am J Hum Genet,2019, 104(3): 484-491.
[19] Abell K, Tolusso L, Smith N, et al. Prenatal diagnosis of Proteus syndrome: diagnosis of an AKT1 mutation from amniocytes. Birth Defects Res, 2020,112(19):1733-1737.

第十节　CHILD 综合征

【概述】

CHILD 综合征（congenital hemidysplasia with ichthyosiform naevus and limb defects, OMIM # 308050），是一种罕见的 X 连锁显性遗传性疾病，以先天性偏侧发育不良、鱼鳞病样痣、同侧肢体缺陷为主要表现，亦累及神经系统、骨骼、内脏等。其致病基因为还原型辅酶Ⅱ类固醇脱氢酶样蛋白（NADPH steroid dehydrogenase-like protein，NSDHL）基因，其突变致胆固醇合成所需的 3β- 羟基类固醇脱氢酶功能丧失，导致胆固醇合成障碍而致病[1]。

【流行病学】

CHILD综合征是一种罕见的遗传性疾病，目前尚无发病率统计。自 1980 年 Happle 等[2]提出 CHILD 综合征这一诊断以来，已报道的病例不到 60 例，多为散发病例[3]，也有母女同患及一家系三代 5 例患病的报道[4]。

【遗传学】

CHILD 综合征属于 X 连锁显性遗传性疾病，患病的男性胚胎不能正常发育而致死，存活者均为女性。König 等[5]于 2000 年发现 CHILD 综合征致病基因为 *NSDHL* 基因，定位于染色体 Xq28 上，有 8 个外显子，由 373 个氨基酸残基组成，编码 1581bp 的 mRNA。迄今，*NSDHL* 基因已发现突变类型有错义突变、无义突变、插入突变、缺失突变（包括大的外显子缺失，如整个 *NSDHL* 基因、4 ～ 7 号外显子、5 ～ 8 号外显子、6 ～ 8 号外显子，微缺失如启动子区和 1 号外显子）、剪切位点突变，其中错义和无义突变更常见[1,6]。突变类型与临床表型、症状严重程度及预后无明显关系。

【发病机制】

NSDHL 基因编码 3β- 羟基类固醇脱氢酶，催化角鲨烯后胆固醇生物合成的一个环节。*NSDHL* 基因突变造成胆固醇的合成及其上下游的物质合成障碍、局部脂代谢异常、受累的组织毒性代谢产物堆积，C4- 甲基化和 C4- 羧基固醇中间体的含量升高。固醇类物质是细胞膜和髓鞘的主要成分，最终导致皮肤组织及中枢神经系统异常和功能障碍。巨噬细胞吞噬大量脂滴形成泡沫细胞，可导致CHILD综合征的表现[5]。

【临床表现】

1. 皮损表现　出生即可发现单侧鱼鳞病样片状或线状红斑损害，上覆黄色、蜡样鳞屑，达躯体中线处出现锐利边界（图 7-14，图 7-15）。大多数报道右侧躯体受累，极少数双侧同时受累。Hummel 曾报道左侧躯体受累，同时存在左肺发育不全最终致死病例[7]。皮疹范围可累及颈部、腋下、躯干、上下肢，甚至外阴及会阴等部位，以皮肤皱褶处为著，面部受累相对少见。随年龄增长红斑逐渐增厚，常持续存在，无明显自觉症状，部分可有瘙痒、渗液等[8]。有报道可出现指（趾）乳头状瘤、肢体疣状黄瘤及鳞状细胞癌[9]。

2. 肢体缺陷　同侧肢体缺陷程度不一（图 7-15B），轻者发育不良，重者完全缺失，患肢多短小，已有少数患肢较健侧肢体稍长的报道[10]。

3. 其他系统表现　部分患者可伴同侧脑、骨骼肌肉缺陷，先天性髋关节脱位，肺、心、肾等脏器发育异常。亦有进行性视神经萎缩、血小板增多症的报道[1,2]。

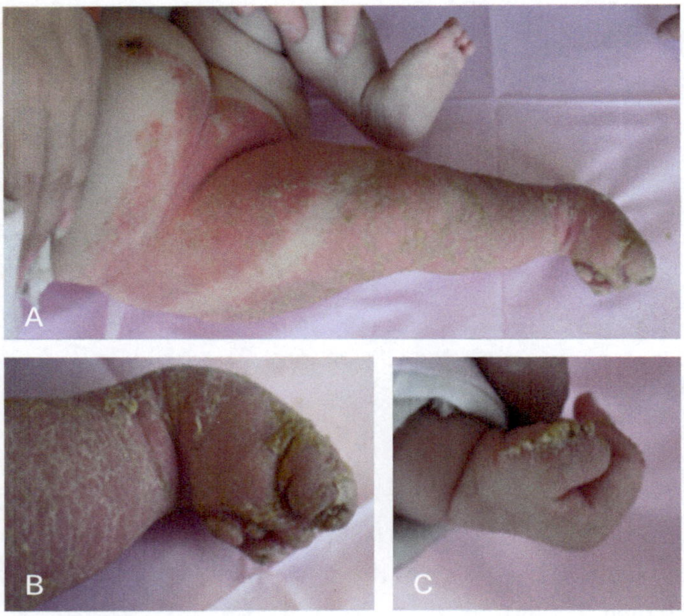

图 7-14　该图为一 3 月龄女婴，因“出生后右侧躯体红斑鳞屑，右足部分趾畸形”收入院，基因检测确诊为 CHILD 综合征

A. 右腹部、右下肢、右足红色斑块，上覆黄色油腻性鳞屑，以中线为界；B. 右足趾畸形，第 3、4 趾骨缺失；C. 右手拇指伸侧线状皮损

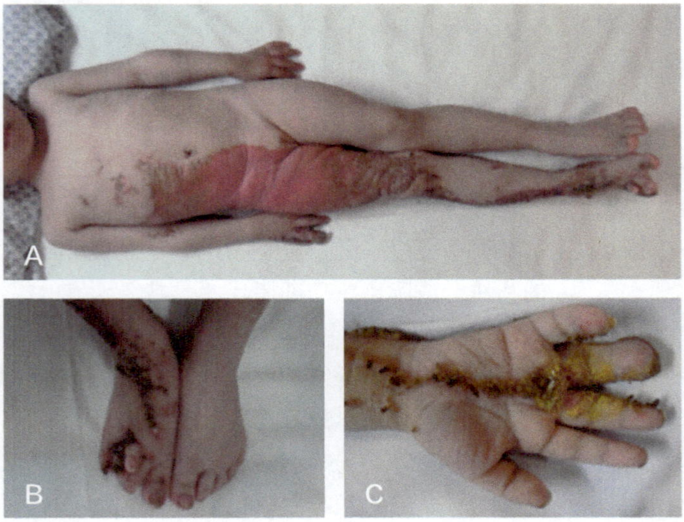

图 7-15　该图为一 4 岁女孩，因“出生后右侧躯体红斑鳞屑，右足部分趾畸形”就诊，基因检测确诊为 CHILD 综合征

A. 右下腹、右臀部、右下肢至右足可见红色斑块，上覆片状黄色油腻性鳞屑，以中线为界；B. 右足足趾多发长短不一，形态不规则；C. 右手线状皮损，第 3、4 指软组织肿胀

【实验室检查】

1. 病理检查 本病皮损病理表现为表皮角化过度、角化不全、棘层肥厚及特征性的真皮乳头充满泡沫样组织细胞。真皮乳头泡沫样组织细胞表达 CD68、CD163，不表达广谱细胞角蛋白 AEl/AE3。研究显示，泡沫样细胞可能是巨噬细胞来源，而非上皮源性的。也有学者在电镜下发现，真皮浅层泡沫细胞内含大量的不同大小和电子密度的脂滴[11]。

2. 基因检测 可对疑诊先证者进行 *NSDHL* 基因 Sanger 测序检测，对于检测阴性患者，可进一步进行实时荧光定量 PCR 或多重连接探针扩增等检测大片段缺失突变。

【诊断和鉴别诊断】

1. 诊断 典型 CHILD 综合征患者根据临床特征不难诊断，必要时可进行血液基因学检测 *NSDHL* 基因致病性突变进一步明确。

2. 鉴别诊断 主要包括表皮痣综合征、皮脂腺痣综合征、炎性线状疣状表皮痣、X 连锁显性点状软骨发育不良、银屑病、疣状黄瘤等。

【治疗】

CHILD 综合征皮损的传统治疗包括外用糖皮质激素、角质软化剂、润肤剂、维生素 D_3 衍生物和口服维 A 酸类药物、甲氨蝶呤等，但只能缓解部分皮肤症状，且耐受性差。近年来有报道局部外用 2% 他汀类药物（洛伐他汀或辛伐他汀）和 2% 胆固醇软膏治疗皮损取得良好效果[12,13]。其依据 *NSDHL* 基因突变所致的发病机制，采取措施降低其脂质中间代谢产物蓄积引起的毒性作用，同时补充胆固醇促进正常皮肤形成，从而达到治疗皮损作用。此外，2% 酮康唑局部治疗也有良好效果报道，其机制可能为通过抑制细胞色素 P450 影响胆固醇生物合成，减少毒性代谢产物堆积，并抑制 CYP26 来增加内源维生素 A 水平[14,15]。由于 CHILD 综合征亦可累及其他系统，故本病患者应接受全面身体检查和临床评估，可能需要骨科、神经科、心脏科等多学科团队诊疗。

【遗传咨询】

本病遗传方式为 X 连锁显性遗传，患病的男性胚胎不能正常发育而致死，存活者均为女性。既往患者的血液未携带突变的母亲均没有症状，表明大多数先证者是因为新发突变而致病。理论上不除外母亲生殖细胞嵌合突变而导致再次生育相同疾病的患儿，但既往并无相关报道。因此，对于已生育患儿的无症状父母，再生育时无须进行产前基因诊断。CHILD 综合征患者本人再生育女性患儿的风险为 25%，育孕致死性男胎的风险为 25%。

【预防】

本病目前尚无有效的预防措施。

（杨 舟 刘 盈 马 琳）

【参考文献】

[1] Mi XB, Luo MX, Guo LL, et al. CHILD syndrome: case report of a Chinese patient and literature review of the NAD [P] H steroid dehydrogenase-like protein gene mutation. Pediatr Dermatol, 2015, 32(6):e277-e282.

[2] Happle R, Koch H, Lenz W. The CHILD syndrome. Congenital hemidysplasia with ichthyosiform erythroderma and limb defects. Eur J Pediatr, 1980,134(1):27-33.

[3] Tang MM, Tan WC, Surana U, et al. CHILD syndrome in a Malaysian adult with identification of a novel heterozygous missense mutation NSDHL c.602A>G. Int J Dermatol,2021,60(4):e154-e156.

[4] Bittar M, Happle R, Grzeschik KH,et al. CHILD syndrome in 3 generations. Arch Dermatol, 2006, 142(3):348-351.

[5] König A, Happle R, Bornholdt D, et al. Mutations in the NSDHL gene, encoding a3betahydroxysteroid dehydrogenase, cause CHILD syndrome. Am J Med Genet,2000,90(4): 339-346.

[6] Yang Z, Hartmann B, Xu Z, et al. Large deletions in the NSDHL gene in two patients with CHILD syndrome. Acta Derm Venereol, 2015,95(8):1007-1008.

[7] Hummel M, Cunningham D, Mullett CJ, et al. Left-sided CHILD syndrome caused by a nonsense mutation in the NSDHL gene. Am J Med Genet, 2003,122A(3):246-251.

[8] Happle R, Mittag H, Küster W. The CHILD nevus: a distinct skin disorder. Dermatology, 1995, 191(3): 210-216.

[9] Jacyk WK, La Cock A. Squamous cell carcinoma arising in CHILD syndrome. J Eur Acad Dermatol Venereol,2006,20(3):311-313.

[10] Hettiarachchi D, Panchal H, Lai PS,et al. Novel variant in NSDHL gene associated with CHILD syndrome and syndactyly-a case report. BMC Med Genet,2020,21(1):164.

[11] Gantner S, Rütten A, Requena L,et al. CHILD syndrome with mild skin lesions: histopathologic clues for the diagnosis. J Cutan Pathol,2014, 41 (10):787-790.

[12] Paller AS, van Steensel MAM, Rodriguez-Martín M,et al.Pathogenesis-based therapy reverses cutaneous abnormalities in an inherited disorder of distal cholesterol metabolism. J Invest Dermatol, 2011, 131(11):2242-2248.

[13] Kiritsi D, Schauer F, Wölfle U, et al.Targeting epidermal lipids for treatment of Mendelian disorders of cornification. Orphanet J Rare Dis, 2014, 9:33.

[14] Cardoso ML, Barbosa M, Serra D,et al. Living with inborn errors of cholesterol biosynthesis: lessons from adult patients. Clin Genet,2014, 85(2):184-188.

[15] Liu T, Qian G, Wang XX, et al. CHILD syndrome: effective treatment of ichthyosiform naevus with oral and topical ketoconazole. Acta Derm Venereol,2015, 95(1):91-92.

第十一节　IPEX 综合征

【概述】

X 连锁多内分泌腺病肠病伴免疫失调综合征（IPEX 综合征）（OMIM # 304790）是由 *FOXP3* 基因突变导致调节性 T（Treg）细胞发育分化障碍及功能异常所致[1]。本病在 1982 年由 Berkley R.Powll 等在临床上首次得到认可。2001 年，Bnnett 等[1]在 Scurfy 小鼠观察到与此病有相似的临床表现，首次确认 *FOXP3* 基因为致病基因。临床特征性表现包括严重的肠病、慢性皮炎、早发性 1 型糖尿病（T1DM）、甲状旁腺功能减退症、抗体介导的血细胞减少症和其他自身免疫现象[2]。各种自身免疫现象，如肠病、内分泌病、血细胞减少症、肾脏疾病和皮肤表现，都是受 IPEX 综合征影响患者的特征表现。

【流行病学】

IPEX 综合征是一种 X 连锁隐性遗传病，通常影响男孩，如患者为女性，其父亲一定是患者，母亲则为携带者，由于在群体中带有相同致病基因的个体进行婚配的机会很少，在临床上极为少见。目前全球尚无确切发病率资料。Park 等[3]对 75 篇文章和 195 名患者的数据进行系统回顾显示，患者全部为男性，其中 134 名接受了特定治疗策略，其中 66% 的患者死亡。而国内对该病鲜有报道。

【遗传学】

IPEX 综合征是由 *FOXP3* 基因突变所致的 X 连锁隐性遗传病。人类 *FOXP3* 基因位于 X 染色体的 Xq11.23—Xq 13.30 的着丝粒区域，其由 12 个外显子组成[4]。文献中已经报道了 70 多个与 IPEX 综合征相关的 *FOXP3* 突变，但 *FOXP3* 基因的突变类型及数目均会影响 IPEX 综合征的临床表现、严重程度及转归，其基因型与表型之间的关系尚需要解释。相似的基因型会导致不同的表型——在来自同一家庭的儿童中观察到严重或轻微形式的 IPEX 综合征。IPEX 综合征的体征和症状与 *FOXP3* 的遗传变化有关：无义突变、错义突变、小的框内氨基酸缺失或插入，以及剪接位点变异[4-7]。典型的三联征主要在框内缺失和移码突变的患者中观察到[8]。

Gambinieri 等[8]进行的一项研究显示 IPEX 综合征患者的临床、免疫学和分子异质性。只有 50% 接受检查的儿童表现为 *FOXP3* 基因突变，另 50% 儿童被诊断患有 IPEX 样综合征，其中，所述遗传效应是未知的或其他的突变被诊断，如 *STAT5b*、*STAT1*、*STAT3*、*IL2RA*、*CTLA4*、*LRBA*、*TTC7A*、*TTC37*、*LRBA* 和 *DOCK8*。这些基因与调节性 T 细胞功能有关，在这些患者中观察到典型的临床三联征，即肠病、湿疹和内分泌失调。

【发病机制】

FOXP3，也称为 scurfin，来自参与免疫系统反应的蛋白质家族[9]。*FOXP3* 基因编码的 FOXP3 蛋白包含 4 个已知结构域：① N 端富含脯氨酸的阻抑蛋白（PRR）；②锌指结构（ZF）；③亮氨酸拉链结构域（LZ）；④ DNA-结合的叉头翼状螺旋结构域(FHK 结构域)[4,10]。PRR、ZF、LZ 参与 FOXP3 交互。FKH 结构域是 DNA 结合活性所必需的，通过 FKH 结构域将 FOXP3 与序列 GTAAACA 基序结合会导致免疫抑制，因为它启动了促进基因（*CD25*、*CTLA-4*、*GITR*、*CD103* 和 *TNFRSF18*）的转录并抑制基因[4,11-13]，由此发挥免疫抑制功能。PRR 是抑制域，它通过抑制活化 T 细胞（NFAT）的核因子来介导转录活性。在调节性 T 细胞模型系统中，FOXP3 转录因子对参与调节性 T 细胞功能的基因起启动子的作用，并可能在 T 细胞受体受到刺激后停止关键基因的转录[14]。

FOXP3 基因突变、表观遗传学方式包括 DNA 甲基化、组蛋白修饰和翻译后修饰等均可影响 FOXP3 蛋白的表达和功能发挥。FKH 结构域突变在 IPEX 综合征患者中最为常见，会导致位于 FHK 结构域中的蛋白质发生变形和功能障碍，异常蛋白无法与其 DNA 上的结合点结合，在这种情况下，调节性 T 细胞的发育和功能受损，观察到 $CD4^+CD25^+T$ 调节细胞丢失和活化 $CD4^+$ 效应细胞不受控制的增殖[8]。由于不受控制的 T 细胞激活，免疫系统会攻击自身的组织和器官，从而导致炎症、自身免疫和代谢紊乱[9,15-18]。

【临床表现】

IPEX 综合征可表现为全身多个系统受累，其表现复杂多样，主要的 3 种临床表现为肠病、内分泌病和皮炎。最常在出生后第一年有临床表现，然而目前也有研究报道 1 岁以上出现症状的病例，此时患者的临床表型较轻[19]。Park 等[3]对 195 名患儿系统回顾的报道提出 IPEX 综合征临床表现的发生如下：肠病（97.7%）、皮肤表现（62.1%）、内分泌病（53.3%）、血液学异常（38.5%）、感染（40%）、其他免疫相关并发症（22.1%）和肾脏疾病（16.4%）。

1. 胎儿期改变　有文献报道，约 11.5% 的 IPEX 综合征患儿出生后即刻起病，家族中多有男胎流产史，部分流产儿（妊娠 21 周）表现为皮肤苍白、贫血、水肿及腹腔积液，胰腺组织活检显示 $CD3^+T$ 细胞浸润，提示 IPEX 最早起病可发生于胎儿期[20-22]。在妊娠期，胎儿组织的发育需要母体耐受，IPEX 综合征的发生与反复男性胎儿流产和胎儿运动不能有关[23]。

2. 出生后异常表现　IPEX 综合征的患者往往在出生后第一年被诊断为多种自身免疫性疾病综合征，早期的表现复杂多样，出生后往往出现顽固性腹泻，也可以合并湿疹及其他皮肤病表现，出现新生儿糖尿病或自身免疫性甲状腺疾病（AITD），较多患儿有喂养困难，存在严重的生长发育落后，容易合并严重感染，若无早期诊断及治疗，多在 2 岁以内死亡[24]。

3. 肠病　IPEX 综合征的首发症状通常是顽固性自身免疫性肠病。肠道受损可导致吸收不良综合征、发育不良和体重减轻。在某些患儿，出生后的前 6 个月可能出现顽固性腹泻。

4. 内分泌病　IPEX 综合征内分泌病发生在出生后第一年，通常在出生后的第一个月可能出现 1 型糖尿病（DMT1）或 AITD。据国外报道，永久性新生儿糖尿病患者中 IPEX 综合征的患病率约为 4%[25]。由于顽固性腹泻和食物摄入问题，DMT1 治疗及其困难。AITD 可表现为伴有甲状腺功能减退或甲状腺毒症的自身免疫性甲状腺炎。

5. 皮炎　最常见的皮炎表现为湿疹，带有异常的红色斑疹。也可观察到银屑病样或鱼鳞病样皮炎。皮肤中 IgE 水平升高可能导致四肢皮肤脱屑、大疱、荨麻疹和脱发[26,27]。

6. 血液系统疾病　IPEX 综合征患者可能出现溶血性贫血、中性粒细胞减少和血小板减少等自身免疫性骨髓疾病。在儿童中，可以观察到自身免疫性淋巴增生引起的脾大和淋巴结病[9,28]。

7. 其他自身免疫性疾病　患有 IPEX 综合征的儿童可能会发展为自身免疫性肝炎和肾病。在这种情况下，儿童易患侵袭性疾病，如败血症、脑膜炎、肺炎和骨髓炎[28]。严重感染的患儿往往预后很差。IPEX 样综合征患者经常患有 AITD 和心血管异常[8]。

【实验室检查】

IPEX 综合征的诊断基于男性患者的特征性临床症状。在这些患者中进行实验室检查，评估 IgA、IgG、IgM、IgE 和补体水平。活化的 T 细胞浸润固有层和黏膜导致绒毛萎缩，B 细胞分泌大量的 IgA 和 IgE，并产生抗调和蛋白自身抗体（HAA）和抗绒毛蛋白自身抗体（VAA）[29]。嗜酸性粒细胞增多和 IgE 水平升高是典型的。评估 HAA 和 VAA 也是有帮助的。由于 *FOXP3* 表达可能会降低，在流式细胞术中可以观察到 Treg 淋巴细胞亚群减少。

评估患有 DMT1 患儿的谷氨酸脱羧酶（GAD）抗体、IA2 抗体、ZnT8 抗体，以及患有自身免疫性甲状腺炎患儿的甲状腺球蛋白（TG）抗体、甲状腺过氧化物酶（TPO）抗体，也对诊断提供帮助。

对于具有三联征症状和 IgE 升高，尤其是 Treg 细胞数量减少的患者，应进行 *FOXP3* 基因突变的基因检测。对于新生儿，糖尿病也是基因检测的重要指标。但如果患儿表型并非典型，与许多其他遗传性免疫疾病之间的鉴别诊断很困难时，建议使用全外显子组测序和基因测序来确认疾病类型。

【诊断和鉴别诊断】

1. 诊断　Gambinieri 等[8]的报道指出，具有典型三联征的患儿中有检测到其他基因突变，因此对于出现上述临床症状表型的先证个体，在进行分子遗传学检测后，如果明确为 *FOXP3* 基因的半合子致病变异即可确诊。若检测为其他基因突变或未知的遗传效应，可诊断为 IPEX 样综合征。

2. 鉴别诊断　IPEX 综合征的诊断基于男性患者的典型三联征，因此对于肠病所导致的湿疹和腹泻的组合症状，需要与碳水化合物吸收不良和食物过敏、病毒和细菌感染、囊性纤维化、先天性肠道细胞缺陷和无 β 脂蛋白血症相鉴别。对于新生儿糖尿病的其他原因的鉴别诊断也非常重要，往往通过基因检测鉴别。同时，IPEX 综合征是一种免疫失调疾病，其症状与许多其他遗传性免疫疾病之间的鉴别诊断很困难，在这种情况下，基因检测显得尤为重要。

【治疗】

1. 对症支持治疗　对于重度肠病患者，需要营养治疗，包括全胃肠外营养或微量元素或低碳水化合物配方的液体。新生儿 DTM1 患者需要胰岛素治疗和持续血糖控制。对于因 AITD 引起的甲状腺功能减退症的患者，L- 甲状腺素是必需的。其他使用糖皮质激素和血小板输注的替代疗法可用于治疗血小板减少症。对于自身免疫性粒细胞减少症和全血细胞减少症，需要特殊的血液制品输注治疗。湿疹用抗过敏药膏、香膏和激素治疗。

2. 异基因造血干细胞移植（HSCT）　HSCT 是 IPEX 综合征的主要治疗方法，来自人类白细胞抗原（HLA）相同同胞或其他 HLA 匹配供体的细胞可用于 HSCT[30]。患者接受来自脐带血、外周血或骨髓的 HSCT[31,32]。Barzaghi 等[28]的一项长期随访评估了 58 名接受 HSCT 的患者，HSCT 后的总生存率为 73.2%。根据一项对患儿 HSCT 后的 10 年随访报道，HSCT 后 IPEX 综合征患者的存活率为 72.8%，而 IPEX 样综合征患者为 100%，IPEX 综合征的非移植患者存活率为 57%，但 IPEX 样综合征患者存活率为 78%[8]。

3. 免疫抑制治疗　包括单用激素、几种免疫抑制剂的联合使用（如钙调神经磷酸酶抑制剂、环孢素 A、西罗莫司和他克莫司等）或联合激素，可以控制 IPEX 综合征的自身免疫急性期。目前研究提出雷帕霉素是一种非钙调神经磷酸酶抑制剂，可作为免疫抑制剂的主要选择，单独使用或联合使用[28,33]。Barzaghi 等[28]的报道中指出，免疫抑制治疗后的总生存率为 65.1%。

不进行移植的免疫抑制治疗不改变疾病进展，长期随访反而对生存产生负面影响。在接受长期免疫抑制的患者中，已观察到疾病复发或并发症，无论年龄、供体来源或预处理方案如何，HSCT 都可以为患者提供更好的生活质量[28]。

4. 新的治疗观点　目前基于基因重编程技术，在体外和人源化小鼠模型中通过产生表达野生型 *FOXP3* 的 $CD4^+$T 细胞来开发 IPEX 综合征的基因疗法[34-36]。

【遗传咨询】

该病的遗传方式为 X 连锁隐性遗传，男婴多发，临床上常见的情况为女性 *FOXP3* 突变基因携带者与正常男性婚配，后代中男孩有 1/2 可能患病，女孩不发病，但有 1/2 为携带者；正常女性与男性患者婚配，后代中男孩均不患病，女孩均为携带者。因而再生男孩时的再发风险率较高，可在妊娠时做产前诊断判断性别，若为男性胎儿，应在产前完善基因诊断，若基因型正常，即可让胎儿出生。

【预防】

对于 X 连锁隐性遗传病，女性杂合子是患者致病基因的主要来源，故检出杂合子对预防遗传病的发生具有重要意义。对于 IPEX 综合征，目前尚无有效的预防措施，但早期检测识别与严重 IPEX 综合征形式相关的突变类型可能有助于强化治疗、早期决定 HSCT 及预测存活率。

（肖　瑞　程昕然）

【参考文献】

[1] Bennett C L,Christie J , Ramsdell F, et al. The immune dysregulation, polyendocrinopathy, enteropathy, X-linked syndrome (IPEX) is caused by mutations of FOXP3.Nat Genet, 2001, 27(1):20-21.

[2] Powell BR, Buist N, Stenzel P. An X-linked syndrome of diarrhea, polyendocrinopathy, and fatal infection in infancy. J Pediatr, 1982, 100(5): 731-737.

[3] Park JH, Lee KH, Jeon B, et al. Immune dysregulation, polyendocrinopathy, enteropathy, X-linked (IPEX) syndrome: a systematic review. Autoimmun Rev, 2020, 19(6):102526.

[4] Huang QR, Liu X, Zhang YJ, et al. Molecular feature and therapeutic perspectives of the immune dysregulation, polyendocrinopathy, enteropathy, X-linked syndrome (IPEX). J Gene Genomics, 2020, 47(1):17-26.

[5] Louie RJ, Tan QKG, Gilner JB, et al. Novel pathogenic variants in FOXP3 in fetuses with echogenic bowel and skin desquamation identified by ultrasound. Am Med Geneti A, 2017, 173(5): 1219-1225.

[6] Caudy AA, Reddy ST, Chatila T, et al. CD25 deficiency causes an immune dysregulation, polyendocrinopathy, enteropathy, X-linked-like syndrome, and defective IL-10 expression from CD4 lymphocytes. J Allergy Clin Immunol, 2007, 119(2):482-487.

[7] Passerini L,de Sio FRS,Porteus MH, et al. Gene/cell therapy approaches for immune dysregulation polyendocrinopathy enteropathy X-linked syndrome. Curr Gene Ther, 2014, 14(6):422-428.

[8] Gambineri E, Mannurita SC, Hagin D, et al. Clinical, immunological, and molecular heterogeneity of 173 patients with the phenotype of immune dysregulation, polyendocrinopathy, enteropathy, X-linked (IPEX) syndrome. Front Immunol, 2018, 9:2411.

[9] Zhu FX, Yi G, Liu X , et al. Ring finger protein 31–mediated atypical ubiquitination stabilizes forkhead box P3 and thereby stimulates regulatory

T-cell function. J Biol Chem, 2018, 293(52):20099-20111.

[10] Mailer RKW, Falk K, Rötzschke O, et al. Absence of leucine zipper in the natural FOXP3 Δ2 Δ7 isoform does not affect dimerization but abrogates suppressive capacity. Plos One, 2009, 4(7):e6104.

[11] Seo W, Taniuchi I. The roles of RUNX family proteins in development of immune cells. Mol Cell, 2020, 43(2):107-113.

[12] Wu YQ, Borde M, Heissmeyer V, et al. FOXP3 controls regulatory T cell function through cooperation with NFAT.Cell, 2006, 126(2):375-387.

[13] Konopacki C, Pritykin Y, Rubtsov Y, et al. Transcription factor Foxp1 regulates Foxp3 chromatin binding and coordinates regulatory T cell function. Nat Immunol, 2019，20(2):232-242.

[14] Verbsky W, Chatila TA, et al. Immune dysregulation, polyendocrinopathy, enteropathy, X-linked (IPEX) and IPEX-related disorders: an evolving web of heritable autoimmune diseases. Curr Opin Pediatr, 2013, 25(6):708-714.

[15] Zhou XY, Jeker L T, Fife B T , et al. Selective miRNA disruption in Treg cells leads to uncontrolled autoimmunity. J Exp Med, 2008, 205 (9): 1983-1991.

[16] Zhou XY, Bailey-Bucktrout SL, Jeker LT, et al. Instability of the transcription factor Foxp3 leads to the generation of pathogenic memory T cells in vivo. Nat Immun, 2009, 10(9):1000-1007.

[17] Li YY, Lu Y, Wang SW, et al. USP21 prevents the generation of T-helper-1-like Treg cells. Nat Commun, 2016, 7:13559.

[18] Chen ZJ,Barbi J,Bu S,et al.The ubiquitin ligase Stub1 negatively modulates regulatory T cell suppressive activity by promoting degradation of the transcription factor Foxp3. Immunity, 2013, 39(2):272-285.

[19] De Benedetti F, Insalaco A, Diamanti A, et al. Mechanistic associations of a mild phenotype of immunodysregulation, polyendocrinopathy, enteropathy, X-linked syndrome. Clin Gastroenterol Hepatol, 2006, 4(5):653-659.

[20] Vasiljevic A, Poreau B, Bouvier R et al. Immune dysregulation, polyendocrinopathy, enteropathy, X-linked syndrome and recurrent intrauterine fetal death. Lancet, 2015，385(9982):2120.

[21] Xavier-Da-Silva MM, Moreira-Filho CA, Suzuki E, et al. Fetal-onset IPEX: Report of two families and review of literature. Clin Immunol, 2015, 156(2):131-140.

[22] Reichert SL, Mckay EM, Moldenhauer JS. Identification of a novel nonsense mutation in the FOXP3 gene in a fetus with hydrops—Expanding the phenotype of IPEX syndrome. Am J Med Genet A, 2016, 170A(1):226-232.

[23] Rae W,Gao YF,Bunyan D,et al. A novel FOXP3 mutation causing fetal akinesia and recurrent male miscarriages. Clin Immunol, 2015, 161(2):284-285.

[24] Zama D, Cocchi I, Masetti R, et al. Late-onset of immunodysregulation, polyendocrinopathy, enteropathy, x-linked syndrome (IPEX) with intractable diarrhea. Ital J Pediatr, 2014, 40:68.

[25] Nieves DS, Phipps RP, Pollock S J, et al. Dermatologic and immunologic findings in the immune dysregulation, polyendocrinopathy, enteropathy, X-linked syndrome. Arch Dermatol, 2004, 140(4):466-472.

[26] Rubio-Cabezas O, Minton JA, Caswell R, et al. Clinical heterogeneity in patients with FOXP3 mutations presenting with permanent neonatal diabetes. Diabetes Care, 2009, 32(1):111-116.

[27] Halabi-Tawil M, Ruemmele FM, Fraitag S, et al. Cutaneous manifestations of immune dysregulation, polyendocrinopathy, enteropathy, X-linked (IPEX) syndrome. Br JDermatol, 2009, 160(3):645-651.

[28] Barzaghi F, Passerini L, Bacchetta R. Immune dysregulation, polyendocrinopathy, enteropathy, X-linked syndrome: a paradigm of immunodeficiency with autoimmunity. Front Immunol, 2012, 3:211.

[29] Vito L, Laura P, Federica B, et al. Autoantibodies to harmonin and villin are diagnostic markers in children with IPEX syndrome. Plos One, 2013, 8(11):e78664.

[30] Hatzimichael E, Tuthill M. Hematopoietic stem

cell transplantation. Stem Cells Cloning, 2010, 3:105-117.
[31] Lucas KG, Ungar D, Comito M, et al. Submyeloablative cord blood transplantation corrects clinical defects seen in IPEX syndrome. Bone Marrow Transplanta，2007, 39(1): 55-56.
[32] Zhan H, Sinclair J, Adams S, et al. Immune reconstitution and recovery of FOXP3 (forkhead box P3)-expressing T cells after transplantation for IPEX (immune dysregulation, polyendocrinopathy, enteropathy, X-linked) syndrome. Pediatrics, 2008, 121(4):e998-e1002.
[33] Seidel MG, Fritsch G, Lion T, et al. Selective engraftment of donor CD4+25high FOXP3-positive T cells in IPEX syndrome after nonmyeloablative hematopoietic stem cell transplantation.Blood, 2009, 113(22):5689-5691.
[34] Passerini L, Di Nunzio S,Gregori S, et al. Functional type 1 regulatory T cells develop regardless of FOXP3 mutations in patients with IPEX syndrome. Eur J Immunol, 2011, 41(4):1120-1131.
[35] Passerini L,Bacchetta R. Forkhead-box-P3 gene transfer in human CD4+ T conventional cells for the generation of stable and efficient regulatory T cells, suitable for immune modulatory therapy. Front Immunol, 2017, 8:1282.
[36] Passerini L, Mel ER, Sartirana C, et al. CD4 T cells from IPEX patients convert into functional and stable regulatory T cells by FOXP3 gene transfer. Sci Transl Med, 2013, 5(215):215ra174.

第十二节　Axenfeld-Rieger 综合征

【概述】

1920 年，Axenfeld 描述了 1 例病例，在角膜后近角膜缘处有一条凸起的白线，并有组织条带自虹膜周边部延伸至此白线上。Axenfeld 称之为角膜后胚胎环。1934 年，Rieger 报道了一些病例，有同样的眼前节异常，但虹膜上还有其他变化，如瞳孔异位、虹膜萎缩及孔洞形成。这些患者中还有一部分伴有眼以外的发育异常，特别是牙齿和面骨的发育不良。局限于眼前段周边部的缺陷称为 Axenfeld 异常；眼前段周边部的异常合伴虹膜改变称为 Rieger 异常；具有眼部异常和全身发育缺陷的称为 Rieger 综合征。目前更常将这一类疾病统称为 Axenfeld-Rieger 综合征（ARS；OMIM# 180500，OMIM# 601499，OMIM# 602482）。

ARS 患者典型的眼部表现可有虹膜发育的异常、明显的角膜后胚胎环、房角处虹膜角膜的粘连、小角膜、角膜混浊等，除眼部表现外，患者可伴有全身系统发育的异常，如上颌骨发育不全、牙发育不全、小牙、突脐、听力的损害、先天性心脏或肾的异常。

【流行病学】

ARS 属于罕见的发育异常，发病率为 1 ∶ 100 000 ～ 1 ∶ 50 000。欧洲、非洲、美洲、亚洲等不同人群都有发病报道，无明显种族性别差异[1]。

【遗传学】

ARS 被认为有遗传学基础，是常染色体显性遗传。目前已有多个染色体位点被证明与 ARS 及其相关的表型相关。位于染色体 4q25 和 6p25 的基因分别被鉴定为 *PITX2* 和 *FOXC1*，这两个基因突变可以解释 40% 的 ARS。另外，有报道染色体 13q14(RIEG2)，11p13，16q24 也有与 ARS 相关的位点，有待进一步确认[2]。

有文献将 ARS 分为三型，ARS 有 3 种类型。Ⅰ型患者通常有眼部和全身表型，牙齿和面部异常是常见的全身异常。Ⅱ型患者通常表现为少牙、小牙，以及牙齿过早脱落。上颌发育不全与肚脐缺陷在此类型中不太常见。Ⅲ型患者可出现眼部和全身表型，但眼部特征更典型，尤其是眼前节发育不全，包括 Schwalbe 线前移、虹膜基质发育不良、瞳孔移位和青光眼。Ⅲ型患者很少出现牙齿畸形和面部畸形，但感觉神经性耳聋和心脏异常更常见。分子遗传学诊断显示 *PITX2* 和 *FOXC1* 分别与Ⅰ型和Ⅲ型相关，而连锁分析显示 13q14 的缺失与Ⅱ型相关[3]。

【发病机制】

基于临床和病理组织学的观察，以及目前对正常前节发育的认识，有学者认为ARS的机制是从神经嵴细胞起源的某些眼前节的结构，在妊娠晚期停止发育，导致原始的内皮层未能正常消失，异常地滞留于虹膜和前房角[4]。异常保留的原始内皮及其相关的基底膜可能形成了虹膜角膜间突起物，且虹膜上这层组织膜的收缩导致了瞳孔异位、色素膜外翻、虹膜萎缩与裂孔形成，并在出生后仍继续进展。

原始内皮细胞层发育异常使角膜内皮与小梁内皮层的连接处向前移位，由于内皮细胞层代谢性异常，使周边部后弹力膜异常或后弹力膜样结构覆盖于小梁网，大量活性异常的细胞发生在此连接处，而形成Schwalbe线增厚及前移。

妊娠末期的发育停滞阻断了前部葡萄膜组织向后退缩，导致虹膜高位附着于小梁网后部，这一点类似于先天性青光眼的改变；发育停滞也可能导致小梁网和Schlemm管形成不完全，而这被认为是继发青光眼的原因。两者都可以使房水排出受影响而使眼压升高，发生青光眼。

神经嵴细胞也形成大部分的与前脑、垂体、上半部颜面骨骼和软骨，以及牙乳头相关的间充质。这就解释了垂体、面骨及牙齿的发育异常。神经嵴细胞还参与产生许多其他的结构，包括主动脉弓管壁、生殖器、脊神经节、长骨及黑色素细胞，这就可以解释在某些ARS患者所表现出的广泛的全身异常。但用神经嵴细胞发育异常还不能解释本征的所有临床表现，如脐周皮肤皱褶过多和泌尿生殖系统异常等，ARS还涉及除神经嵴以外的原始外胚胎层。

【临床表现[1,5]】

1. 眼部特征　双眼发病，可不对称，极少单眼发病。表现为周边角膜、前房角和虹膜受累。

（1）角膜：角膜典型的改变为凸出和前移的Schwalbe线，也称为角膜后胚胎环，可以作为ARS的一个关键性体征。从角膜前面或用裂隙灯显微镜可见靠近角膜缘的角膜后面有一条白色的线，局限在某一象限（颞侧最常见）或成360°（图7-16）。角膜后胚胎环在一般人群中的发生率为8%～15%。也有少数患者无角膜后胚胎环但有本综合征的其他眼部和全身异常。ARS的典型病例角膜是透明的，偶有大角膜或小角膜，少数患者可见角膜中央部先天性混浊（图7-17A～C）。典型病例角膜内皮是正常的，但在高龄、长期患青光眼或既往有内眼手术史者，角膜内皮细胞的形态、大小可有轻度到中度改变。

（2）前房角：房角镜检查下可见典型的突出的Schwalbe线，并见颜色、质地与虹膜组织类似的组织条带自周边虹膜跨越房角隐窝，与突出的Schwalbe线相连接，房角是开放的，但虹膜根部附着高位，遮挡巩膜突。虹膜根部附于小梁网后面。

（3）虹膜：ARS中有些眼的虹膜正常（Axenfeld异常），有的病例虹膜的缺损从轻度的基质变薄到明显的虹膜萎缩，伴有孔洞形成、瞳孔异位、色素缘外翻（Rieger异常）等（图7-16B、C）。少数患者虹膜异常会逐渐发展，这一表现在生命的早期更常见，包括瞳孔异位或变形，虹膜变薄或裂孔形成。但房角的异常一般在出生后不会进展。

（4）青光眼：约有50%的ARS患者发展为青光眼，可在几年内致盲[1]。婴儿期即可发病，但更多见于儿童期或青年期。虹膜缺损和虹膜角膜之间的组织带与青光眼的发生并没有精确相关性，但青光眼的病例都表现出一定程度的周边虹膜高位附着于小梁网。

（5）其他眼部异常：文献报道的ARS还包括一些非特征性的眼部改变，如斜视、角膜血管翳、白内障、视网膜脱离、脉络膜视网膜缺损、脉络膜发育不良及视盘发育不良等。

2. 全身特征　ARS最常见的全身异常是牙齿和面骨的发育异常。牙齿异常包括牙冠小、牙齿发育不良、少牙畸形，以及牙齿大片缺失（前颌骨乳牙或恒牙的中央门齿）（图7-16D）。面部异常包括颌骨发育不良、面中部扁平（图

7-17A）、上唇退缩、下唇凸出，尤其伴牙齿发育异常者多见（图 7-16E）。两眼间距远、鼻子宽平（图 7-17A）、下颌过小及下颌前凸。

ARS 有伴垂体异常的报道，少见但较严重。也有空蝶鞍综合征的报道。另外还有多余的脐周皮肤和尿道下裂，蛛网膜囊肿，心脏缺陷，听力障碍，骨骼缺陷，发育迟缓等[6]。

【实验室检查】

对于临床表型高度怀疑本病的患儿，建议完善裂隙灯、房角镜，对于存在角膜混浊的病

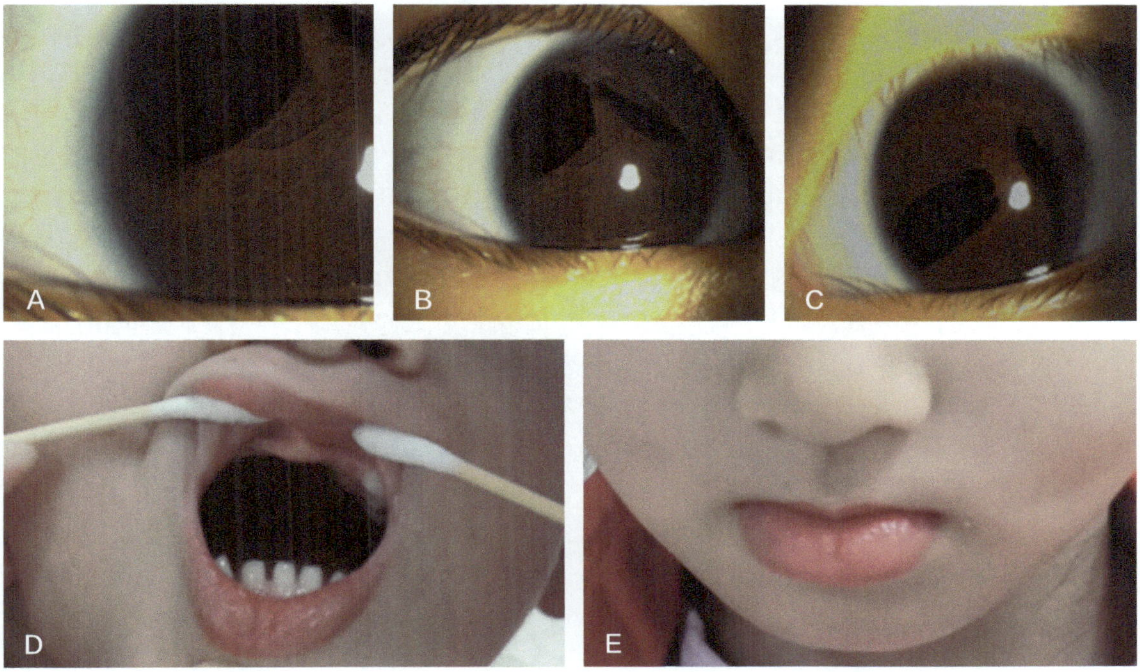

图 7-16　4 岁女童，因发现多瞳就诊

A. 右眼颞下方角膜缘可见白色的 Schwalbe 线；B、C. 双眼虹膜萎缩，有孔洞形成，瞳孔异位，假性双瞳；D. 牙冠小，前颌骨中央门齿缺失；E. 面中部扁平，上唇退缩，下唇凸出

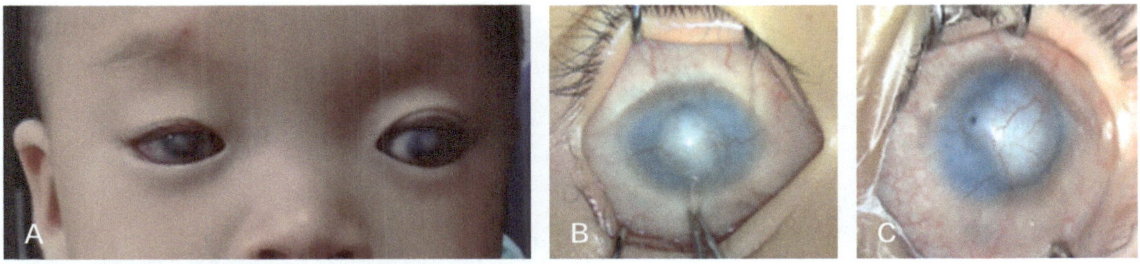

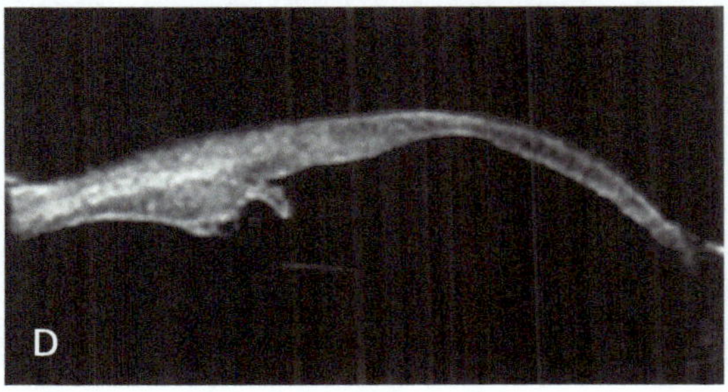

图 7-17　1 岁男童，*FOXC1* 基因 1 号外显子存在杂合缺失，证实 ARS Ⅲ型

A. 颌骨发育不良，面中部扁平，两眼间距远，鼻子宽平，眼球凸出。房间隔缺陷，曾行心脏手术治疗；B、C. 双眼角膜混浊，青光眼，虹膜发育不良；D . 超声生物显微镜示虹膜短小，发育不良

例，可通过超声生物显微镜（UBM）、眼部彩色多普勒超声观察眼内发育情况。检测眼压，关注青光眼发病情况。如果患儿表型并非典型且考虑其他综合征时，可进行基因检测以明确致病性基因，尤其关注 *FOXC1* 和 *PITX2* 基因。

由于本病可累及全身多器官系统，应对患儿进行多方面评估，如进行生长发育评估、心电图及心脏彩超评估、听力检查、颅脑磁共振等。

【诊断和鉴别诊断】

1. 诊断 根据本病典型的临床特点并辅助基因检测结果可以诊断。主要根据：①双眼发病，无性别差异，有家族史。②角膜后胚胎环，但并非在每个患者都表现出来。③房角检查可见异常组织条带，虹膜高位附着。虹膜萎缩变薄、色素上皮层外翻、瞳孔移位、多瞳孔等。④可伴有全身异常，小牙、无牙等牙齿发育异常及面部中部发育缺陷；可有其他全身异常。⑤ 50% 以上的患者有继发性青光眼。

2. 鉴别诊断

（1）虹膜角膜内皮综合征（iridocorneal endothelial syndrome，ICE）：虹膜和房角的异常在临床和组织病理学上均与 ARS 极为相似，但 ICE 综合征存在角膜内皮异常、单眼患病、无家族史、青年期发病等情况。组织病理学方面，两种综合征都是以房角和虹膜的膜为特点，但 ARS 的膜是原始内皮细胞层的残留物，而在 ICE 综合征则是角膜内皮异常增殖的结果。

（2）多形性角膜后层营养不良（posterior polymorphous corneal dystrophy，PPCD）：与 ARS 相似，均为先天性、可双眼发病、常染色体显性遗传。但 PPCD 的不同点是角膜内皮层和后弹力层异常，裂隙灯显微镜下可见角膜后面呈泡状或囊状外观，排列呈线状或簇状。在 PPCD 患者中，约 13% 的患者合并青光眼。

（3）Peters 异常（Peters anomaly）：为双眼先天性疾病，其临床病理特征是角膜中央后弹力层和内皮层缺损，致相应区域的角膜基质混浊。可有虹膜与角膜病变的异常粘连，也可累及晶体。与伴发角膜混浊的 ARS 有某些相似，有报道的致病基因包括 *PAX6*、*PITX2*, *PITX3*、*CYP1B1* 和 *FOXC1* 等，但这两种病的发病机制完全不同，且更多表现为角膜混浊[7]。

（4）无虹膜（aniridia）：虹膜完全缺失，可直接看到晶状体赤道部边缘、悬韧带及睫状突。可有畏光及各种眼部异常引起的视力低下、眼球震颤。可因进行性角膜、晶状体混浊或青光眼而失明。多与早期胚眼发育过程中的胚裂闭合不全有关。

（5）眼齿指发育不良（oculodentodigital dysplasia）：罕见的常染色体显性遗传疾病，由连接蛋白 43 或缝隙连接蛋白 α-1 基因突变引起。常见的临床特征包括小眼畸形、并指畸形、牙齿异常、传导性耳聋。牙发育不良与 ARS 相似。

【治疗】

对于 ARS 的治疗，最主要的是发现和控制青光眼，多见于儿童及青年期者，也可见于婴儿期，个别患者到老年才发生，需随访眼压和视神经。除了婴儿期病例，对已出现青光眼的患者，手术前先用药物治疗。毛果芸香碱及其他缩瞳药通常无效。可以选择减少房水产生的药物、β 肾上腺素能阻滞剂、α 肾上腺素激动剂和碳酸酐酶抑制药，多数可获效。现有的研究发现，对于 *FOXC1* 和 *PITX2* 基因突变的 ARS，目前的药物无法成功地降低眼压和阻止青光眼病情的进展[8]。

手术方式包括房角切开术、小梁切开术和小梁切除术。由于 Schlemm 管和小梁网外部发育不全，多数患者前 2 种手术的成功率低。最常用于 ARS 伴有青光眼者的手术方式为小梁切除术附加抗代谢药物。至于伴有其他类型的青光眼，用药物及滤过手术仍难治的病例，青光眼植入物手术和睫状体破坏性手术可作为治疗的选择。激光小梁成形术治疗 ARS 伴青光眼是无效的，但有报道 Nd：YAG 激光可用于松解虹膜角膜粘连，以减轻瞳孔异位改善视力。

【遗传咨询】

ARS 有 50% 并发青光眼，应注意终身随访。因属于常染色体显性遗传，故对其家族成员应进行检查和随访。对于已生育 ARS 患儿的父母，再生育时仍建议进行产前基因诊断。

【预防】

该病目前尚无有效的预防措施，对于生育过该疾病患儿家长，建议再次生育时进行产前基因诊断。

（蔺　琪）

【参考文献】

[1] Seifi M, Walter MA. Axenfeld-Rieger syndrome. Clin Genet, 2018, 93(6):1123-1130.

[2] Riise R, Storhaug K, Brøndum-Nielsen K. Rieger syndrome is associated with PAX6 deletion. Acta Ophthalmol Scand, 2001,79(2):201-203.

[3] Alward WL. Axenfeld-Rieger syndrome in the age of molecular genetics. Am J Ophthalmol, 2000, 130(1):107-115.

[4] Shields MB.Axenfeld-Rieger syndrome: a theory of mechanism and distinctions from the iridocorneal endothelial syndrome. Trans Am Ophthalmol Soc,1983, 81:736-784.

[5] Chang TC, Summers CG, Schimmenti LA, et al.Axenfeld-Rieger syndrome: new perspectives. Br J Ophthalmol ,2012, 96(3):318-322.

[6] Tümer Z, Bach-Holm D. Axenfeld-Rieger syndrome and spectrum ofPITX2 and FOXC1 mutations. Eur J Hum Genet, 2009,17(12): 1527-1539.

[7] Bhandari R, Ferri S, Whittaker B, et al.Peters anomaly: review of the literature. Cornea ,2011, 30(8):939-944.

[8] Strungaru MH, Dinu I, Walter MA. Genotype-phenotype correlations in Axenfeld-Rieger malformation and glaucoma patients with FOXC1 and PITX2 mutations. Invest Ophthalmol Vis Sci, 2007, 48(1):228-237.

第十三节　Blau 综合征

【概述】

Blau 综合征（Blau syndrome, BS）是一种罕见的家族性肉芽肿性病，是由 *NOD2* 基因突变导致的单基因显性遗传疾病。1985 年由 Edward Blau 首次报道了一个与结节病相似但临床表现不同的家族病例 [1]。其典型发病年龄为 5 岁前，临床表现为对称性肉芽肿性关节炎、肉芽肿性皮疹及葡萄膜炎三联征，肉芽肿病变可累及肝脏及肾脏，并且可出现血管炎表现。

【流行病学】

由于 BS 极其罕见，所有相关研究都是回顾性研究且由多中心登记研究，故目前尚未能获得其发病率数据。据文献报道，至 2012 年为止，全球仅报道了共 63 个家庭的 193 人患有 BS [2]。主要发生于白种人，但也有黄种人 [3]（如日本、中国）及非洲人种的相关研究报道。其典型的发病年龄小于 5 岁，多在 3 ～ 4 岁之前发病，非典型病例的发病年龄可以在 10 岁之后 [4]。

【遗传学】

BS 是一种常染色体显性遗传疾病，由 *NODS* 基因突变所致 [5]，该基因定位于染色体区域 16q12.1—q13。这一基因位点的首次发现与克罗恩病（Crohn's disease）有关，其是一种肉芽肿性炎症性肠病 [6]。*CARD15/NOD2* 作为 BS 基因的鉴定标记，代表了 BS 遗传研究的重要转折点。自 2001 年以来，研究学者对多个病例队列进行了基因分型，在不同种族的 BS 患者中发现了不同的 *CARD15/NOD2* 突变。最常见的突变是影响 334 位高度进化保守的精氨酸残基（R334W 或 R334Q）的错义替换 [5]。这些突变的等位基因使 334 密码子成为突变的遗传热点。*CARD15/NOD2* 编码了 1040 个氨基酸的多结构域蛋白，即核苷酸结合寡聚化结构域 2（NOD2）。NOD2 是 NOD 样受体家族（NLR）中的一员，在先天性免疫防御中发挥重要作用。NOD2 的表达主要发生在骨髓单核细胞、树突状细胞和 Paneth 细胞的细胞质中，这是非干酪样肉芽肿的主要成分。

【发病机制】

核苷酸结合寡聚化结构域 2（NOD2）具

有典型的三结构域，由N端、C端及中央区组成；N端的效应区域为2个Caspase募集结构域（CARDS），C端配体识别域（ligand recognition domain，LRD）由9个富含亮氨酸的重复序列构成（leucine-rich repeats，LRRs），中央区为对激活至关重要的核苷酸结合寡聚化结构域（NOD/NACHT）[7]。

一般情况下，由于LRRs和CARDS分子内的相互作用，NOD2以自抑制的构象驻留在静息细胞的细胞质中。一旦LRD与配体结合，可诱导NACHT发生寡聚化，从而暴露含有CARDS的效应域，并通过CARD-CARD相互作用诱导丝氨酸苏氨酸激酶（RICK，也称为RIP2-like kinase）的募集。在被NOD2激活后，RICK激活NF-κB（IκB）激酶-γ抑制剂（IKKγ，也称为NEMO）、IKK复合物的调节亚基，并促进IKKβ催化亚基的磷酸化。随后，激活的IKK复合物磷酸化抑制剂IκB，从而释放活跃的NF-κB，导致该NF-κB易位到核中，并在核中启动炎症基因的转录激活。最终导致核转录因子（NF）-κB活化及前炎性细胞因子的转录合成。

由于BS是由NF-κB信号活性的增加而导致的炎性反应，它通常被归类为一种自身炎症性疾病。然而，*CARD15/NOD2*的突变如何影响BS的发病机制，以及其临床表现与*CARD15/NOD2*突变之间是否存在基因型表型相关性，目前尚不清楚。

【临床表现】

BS的临床表现为典型的三联征，即肉芽肿性皮疹、对称性肉芽肿性关节炎及反复发作的葡萄膜炎。

1. 皮肤症状　通常是BS的最早表现，可发生在出生后1岁以内。早期BS皮肤病变具有同质、典型的临床表现，即不融合的红斑或5～7mm的圆形皮疹，其多位于躯干，逐渐累及面部及四肢。早期的皮肤损伤会随着时间的推移而改变，病变可以变成更融合的丘疹而导致鱼鳞病样皮肤病，逐渐变大而导致结节，或变深延伸到皮下脂肪。而晚期BS皮肤病变的临床表现更为异质性，少数患儿可发生湿疹样、鱼鳞癣样皮疹及双腿溃疡等临床表现[8,9]。血管炎可能发生在一些罕见的病例中。然而，无论临床表现如何，这些病变都是肉芽肿性的。

2. 关节症状　大多发病于2～4岁，表现为对称性多关节炎，常见为腕关节（87%）、膝关节（73%）、踝关节（63%）、近端指间关节（53%），受累率为50%～90%[8]。其主要表现为滑膜炎、腱鞘炎，滑膜明显增生，一般不累及中轴的脊柱关节及颞下颌关节[10]；急性期关节受累常为增生性改变，表现为特征性“囊样”增生改变[10]。关节炎病程多长短不一，尽管侵蚀性病变较轻微，影像学多为对称性非侵蚀性关节病，但随时间进展可能出现关节活动受限及关节挛缩，亦有报道出现腕关节脱位、关节间隙缩窄等[8]。

3. 眼部症状　其眼部症状多为双眼发病，可不对称，极少单眼发病。表现为进行性、慢性的全葡萄膜炎，并可伴有视盘改变及脉络膜视网膜病变等其他眼部异常。眼部的症状中位数发病年龄多为5岁，其受累率可高达60%～80%，其中几乎全部患者均表现为眼前段受累，中后部葡萄膜炎受累率可达65%，后部葡萄膜受累率为56%，双眼受累率为97.3%，且持续时间可长达145个月[11]。一项多中心的纵向研究表明，在超过50%的患者中，尽管局部和全身治疗相结合，活跃的前、中、后葡萄膜炎仍持续存在[11]。持续存在的眼部炎症反应导致BS患者视力逐渐下降，超过25%的患者常伴有中度及重度的视力损害[11]。值得注意的是，无论是该队列还是之前的儿童肉芽肿性关节炎队列，都没有孤立的仅存在眼部症状的BS患者[8,11]。

（1）前葡萄膜炎虹膜睫状体炎：BS多为慢性葡萄膜炎，其症状隐秘，与急性前葡萄膜炎不同，眼红、眼痛、畏光流泪这些典型症状并不常见，多见为反复眼红，甚至完全没有症状。其临床典型的体征为角膜羊脂状KP、明显的前房闪辉、前房炎性细胞增多、虹膜后粘连等（图 7-18）。完全性虹膜后粘连可引起虹膜膨隆、前房浅、继发性青光眼等并发症。BS 最明显的眼部前段表现之一是角膜钱币样混浊。这种混浊被描述为可消退的、卵圆形的角膜基质混浊，混浊范围累及角膜上皮下至角膜内皮[12]。炎症长期存在也可导致眼部前节并发症如房角关闭、继发性青光眼、继发性白内障、角膜带状变性等并发症（图 7-19）。少部分病例报道以结膜下脂肪肉芽肿性结节为表现的眼部受累，对于进一步诊断 BS 有所帮助[13,14]。

（2）中后部葡萄膜炎[9,11,15,16]：中部葡萄膜炎可表现为玻璃体及睫状体平坦部炎症表现。常表现为玻璃体炎性细胞、睫状体平坦部及玻璃体基底部伸向玻璃体腔的炎性病变、玻璃体变性、玻璃体后脱离，甚至发展为玻璃体积血，以及后期出现的增殖性玻璃体视网膜病变等。BS 的后部葡萄膜炎常表现为视盘改变：如视盘苍白、视盘水肿、视盘周围结节及黄斑水肿等。其中，多灶性脉络膜炎是最明显的 BS 眼底特征。

4. 其他全身症状　已报道的文献中可见多种扩大的“动脉炎”表现，如反复发热、脑神经麻痹、心肌肥厚、间质性肺病、涎腺炎、肾小管间质性肾炎、肝炎、恶性高血压或血管炎[8,11]。与结节病一样，受影响组织的活检显示非干酪样肉芽肿。值得注意的是，与结节病不同，肺门淋巴结病或肺肉芽肿在 BS 中不常见。

【实验室检查】

BS 实验室检查常无特异性，红细胞沉降率（ESR）及 C 反应蛋白（CRP）升高可能反映疾病活动程度。实验室评估是必要的，以排除其他感染原因，如梅毒或结核病。一些文献报道 BS 患者的抗核抗体、血管紧张素转换酶、红细胞沉降率等炎症标志物均可升高[17]。关注眼部炎症情况，其常能反映疾病的活动程度。对于临床表型高度怀疑本病的患儿，建议完善裂隙灯、房角镜、眼底检查，采用超声生物显微镜、眼部彩色多普勒超声观察眼内炎症情况。监测眼压，关注继发性青光眼的发病。如果患

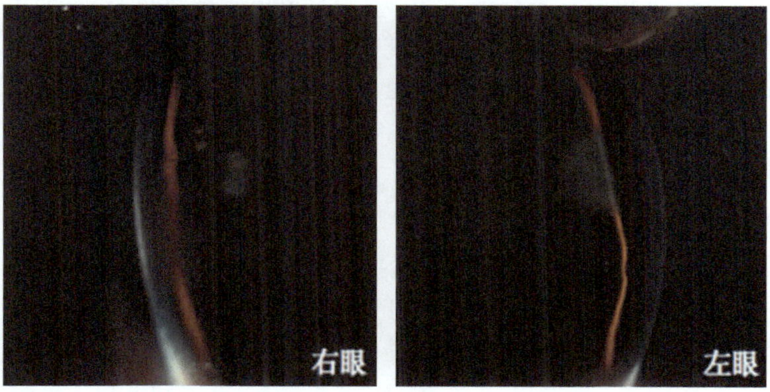

图 7-18　一名 13 岁男性 BS 患者，其双眼前房浅，虹膜后粘连，虹膜膨隆

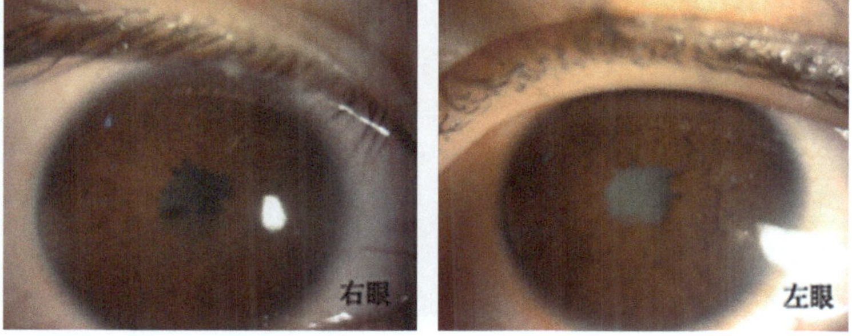

图 7-19　一名 13 岁男性 BS 患者，其右眼可见角膜带状变性，双眼结膜混合充血，瞳孔后粘连，继发性白内障

儿表型并非典型且考虑其他综合征，可进行基因检测以明确致病性基因，尤其关注 *NOD2* 基因。

由于本病可累及全身多器官系统，应对患儿进行多方面评估，如行腹部 B 超、肝肾功能、颅脑磁共振等检查。

【诊断和鉴别诊断】

1. 诊断　根据本病典型的临床特点，辅助基因检测结果可以诊断。可通过皮肤、滑膜或结膜活检确诊。组织病理学改变存在滑膜增生，伴非干酪样改变的巨细胞肉芽肿。累及皮肤是绝大多数 BS 患者最早的临床表现，皮肤活检的诊断意义更大，且在受累皮肤的真皮内和结膜内发现非干酪性肉芽肿具有特征意义[18]。此外，遗传学检测，尤其是 *NOD2* 基因分析对怀疑为 BS 的患儿诊断具有重要意义。

2. 鉴别诊断

（1）幼年特发性关节炎（juvenile idiopathic arthritis，JIA）：由于 BS 与其他炎症性疾病的临床表现重叠，常在其临床过程的早期被误诊。患者最初常被诊断为 JIA，JIA 是导致儿童期葡萄膜炎最常见的全身性疾病。虽然全身性发病的 JIA 患者经常出现皮疹、多发性关节炎、发热和其他类似 BS 的症状，但其眼部受累率相对低（10% ～ 20%）[19]。此外，JIA 相关性葡萄膜炎患者的典型炎症局限于眼部前节段，其葡萄膜炎相对容易控制，视功能长期预后好于 BS 患者。但 BS 患者的炎症广泛累及全葡萄膜炎，从而导致 BS 的视力损失往往更严重。

（2）幼年结节病（juvenile sarcoidosis，JS）：是另一种类似 BS 的疾病，因为组织学上存在非干酪样肉芽肿。BS 和结节病的眼部表现也非常相似，都表现为肉芽肿性前葡萄膜炎、结膜下结节和多灶性脉络膜炎。然而，幼年结节病近似于成人结节病，病变几乎总累及肺和肺门淋巴结。其发病年龄也比 BS 常见的发病年龄要晚得多，通常在 15 岁左右[16]。尽管两者之间有许多相似之处，但目前尚不清楚结节病与 *NOD2* 突变之间的关联[20]。

（3）姚氏综合征（Yao syndrome，YAOS）：以前被称为 *NODS* 相关的自身炎性疾病，其特征类似于 BS。虽然发生在 IVS8þ158 和 R702W 位点的 *NOD2* 突变与该病密切相关，但目前它被认为是一种多基因疾病。它与 BS 有一些临床重叠，因为这些患者也会出现周期性发热、复发性皮炎和关节炎。然而，活检时无肉芽肿性炎症和无葡萄膜炎，因此可以将其与 BS 区分开来。姚氏综合征眼科表现一般限于干燥性角膜结膜炎，但也有 1 例眼肌炎的报道[21-23]。

【治疗】

由于这种疾病的罕见性，目前没有详细的指南来管理 BS 患者。一般来说，治疗应该以减少关节炎和葡萄膜炎的后遗症为目标。非甾体抗炎药可能有助于控制关节疾病的疼痛，但不能防止疾病进展。局部和全身皮质激素是治疗急性眼部炎症的主要手段。使用眼周类固醇治疗前葡萄膜炎也有报道。鉴于其慢性和复发性，许多与 BS 相关的葡萄膜炎患者需要保留使用类固醇药物，一些病例报道使用结膜下地塞米松植入（Ozurdex；Allergan，Irvine，CA）和眼周注射曲安奈德可达到有效的炎症控制[24]。甲氨蝶呤是最常用的一线类固醇保留剂，其他抗代谢物如硫唑嘌呤也常被使用。两项不同的研究报道了总共 4 名儿童成功使用沙利度胺来治疗 BS[9,25]，该药物被认为作用于 NF-κB 途径。抗肿瘤坏死因子药物的使用取得了不同程度的成功。阿达木单抗曾被认为对 BS 无效，然而近期许多病例报道了其作为抗 TNF 制剂的良好效果[26]。英夫利昔单抗已显示出类似的疗效，报道的耐药病例很少[27,28]。到目前为止，还没有足够的数据来说明哪种治疗方法最为有效。这些免疫调节剂在治疗 BS 方面的应用仍需要进一步的研究。

【遗传咨询】

BS 因存在反复发作的葡萄膜炎及关节炎，需要终身的随访。由于 BS 是一种常染色体显性遗传疾病，追溯其家族成员的病史，以及对其进行检查和随访是有必要的。对于家庭内患有 BS 的父母，打算再生育时应建议其进行产前基因诊断及筛查。

【预防】

目前 BS 尚无有效的预防措施，对于家庭内患有 BS 的父母，打算再生育时应建议其进行产前基因诊断及筛查。

（李偲圆　蔺　琪）

【参考文献】

[1] Blau EB. Familial granulomatous arthritis, iritis, and rash. J Pediatr, 1985,107(15):689-693.

[2] Sfriso P, Caso F,Tognon S,et al. Blau syndrome, clinical and genetic aspects.Autoimmun Rev, 2012, 12(1):44-51.

[3] Kanazawa N,Okafuji I,Kambe N, et al. Early-onset sarcoidosis and CARD15 mutations with constitutive nuclear factor-kappaB activation: common genetic etiology with Blau syndrome. Blood, 2005,105(3):1195-1197.

[4] Milman N, Ursin K, Rødevand E, et al. A novel mutation in the NOD2 gene associated with Blau syndrome: a Norwegian family with four affect ed members. Scand J Rheumatol,2009,38(3):190-197.

[5] Miceli-Richard C, Lesage S, Rybojad M, et al. CARD15 mutations in Blau syndrome. Nat Genet, 2001, 29(1):19-20.

[6] Hugot JP, Chamaillard M, Zouali H, et al. Association of NOD2 leucine-rich repeat variants with susceptibility to Crohn’ s disease. Nature, 2001, 411(6837):599-603.

[7] Chen G, Shaw MH, Kim YG, et al. NOD-like receptors: role in innate immunity and inflammatory disease. Annu Rev Pathol, 2009, 4:365-398.

[8] Rosé CD, Pans S, Casteels I,et al.Blau syndrome: cross-sectional data from a multicentre study of clinical, radiological and functional outcomes. Rheumatology,2015, 54(6):1008-1016.

[9] Sarens IL, Casteels I, Anton J,et al.Blau syndrome-associated uveitis: preliminary results from an international prospective interventional case series. Am J Ophthalmol,2018, 187:158-166.

[10] Wouters CH，Maes A，Foley KP，et al. Blau syndrome，the prototypic auto-inflammatory granulomatous disease. Pediatr Rheumatol Online J, 2014, 12:33.

[11] Sarens I L, Casteels I, Anton J, et al. Blau syndrome–associated uveitis: preliminary results from an international prospective interventional case series. Am Ophthalmol,2018,187:158-166.

[12] Nascimento H, Sousa JM, Fernández DG,et al.Blau-Jabs syndrome in a tertiary ophthalmo logic center. Ophthalmic Surg Lasers Imaging Retina, 2018,49(1):70-75.

[13] Rosé CD，Aróstegui JI，Martin TM，et al. NOD2-associated pediatric granulomatous arthritis，an expanding phenotype: study of an international registry and a national cohort in Spain.Arthritis Rheum, 2009, 60(6):1797-1803.

[14] Khubchandani RP，Hasija R，Touitou I，et al. Blau arteritis resembling Takayasu disease with a novel NOD2 mutation. J Rheumatol, 2012, 39(9): 1888-1892.

[15] Wu SJ, Zhong LQ, Sun ZX, et al. Ocular features in Chinese patients with Blau syndrome. Ocul Immunol Inflamm,2020,28(1):79-85.

[16] Suresh S, Tsui E. Ocular manifestations of Blau syndrome. Curr Opin Ophthalmol,2020, 31(6): 532-537.

[17] Raphael SA, Blau EB, Zhang WH, et al. Analysis of a large kindred with Blau syndrome for HLA, autoimmunity, and sarcoidosis. Am J Dis Child, 1993, 147(8):842-848.

[18] Poline J, Fogel O,Pajot C,et al.Early-onset granulomatous arthritis, uveitis and skin rash: characterization of skin involvement in Blau syndrome.J Eur Acad Dermatol Venereol, 2020, 34(2):340-348.

[19] Saurenmann RK, Levin AV, Feldman BM, et al. Prevalence, risk factors, and outcome of uveitis in juvenile idiopathic arthritis: a long-term followup study. Arthritis Rheum,2007,56(2):647-657

[20] Little BP.Sarcoidosis: overview of pulmonary manifestations and imaging.Semin Roentgenol,

2015, 50(1):52-64.

[21] Yao QP, Ruggieri P, Lowder C. Ocular myositis occurring with NOD2-associated autoinflam matory disease. J Rheumatol,2013, 40(10): 1768-1769.

[22] Yao QP, Zhou L, Cusumano P,et al.A new category of autoinflammatory disease associated with NOD2 gene mutations. Arthritis Res Ther, 2011, 13(5):R148.

[23] Yao QP, Shen B. A systematic analysis of treatment and outcomes of NOD2-associated autoinflammatory disease. Am J Med,2017, 130(3): 365.e13-365.e18.

[24] Nascimento H , Sousa J M ,Fernández DG, et al. Blau-Jabs syndrome in a tertiary ophthalmologic center. Ophthalmic Surg Lasers Imaging Retina, 2018, 49(1):70-75.

[25] Yasui K, Yashiro M, Tsuge M,et al.Thalidomide dramatically improves the symptoms of early-onset sarcoidosis/Blau syndrome: its possible action and mechanism. Arthritis Rheum,2010, 62 (1): 250-257.

[26] Vitale A, Rigante D, Lucherini OM,et al.Biological treatments: new weapons in the management of monogenic autoinflammatory disorders. Mediators Inflamm,2013,2013:939847.

[27] Chen J, Luo Y, Zhao MZ,et al.Effective treatment of TNFainhibitors in Chinese patients with Blau syndrome. Arthritis Res Ther,2019, 21(1):236.

[28] Milman N, Andersen CB, Hansen A,et al.Favourable effect of TNF-ainhibitor (infliximab) on Blau syndrome in monozygotic twins with a de novo CARD15 mutation. APMIS, 2006, 114(12):912-919.

第 8 章 遗传性心律失常

第一节 致心律失常性右心室心肌病

【概述】

致心律失常性右心室心肌病（arrhythmogenic right ventricular cardiomyopathy，ARVC），又称为致心律失常性右心室发育不良（ARVD），为一类病理学表现为局部或大面积心肌细胞缺失及坏死，并由脂肪和纤维组织浸润所替代，病变主要累及右心室心肌，临床表现为反复出现并持续存在的室性心律失常，心电图可见左束支传导阻滞图形的心肌病的统称。此病是青少年猝死的主要原因之一，根据其致病基因的不同，共可分为 13 型（表 8-1）。

表 8-1 ARVC 已知致病基因及基因位置

OMIM 编号	ARVC 分型	致病基因	基因位置
107970	ARVC1	*TGFB3*	14q24.3
600996	ARVC2	*RYR2*	1q43
602086	ARVC3	*ARVD3*	14q12 － q22
602087	ARVC4	*ARVD4*	2q32.1 － q32.3
604400	ARVC5	*TMEM43*	3p25.1
604401	ARVC6	*ARVD6*	10p14 － p12
607450	ARVC8	*DSP*	6p24.3
609040	ARVC9	*PKP2*	12p11.21
610193	ARVC10	*DSG2*	18q12.1
610476	ARVC11	*DSC2*	18q12.1
611528	ARVC12	*JUP*	17q21.2
615616	ARVC13	*CTNNA3*	10q21.3
618920	ARVC14	*CDH2*	18q12.1

【流行病学】

本病发病率约为 1∶5000，但在一些欧洲国家，如意大利、德国等，发病率可高达 1∶2000 [1]，在意大利北部的某些地区，发病率最高可至 4.4∶1000 [2]；约 50% 的患者有明确的家族史，但由于其发病表现的不完全外显，可能对家族性发病率有所低估 [1]。此病在男性中的恶性程度较女性更高，可能是由于性激素对此病临床表现的影响 [3,4]，也有可能是由性别所导致的运动强度或运动量的不同 [5]。

【遗传学】

此病主要以常染色体显性遗传，除此之外还存在常染色体隐性遗传的方式，而以隐性遗传方式起病的 ARVC 均为某一特殊综合征的表现之一，其中包括 Naxos 病（*JUP* 基因编码的斑珠蛋白）[6]、Carvajal 综合征（*DSP* 基因编码的桥粒斑蛋白）[7]，而以显性遗传方式起病的 ARVC 的致病基因则主要编码组成细胞间连接桥粒蛋白复合体的关键蛋白，其中包括斑珠蛋白（JUP）、桥粒斑菲素蛋白 -2（PKP2）、桥粒芯糖蛋白 -2（DSG2）、桥粒斑蛋白（DSP）及桥粒胶蛋白 -2（DSC2）等 [1]，此外仍有少数致病基因编码蛋白与细胞连接无关，其中包括 RYR2、TGFB3、TMEM43、CTNNA3 [8]。

【发病机制】

JUP、PKP2、DSG2、DSP、DSC2 均为构成心肌细胞间连接桥粒蛋白复合体的关键成分，其中任意一种蛋白发生异常即可导致桥粒结构的异常，在心室压力负荷影响下，心肌细胞出现相互解离，进而死亡 [9]，导致以炎症反应为最初表现的心肌损伤，并最终形成脂肪和纤维组织替代[10]。而其他较为罕见的致病基因编码蛋白则通过其他途径导致ARVC的发病：RyR2为肌质网膜上调节Ca^{2+}释放的重要蛋白，其异常可明显增加Ca^{2+}向心肌细胞内的释放，进而出现ARVC的典型症状[11]；TMEM43为PPARγ通路中的下游受体，其异常可导致PPARγ参与的脂质调节通路的下调，可以在一定程度上解释ARVC中心肌脂肪的浸润[12]，而TGFB3所在的TGFβ细胞因子家族参与刺激细胞外基质的形成，因此其异常可导致心肌纤维化的形成[13]。

【临床表现】

此病起病隐匿，临床表现多样，可表现为晕厥、头晕、心悸、非典型性胸痛、呼吸困难，以及水肿、肝大等右心室衰竭表现[14]。

1. 室性心律失常　主要表现为右心室起源的持续性或非持续性单形性室性心动过速伴左束支传导阻滞图形，室性心动过速可起源于右心室流入道、右心室尖或流出道[15]，当起源于流出道时，ARVC难以与右心室流出道室性心动过速相区分；除此之外，一项对ARVC及心源性猝死患者的尸体解剖也提示有少部分室性心动过速起源于左心室或房室束及其分支[16]。ARVC患者可于运动期间发生室性心律失常，故应避免参加竞技性和耐力运动。

2. 心源性猝死　可作为ARVC起病时的首发症状，多数于日常活动中发生，小部分发生于围手术期，亦可出现于体育活动时[16]。

3. 室上性心动过速　约25%的ARVC患者可有室上性心动过速，多数于接受室性心律失常治疗后出现，小部分为唯一的心律失常表现；ARVC室上性心动过速主要包括心房颤动、房性心动过速、心房扑动[17]。

4. 非心律失常表现　主要为特殊综合征的相关表现，包括掌跖角化和羊毛状头发。

5. 心腔血栓　部分患者因心腔扩大，最终可形成右心室血栓。

需要注意的是，ARVC的遗传模式主要是常染色体显性，故外显率和表达度不一，约40%的ARVC患者并无症状，在对其他患病家庭成员进行筛查时发现。同时需注意ARVC可出现左心室受累。

【实验室检查】

本病的诊断是基于心电图、心脏彩超、心脏磁共振、心肌病理的综合评估。本病心电图可出现右胸导联（V_1、V_2、V_3）或更多导联T波倒置、右胸导联（V_1 ~ V_3）出现特征性的Epsilon波（图8-1），可出现持续性或非持续性左束支传导阻滞型室性心动过速、室性期前收缩（图8-2）。心脏彩超可提示右心室流出道扩大、运动不协调、右心室局部无运动、运动障碍，甚至出现室壁瘤。心脏磁共振可显示右心室局部无运动、运动障碍或右心室收缩不协调。心肌活检病理可显示右心室游离壁心肌组织被纤维组织取代，伴有或不伴有脂肪组织取代心肌组织。对于临床中辅助检查高度倾向本病的患者，建议行基因检测以协助明确诊断。

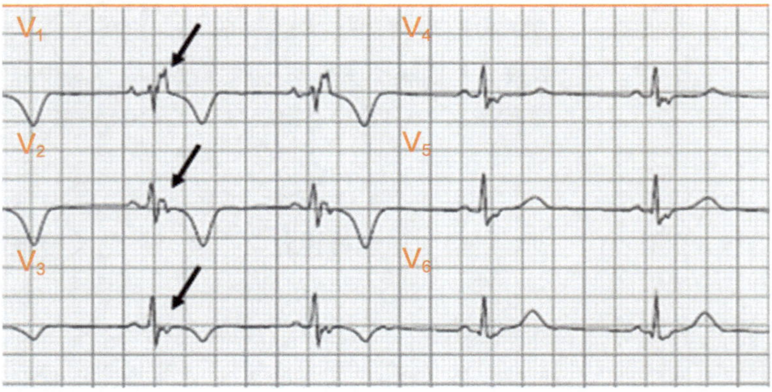

图8-1　Epsilon波的心电图表现

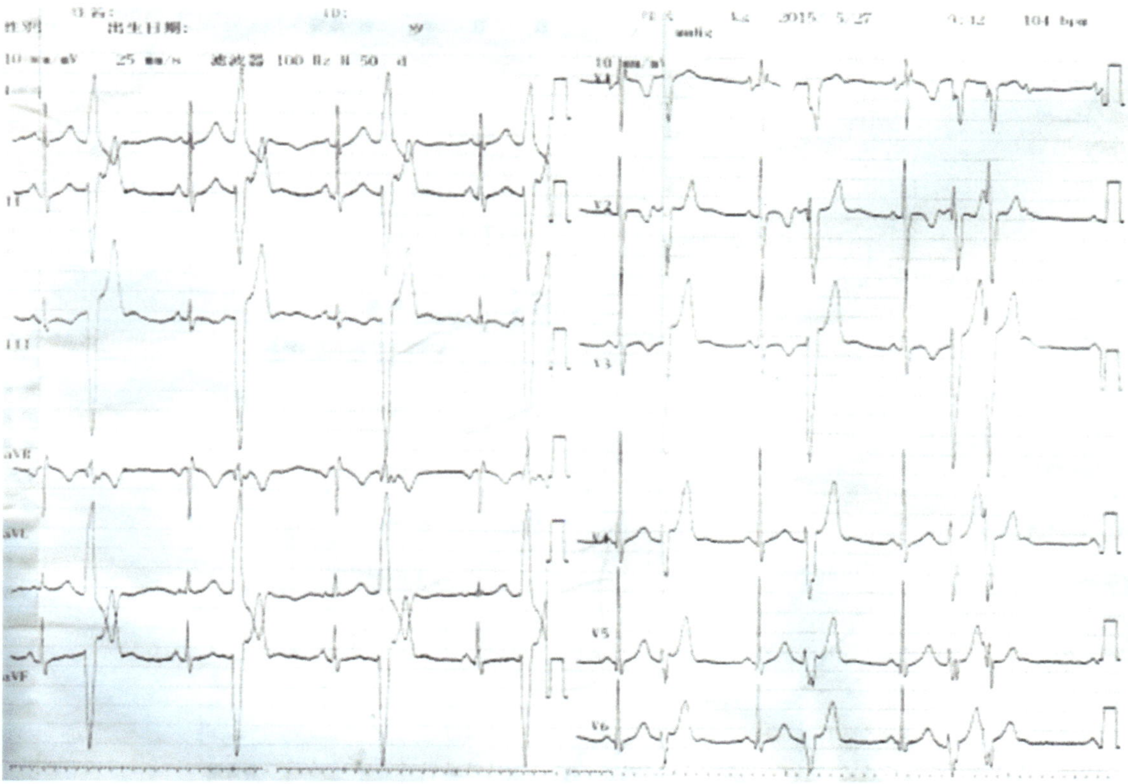

图 8-2　ARVC 患者，起源于右心室心尖部室性期前收缩、呈二联律，部分成对出现

【诊断和鉴别诊断】

1. 诊断

2010 年《欧洲心脏杂志》发表了最新修订的 ARVC 诊断标准，主要包括以下 6 个方面[1]。

（1）整体和（或）局部运动障碍和结构改变

1）主要条件

A. 二维超声：右心室局部无运动，运动障碍或室壁瘤伴有以下表现之一（测量数据均为舒张末期值）。①右心室流出道胸骨旁长轴切面（PLAX RVOT）≥ 32mm，体表面积校正后（PLAX/BSA）≥ 19mm/m^2；②右心室流出道胸骨旁短轴切面（PSAX RVOT）≥ 36mm，体表面积校正后（PSAX/BSA）≥ 21mm/m^2）；③面积变化分数（FAC）≤ 33%。

B. MRI：右心室局部无运动、运动障碍或右心室收缩不协调，伴有以下表现之一。右心室舒张末容积（RVEDV/BSA）≥ 110ml/m^2（男），≥ 100ml/m^2（女）或右心室射血分数（RVEF）≤ 40%。

C. 右心室造影：右心室局部无运动、运动减低或室壁瘤。

2）次要条件

A. 二维超声：右心室局部无运动或运动障碍伴有以下表现之一（测量数据均为舒张末期值）。① PLAX RVOT ≥ 29mm 且＜ 32mm，体表面积校正后（PLAX/BSA）≥ 16mm/m^2 且＜ 19mm/m^2）；② PSAX RVOT ≥ 32mm 且＜ 36mm，体表面积校正后（PSAX/BSA）≥ 18mm/m^2 且＜ 21mm/m^2）；③面积变化分数＞ 33% 且≤ 40%。

B. MRI：右心室局部无运动、运动障碍或右心室收缩不协调，伴有以下表现之一。右心室舒张末容积（RVEDV/BSA）≥ 100ml/m^2 且＜ 110ml/m^2（男），≥ 90ml/m^2 且＜ 100ml/m^2（女）或右心室射血分数（RVEF）＞ 40% 且≤ 45%。

（2）室壁组织学特征

1）主要条件：至少一份活检标本形态学分析显示残余心肌细胞＜60%（或估计＜50%），伴有右心室游离壁心肌组织被纤维组织取代，伴有或不伴有脂肪组织取代心肌组织。

2）次要条件：至少一份活检标本形态学分析显示残余心肌细胞为60%～75%（或50%～65%），伴有右心室游离壁心肌组织被纤维组织取代，伴有或不伴有脂肪组织取代心肌组织。

（3）复极障碍

1）主要条件：右胸导联（V_1、V_2、V_3）或更多导联T波倒置（14岁以上，不伴右束支传导阻滞，QRS≥120ms）。

2）次要条件：① V_1和V_2导联T波倒置（14岁以上，不伴右束支传导阻滞），或V_4、V_5、V_6导联T波倒置；② V_1、V_2、V_3和V_4导联T波倒置（14岁以上，伴有完全性右束支传导阻滞）。

（4）除极/传导异常

1）主要条件：右胸导联（V_1～V_3）Epsilon波（在QRS综合波终末至T波之间诱发出低电位信号）。

2）次要条件：标准心电图无QRS波群增宽，在QRS＜110ms的情况下，信号平均心电图存在以下三项提示晚电位的参数之一。① QRS滤过时程≥114 ms；② QRS波终末时程＜40μV（低振幅信号时程）≥且38ms；③终末40ms平方根电压≤20μV；④ QRS终末激动时间≥55ms，测量V_1或V_2或V_3导联QRS最低点至QRS末端，包括R′波（无完全性右束支传导阻滞情况下）。

（5）心律失常

1）主要条件：持续性或非持续性左束支传导阻滞型室性心动过速，伴电轴向上（Ⅱ、Ⅲ、aVF导联QRS波负向或不确定，aVL导联正向）。

2）次要条件：持续性或非持续性右心室流出道型室性心动过速，LBBB型室性心动过速，伴电轴向下（Ⅱ、Ⅲ aVF导联QRS波正向，aVL导联负向）或电轴不明确或Holter显示室性期前收缩24h大于500个。

（6）家族史

1）主要条件

A.一级亲属中有符合专家组诊断标准的ARVD/C的患者；

B.一级亲属中有尸检或手术病理确诊为ARVD/C的患者；

C.经评估明确患者具有ARVD/C致病基因的有意义的突变。

2）次要条件

A.一级亲属中有可疑ARVD/C患者但无法证实患者是否符合目前诊断标准；

B.可疑ARVD/C引起的早年猝死家族史（＜35岁）；

C.二级亲属中有病理证实或符合目前专家组诊断标准的ARVD/C患者。

综上，ARVD/C诊断标准：具备2项主要条件，或1项主要条件加2项次要条件，或4项不同方面的次要条件。

临界诊断：具备1项主要条件和1项次要条件，或3项不同方面的次要条件。

可疑诊断：具备1项主要条件或2项不同方面的次要条件。

2. 鉴别诊断

（1）先天性右心室心肌发育不全：此病多无家族史，多于婴儿期、幼儿期即起病，临床表现以心力衰竭为主；当出现心肌的大面积完全缺损，且在心肌缺损部位出现心内膜与心外膜直接相贴的现象时，应诊断为先天性右心室心肌发育不全。

（2）心脏结节病：当此病累及右室时，可出现与ARVC类似的症状，但不同于ARVC，此病常合并心脏传导功能异常，表现为QT间期延长、高度房室传导阻滞等，而在ARVC中，心脏传导功能极少出现异常[18]。

（3）累及右心室的心肌病：在经典ARVC病程进展过程中，右心室最先受累，病变继而进展至左心室，出现一系列临床表现的改变：

心电图上 V_4～V_6 导联 T 波形态改变、在左束支传导阻滞图形上出现右束支传导阻滞图形、左心室射血分数减低；当左心室射血分数下降至 50% 以下时，ARVC 即较难与扩张型心肌病相鉴别，但一方面，不同于扩张型心肌病，ARVC 极少出现典型的、进行性的左心室扩张，另一方面，扩张型心肌病也不常以持续性室性心动过速或心源性猝死作为首发症状，因此，对于有持续性室性心动过速或心源性猝死症状的患者，应考虑 ARVC 的可能性。

（4）Brugada 综合征：ARVC 早期常可于心电图上出现 Brugada 综合征特征性的心电图改变，包括假性右束支传导阻滞图形、V_1～V_3 导联上持续性 ST 段抬高[19]，但随着病情的进展，Brugada 综合征多不出现心室结构上的异常[20]。

（5）右心室流出道（RVOT）室性心动过速：当 ARVC 的心律失常起源于右心室流出道时，其心电图形态与右心室流出道室性心动过速较为类似，不易区别。静息状态窦性心律下，RVOT 室性心动过速患者心电图基本正常，而 ARVC 患者则可能出现 V_1 导联 QRS 增宽、V_6 移行导联及至少 1 个导联出现 QRS 波顿挫[21]。而一项对 41 名 RVOT 室性心动过速及 15 名 ARVC 患者的研究显示，程序性的提前刺激可在 93% 的 ARVC 患者中诱发室性心动过速，而在 RVOT 室性心动过速患者中则只有 3%[22]。

【治疗】

1. 改善生活方式　ARVC 患者无论有无临床症状，均应尽可能避免参与竞技性体育活动，以防止出现恶性心律失常事件，同时延缓病情进展[23]；有研究建议，无症状的致病基因携带者应终身定期（至少每 2 年 1 次）进行无创检查，以及时发现因年龄而导致的 ARVC 发病或进展[1]。

2. 药物治疗

（1）β 受体阻滞剂：对于临床表现有室性期前收缩或非持续性室性心动过速的 ARVC 患者，建议应用最大耐受剂量的 β 受体阻滞剂作为一线用药以缓解症状[23]。对于仅携带有致病基因但无临床表现者，在出现病情进展或心律失常表现之前不建议应用 β 受体阻滞剂[24]。2009 年 Marcus G.M. 等的研究显示，相比于其他 β 受体阻滞剂，索他洛尔具有更好的控制心律失常的效果[25]，但目前仍未有明确建议使用的具体药物种类。

（2）胺碘酮：建议应用于伴有室性期前收缩或非持续性室性心动过速表现且有 β 受体阻滞剂应用禁忌或不能耐受的患者[23]。近年来有针对小范围人群的研究表明，胺碘酮与 β 受体阻滞剂联用时可能取得更好的治疗效果，但对于儿童，需注意胺碘酮长期应用可能导致的严重不良反应[25]。

（3）抗心力衰竭药物：由于 ARVC 为进展性疾病，随着时间推移，患者心功能将逐渐下降，出现心力衰竭的可能性较大[26]，因此除 β 受体阻滞剂以外，患者还应加用抗心力衰竭的药物，如 ACEI/ARB 类、螺内酯、利尿剂（容量负荷过重时），其用药原则也应与其他类型射血分数降低的心力衰竭一致[27]。

3. 非药物治疗

（1）植入型心律转复除颤器（implantable cardioverter defibrillator,ICD）：ICD 建议应用于既往曾发生过心源性猝死复苏或血流动力学不稳定的 ARVC 患者，而对于血流动力学稳定的患者，在权衡 ICD 治疗的风险，包括长期并发症及对患者的益处后，可考虑行 ICD 植入。除此之外，对于有 1 项或多项公认的室性心律失常风险的成年患者，若经详细的临床评估后预期寿命＞ 1 年，则也可以考虑植入 ICD[23,28]。

（2）导管消融术：对于频繁有症状的室性期前收缩或短阵室性心动过速发作且对药物治疗无反应者，可在经验丰富的中心行导管消融治疗[23]。

（3）双侧心交感神经切除：此治疗方法一般用于其他复发性室性心动过速患者（长 QT 间期综合征、CPVT 等），但也可作为 ARVC 患者在抗心律失常药物及导管消融术外的治疗选择[29]。

【遗传咨询】

ARVC 通常以常染色体显性遗传的方式遗传，但也有较少的特殊类型表现为常染色体隐性遗传，且具有不完全外显和表型多样的特征，因此在患者群中表现差异较大，且发病早晚各异。对于具有临界诊断结果且基因筛查结果为阳性的家庭，对其他家庭成员的基因筛查很重要，有助于及早发现无症状但需要长期临床随访评估的携带者。常染色体显性遗传 ARVC 的先证者可能因新发致病性变异而患该疾病。具有常染色体显性遗传 ARVC 的杂合突变个体，每个子女都有 50% 的机会遗传致病性变异。如果家系中发现致病变异，则可对高危妊娠进行产前基因诊断。

【预防】

应避免常规的、剧烈的运动，包括竞技运动。观察性研究显示 ICD 植入可有效降低 ARVC 中心源性猝死的风险。目前 ICD 用于一级预防的可行性仍存在争议。

对已知致病变异家系中的高危风险亲属应进行分子遗传检测；有家族特异性致病变异的 10 ～ 50 岁的成员，需要每年对心功能和心律进行临床筛查。如果未进行基因检测或未在患者中识别出致病变异，建议对无症状高危一级亲属在 10 岁后每 3 ～ 5 年进行心脏受累临床筛查。

（甄　珍　李嘉易　袁　越）

【参考文献】

[1] Corrado D, Link MS, Calkins H. Arrhythmogenic right ventricular cardiomyopathy. N Engl J Med，2017，376(1):61-72.

[2] Rampazzo A, Nava A, Danieli GA, et al.The gene for arrhythmogenic right ventricular cardiomyopathy maps to chromosome 14q23-q24. Hum Mol. Genet,1994, 3(6): 959-962.

[3] Rigato I, Bauce B, Rampazzo A,et al. Compound and digenic heterozygosity predicts lifetime arrhythmic outcome and sudden cardiac death in desmosomal gene-related arrhythmogenic right ventricular cardiomyopathy. Circ Cardiovasc Genet，2013，6(6):533-542.

[4] Bhonsale A, Groeneweg JA, James CA,et al. Impact of genotype on clinical course in arrhythmogenic right ventricular dysplasia/cardiomyopathy-associated mutation carriers. Eur Heart J，2015，36(14):847-855.

[5] James CA, Bhonsale A, Tichnell C, et al. Exercise increases age-related penetrance and arrhythmic risk in arrhythmogenic right ventricular dysplasia/cardiomyopathy-associated desmosomal mutation carriers. J Am Coll Cardiol，2013，62(14):1290-1297.

[6] McKoy G, Protonotarios N, Crosby A, et al. Identification of a deletion in plakoglobin in arrhythmogenic right ventricular cardiomyopathy with palmoplantar keratoderma and woolly hair (Naxos disease). Lancet，2000，355(9221):2119-2124.

[7] Norgett EE, Hatsell SJ, Carvajal-Huerta L,et al. Recessive mutation in desmoplakin disrupts desmoplakin-intermediate filament interactions and causes dilated cardiomyopathy, woolly hair and keratoderma. Hum Mol Genet，2000，9(18):2761-2766.

[8] Lazzarini E, Jongbloed JDH, Pilichou K, et al. The ARVD/C genetic variants database: 2014 update. Hum Mutat，2015，36(4):403-410.

[9] Sen-Chowdhry S, Syrris P, McKenna WJ. Genetics of right ventricular cardiomyopathy. J Cardiovasc Electrophysiol，2005，16(8):927-935.

[10] Que DD, Yang PZ, Song XD, et al. Traditional vs. genetic pathogenesis of arrhythmogenic right ventricular cardiomyopathy. Europace，2015，17(12):1770-1776.

[11] Tiso N, Salamon M, Bagattin A, et al. The binding of the RyR2 calcium channel to its gating protein FKBP12.6 is oppositely affected by ARVD2 and VTSIP mutations. Biochem Biophys Res Commun，2002，299(4):594-598.

[12] Merner ND, Hodgkinson KA, Haywood AFM, et al. Arrhythmogenic right ventricular cardiomyopathy

type 5 is a fully penetrant, lethal arrhythmic disorder caused by a missense mutation in the TMEM43 gene. Am J Hum Genet，2008，82(4):809-821.

[13] Beffagna G, Occhi G, Nava A, et al. Regulatory mutations in transforming growth factor-beta3 gene cause arrhythmogenic right ventricular cardiomyopathy type 1. Cardiovasc Res，2005，65(2):366-373.

[14] Hulot JS, Jouven X, Empana JP, et al. Natural history and risk stratification of arrhythmogenic right ventricular dysplasia/cardiomyopathy. Circulation，2004，110(14):1879-1884.

[15] Dalal D, Nasir K, Bomma C, et al. Arrhythmogenic right ventricular dysplasia: a United States experience. Circulation，2005，112(25):3823-3832.

[16] Tabib A, Loire R, Chalabreysse L, et al. Circumstances of death and gross and microscopic observations in a series of 200 cases of sudden death associated with arrhythmogenic right ventricular cardiomyopathy and/or dysplasia. Circulation，2003，108(24):3000-3005.

[17] Camm CF, James CA, Tichnell C, et al. Prevalence of atrial arrhythmias in arrhythmogenic right ventricular dysplasia/cardiomyopathy. Heart Rhythm，2013，10(11): 1661-1668.

[18] Philips B, Madhavan S, James CA, et al. Arrhythmogenic right ventricular dysplasia/cardiomyopathy and cardiac sarcoidosis: distinguishing features when the diagnosis is unclear. Circ Arrhythm Electrophysiol，2014，7(2):230-236.

[19] Corrado D, Basso C, Buja G, et al. Right bundle branch block, right precordial st-segment elevation, and sudden death in young people. Circulation，2001，103(5):710-717.

[20] Antzelevitch C, Brugada P, Borggrefe M, et al. Brugada syndrome: report of the second consensus conference: endorsed by the Heart Rhythm Society and the European Heart Rhythm Association. Circulation，2005，111(5):659-670.

[21] Hoffmayer KS, Machado ON, Marcus GM, et al. Electrocardiographic comparison of ventricular arrhythmias in patients with arrhythmogenic right ventricular cardiomyopathy and right ventricular outflow tract tachycardia. J Am Coll Cardiol，2011，58(8):831-838.

[22] Niroomand F, Carbucicchio C, Tondo C, et al. Electrophysiological characteristics and outcome in patients with idiopathic right ventricular arrhythmia compared with arrhythmogenic right ventricular dysplasia. Heart，2002，87(1):41-47.

[23] Priori SG, Blomström-Lundqvist C, Mazzanti A, et al.2015 ESC Guidelines for the management of patients with ventricular arrhythmias and the prevention of sudden cardiac death: The Task Force for the Management of Patients with Ventricular Arrhythmias and the Prevention of Sudden Cardiac Death of the European Society of Cardiology (ESC). Endorsed by: association for European Paediatric and Congenital Cardiology (AEPC). Eur Heart J，2015，36(41):2793-2867.

[24] Corrado D, Wichter T, Link MS, et al. Treatment of arrhythmogenic right ventricular cardiomyopathy/dysplasia: an international task force consensus statement. Eur Heart J，2015，36(46):3227-3237.

[25] Marcus GM, Glidden DV, Polonsky B, et al. Efficacy of antiarrhythmic drugs in arrhythmogenic right ventricular cardiomyopathy: a report from the North American ARVC Registry. J Am Coll Cardiol 2009，547:609-615.

[26] Mast TP, James CA, Calkins H, et al. Evaluation of structural progression in arrhythmogenic right ventricular dysplasia/cardiomyopathy. JAMA Cardiol，2017，2(3):293-302.

[27] Towbin JA, McKenna WJ, Abrams DJ, et al.2019 HRS expert consensus statement on evaluation, risk stratification, and management of arrhythmogenic cardiomyopathy. Heart Rhythm，2019，16(11):e301-e372.

[28] 梁峰，沈珠军，方全，等.2015 年欧洲心脏病学会关于心肌病、遗传性心律失常、小儿和先天性心脏病患者室性心律失常治疗和心脏性猝死预防指南解读. 中国心血管杂志，2016, 21(5): 413-418.

[29] Assis FR, Krishnan A, Zhou X, et al. Cardiac

sympathectomy for refractory ventricular tachycardia in arrhythmogenic right ventricular cardiomyopathy. Heart Rhythm，2019，16(7):1003-1010.

第二节　Brugada 综合征

【概述】

Brugada 综合征是一组伴有较特异性心电图改变的可造成心源性猝死的疾病，于 1992 年由西班牙 Brugada P 和 Brugada J 两兄弟首次报道。本病一般不伴有器质性心脏病，主要包括 *SCN5A* 基因突变引起的 Brugada 综合征 -1（OMIM#60144）、*GPD1L* 基因突变引起的 Brugada 综合征 -2（OMIM#611777）、*CACNA1C* 基因突变引起的 Brugada 综合征 -3（OMIM#611875）和由 CACNBZ 基因突变引起的 Brugada 综合征 -4（OMIM # 611876）、*SCN1B* 基因突变引起的 Brugada 综合征 -5（OMIM#612838）、*KCNE3* 基因突变引起的 Brugada 综合征 -6（OMIM # 613119）、*SCN3B* 基因突变引起的 Brugada 综合征 -7（OMIM#613120）、*HCN4* 基因突变引起的 Brugada 综合征 -8（OMIM#613123）、*KCND3* 基因突变引起的 Brugada 综合征 -9（OMIM# 616399）。此外，具有典型心电图特征、无症状、不符合其他临床诊断标准的患者被称为特发性 Brugada 心电图改变。

【流行病学】

无症状特发性 Brugada 心电图改变的患病率为 0.1% ～ 1% [1]，有症状的 Brugada 综合征的患病率明显低于特发性 Brugada 心电图改变的患病率，约为 3/10 000 ～ 5/10 000。男性患病率较高，为女性的 8 ～ 10 倍，但在儿科患者中无性别差异，可能是由青春期后睾酮水平较高和基于性别的离子电流比例不同导致的。Brugada 综合征在东南亚人群中较为普遍，患病的平均年龄约为 41 岁 [2]。精神分裂症患者似乎比普通人群更有可能患有特发性 Brugada 心电图改变，但其临床相关性尚未确定 [3]。值得注意的是，该病虽然发生率较低（＜ 1%），但占所有心源性猝死患者的比例＞ 10%，在心脏结构正常的心源性猝死患者中，占比高达 20% [4]。因其有较高的致死率，Brugada 综合征已成为全球高度关注的疾病。

【遗传学】

Brugada 综合征是一种常染色体显性遗传疾病，通常与心脏钠通道基因突变有关。*SCN5A* 是编码心脏钠通道 Nav1.5 亚基的基因，基因座在染色体 3p21 － p24 上，*SCN5A* 突变是唯一具有确定 Brugada 综合征病因证据的突变类型，存在于 15% ～ 30% 的 Brugada 综合征患者中 [5, 6]。*SCN10A* 是编码心脏钠通道 Nav1.8 亚基的基因，存在于 17% 的 Brugada 综合征患者中。研究发现个别 Brugada 综合征家系存在减少钠离子流的其他突变，包括与钠通道相互作用的辅助亚基 *SCN1B* 的突变 [7]，以及影响钠通道运输的基因 *GPD1-L* 的突变[8]。

Brugada 综合征因外显率不全，存在遗传异质性。84% 的基因携带者的心电图可以是正常的，其中部分基因携带者无临床症状，在基础和药物激发条件下心电图仍然正常，被称为静息基因携带者。Brugada 综合征具有较宽的临床疾病谱，从静息基因携带者、无症状仅药物激发试验阳性者、自发心电图异常者、晕厥反复发作者到猝死生还者。这提示 Brugada 综合征具有明显的遗传异质性。

【发病机制】

Brugada 波的形成是心室复极离散度加大的产物。Brugada 综合征患者因遗传性因素使编码钠通道异常，或使该通道的功能下降及通道的数量减少，使 2 相的 I_{Na}（Na^+ 内流）减少。I_{Na} 减少破坏了 I_{to}（K^+ 外流）-I_{Na}- I_{Ca}（Ca^{2+} 内流）2 相平台期的平衡，导致 I_{to} 的外向电流比内向电流占优势，引起动作电位平台期的丧失，从而导致心外膜下细胞动作电位的时程明显缩短 40% ～ 70%。这种表现集中在心外膜 I_{to} 丰富的部位，而心内膜与之不同，因而引起了明显的复极离散度的差异，形成了 J 波及 ST 段的下斜型抬高，最终形成了 Brugada 波。由于右心室的心外膜 I_{to} 电流比左心室心外膜的 I_{to} 电流更具有优势。因此，Brugada 波主要表现在 $V_1 \sim V_3$ 的右胸导联。但是 I_{to}、I_{Na}、I_{Ca} 受到多种因素影响，这使得 Brugada 波具有易变性、隐匿性及间歇性的特征。影响 Brugada 波形成的因素包括基因突变位点的遗传因素[9]、微观结构异常和纤维化（包括右心室流出道扩张、局部炎症和纤维化[10]）、室性心律失常和 2 期折返、自主神经功能紊乱[11]、发热、药物（如可卡因、三环类抗抑郁药[12, 13]）等。

【临床表现】

Brugada 综合征的大多数临床表现与危及生命的室性心律失常有关[11]。

1. 心搏骤停（SCA）和晕厥　为 Brugada 综合征最重要的临床表现。SCA 可能是多达 1/3 Brugada 综合征患者的初始表现。心律失常通常发生在 22 ～ 65 岁，夜间比白天更常见，睡眠期间比清醒时更常见[14]，在心律失常发作之前通常会观察到形态与心室颤动相同的频发自发性室性期前收缩，与缺血性或非缺血性心肌病患者的单形性室性心动过速相比，大多数表现为 SCA 或晕厥的 Brugada 综合征患者有心室颤动或多形性室性心动过速。Brugada 综合征患者的 SCA 通常与运动无关。晕厥是 Brugada 综合征患者的常见临床表现[15]。

2. 心律失常　Brugada 综合征患者可出现室性期前收缩、室性心动过速、心室颤动等室性心律失常。同时发生房性心律失常的风险亦增加，其中最常见的是心房颤动[16]，发生率为 10% ～ 20%。心房颤动的发生与疾病严重程度增加和心室颤动风险升高有关。

3. 夜间濒死呼吸　Brugada 综合征 SCA 好发于夜间。据报道，睡眠期间的夜间濒死呼吸模式伴喘息呼吸，通常被认为是一种较危险的症状。在使用诊断标准评价患者时，应被认为等同于晕厥或室性心律失常。

4. 突发性非预期夜间死亡综合征　在东南亚年轻且表面健康的男性中存在着一种名为突发性非预期夜间死亡综合征（SUNDS，也称为突发性非预期死亡综合征或 SUDS）的疾病。大多数 SUNDS 患者具有 Brugada 综合征的心电图表现，同时，这些患者的心脏钠通道基因突变与 Brugada 综合征相同，均为 *SCN5A* 突变。也就是说，SUNDS 和 Brugada 综合征在表型、遗传和功能上是相同的疾病。

【实验室检查】

1. 心电图检查　所有疑似 Brugada 综合征的患者均应行心电图检查，其心电图（图 8-3）的共同表现如下：在没有器质性心脏病和可以引起右胸导联的 ST 段抬高的药物或其他情况下，出现除极和复极异常（表 8-2）。提高 $V_1 \sim V_3$ 的导联心电图的记录位置可提高 1 型 Brugada 波的检出率。具体方法为将 $V_1 \sim V_3$ 导联记录电极从第 4 肋间垂直提高到第 3 肋间、第 2 肋间。

2. 药物激发试验　对于仅具有 Brugada 心电图改变的无症状患者，除了上述检查外，2 型且有 45 岁以下心源性猝死家族史和（或）1 型 Brugada 心电图改变家族史的患者，需进行药物激发试验。一般选用 I 类抗心律失常药，如普罗帕酮、氟卡尼等（表 8-3），试验终点为

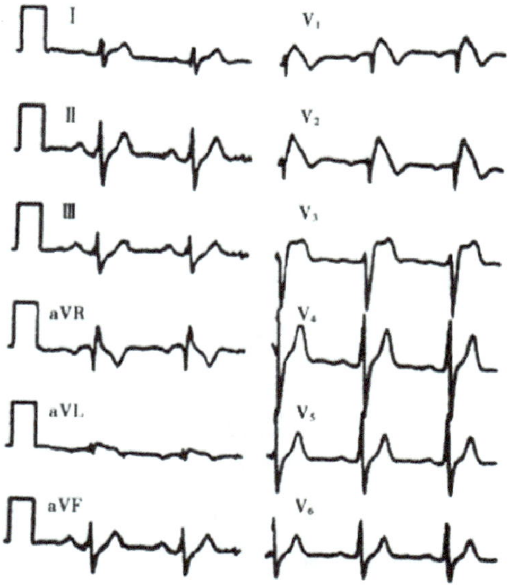

图 8-3　典型的 Brugada 综合征心电图改变

表 8-2　典型 Brugada 综合征 $V_1 \sim V_3$ 导联的 ST 段异常

	1 型	2 型	3 型
J 波幅度	≥ 2mm	≥ 2mm	≥ 2mm
T 波	负向	正向或双向	正向
ST-T 形态	拱形	鞍背形	鞍背形
ST 段（终末部分）	逐渐降低	抬高≥ 1mm	抬高＜ 1mm

出现阳性结果（如 ST 段显著抬高），或出现明显的室性期前收缩，或 QRS 增宽大于 30%，或使用药物已达到目标剂量[17,18]。

表 8-3　诱发 1 型 Brugada 心电图的药物及剂量

	给药剂量（mg/kg）	给药方法
阿义马林	1	静脉注射 5min 以上
氟卡尼	2	静脉注射 10min 以上（或 400mg 口服）
普鲁卡因胺	10	静脉注射 10min 以上
吡西卡尼	1	静脉注射 10min 以上
普罗帕酮	2	静脉注射 10min 以上

3. 电生理检查　很多情况时，电生理检查结果是决定 Brugada 综合征诊断是否成立的关键。电生理检查的终点为诱发持续性室性心动过速或心室颤动，诱发的室性心动过速绝大多数为多形性室性心动过速，很少诱发出单形性室性心动过速；或者能够反复多次、重复诱发非持续性、多形性室性心动过速：非持续性室性心动过速是指每阵大于 6 个周期，室性心动过速持续时间＜ 30s，诱发的非持续性室性心动过速的心室率一般较快，多在 200 ～ 300 次 / 分。

4. 基因检测　我们建议对所有已记录到 Brugada 综合征的患者 (先证者) 进行基因检测。如果先证者具有已确定的基因突变，我们会继续对先证者的所有一级亲属进行基因检测。

【诊断和鉴别诊断】

1. 诊断　Brugada 综合征的诊断标准可简单归纳为“1+1/5”的诊断方式。其中，1 是指患者有自发或者诱发性 1 型 Brugada 波；1/5 是指患者需另满足表 8-4 中列出的 5 个条件中的 1 个。表 8-4 的 5 个条件中，3 个与患者本人有关，2 个与患者的家族史有关。当满足了：“1+1/5”的条件时，Brugada 综合征可诊断[19]。

表 8-4　Brugada 综合征的其他诊断条件

患者本人	家族成员
①有心室颤动、多形性室性心动过速的心电图记录	①家族成员有 45 岁以下猝死者
②有晕厥或夜间濒死呼吸	②家族成员有 1 型 Brugada 波
③电生理检查可诱发心室颤动、室性心动过速	

2. 鉴别诊断　见表 8-5。

【治疗】

1. 植入型心律转复除颤器（ICD）　ICD 是唯一已证实对 Brugada 综合征治疗有效的方法。对于突发性心脏骤停但幸存下来的 Brugada 综合征患者，或被认为是由室性快速性心律失常引起晕厥的患者，建议植入 ICD 而不是使用抗心律失常药物治疗。但是，尽管 ICD 可有效预防心源性猝死，但也存在一定并发症，尤其是对于儿童，除了不恰当电击的发生率较高之外，还增加了其感染复发的风险[20,21]。婴幼儿患者不适合植入 ICD。

表 8-5　鉴别诊断

	遗传类型	致病基因	重叠于 Brugacla 综合征的表型	区别于 Brugacla 综合征的表型
长 QT 间期综合征[18]	常染色体显性遗传 / 常染色体隐性遗传	*KCNQ1* *KCNH2* *SCN5A* *ANK2* *KCNE1* *KCNE2* *KCNJ2* *CACNA1C* *CAV3* *SCN4B* *AKAP9* *SNTA1* *KCNJ5* *CALM1* *CALM2* *CALM3*	多无症状 晕厥 心搏骤停 心律失常	全身性癫痫发作 应激易触发 先天性耳聋 心电图：QT 间期延长、尖端扭转型室性心动过速、T 波交替、T 波切迹、心率缓慢
短 QT 间期综合征[19]	常染色体显性遗传	*KCNH2* *KCNQ1* *KCNJ2* *CACNA1C* *CACNB2*	可无症状 晕厥 心搏骤停 心律失常	应激易触发 心电图：QTc ＜ 360ms、胸前导联 T 波高尖且对称
儿茶酚胺敏感性多形性室性心动过速	常染色体显性遗传 / 常染色体隐性遗传	*RyR2* *CASQ2* *TECRL* *CALM1* *TRDN*	晕厥 心搏骤停 室性心动过速	健康人肾上腺素能刺激触发心室颤动 “癫痫样”活动 智力障碍 心电图：QRS 形态不断变化的“典型”多形性室性心动过速
致心律失常性右室心肌病[20]	常染色体显性遗传 / 常染色体隐性遗传	*TGFB3* *RYR2* *ARVD3* *ARVD4* *DSP* *JUP* *CTNNA3* *CDH2* *PKP2* *DSC* *DSG2* *TMEM43*	可无症状 晕厥 心脏骤停 心律失常	非典型胸痛 呼吸困难 右心室衰竭 右心室形态及功能异常 心内膜活检：残留心肌细胞＜ 60% 心电图：复极障碍、除极 / 传导异常 合并掌跖角化和羊毛状头发称 Naxos 病
钝器伤后心源性猝死	—	—	晕厥 心搏骤停 心律失常	胸部打击触发 胸壁形态、功能异常

2. 射频消融　近几年，有报道通过射频消融术能够将局部可能触发室性心动过速或心室颤动的室性期前收缩消融，以防止室性心动过速、心室颤动的发生，但目前这种方法积累的病例尚少。

3. 起搏器　鉴于 Brugada 综合征患者的猝死和晕厥常发生在夜间心率较慢时，心电图也能证实晕厥发作时患者常同时伴有心动过缓，对这部分患者可考虑通过心脏起搏器的治疗消除患者的缓慢心率，进而防治慢频率依赖性的室性心动过速或心室颤动，但直到目前，对这种治疗的疗效还未进行过大规模的研究，尚无肯定的结论。

4. 药物治疗　目前唯一能显著阻断 I_{to} 电流的药物是奎尼丁。奎尼丁是一个特殊的 I 类抗心律失常的药物，其兼有钠通道阻滞作用及 I_{to} 阻滞的作用。奎尼丁应用时应当给予大剂量（1200 ～ 1500mg/d）。除奎尼丁外，还可应用促进 L- 型钙电流的药物异丙肾上腺素，其可增强经 L 型钙通道的 Ca^{2+} 内流，使患者抬高的 ST 段恢复正常。另一个可增强 Ca^{2+} 电流的药物为西洛他唑，其是一种磷酸二酯酶Ⅲ抑制剂，其增加钙电流后可使患者抬高的 ST 段恢复正常。但目前这些药物治疗的循证医学资料尚少，其确切的疗效尚待确定。

5. 有 Brugada 心电图改变的无症状患者　对于具有 Brugada 心电图改变，但无症状且不符合诊断 Brugada 综合征标准的患者，2017 年美国心脏协会 / 美国心脏病学会 / 美国心律学会（AHA/ACC/HRS）指南建议不给予治疗。

总之，目前的研究显示，ICD 是唯一证实能够预防 Brugada 综合征猝死的有效方法，药物和射频导管消融等治疗只能作为辅助治疗方法，以减少 ICD 放电次数，提高患者的生活质量，不宜单独使用。

【遗传咨询】

该病的遗传方式为常染色体显性遗传，具有可变表达，男性患病率明显高于女性。大多数诊断为 Brugada 综合征的患者父母都患有该病。约 1% 的病例由新发致病变异引起，目前为止未发现生殖系嵌合的报道。虽然大多数诊断为 Brugada 综合征患者的父母也携带致病变异，但其家族史可能看起来是阴性的，原因在于未能识别家系成员的患病情况，外显率不全，父母在症状发作之前即早期死亡，或患病父母症状迟发。

对于常染色体显性遗传的 Brugada 综合征患者，其每个子女均有 50% 的概率遗传该致病变异。因此，对于患有 Brugada 综合征或者已生育 Brugada 综合征患儿的父母，再生育时建议进行产前基因诊断。

【预防】

由于 Brugada 综合征遵循外显率变化的常染色体显性遗传模式，因此所有确诊为 Brugada 综合征的一级亲属均应接受临床病史、12 导联心电图检查和分子遗传检查（如果已证实先证者中含有致病变异）。应仔细筛查临床病史中所有的既往晕厥发作，并应仔细检查 12 导联心电图，以发现具有 Brugada 综合征特征的心电图表现。对于初次筛查阴性的 Brugada 综合征患者的一级亲属，应每隔 1 ～ 2 年进行一次临床病史和心电图筛查。对于基因筛查阳性的一级亲属，同样应每隔 1 ～ 2 年进行一次临床病史和心电图筛查。

（甄　珍　董梓妍　袁　越）

【参考文献】

[1] Priori SG,Wilde AA,Hovie M,et al. HRS/EHRA/APHRS expert consensus statement on the diagnosis and management of patients with inherited primary arrhythmia syndromes: document endorsed by HRS, EHRA, and APHRS in May 2013 and by ACCF, AHA, PACES, and AEPC in June 2013. Heart Rhythm, 2013，10(12): 1932-1963.

[2] ElSayed M, Goyal A. Callahan AL.Brugada Syndrome. Treasure Island:StatPearls Publishing, 2021.

[3] Blom MT,Cohen D,Seldenrijk,et al. Brugada

syndrome ECG is highly prevalent in schizophrenia. Circ Arrhythm Electrophysiol, 2014，7(3): 384-391.

[4] Brugada J,Campuzano O,Arbelo E,et al. Present status of Brugada syndrome: JACC state-of-the-art review. J Am Coll Cardiol, 2018, 72(9): 1046-1059.

[5] Priori SG,Napolitano C,Gasparini M,et al. Natural history of Brugada syndrome: insights for risk stratification and management. Circulation, 2002, 105(11): 1342-1347.

[6] Sonoda K,Ohno S,Ozawa J,et al. Copy number variations of SCN5A in Brugada syndrome. Heart Rhythm, 2018, 15(8): 1179-1188.

[7] Watanabe H Koopmann TT,Scouarnec SL,et al. Sodium channel beta1 subunit mutations associated with Brugada syndrome and cardiac conduction disease in humans. J Clin Invest, 2008,118(6): 2260-2268.

[8] London B,Michalec M,Mehdi H,et al. Mutation in glycerol-3-phosphate dehydrogenase 1 like gene (GPD1-L) decreases cardiac Na+ current and causes inherited arrhythmias. Circulation, 2007, 116(20): 2260-2268.

[9] Antzelevitch C,Brugada P,Borggrefe M,et al. Brugada syndrome: report of the second consensus conference: endorsed by the Heart Rhythm Society and the European Heart Rhythm Association. Circulation, 2005, 111(5): 659-670.

[10] Frustaci A,Priori SG,Pieroni M,et al. Cardiac histological substrate in patients with clinical phenotype of Brugada syndrome. Circulation, 2005, 112(24): 3680-3687.

[11] Mizumaki, K,Fujiki A,Tsuneda T,et al. Vagal activity modulates spontaneous augmentation of ST elevation in the daily life of patients with Brugada syndrome. J Cardiovasc Electrophysiol, 2004, 15(6): 667-673.

[12] Tisdale JE,Chung MK,Campbell KB,et al. Drug-induced arrhythmias: a scientific statement from the American Heart Association. Circulation, 2020,142(15): e214-e233.

[13] Konigstein M,Rosso R,Topaz G,et al.Drug-induced Brugada syndrome: clinical characteristics and risk factors. Heart Rhythm, 2016, 13(5): 1083-1087.

[14] Rodríguez-Mañero M，Sacher F,de Asmundis C,et al. Monomorphic ventricular tachycardia in patients with Brugada syndrome: a multicenter retrospective study. Heart Rhythm, 2016, 13(3): 669-682.

[15] Sacher F,Arsac F,Wilton SB,et al. Syncope in Brugada syndrome patients: prevalence, characteristics, and outcome. Heart Rhythm, 2012, 9(8): 1272-1279.

[16] Bordachar P,Reuter S,Garrigue S,et al. Incidence, clinical implications and prognosis of atrial arrhythmias in Brugada syndrome. Eur Heart J, 2004,25(10): 879-884.

[17] Papavassiliu T,Veltmann C,Doesch C,et al. Spontaneous type 1 electrocardiographic pattern is associated with cardiovascular magnetic resonance imaging changes in Brugada syndrome. Heart Rhythm, 2010,7(12): 1790-1796.

[18] Schwartz PJ Crotti L. QTc behavior during exercise and genetic testing for the long-QT syndrome. Circulation, 2011,124(20): 2181-2184.

[19] Priori SG. 2015 ESC Guidelines for the management of patients with ventricular arrhythmias and the prevention of sudden cardiac death: The Task Force for the Management of Patients with Ventricular Arrhythmias and the Prevention of Sudden Cardiac Death of the European Society of Cardiology (ESC). Endorsed by: Association for European Paediatric and Congenital Cardiology (AEPC). Eur Heart J, 2015, 36(41): 2793-2867.

[20] Marcus FI,Mckenna WJ,Sherrill D,et al. Diagnosis of arrhythmogenic right ventricular cardiomyopathy/dysplasia: proposed modification of the task force criteria. Eur Heart J, 2010, 31(7): 806-814.

[21] Hernandez-Ojeda J,Arbelo E,Borras R,et al. Patients with Brugada syndrome and implanted cardioverter-defibrillators: long-term follow-Up · J Am Coll Cardiol, 2017, 70(16): 1991-2002.

第三节　儿茶酚胺敏感性多形性室性心动过速

【概述】

儿茶酚胺敏感性多形性室性心动过速（catecholamine sensitive polymorphic ventricular tachycardia，CPVT）是由于肌质网钙通道蛋白结构发生异常，使心肌细胞内部 Ca^{2+} 浓度异常，进而出现延迟后除极和触发活动增强，诱发恶性室性心律失常。1978 年由 Coumel 等最先报道[1]，其临床特征性表现为无器质性心脏病的个体在运动或激动时发生双向性、多形性室速，导致发作性晕厥，甚至出现猝死。根据致病基因的不同，可将其分为 6 型：*RyR2* 基因突变所致 CPVT1（OMIM#604772），*CASQ2* 基因突变所致 CPVT2（OMIM#611938），*TECRL* 基因突变所致 CPVT3（OMIM#614021），*CALM1* 基因突变所致 CPVT4（OMIM#614916），*TRDN* 基因突变所致 CPVT5（OMIM#615441），*CALM3* 基因突变所致 CPVT6（OMIM#618782）。

【流行病学】

此病在人群中发病率粗略估计约为 1∶10 000，但由于其发病的隐匿性，尚未有大规模的人群调查以明确其实际发病率[2]；男女比例大致相当，但男性出现症状的年龄更早（多于童年期或青春期出现）[3]。

【遗传学】

目前已知的CPVT致病基因主要包括常染色体显性遗传的 *RyR2*（位于 1q42. 12q43）、*CALM1*（位于 14q32）及 *CALM3*（位于 19q13），常染色体隐性遗传的 *CASQ2*（位于 1p13. 32p11）、*TECRL*（位于 4q13）及 *TRDN*（位于 6q22），其中 *RyR2* 及 *CASQ2* 基因突变的患者约占总数的 60%，而携带其他突变基因的患者则较为罕见[2]。

【发病机制】

RyR2 基因编码的 RyR2 蛋白作为肌质网上钙通道的基本结构，可调节肌浆网内 Ca^{2+} 向心肌细胞内的释放，FK506 结合蛋白（FKBP12.6）可协助稳定 RyR2 蛋白，而突变的 *RyR2* 基因可干扰这一过程，使钙通道在受到兴奋或是肾上腺素样刺激时活性增强，导致 Ca^{2+} 流入心肌细胞内，促进心肌细胞的 Na^{+}-Ca^{2+} 交换，引发延迟后除极，诱发恶性室性心律失常[4]。CASQ2 蛋白则既作为肌质网内 Ca^{2+} 的主要储存库，同时也参与肌质网上钙通道的形成，其结构的异常同样可导致钙通道功能的异常，影响心肌细胞 Ca^{2+} 的正常浓度。而对于其他突变基因编码蛋白：*TECRL* 可协助 RyR2、CASQ2 的生成[6]，CALM1、CALM3 可被 Ca^{2+} 激活，进而参与调控各类与 Ca^{2+} 有关的生理过程并调节包括 RyR2 在内的钙通道[7]，TRDN 则主要参与 CASQ2 锚定至 RyR2 的过程，同时也在 Ca^{2+} 释放的过程中起一定的作用[8]。

【临床表现】

临床表现多样，部分患者可无临床表现，经由家族筛查才能被发现，有症状者典型表现为情绪或运动压力诱发的室性心动过速或心室颤动发作，进而出现晕厥或心源性猝死，其中室性心动过速的 QRS 波形可持续变化，每搏均不同，也可表现为双向性室速，而心室颤动则较为罕见，且多以猝死作为最主要的临床表现[3]。

当发生室性心动过速时，根据其程度及持续时间，症状由重至轻可表现如下。

1. 心源性猝死　不常作为首发症状出现，若出现则多提示预后差，死亡风险高。

2. 晕厥或晕厥前兆　可出现不明原因晕厥或伴有头晕、面色苍白、四肢无力等晕厥前兆表现。多于运动或情绪激动时出现，亦可在位于仰卧位时出现，且常于心悸发生后突然发生[9]。当患儿既往心电图无明显异常时，容易与屏气发作相混淆。

3. 抽搐样表现　典型者可表现为意识丧失、全身肌肉痉挛、抽动或肌紧张，同时伴有眼球上翻、凝视、口吐白沫、发绀[10]。

4. 心悸　多合并有胸部不适、气短或心悸等表现，发作时患儿常诉心跳过于清晰有力[11]。

CPVT 患者发作时可有至少一种以上的临床表现。当晕厥发作与抽搐表现同时出现时，常被误诊为神经系统疾病而延误诊治[2]。约30% 的患者可有运动诱发晕厥、抽搐或猝死发作的家族史。对于携带有 *RyR2* 致病基因的患者，除心脏表现外，还有可能合并神经发育障碍，根据 2019 年的一项研究，在 421 名携带 *RyR2* 基因突变的 CPVT 患者中，有 34 人（8%）合并有智力障碍，这一比例远高于正常人群（1%）[12]。

【辅助检查】

1. 心电图及动态心电图　CPVT 患者静息心电图的 QTc 正常，QRS 波群正常或轻度左偏，常伴有显著的缓慢心律失常；当患者处于应激状态和情绪激动时，可诱发室性心律失常，心电图通常表现为以下两种[13]。

（1）典型的多形性室速（图 8-4）：主要表现为持续变化的 QRS 波群形态，QTc 大致正常，与急性缺血性或非缺血性心肌病者心电图表现类似。

（2）以肢体导联 QRS 波群方向交替改变为主要特点的双向性室性心动过速（图 8-5）：可有以下 4 类典型表现。

1）RS 波时间均小于 0.12s。

2）左前分支与左后分支阻滞图形交替出现。

3）QRS 波时间均大于 0.12s，宽大畸形。

4）一种 QRS 波时间大于 0.12s，另一种小于 0.12s。

CPVT 患者有时也会合并室上性心动过速，此种改变多与窦房结功能障碍有关[14]。

2. 平板运动试验　为 CPVT 主要诊断性检查手段。随着运动强度的增加，可出现频发室性期前收缩，甚至出现持续性和非持续性室性心动过速。

3. 基因检测　对于临床上怀疑本病的患者，建议行基因检测确诊。

【诊断和鉴别诊断】

1. 诊断　根据 2013 年美国心律学会 / 欧洲心律学会 / 亚太心律学会（HRS/EHRA/APHRS）发布的有关遗传性原发性心律失常综合征的诊断及治疗的专家共识，以及 2015 年欧洲心脏病学会（ESC）发布的室性心律失常治疗指南，CPVT 的诊断包括以下几点[2,5]。

（1）心脏结构正常、静息时心电图正常，出现无法解释的运动或儿茶酚胺类诱发的双向性室速或多形性室性期前收缩或室性心动过速者，若年龄小于 40 岁，则可诊断为 CPVT；若年龄大于 40 岁且未合并冠状动脉病变，则可考虑为 CPVT。

（2）已经检测出携带 CPVT 致病性基因突变者，可诊断为 CPVT。

（3）家族中有确诊的 CPVT 患者，且在正常心脏情况下出现运动诱发的室性期前收缩或双向性 / 多形性室速者，可诊断为 CPVT。

除此之外，仍有多种方法可协助 CPVT 的诊断。

（1）运动负荷试验：在试验过程中诱发房性心律失常或室性心动过速（双向性或多形性）可作为明确诊断的有力支持证据[15]。

（2）肾上腺素激发试验：适用于无法进行运动负荷试验的患者，但由于该试验可诱发室性心动过速或心室颤动，故进行时需备好抢救复苏措施。近年来有研究表明此试验诊断 CPVT 的敏感度较低[16]，因此 2015 年 ESC 室性心律失常治疗指南不建议将其作为协助 CPVT 诊断的检查方法[15]。

（3）基因检测：由于 2015 年 ESC 室性心律失常治疗指南将检出携带 CPVT 致病性基因突变的无症状患者纳入 CPVT 的诊断标准中，故基因检测在 CPVT 诊断中的地位较之前明显上升。对于确诊患者的亲属，指南建议均应行基因检测以及早发现无症状携带者，并在出现临床症状前给予相应的治疗措施[2]。

2. 鉴别诊断　CPVT 临床症状具有一定的特异性，但仍需与以下疾病相鉴别[17]。

（1）运动诱发的晕厥发作也可见于长 QT 间期综合征患者，而长 QT 间期综合征患者的心电图也可表现为静息时正常的 QT 间期。

（2）Andersen-Tawil 综合征（ATS）为 *KCNJ2*

图 8-4　CPVT 患者 24 小时动态心电图提示多形性室性心动过速（活动时）

基因突变所致遗传性疾病，其主要表现为 QT 间期的延长、典型的面部改变和骨骼发育畸形（眼窝凹陷、眼距宽、眼裂短小、低耳位、阔鼻、高颚弓、脊柱侧凸、小手、小足、先天性第 5 指侧弯等），部分 ATS 患者可在 QT 间期延长的基础上出现双向性室性心动过速。

（3）冠状动脉异常、致心律失常性右心室心肌病及肥厚型心肌病均可出现与 CPVT 类似的临床表现，其原发病变可能不易察觉，故需详细影像学检查以行鉴别。

【治疗】

1. 改善生活方式　明确 CPVT 诊断后，所

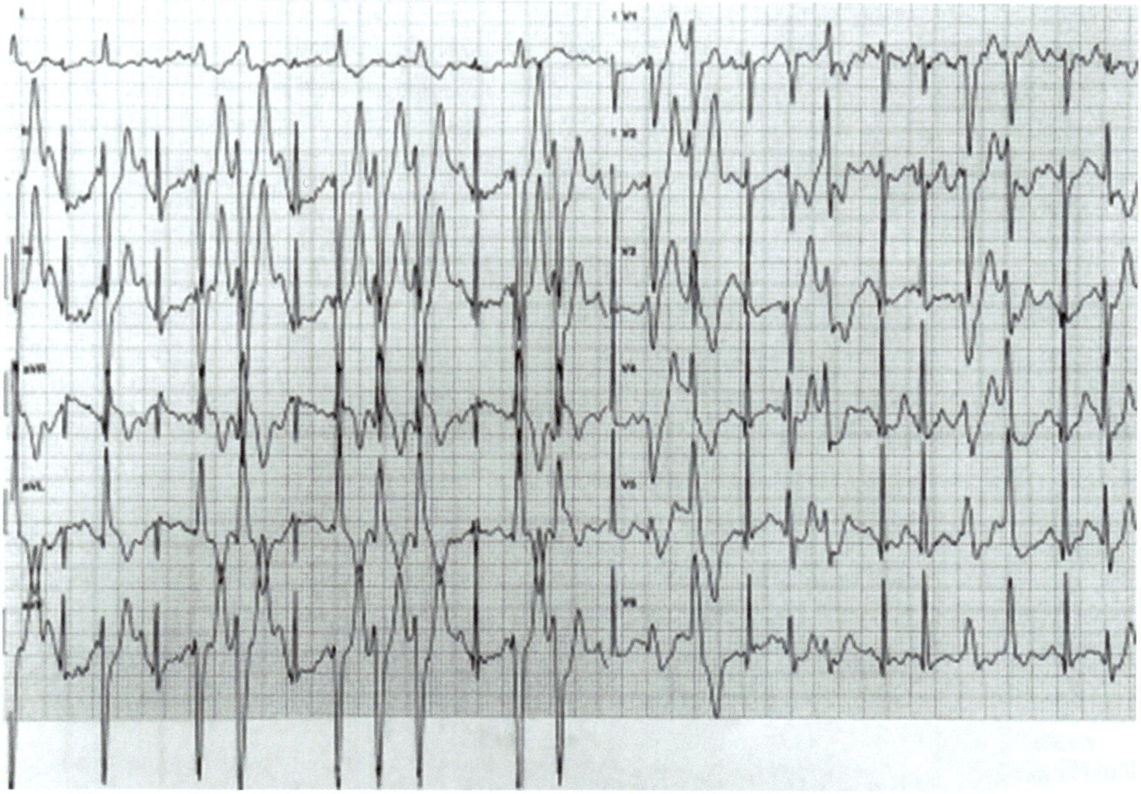

图 8-5　CPVT 患者心电图提示双向性室性心动过速

有患者均应避免参与竞技类运动及剧烈的体育锻炼，同时也应尽可能远离紧张环境，去除可能导致情绪激动或儿茶酚胺类释放的诱因[15]。

2. 药物治疗

（1）β 受体阻滞剂：所有有症状的 CPVT 患者均建议常规应用 β 受体阻滞剂[15]；对于 CPVT 患者的家族成员，若基因检测发现携带致病基因，即使其无临床表现或平板运动试验阴性，也可考虑使用 β 受体阻滞剂[2,15]。常用药物包括纳多洛尔、普萘洛尔、美托洛尔。

（2）氟卡尼：2009 年 Watanabe H 及 2011 年 van der Werf C 等的研究显示对于一部分 CPVT 患者，氟卡尼可显著减轻其室性心律失常症状[18,19]，虽然目前仍缺乏对其药效的大面积评估，但 2015 年的 ESC 室性心律失常治疗指南仍建议将氟卡尼用于加用 β 受体阻滞剂后仍出现晕厥或多形性 / 双向性室性心动过速复发且无法行 ICD 植入的患者[14]。

（3）钙通道阻滞剂：对于在使用 β 受体阻滞剂的基础上仍持续出现心律失常症状的患者，可尝试使用维拉帕米等钙通道阻滞剂以控制心律失常症状。虽然已有数个小型研究证实其疗效[20-22]，但目前仍缺乏大规模研究数据的支持。

3. 非药物治疗

（1）ICD：对于已接受相应药物治疗后仍出现心脏骤停或晕厥或多形性 / 双向性室性心动过速复发的患者，可行 ICD 植入术[15]；考虑到 CPVT 发病年龄普遍偏小，因此在植入 ICD 之前需要考虑到 ICD 的远期并发症，以及其对患者及家属生活质量的影响，尤其需注意的是 ICD 起搏时的电冲击也可兴奋交感神经，再次诱发室性心律失常，进而形成恶性的起搏 - 心律失常循环，甚至可导致死亡。因此 ICD 程控应在放电时设置长的延迟[2,23]，以避免这一现象。

（2）左心交感神经切除术：对于已接受β受体阻滞剂治疗后仍出现晕厥或多形性/双向性室性心动过速复发或多次ICD放电治疗者，或不能耐受β受体阻滞剂或存在用药禁忌的患者，可考虑行左心交感神经切除术进行治疗[15]。

【遗传咨询】

该病的遗传方式为常染色体显性遗传和常染色体隐性遗传，理论上女性和男性同样受累。CPVT不同疾病亚型的外显率有所不同，该疾病的临床外显率范围为25%～100%，平均为70%～80%。CPVT 1型为常染色体显性遗传，有文献报道*RYR2*变体存在外显不全（PMID:12093772、19398417），即携带相同突变的家庭成员有的有表型，有的没有；CPVT 2型为常染色体隐性遗传，纯合或复合杂合致病，在以色列北部一个高度近亲家庭中发现，到10岁时的外显率为100%（PMID：11401939）；CPVT3、4、5、6型目前没有外显率相关报道。对于怀疑CPVT的患者，建议进行基因检测，部分患者发现一些特定的基因异常表现，同时也应该对直系亲属一同进行基因检测。

【预防】

建议长期随访。所有的CPVT患者不要参加竞技性体育运动和剧烈运动。β受体阻滞剂的依从性是影响预后的重要指标。必要时可行ICD植入术以避免心源性猝死发生。

（甄　珍　李嘉易　高　路）

【参考文献】

[1] Coumel P. Catecholamine-induced severe ventricular arrhythmias with Adams-Stokes syndrome in children: report of four cases. Br Heart J, 1978，40:28-37.

[2] Priori SG, Wilde AA, Horie M,et al. Executive summary: HRS/EHRA/APHRS expert consensus statement on the diagnosis and management of patients with inherited primary arrhythmia syndromes. Heart Rhythm, 2013, 10(12):e85-e108.

[3] Priori SG, Napolitano C, Memmi M. Clinical and molecular characterization of patients with catecholaminergic polymorphic ventricular tachycardia. Circulation，2002，106(1):69-74.

[4] Wehrens, XHT, Lehnart SE, Huang F, et al. FKBP12.6 deficiency and defective calcium release channel (ryanodine receptor) function linked to exercise-induced sudden cardiac death. Cell, 2003,113(7): 829-840.

[5] di Barletta MR, Viatchenko-Karpinski S, Nori A, et al. Clinical phenotype and functional characterization of CASQ2 mutations associated with catecholaminergic polymorphic ventricular tachycardia. Circulation, 2006,114(10): 1012-1019.

[6] Devalla HD, Gélinas R, Aburawi EH, et al. TECRL, a new life-threatening inherited arrhythmia gene associated with overlapping clinical features of both LQTS and CPVT. EMBO Mol Med, 2016, 8(12):1390-1408.

[7] Boczek NJ, Gomez-Hurtado N, Ye D, et al. Spectrum and prevalence of CALM1-, CALM2-, and CALM3-encoded calmodulin variants in long QT syndrome and functional characterization of a novel long QT syndrome-associated calmodulin missense variant, E141G. Circ Cardiovasc Genet, 2016, 9(2): 136-146.

[8] Kirchhefer U, Neumann J, Baba HA,et al. Cardiac hypertrophy and impaired relaxation in transgenic mice overexpressing triadin 1. J Biol Chem,2001, 276(6): 4142-4149.

[9] Brignole M, Moya A, de Lange FJ, et al.2018 ESC Guidelines for the diagnosis and management of syncope. Eur Heart J，2018，39(21):1883-1948.

[10] Schwarzkoph M, Yin LH, Hergert L, et al. Seizure-like presentation in OHCA creates barriers to dispatch recognition of cardiac arrest. Resuscitation, 2020, 156:230-236.

[11] Runser LA, Gauer RL, Houser A. Syncope: evaluation and differential diagnosis. Am Fam Physician，2017，95(5):303-312.

[12] Lieve KVV, Verhagen JMA, Wei JH, et al. Linking the heart and the brain: Neurodevelopmental disorders in patients with catecholaminergic polymorphic ventricular tachycardia. Heart Rhythm, 2019, 16(2):220-228.

[13] Richter S, Gebauer R, Hindricks G, et al. A classic electrocardiographic manifestation of catecholaminergic polymorphic ventricular tachycardia. J Cardiovasc Electrophysiol，2012, 23 (5):560.
[14] Sumitomo N, Sakurada H, Taniguchi K, et al. Association of atrial arrhythmia and sinus node dysfunction in patients with catecholaminergic polymorphic ventricular tachycardia. Circ J，2007, 71(10):1606-1609.
[15] Priori SG, Blomström-Lundqvist C, Mazzanti A, et al.2015 ESC Guidelines for the management of patients with ventricular arrhythmias and the prevention of sudden cardiac death: The Task Force for the Management of Patients with Ventricular Arrhythmias and the Prevention of Sudden Cardiac Death of the European Society of Cardiology (ESC). Endorsed by: Association for European Paediatric and Congenital Cardiology (AEPC). Eur Heart J，2015，36(41):2793-2867.
[16] Marjamaa A, Hiippala A, Arrhenius B, et al.Intravenous epinephrine infusion test in diagnosis of catecholaminergic polymorphic ventricular tachycardia. J Cardiovasc Electrophysiol, 2012, 23(2):194-199.
[17] Pflaumer A, Davis AM. Guidelines for the diagnosis and management of catecholaminergic polymorphic ventricular tachycardia. Heart Lung Circ, 2012, 21(2):96-100.
[18] van der Werf C, Kannankeril PJK, Sacher F, et al. Flecainide therapy reduces exercise-induced ventricular arrhythmias in patients with catecholaminergic polymorphic ventricular tachycardia. J Am Coll Cardiol，2011，57(22): 2244-2254.
[19] Watanabe H, Chopra N, Laver D,et al. Flecainide prevents catecholaminergic polymorphic ventricular tachycardia in mice and humans. Nat Med, 2009, 15(4):380-383.
[20] Swan H, Laitinen P, Kontula K, et al. Calcium channel antagonism reduces exercise-induced ventricular arrhythmias in catecholaminergic polymorphic ventricular tachycardia patients with RyR2 mutations. J Cardiovasc Electrophysiol，2005, 16(2):162-166.
[21] Rosso R, Kalman JM, Rogowski O, et al. Calcium channel blockers and beta-blockers versus beta-blockers alone for preventing exercise-induced arrhythmias in catecholaminergic polymorphic ventricular tachycardia. Heart Rhythm，2007，4(9):1149-1154.
[22] Katz G, Khoury A, Kurtzwald E, et al Optimizing catecholaminergic polymorphic ventricular tachycardia therapy in calsequestrin-mutant mice. Heart Rhythm，2010, 7(11):1676-1682.
[23] 梁峰，沈珠军，方全，等.2015 年欧洲心脏病学会关于心肌病、遗传性心律失常、小儿和先天性心脏病患者室性心律失常治疗和心脏性猝死预防指南解读．中国心血管杂志，2016,21(5):413-418.

第四节 长 QT 间期综合征

【概述】

长 QT 间期综合征（long QT syndrome LQTS）是一种心电图显示 QT 间期延长的疾病，可伴恶性室性心律失常、晕厥或猝死[1]。QT 间期延长的病因可见于先天遗传、电解质紊乱、心肌病变等。一般认为长 QT 间期综合征可分为遗传性和获得性，目前证实至少有 20 种亚型，其致病基因及临床表现不尽相同[1,2]。

【流行病学】

遗传性 LQTS 的患病率在新生儿中占 0.5‰，这一患病率是由一项包含超过 44 000 例新生儿的心电图及基因测试相结合的一项前瞻性研究得出的。但包含基因型阳性同时表型阴性个体在内的 LQTS 患病率明显较高，总体上可能接近 1‰[3]。

【遗传学】

目前已经发现 11、7、3、4、21 等染色体上基因片段的异常可导致蛋白质的编码错误，如钾通道和钠通道的蛋白变异、心肌细胞复极延迟、细胞的电稳定性降低。迄今为止，已在先天性 LQTS 患者中发现了至少 17 个基因的突变。遗传性 LQTS 有两种形式：Romano-Ward 综合征（RWS）和 Jervell – Lange- Nielsen 综合征（JLNS）。RWS 是常染色体显性遗传，为 LQTS 最常见的遗传形式，已发现 12 个基因与 RWS 综合征有关，分别是 *KCNQ1*(LQT1)、*KCNH2*（LQT2）、*SCN5A*（LQT3）、*KCNE1*（LQT5）、*KCNE2*（LQT6）、*CAV3*（LQT9）、*SCN4B*（LQT10）、*AKAP9*（LQT11）、*SNTA1*（LQT12）、*KCNJ5*（LQT13）、*CALM1*（LQT14）、*CALM2*(LQT15)。JLNS 为常染色体隐性遗传，是罕见的遗传形式，这种 LQTS 常伴发先天性耳聋。目前已知 2 个基因和 JLNS 有关，分别是 *KCNQ1*、*KCNE1*，临床上较为常见的分型为 LQT1、LQT2、LQT3[2]。

【发病机制】

动作电位平台期内向电流和外向电流大致平衡，故膜电位保持平台状。由于该期膜电位较高，任何离子成分的微小变化均有可能引起动作电位平台期时程和形态的显著改变。平台期外向电流主要包括延迟整流钾电流（I_K）和内向整流钾电流(I_{K1})。I_K 为电压依从性电流，包括慢激活成分（I_{Ks}）和快激活成分（I_{Kr}），I_K 在除极到－50mV 左右激活，电流逐渐增强，I_{Kr} 和 I_{Ks} 与心肌细胞复极有关，又称为复极化电流，是形成平台期和 T 波的主要外向电流，也是Ⅲ类抗心律失常药的主要作用部位，同时又是 KCNQ1、KCNH2、KCNE1（包括 LQTI、LQT2、LQT5 和 JLN 型 ）LQTS 的主要病变部位。I_{K1} 是电压依赖性的背景钾电流，不论兴奋状态还是静息状态，其通道都开放，其大小取决于膜电位，与膜电位呈线性关系，表现为内向整流作用。KVLQT1 或称 KCNE1 是一个定位于缓慢激活延迟整流钾电流 I_{Ks} 的亚单位的氨基酸蛋白。I_{Ks} 主要在 3 相，但也存在于 2 相后期的外向钾电流。该通道基因突变导致有功能的钾通道数量明显减少，K^+ 外流减少，导致复极延长，动作电位时程延长产生早期后除极和触发活动。其他病理状态的 I_{Kr} 和（或）I_{Ks} 引起的 LQTS 可使动作电位时程延长，QT 间期延长，T 波形态改变。KCNE1-LQT5 是定位于 I_{Ks}β 亚单位的由 130 个氨基酸组成的复合体，该型基因突变改变通道的电压依赖性，并加速通道的失活，因而减少 I_{Ks} 电流，延迟复极，产生动作电位时程延长。HERG-LQT2 影响快速激活的延迟整流钾电流 I_{Kr}，该基因的错义突变和缺失可使有功能的通道减少 50% 左右，故 I_{Kr} 钾外流受阻，产生动作电位时程延长。*SCN5A-LQT3* 是一个心脏钠离子流基因，与以上钾离子基因不同的是，该基因突变不引起通道功能的缺失和减退，而引起通道功能的增加，主要原因是该基因突变改变了通道的失活，使突变通道反复开放，这样就引起了前述的 2 位相背景内向电流的持续增加，使复极和动作电位时程延长[4-8]。

【临床表现】

LQTS 的临床表现高度可变。患有 LQTS 的大多数人在诊断时没有症状，并且可能一生都保持如此，仅心电图表现为 QT 间期延长。而对于因情绪紧张、运动、劳累、体力活动等常见诱发因素而导致症状发作的患儿，可主要表现为头晕目眩、心悸、黑矇、胸闷或全身癫痫发作等。如果室性快速性心律失常发生速度快和（或）发作持续时间长，则可能导致低血压和相关的血流动力学改变，患者可能会出现反复晕厥。发作时的心电图主要表现为尖端扭转型室性心动过速（TdP）及心室颤动，可有心室停搏。LQTS1 及 LQTS2 多在运动、情绪激动等交感兴奋时发作，LQTS3 在睡眠中发作。尽管尖端扭转型室性心动过速经常会自行终止，但如果该心律失常持续存在，部分患者可能会出现心搏骤停等严重临床表现[9,10]。

部分遗传性 LQTS 伴有基因突变所导致的特异性临床表现，包括以下几种。

1. 遗传性感音神经性耳聋（Jervell-Lange-Nielsen 综合征）[11] 是指遗传性 LQTS 的常染色体隐性表型，与常染色体显性 LQTS 相比，它与严重的感音神经性听力损失和更高的猝死风险相关，部分遗传性 LQTS 患儿会出现遗传性耳聋的症状。

2. 儿童期自发性麻痹[12] （Andersen-Tawil 综合征）对于因 *KCNJ2* 基因编码的 Kir2.1 通道突变所致的或称为伴有心律失常的周期性麻痹，在 QT 间期延长的基础上，可出现儿童时期的自发性麻痹，且 Andersen-Tawil 综合征患儿有特征性骨骼和面部表型，包括身材矮小、眶距过宽、宽鼻、低位耳，以及下颌骨发育不全。

3. 蹼状手指或足趾[13] Timothy 综合征的患儿会出现严重的 LQTS，同时该病患儿常伴有蹼状手指和足趾，以及伴有动脉导管未闭和其他心脏异常。

【实验室检查】

1. 心电图 LQTS 共同心电图表现均有 QT 间期延长。因 QT 间期受心率影响，故主要以 QTc ＞ 460ms 为评价标准。LQTS 患儿有时心电图 QTc 在正常范围，所以需多次心电图检查及 24h 动态心电图检查。不同型的 LQTS 心电图表现有一定差异，但是并不具有特异性。如 LQTS1 的 QT 延长表现为 T 波基底部增宽，T 波振幅高（图 8-6），此类晕厥多在运动应激状态下发生。LQTS2 的 QT 延长表现为 T 波振幅低且有切迹（图 8-7），此类晕厥多由情绪激动诱发。LQTS3 的 QT 延长表现为 ST 段拉长（图 8-8），此类晕厥易发生在安静、睡眠时，可伴有心动过缓。对于其他类型的 LQTS，暂无特异性的心电图（图 8-9）。

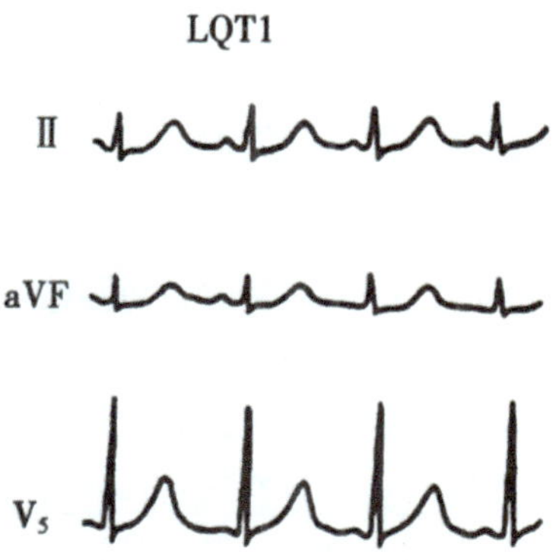

图 8-6 LQT1 典型心电图图形

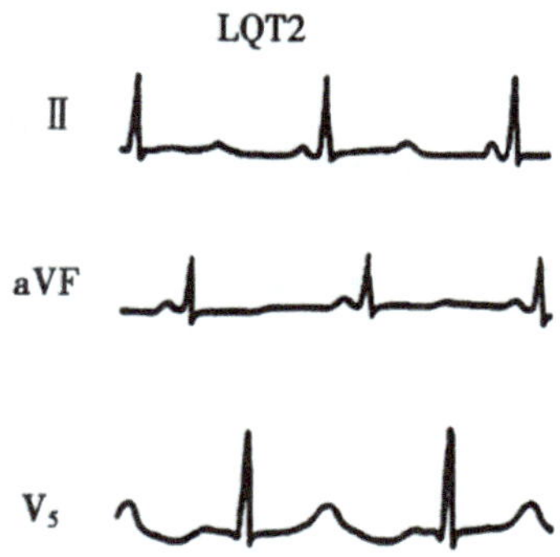

图 8-7 LQT2 典型心电图图形

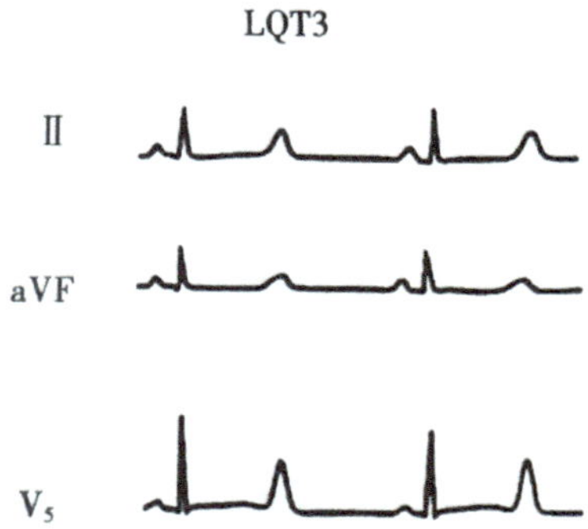

图 8-8 LQT3 典型心电图图形

2. 运动平板试验[14] 可用于鉴别运动相关的心律失常。对疑似先天性 LQTS 患者进行心电图运动负荷试验，以评估运动相关的心律失常、T 波形态变化及恢复期 QTc 变化是否存在适应不良。

3. 动态心电图 可以帮助确定 LQTS 的诊断并在疑似病例中增加相关诊断依据。LQTS 的 QT 间期和其他心电图特征随活动状况和昼夜节律而变化。Holter 监测可检出间歇性 QT 间期延长、缓慢性心律失常、显性 T 波交替及 T 波切迹。

4. 激发试验 若完善大量相关检查后仍不能确诊，可行激发试验作为辅助，包括对先证者及可能基因受累的家族成员进行一系列心脏检查，如儿茶酚胺的刺激性心电图测试（肾上腺素 QT 负荷试验）[15]，脸部浸入水中、突然仰卧起立的心电图或心理应激测试等。

5. 基因检测 对上述实验室检查结果进行

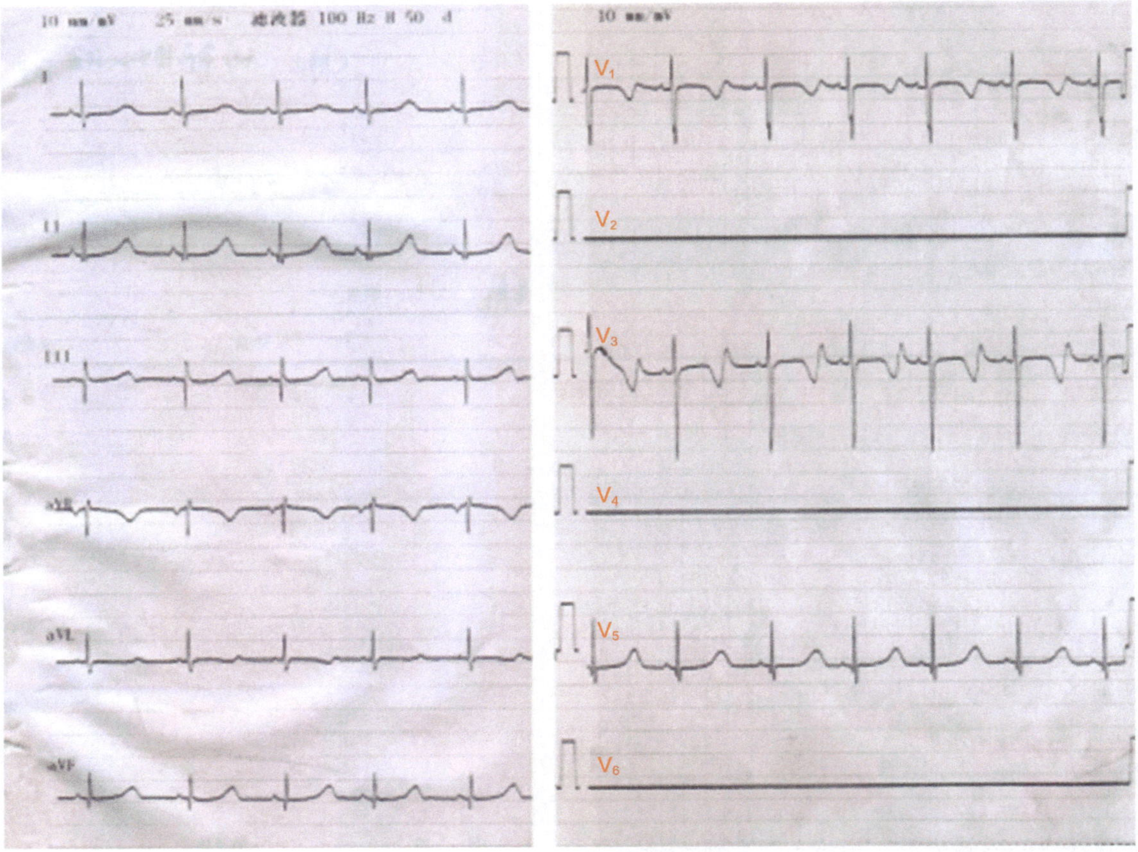

图 8-9　LQT8 心电图图形

评估后，仍可疑诊断遗传性 LQTS，专家协会认为，最有效且准确的方法为基因检测[16]，基因检测可在大约 80% 的 LQTS 诊断可能性高的患者（即 Schwartz 评分＞ 3.5 分）中识别出特定的 LQTS 致病变异。同时基因检测可以有效地确定受影响的家庭成员，并可以通过确定涉及哪个基因来指导预后和治疗。

【诊断和鉴别诊断】

1. 诊断[17]　我们结合心电图表现、临床表现、家族史，采用 Schwartz 评分方法来诊断本病（表 8-6）。各项得分相加计算出 LQTS 诊断评分（Schwartz 评分）。若 Schwartz 评分为高度可能（即≥ 3.5 分），LQTS 基因检测阳性的可能性约为 80%。当 Schwartz 评分结果为中等可能性时，并不能诊断先天性 LQTS，需要进一步评估先天性 LQTS 的可能性（即对患者进行基因检测并对其亲属进行心电图检查）。此时，LQTS 的可能性为 5% ～ 20%，远高于该疾病的一般人群发生率 1/2000。若这类患者进行了基因检测且结果为阴性，则 80% 可以排除 LQTS，因此 Schwartz 评分结果为“中等概率”的此类患者最终可能被视为正常个体，没有充分证据可以诊断为 LQTS。应注意，如果 Schwartz 评分低（＜ 1 分），不应进行基因检测，不要将这类个体归为临界 LQTS 或疑诊 LQTS，在大多数情况下，这类患者应迅速地重新归类为正常并不再随访。

2. 鉴别诊断

（1）癫痫[18]：癫痫是 LQTS 患儿临床上最易误诊的疾病，癫痫发作的临床症状为四肢抽搐、晕厥，部分 LQTS 的临床症状为意识障碍、抽搐、晕厥等，且能自行缓解，因此很容易被误诊为癫痫。因此临床诊断抽搐发作患儿，应在体格检查时注意心律失常、面色苍白等体征，

表 8-6 LQTS 诊断标准[17]

	记分
心电图	
QTc ≥ 480ms	3
460 ～ 470ms	2
≥ 450ms	1
尖端扭转型室性心动过速	2
T 波交替	1
3 个导联 T 波切迹	1
心率缓慢	0.5
临床表现	
晕厥伴应激状态	2
晕厥不伴应激状态	1
遗传性耳聋	0.5
家族史	
家族成员中有 LQTS	1
直系亲属中有人≤ 30 岁不明原因猝死	0.5

注：须排除对心电图改变有影响的药物和疾患影响。评分≤ 1 分为低，诊断可能小；1.5 ～ 3 分为中等，考虑临界；≥ 3.5 分为高，诊断可能性大。
若尖端扭转型室性心动过速与晕厥同在，则只算一项。
若家族史中两项可记分，只取一项。
T 波交替指 T 波振幅、形状或极性随心率逐渐发生改变。

及时监测心电图，LQTS 的心电图显示 QT 间期超过正常值、T 波改变、心律失常，伴有窦性心动过缓，而癫痫患儿则无此类特征性心电图表现。

（2）儿茶酚胺敏感性室性心动过速：本病可出现多形性室性心动过速，从而引起晕厥、心源性猝死，需注意与本病鉴别。但本病多于情绪激动、运动后出现，平素状态下心电图多无异常表现。

【治疗】

1. 一般治疗　应注意生活规律，避免劳累，限制运动。纠正电解质紊乱，补钾补镁。避免应用引起 QT 间期延长的药物，如大环内酯类、Ⅰa 类和Ⅲ类抗心律失常药、抗组胺药、抗焦虑药等。

2. 药物治疗[19]

（1）β 受体阻滞剂：无症状和有症状的患者都应该用 β 受体阻滞剂治疗，特别是年轻人和儿童。β 受体阻滞剂无明显缩短 QT 间期的作用，但能预防运动诱发的心源性猝死。β 受体阻滞剂对 LQT1 特别有效，因为这类患者的晕厥发作常和 β 肾上腺素能神经刺激有关。β 受体阻滞剂的剂量应能有效地控制心率，特别是活动时的心率，一般推荐使用普萘洛尔。

（2）应用缩短 QT 间期的药物：对于采用常规治疗无效的患者，可以试用缩短 QT 间期的药物。例如，钾通道开放剂尼可地尔可以缩短 QT 间期，促进心肌的复极化过程，减轻室壁复极化差异的离散度[6]。钠通道异常所致的 LQTS 患者可以试用利多卡因、美西律等药物，它们可以缩短 QT 间期，在低剂量浓度下阻断 *SCN5A* 基因突变钠通道的开放，对正常钠通道没有明显影响。

3. 胸颈部交感神经结切除　若使用 β 受体阻滞剂不能有效控制症状，晕厥反复发作的患者可以采用胸颈部交感神经结切除，儿童特别适用胸颈部交感神经结切除，因为儿童不适宜植入 ICD。

4. 植入心脏起搏器　对于口服 β 受体阻滞剂后心动过缓、不能耐受治疗，或者因为心动过缓诱发尖端扭转型室性心动过速的患者，建议植入心脏起搏器。

5. 植入 ICD　这项方法适用于使用 β 受体阻滞剂无效，仍然频繁晕厥发作的患者。但尚无充分临床试验证明 ICD 治疗 LQTS 的效果。设置 ICD 的参数时，电击除颤后要尽快开始起搏，避免因为长 R-R 间期诱发新的心律失常和尖端扭转型室性心动过速。

【遗传咨询】

LQTS 通常以常染色体显性方式遗传。其中与感音神经性耳聋相关的 Jervell-Lange-Nielsen 综合征是一个例外，遗传方式为常染色体隐性遗传。大多数被诊断为 LQTS 的都有家族史，新发致病性变异引起的 LQTS 的比例很小。常染色体显性 LQTS 患者的孩子有 50% 的风险遗传致病变异。如果先证者有一个已知的 LQTS 相关的致病变异，而未在父母 DNA 中检测到，由于父母生殖腺嵌合的可能性，同胞的复发风险略大于一般人群。该疾病的外显率可能有所不同。对于已发现致病变异的家系，生育时建议进行产前基因诊断。

【预防】

对于获得性 LQTS 患儿，除了治疗潜在病因外，建议对直系亲属进行彻底的病史和心电图检查，家族成员可能会携带导致遗传性 LQTS 的突变基因，全面检查可明确排除家族中潜在的相关隐性基因。

对于遗传性 LQTS 患儿，应注意避免可能的诱发因素，其中包括剧烈运动、外界发生大声或突然的声音或跳入冷水中等，从而避免症状的发生。对于 LQTS 2 型表型的个体，建议减少暴露于如闹钟和电话铃声等噪声刺激中。同时该病为常染色体显性遗传病，理论上女性和男性同样受累，而大多数被诊断患有 LQTS 的患儿都有一个基因受累的父亲或母亲。常染色体显性 LQTS 个体的每个患儿都有 50% 的风险遗传致病性变异。该疾病的外显率可能会有所不同。一旦在家庭中确定了致病性变异，就可以对风险增加的妊娠进行产前检测和植入前基因检测。因此，对于已生育遗传性 LQTS 患儿的父母，再生育时仍建议进行产前基因诊断。同时向受影响或有风险的年轻人提供遗传咨询（包括讨论对后代的潜在风险和生殖选择）是较为妥当的。对于遗传致病性变异和（或）ECG 检查结果与 LQTS 一致的患者，对高危亲属进行症状前诊断，然后进行治疗是预防晕厥和猝死的必要措施。应提醒有风险的家庭成员注意他们的风险和评估的必要性。

（甄　珍　褚馨远　高　路）

【参考文献】

[1] Schwartz PJ, Ackerman MJ. The long QT syndrome: a transatlantic clinical approach to diagnosis and therapy. Eur Heart J, 2013, 34(40):3109-3116.

[2] 张庆，李刚，吴林．原发性长 QT 综合征 3 型药物治疗的研究进展．中华心血管病杂志，2018, 46(5):411-414.

[3] Schwartz PJ, Stramba-Badiale M, Crotti L, et al. Prevalence of the congenital long-QT syndrome. Circulation, 2009, 120(18):1761-1767.

[4] Wehrens XH, Vos MA, Doevendans PA, et al. Novel insights in the congenital long QT syndrome. Ann Intern Med, 2002, 137(12):981-992.

[5] Sanguinetti MC .Long QT syndrome :Ionic basis and arrhythmia mechanism in long QT syndrometype 1.J Cardiovase Electrophysiol, 2000, 11 (6):710-712.

[6] Tseng GN.Ikr :the HERG channel .J Mo1 Cell Cardi, 2001, 33(5): 835-849.

[7] Roden DM, Spooner PM .Inherited long QT syndromes:a paradign for understanding arrhythmogenensis .J Cardiovasc Electrophysiol, 1999, 10 (12):1664-1683.

[8] Kurokawa J, Abriel H , Kass RS .Molecular basis of the delayed rectifier current I(ks) in heart.J Mo1 Cell Cardiol, 2001, 33(5):873-882.

[9] Priori SG, Schwartz PJ, Napolitano C, et al. Risk stratification in the long-QT syndrome. N Engl J Med, 2003，348(19):1866-1874.

[10] Schwartz PJ, Priori SG, Spazzolini C, et al. Genotype-phenotype correlation in the long-QT syndrome: gene-specific triggers for life-threatening arrhythmias. Circulation, 2001, 103 (1): 89-95.

[11] Tranebjaerg L, Bathen J, Tyson J, et al. Jervell and Lange-Nielsen syndrome: a Norwegian perspective. Am J Med Genet, 1999, 89(3):137-146.

[12] Zhang L, Benson DW, Tristani-Firouzi M, et al. Electrocardiographic features in Andersen-

Tawil syndrome patients with KCNJ2 mutations: characteristic T-U-wave patterns predict the KCNJ2 genotype. Circulation, 2005, 111(21): 2720-2726.
[13] Marks ML, Whisler SL, Clericuzio C, et al. A new form of long QT syndrome associated with syndactyly. J Am Coll Cardiol, 1995, 25(1): 59-64.
[14] Schwartz PJ, Ackerman MJ, George AL Jr, et al. Impact of genetics on the clinical management of channelopathies. J Am Coll Cardiol, 2013, 62(3): 169-180.
[15] Etienne P, Huchet F, Gaborit N, et al. Mental stress test: a rapid, simple, and efficient test to unmask long QT syndrome. Europace, 2018, 20(12): 2014-2020.
[16] Priori SG, Wilde AA, Horie M, et al. HRS/EHRA/APHRS expert consensus statement on the diagnosis and management of patients with inherited primary arrhythmia syndromes: document endorsed by HRS, EHRA, and APHRS in May 2013 and by ACCF, AHA, PACES, and AEPC in June 2013. Heart Rhythm, 2013, 10(12):1932-1963.
[17] Schwartz PJ, Moss AJ, Vincent GM, et al. Diagnostic criteria for the long QT syndrome. An update. Circulation, 1993, 88(2):782-784.
[18] 翟娟 . 特发性 Q-T 间期延长综合征误诊 1 例报告 . 中国实用儿科杂志 , 2007(11):825.
[19] Al-Khatib SM, Stevenson WG, Ackerman MJ, et al, 2017 AHA/ACC/HRS guideline for management of patients with ventricular arrhythmias and the prevention of sudden cardiac death: a report of the American College of Cardiology/American Heart Association Task Force on Clinical Practice Guidelines and the Heart Rhythm Society. J Am Coll Cardiol, 2018, 72(14):e91-e220.

第五节　短 QT 间期综合征

【概述】

短 QT 间期综合征（short QT syndrome, SQTS）被定义为以心电图 QT 间期缩短为特征，高发恶性心律失常如室性心动过速、心室颤动，具有晕厥、心源性猝死病史或家族史，而心脏结构正常的遗传性心脏电紊乱疾病[1,2]。2003 年 Gaita 等[3]将其定义为常染色体遗传疾病，正式命名为 SQTS。

【流行病学】

迄今为止，全球报道 SQTS 的病例数量有限，难以确定 SQTS 在全球人群中的真实患病率。Iribarren 等[4]使用 1995 ～ 2008 年 170 万人的 640 万次心电图数据库进行了一项研究。研究指出每 10 万人中 QTc ＜ 300ms 的患病率，黑种人最高（5.8），其次是白种人（3.2）、拉丁裔（1.8）和亚洲 / 太平洋岛居民（1.6）。Funada 等[5]的另一项研究显示，在 10 984 例日本人（男性 50.2%）中只有 3 例（0.03%）受试者的 QTc ＜ 300ms。

【遗传学】

SQTS 是一种遗传异质性疾病，具有 8 个不同的基因突变（3 个“功能获得”和 5 个“功能丧失”），这些基因编码不同的心脏离子通道、肉碱转运蛋白和 $Cl^-/HCO3^-$ 交换体（AE3），基于被发现的时间顺序，目前已被确定并命名为 SQT1 至 SQT8 的基因分别为 *KCNH2*、*KCNQ1*、*KCNJ2*、*CACNA1C*、*CACNB2b*、*CACNA2D1*、*SLC22A5* 及 *SLC4A3*（表 8-7）。SQT1 和 SQT3 ～ 8 在家族性背景中已有报道，SQT2 仅在散发背景中的单个患者中有报道。

表 8-7　SQTS 已知致病基因及基因位置

OMIM 编号	SQT 分型	致病基因	基因位置
609620	SQT1	*KCNH2*	7q36.1
609621	SQT2	*KCNQ1*	11p15.5—p15.4
609622	SQT3	*KCNJ2*	17q24.3
611875	SQT4	*CACNA1C*	12p13.33
611876	SQT5	*CACNB2b*	10p12.33—p12.31
114204	SQT6	*CACNA2D1*	7q21.11
212140	SQT7	*SLC22A5*	5q31.1
106195	SQT8	*SLC4A3*	2q35

SQTS 性状以常染色体显性方式遗传。许多参与 SQTS 的基因与负责 LQTS 的基因相同；然而，SQTS 突变的净效应是增加复极化力，这一效应与 LQTS 中遇到的效应相反。

【发病机制】

SQTS 是一种单基因遗传性疾病，通常呈常染色体显性遗传，存在遗传异质性。在 SQTS 患者中，基因突变导致心肌离子通道蛋白结构改变和功能异常，引起心肌复极不同阶段电流增加，心肌细胞动作电位时程和不应期缩短，形成短 QT 间期且易损性增加。*KCNH2*、*KCNQ1*、*KCNJ2* 基因编码心肌细胞膜上钾离子通道（I_{Kr}、I_{Ks}、I_{K1}），通过“功能获得”机制发挥作用。*CACNA1C*、*CACNB2*、*CACNA2D1* 基因编码心肌细胞膜上钙离子通道(α_1、β、$\alpha_2\delta$-1 亚单位)，通过“功能丧失”机制发挥作用。*SLC22A5* 编码的长链脂肪酸的缺失导致快速激活的延迟整流钾通道电流（I_{Kr}）增加[6]，可参与原发性肉碱缺乏时 QT 间期的缩短。据 *Nature Communications* 杂志报道[7]，SQTS 新致病基因——溶质载体家族 4 成员 3（SLC4A3）编码 Cl^-/HCO_3^- 交换体（AE3）。Cl^-/HCO_3^- 交换体缺陷可能使 HCO_3^- 外流减少（即 pH 升高）和 Cl^- 内流减少，从而影响心肌细胞动作电位复极化过程，导致 QT 间期缩短。

SQTS 的主要电生理发病机制是跨壁复极离散度增加和早期后除极。Extmmiana 等[8]发现各层心肌细胞间存在离子通道不均一性分布，造成动作电位时程缩短的显著不均一性，从而导致心肌跨壁复极化离散（transmural dispersion of repolarization, TDR）的增加，成为折返性心律失常发生的基础。Itoh 等[9]研究发现 SQTS 致心律失常另一机制是早期后除极。

【临床表现】

SQTS 的临床表现多样，且没有特殊的触发因素[10]，可发生在休息时、运动中、强噪声后及一般日常活动中。在不同家族或同一家族不同成员中，SQTS 的首发表现及临床病程均存在差异。约 38% 的 SQTS 患者无症状，其诊断线索为明显的心律失常症状或心脏骤停家族史。约 62% 的患者具有以下临床表现。

1. 心搏骤停　约 1/3 的患者以心搏骤停为首发事件，多达 80% 的患者存在心搏骤停个人史或家族史[11,12]。

2. 心悸与晕厥　有些患者会出现心悸、眩晕、晕厥的反复发作[13]。Viskin 等的报道中，24% 的病例以晕厥为首发症状，自终止心室颤动被认为是晕厥的最可能原因[10]。男性 SQTS 患者比女性患者更常出现晕厥发作（24% vs 7%）[14]。

3. 房性心律失常　有些患者可合并房性心律失常，约 17% 的 SQTS 患者合并心房颤动[15]。即使患者为儿童和青少年，仍有＞80% 的病例出现心悸和心房颤动，因此，建议对年轻的孤立性心房颤动患者进行警惕治疗。

4. 室性心律失常　主要表现为室性心动过速和心室颤动。致死性事件发生在不同性别中，但似乎存在轻微的男性优势，这可能是由于睾酮对钾电流的调节，如在其他通道病中所见[14,16,17]。有症状患者复发心律失常，甚至突发心源性猝死的风险较高[18]。

【实验室检查】

对于出现高度怀疑本病的患儿，除了对患儿的临床症状和家族史进行详细询问，还应对患儿进行多方面评估，如致病基因的异常、心电图评估和超声心动图等检查，全面评估病情。

1. 心电图检查　短 QT 间期是 SQTS 患者心电图最典型的特征。

QT 间期缩短可以表现为 3 种类型：① T 波和 ST 段同时缩短；② ST 段缩短或缺失，T 波正常，T 波直接起于 S 波；③ T 波缩短，ST 段正常。第 1 种类型在临床上最常见（图 8-10）[19]。除了 QT 间期缩短外，SQTS 患者还存在其他 ECG 异常，如 PQ 段压低（PQD）、QRS 时限缩短、QRS 波切迹、J 点抬高、ST 段短缩、JTp（J 点到 T 波顶点的时限）缩短、TpTe 延长[20]、TpTe/QT 比值增大、QT 离散度增加等表现。Brugada 样心电图改变存在于 SQT4、

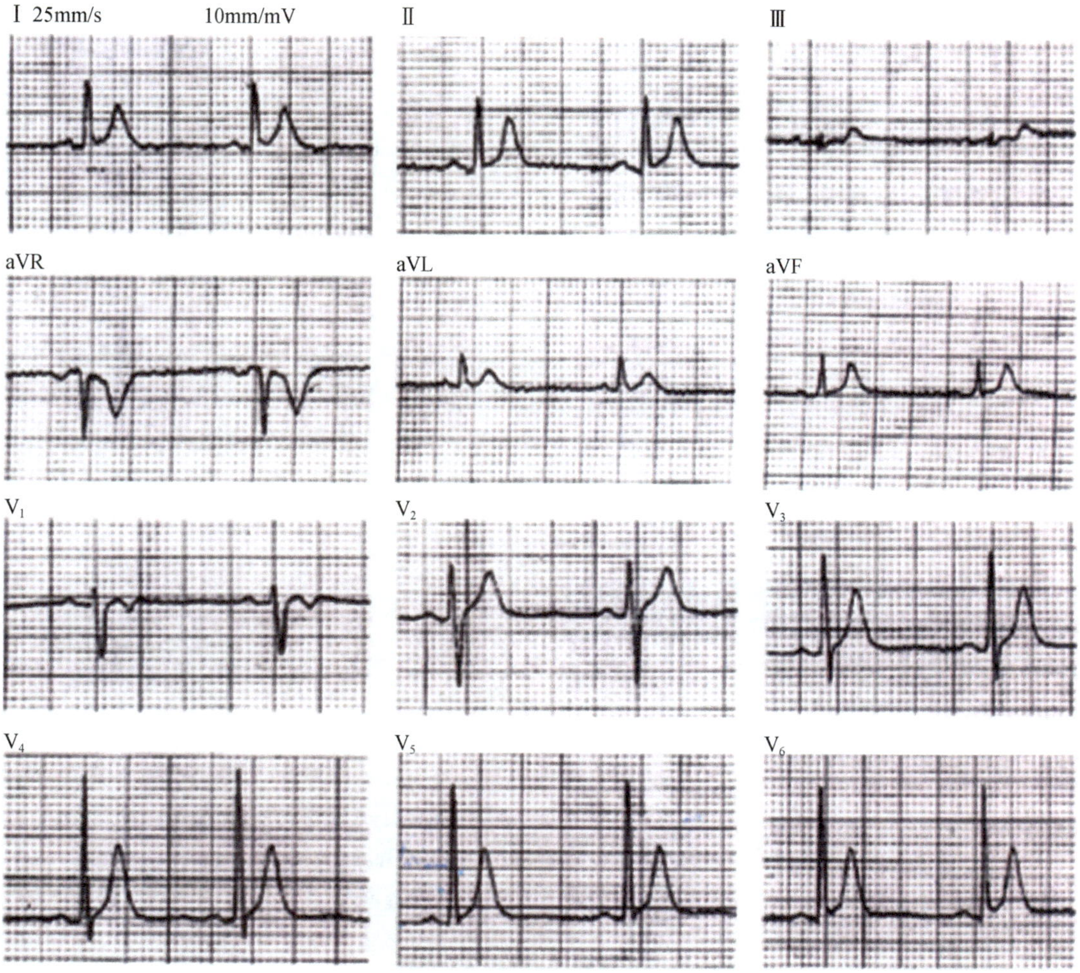

图 8-10 SQT 心电图特征

SQT5 和 SQT7[21]。SQT7 还表现为下壁导联早期复极化改变[21]。SQTS 患者 QT 间期可出现“慢频率依赖性的 QT 缩短”，即心率慢时 QT 间期显著缩短，心率快时 QT 间期恢复[22]。

2. 超声心动图　一项对 15 例 SQTS 患者的研究显示，心肌收缩功能显著分散[23]，这一观点指出了机械相关性，表明收缩功能也可能受到影响。

3. 电生理检查　尽管电生理检查通过揭示短心室不应期在确诊中有一定作用，但其在危险分层中的作用仍不清楚。因此，除非根据现有 ECG 数据仍不清楚 SQTS 的诊断，否则不常规进行电生理检查。此外，在 Giustetto 等的研究中，6 例临床证实心室颤动的患者中仅 3 例在电生理检查时可诱导心室颤动，表明电生理检查对心室颤动可诱导性的敏感性较低[24]。

4. 基因检测　在怀疑 SQTS 诊断的患者中，根据 ECG 结果和临床病史，应考虑对患者进行基因检测。鉴于解释和遗传证实的病例尚少见，虽然目前已发现 8 个遗传致病性变异，但基因型和表型的相关性不能确切解释，阴性检测结果尚不能排除 SQTS。

【诊断和鉴别诊断】

1. 诊断　QT 间期缩短是 SQTS 的一项主要的临床诊断指标。在诊断 SQTS 之前，必须排除导致 QT 缩短的继发性因素，如潜在器质性心脏病、代谢紊乱、发热、心肌缺血[25]、甲状腺功能亢进、自主神经张力失衡、早期复极综合征、药物（ATP 敏感钾通道开放剂）。

2015 年，欧洲心脏病学会（ESC）建议，如果 QTc ≤ 340ms，则诊断为 SQTS（Ⅰc）[26]。存在 QTc ≤ 360ms 和以下一种或多种情况时也应考虑 SQTS：SQTS 家族史；40 岁时猝死家族史；确诊致病性突变；无心脏病的心动过速 / 心室颤动发作后存活（Ⅱa）[27]。

基于对 61 例 SQTS 报道病例的全面回顾，为方便对怀疑患有 SQTS 的个体进行评估[28]。根据 ECG 特征、临床表现、家族史和基因结果开发 Schwartz 评分系统（表 8-8）。其中，高概率 SQTS：≥ 4 分；中等概率 SQTS：3 分；低概率 SQTS：≤ 2 分。

表 8-8　SQTS 诊断标准评分表

标准	分数
QTc（ms）	
＜ 370	1
＜ 350	2
＜ 330	3
J 点至 T 峰间隔＜ 120ms	1
临床症状和病史	
心搏骤停病史	2
无心脏病的心动过速 / 心室颤动发作后存活	2
无明显诱因的晕厥	1
心房颤动	1
家族史	
一级或二级亲属有高 SQTS 概率	2
一级或二级亲属有尸检阴性的心脏猝死史	1
婴儿猝死综合征	1
基因型	
基因型阳性	2
致病基因中意义不明的致病性变异	1

2. 鉴别诊断　在诊断为 SQTS 之前，应排除 QT 间期缩短的其他潜在原因。

（1）正常变异：仅短于正常的 QT 间期，可能代表许多人的正常变异，不能因此诊断 SQTS。高达 2% 的人群 QT 间期≤ 360ms，突出了利用诊断标准诊断 SQTS 的重要性。

（2）继发性短 QT 间期

1）由电解质紊乱引起：如高钾血症、酸中毒、高钙血症。

2）由药物引起：洋地黄、乙酰胆碱或儿茶酚胺、ATP 敏感钾通道开放剂和抗癫痫药卢非酰胺。

3）由疾病引起：心肌缺血、离子通道疾病、心肌病和甲状腺功能亢进。

4）由神经系统失衡引起：自主神经张力失衡和迷走神经失调。

对于去除上述因素或疾病好转后 QT 间期正常者，即可排除短 QT 综合征。

（3）减速依赖性 QT 间期缩短（DDSQTI）：强烈的副交感神经刺激可导致心动过缓，同时激活心肌乙酰胆碱敏感的钾通道（KACh）。在这种情况下，QT 间期与心率降低而非延长相矛盾地缩短。这种 QT 间期缩短可能是一过性的，应随着副交感神经张力降低而消退。

（4）Brugada 综合征：SQTS 需要和少数 QT 间期较短、V_1 ～ V_3 导联 ST 段抬高不明显的 Brugada 综合征患者进行鉴别。Gaita 等所用的方法是药物激发试验：应用强钠通道阻滞剂后，以 V_1 ～ V_3 导联 ST 段抬高为主者为 Brugada 综合征，否则为 SQTS。

【治疗】

1. ICD 治疗　ESC 建议将 ICD 作为 SQTS 治疗。虽然 ICD 是一种有效的治疗方法，但也存在一些具体问题。Schimpf 等的研究指出，尽管在放电前测试中没有异常的证据，但 3/5 的患者在植入后不久由于 T 波过感知而接受了不当电击，原因可能是 T 波信号增加和 R 波振幅降低。因此，需要在植入后进行标准程控，以防止 T 波过感知。

2. 药物治疗　可作为年轻患者（儿童）、拒绝或禁忌 ICD 植入患者的替代方法，并可预防症状性心房颤动。但 SQTS 中的药物治疗必须谨慎，因为其在预防严重心律失常的发生方面具有长期疗效，仅在 SQTS1 患者中得到证实。

（1）奎尼丁：被认为是 SQTS 患者最有效的治疗药物。该药物可阻断几种钾通道（I_{Kr}、I_{to}、I_{Ks}、I_{K1} 和 I_{KATP}），以及 Ca^{2+} 和 Na^{+} 的流动。ESC 2015 年的指南[27]指出，对于符合 ICD 诊断但有禁忌证或拒绝 ICD 的 SQTS 患者、无症状 SQTS 患者及有 SCD 家族史（Ⅱ B）的患者，索他洛尔或奎尼丁具有Ⅱ B 类建议。Wolpert 等证明，*KCNH2* 的突变降低了索他洛尔在 I_{Kr} 中的亲和力，因此奎尼丁可能由于多通道效应而优于索他洛尔。

（2）丙吡胺：一项研究表明，口服丙吡胺可延长 SQTS1 患者的 QT 间期和心室有效不应期。在 SQTS 患者中，除奎尼丁外，丙吡胺可作为替代治疗。

（3）其他抗心律失常药物：有研究证明普罗帕酮可有效预防阵发性心房颤动，阵发性心房颤动通常在＞2 年内不会复发心律失常，并且对 QT 间期没有影响。氟卡尼似乎可轻微延长电生理检查期间的 QTc 间期并降低心室颤动可诱导性，但随后的研究尚未证实该效应。由于 SQTS 发病率低，患者数量少，导致上述药物缺乏大样本验证，其总体疗效尚不明确。

（4）其他药物：抗疟疾药物氯喹能够对 *KCNJ2* 基因 D172N 突变的 SQT3 产生抗心律失常作用，有望成为治疗 SQTS 的潜在药物。

【遗传咨询】

诊断为 SQTS 的患者的一级亲属应接受 ECG 和基因检测的临床筛查。在指示病例中确定 SQTS 致病突变后，建议对所有疑似 SQTS 的家庭成员和亲属进行突变特异性基因检测。家族性突变检测阳性的家庭成员应咨询具有 SQTS 专业知识的心脏病学家，讨论进一步的管理。相反，家族性突变的基因检测阴性排除了重复随访的需要。该病为常染色体显性遗传病，理论上女性和男性同样受累，该病完全外显。因此，对于已生育遗传性 SQTS 患儿的父母，再生育时仍建议进行产前基因诊断。

【预防】

该病目前尚无有效的预防措施，若家庭中有成员确诊该疾病，建议生育时进行产前基因诊断。另外，对于 SQTS 患者的直系亲属，可考虑进行基因检测。

（于 文 田芝瑜 袁 越）

【参考文献】

[1] Wilde AAM,Amin A.Channelopathies, genetic testing and risk stratification. Int J Cardiol, 2017, 237: 53-55.

[2] Garcia-Elias A,Benito B. Ion channel disorders and sudden cardiac death. Int J Mol Sci, 2018, 19(3): 692.

[3] Gaita F,Giustetto C,Bianchi F,et al. Short QT syndrome: a familial cause of sudden death. Circulation, 2003, 108(8):965-970.

[4] Iribarren C,Round AD,Peng JA,et al.Short QT in a cohort of 1.7 million persons: prevalence, correlates, and prognosis. Ann Noninvasive Electrocardiol, 2014, 19(5):490-500.

[5] Funada A,Hayashi K,Ino H,et al. Assessment of QT intervals and prevalence of short QT syndrome in Japan. Clin Cardiol, 2008, 31(6):270-274.

[6] Ferro F, Ouillé A, Tran TA, et al. Long-chain acylcarnitines regulate the hERG channel. PLoS One, 2012, 7(7):e41686.

[7] Thorsen K,Dam VS,Kjaer-Sorensen K,et al.Loss-of-activity-mutation in the cardiac chloride-bicarbonate exchanger AE3 causes short QT syndrome. Nat Commun, 2017, 8(1):1696.

[8] Extramiana, F. Antzelevitch C. Amplified transmural dispersion of repolarization as the basis for arrhythmogenesis in a canine ventricular-wedge model of short-QT syndrome. Circulation, 2004, 110(24): 3661-3666.

[9] Itoh H,Horie M,Ito M,et al.Arrhythmogenesis in the short-QT syndrome associated with combined HERG channel gating defects: a simulation study. Circ J, 2006, 70(4):502-508.

[10] Giustetto C, Di Monte F, Wolpert C,et al. Short QT syndrome: clinical findings and diagnostic -

therapeutic implications. Eur Heart J, 2006, 27(20): 2440–2447.

[11] Mazzanti A, Kanthan A, Monteforte N, et al. Novel insight into the natural history of short QT syndrome. J Am Coll Cardiol, 2014, 63(13): 1300-1308.

[12] Ferrero-Miliani L, Holst AG, Pehrson S, et al. Strategy for clinical evaluation and screening of sudden cardiac death relatives. Fundam Clin Pharmacol, 2010, 24(5):619-635.

[13] Viskin S, Zeltser D, Ish - Shalom M,et al. Is idiopathic ventricular fibrillation a short QT syndrome? Comparison of QT intervals of patients with idiopathic ventricular fibrillation and healthy controls. Hear Rhythm, 2004, 1(5): 587-591.

[14] El-Battrawy I, Schlentrich K, Besler J, et al. Sex-differences in short QT syndrome: a systematic literature review and pooled analysis. Eur J Prev Cardiol, 2020, 27(12):1335-1338.

[15] Schimpf R,Wolpert C,Gaita F,et al. Short QT syndrome. Cardiovasc Res, 2005, 67(3):357-366.

[16] Jørgensen IN, Skakkebaek A, Andersen NH, et al. Short QTc interval in males with klinefelter syndrome-influence of CAG repeat length, body composition, and testosterone replacement therapy. Pacing Clin Electrophysiol, 2015, 38(4): 472-482.

[17] Fish JM, Antzelevitch C. Cellular and ionic basis for the sex-related difference in the manifestation of the Brugada syndrome and progressive conduction disease phenotypes. J Electrocardiol, 2003, 36 Suppl:173-179.

[18] Giustetto C, Schimpf R, Mazzanti A, et al. Long-term follow-up of patients with short QT syndrome. J Am Coll Cardiol, 2011, 58(6): 587-595.

[19] 胡金柱，巨珍珍，洪葵．短 QT 综合征新进展．临床心血管病杂志，2018,34(12):1159-1163.

[20] Priori S G,Pandit SV, Rioolta I,et al. A novel form of short QT syndrome (SQT3) is caused by a mutation in the KCNJ2 gene. Circ Res，2005, 96(7):800-807.

[21] Hong K,Hu JZ,Yu JH,et al. Concomitant Brugada-like and short QT electrocardiogram linked to SCN5A mutation. Eur J Hum Genet, 2012, 20(11):1189-1192.

[22] Zipes DP,Camm AJ,Borggrefe M,et al. ACC/AHA/ESC 2006 guidelines for management of patients with ventricular arrhythmias and the prevention of sudden cardiac death: a report of the American College of Cardiology/American Heart Association Task Force and the European Society of Cardiology Committee for Practice Guidelines (writing committee to develop Guidelines for Management of Patients With Ventricular Arrhythmias and the Prevention of Sudden Cardiac Death): developed in collaboration with the European Heart Rhythm Association and the Heart Rhythm Society. Circulation, 2006, 114(10):e385-e484.

[23] Frea S, Giustetto C, Capriolo M, et al. New echocardiographic insights in short QT syndrome: more than a channelopathy?. Heart Rhythm，2015, 12(10):2096-2105.

[24] Giustetto C, Di Monte F, Wolpert C, et al. Short QT syndrome: clinical findings and diagnostic-therapeutic implications. Eur Heart J, 2006, 27(20): 2440-2447.

[25] 吴志伟，易柏林，钱宗杰，等．QT 间期缩短与变异型心绞痛室性心律失常．临床心血管病杂志，2017, 33(1):61-64.

[26] Priori SG. 2015 ESC Guidelines for the management of patients with ventricular arrhythmias and the prevention of sudden cardiac death: The Task Force for the Management of Patients with Ventricular Arrhythmias and the Prevention of Sudden Cardiac Death of the European Society of Cardiology (ESC). Endorsed by: Association for European Paediatric and Congenital Cardiology (AEPC). Eur Heart J，2015, 36(41): 2793-2867.

[27] Dewi IP,Dharmadjati BB. Short QT syndrome: the current evidences of diagnosis and management. J Arrhythm, 2020,36(6):962-966.

[28] Gollob MH, Redpath CJ, Roberts JD. The short QT syndrome: proposed diagnostic criteria. J Am Coll Cardiol，2011,57(7):802-812.